Klinikleitfaden Anästhesie - Pflege

W0033899

Inhalt

Fachwissen für Fachkönnen

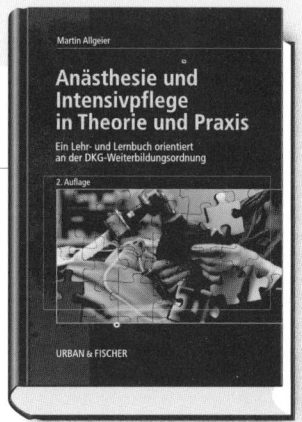

Allgeier, Anästhesie und Intensivpflege
in Theorie und Praxis.

2. Aufl. 1999. 836 S., ca. 120 Abb. geb.
DM 88,– / ÖS 642,– / SFr 80,–
ISBN 3-437-45630-X

Irrtum und Preisänderungen vorbehalten.

Der „Allgeier" jetzt völlig neubearbeitet! Gezielt und praxisnah vermittelt
Ihnen dieses topaktuelle Buch das gesamte notwendige Know-how der
Anästhesie und Intensivpflege. Die Inhalte orientieren sich an der 1998
verabschiedeten Weiterbildungsordnung der DKG.

Neu in der 2. Auflage: Aktuelle Themen wie die Pflegevisite, Basale
Stimulation, Kinästhetik, Prävention des Burnout-Syndrom sowie der
Umgang mit Suizid-Patienten wurden integriert. Zahlreiche neue und
aktualisierte Abbildungen und Tabellen erleichtern das Verstehen.
Durch die neue noch übersichtlichere Struktur das ideale Lehr- und
Nachschlagewerk für Pflegende und Fachweiterbildungsteilnehmer
sowie Mentoren und Praxisanleitern.

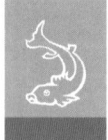

URBAN & FISCHER

Vorwort und Danksagung

Mit dem Fachbereich der Anästhesie erstreckt sich dem Pflegepersonal ein weites Feld der theoretischen und praktischen Erkenntnisse, die situationsgerecht und professionell umgesetzt werden wollen. Dieses stellt sich nicht nur den neuen Mitarbeitern als Problem dar. Manchmal müssen selbst „alte Hasen" nachlesen, um in ungewohnten Situationen und neuen Aufgabengebieten den Ärzten ein kompetenter Partner zu sein.

Auch bei der Konzeption des Buches und der Manuskriptüberarbeitung haben uns dankenswerterweise viele Fachkräfte unterstützt, wenn wir an unsere Wissens-Grenzen stießen. Somit entstand mit den Autoren zusammen ein praxisorientierter Leitfaden, der allen Lesern wiederum ein weites Feld der Pflege in der Anästhesie eröffnet. Profitieren Sie täglich davon!

Für ihre kompente Unterstützung und Begutachtung von Texten bedankt sich der Urban&Fischer Verlag bei Herrn Dr. Schäfer und Frau Eva Cramer. Herrn Martin Allgeier und Herr Uwe Töpfer gilt besonderen Dank für ihre kritische Durchsicht und Ergänzung. Ebenso gilt der Dank Frau Maren Koop für die externe Überarbeitung einiger Kapitel. Herrn Karl-Heinz Pommer, Herrn Jörg W. Steinhauer und Herrn Helmut Rieder mit Frau Manuela Günder, Herrn Franz Walther danken wir für die Überlassung der begonnenen Probekapitel; und Herrn Martin Allgeier für seine gute Zusammenarbeit.

Für die geduldige Übernahme der formalen Korrektur und der Erstellung des Registers ist Herrn Gero Langer und Herrn Boris Lutomski besonders zu danken.

Die anschaulichen Grafiken erstellten Frau Susanne Adler, Lübeck, Frau Gerda Reichle, Ulm, und Herr Martin Polzer, Lübeck. Herzlichen Dank.

Für Layout und Satz bedanken wir uns beim Medienkontor Lübeck.

München, im Juli 1999

Urban & Fischer Verlag   Lektorat Pflege

Verwendete und weiterführende Literatur

Allgeier, M.: Anästhesie und Intensivpflege in Theorie und Praxis;
Gustav Fischer Verlag; Stuttgart 1995

Eberhardt, M.; Schäfer, R.: Klinikleitfaden Anästhesie; Gustav Fischer Verlag,
Lübeck 1998

Grabow, L.: Lehrbuch der Anaesthesie und Intensivpflege; Gustav Fischer Verlag;
Stuttgart 1988

Larsen, R.: Anästhesie und Intensivmedizin für Schwestern und Pfleger;
Springer Verlag; Heidelberg 1994

Schäfer, S. et al: Überwachung und Pflege des beatmeten Patienten;
Gustav Fischer Verlag, Stuttgart 1997

Schmerbauch, H.: Narkosegeräte und Zubehör; Schlütersche Verlagsanstalt,
Hannover 1989

Sirtl, C.; Jesch, F.: Anästhesiologisches Notizbuch; Wissenschaftliche
Verlagsabteilung Deutsche Abbott GmbH, Wiesbaden 1998

Wigger, Th.; Knipfer, E.: Pflegeleitfaden Anästhesie/Intensivpflege;
Urban & Schwarzenberg; München 1998

Bildnachweis

Abkürzungsverzeichnis

Symbole			
®	Handelsname	COLD	chronisch obstruktive Lungen-
↑	hoch, erhöht		erkrankung (lung disease)
↓	tief, erniedrigt	CPAP	continuous positive airway
☞ *,*	Verweis (siehe)		pressure
→	vgl. mit, daraus folgt	CPR	Cardio-pulmonale Reanimation
		CT	Computertomogramm
		CTG	Cardiotokogramm
AWR	Aufwachraum	CVVH	Kontinuierliche veno-venöse
A(a).	Arterie(n)		Hämofiltration
a. A.	auf Anordnung	DD	Differentialdiagnose
a.p.	anterior-posterior	Def.	Definition
a.-v.	arterio-venös	diast.	diastolisch
abdom.	abdominal(is)	DNA	Desoxyribonukleinsäure
ACT	active clotting time	DSA	Digitale Subtraktionsangiographie
	(aktivierte Gerinnungszeit)	E. coli	Escherichia coli
ADH	Antidiuretisches Hormon	E'lyte	Elektrolyte
AF	Atemfrequenz	Echo	Echokardiogramm
AICD	Automatischer implantierbarer	EEG	Elektroenzephalogramm
	Kardiodefibrillator	EKG	Elektrokardiogramm
Amp.	Ampulle	E'phorese	Elektrophorese
AMV	Atemminutenvolumen	ERCP	Endoskopische retrograde
ant.	anterior		Cholangio-Pankreatiko-Graphie
ANV	akutes Nierenversagen	Ery	Erythrozyten
ARDS	Akutes Lungenversagen	EBl.	Eßlöffel
	des Erwachsenen	ETCO₂	endtidaler (endexpiratorischer)
art.	arteriell		CO₂-Gehalt im Atemgas
ASS	Azetylsalicylsäure	EZ	Ernährungszustand
Ätiol.	Ätiologie	FFP	Fresh Fozen Plasma, Gefrorenes
ATL	Aktivitäten des täglichen Lebens		Frischplasma
AV	atrio-ventrikulär	FFP	fresh frozen plasma, Gefrierplasma
AVK	Arterielle Verschlußkrankheit	F₁O₂	Fraktion des inspiratorischen
AZ	Allgemeinzustand		Sauerstoffgehaltes
bakt.	bakteriell	FSH	Follikel-stimulierendes Hormon
BB	Blutbild	γ-GT	γ-Glutamyl-Transferase
bds.	beidseits, bilateral	GIT	Gastrointestinaltrakt
BE	Base Excess, Broteinheit	GOT	Glutamat-Oxalacetat-Transaminase
BGA	Blutgasanalyse	GPT	Glutamat-Pyruvat-Transaminase
Bili	Bilirubin	HAES	Hydroxyaethylstärke
BSG	Blutkörperchensenkungs-	Hb	Hämoglobin
	geschwindigkeit	HBDH	Isoenzym 1 der LDH
BWS	Brustwirbelsäule	Hbs-Ag	Hbs-Antigen
BZ	Blutzucker	HCL	Salzsäure
CA	Karzinom	HDM	Herzdruckmassage
Ca²⁺	Kalzium	HF	Herzfrequenz
CCT	Kranielles Computertomogramm	Hkt.	Hämatokrit
Ch.	Charrière (Lumenmaß:	HLM	Herz-Lungen-Maschine
	1 CH = 1/3 Millimeter)	HOCM	Hypertrophe obstruktive
CHE	Cholinesterase		Kardiomyopathie
CI	Cardiac Index	HWK	Halswirbelkörper
CK	Kreatinkinase	HWS	Halswirbelsäule
CK-MB	CK-Isoenzym	HZV	Herzzeitvolumen
cmH₂O	Zentimeter Wassersäule	i.c.	intracutan
CNV	chronisches Nierenversagen	i.d.R.	in der Regel
CO₂	Kohlendioxid	i.m.	intramuskulär
		i.v.	intravenös

IABP	Intraaortale Ballongegenpulsation	O_2	Sauerstoff
ICP	Intrakranieller Druck	OP	Operation(ssaal)
ICR	Intercostalraum	P.a.	posterior-anterior
ICR	Interkostalraum	P_aCO_2	Arterieller Kohlendioxiddruck
IE	Internat. Einheit	p_aO_2	Arterieller Sauerstoffdruck
IgA,IgG,IgM	Immunglobulin A,G,M	PAP	Pulmonalarteriendruck
IPPV	intermittent positive pressure		(pulmonal arterial pressure)
	ventilation	Pat.	Patient
IPPV	Intermittierende Überdruck-	pAVK	periphere arterielle Verschluß-
	beatmung		krankheit
IPS	Intensiv-Pflege-Station	PCA	patient controlled analgesia
ITN	Intubationsnarkose	pCO_2	Kohlendioxid-Partialdruck
K^+	Kalium	PCWP	Pulmonalkappilärer Verschluß-
Kcal.	Kilokalorie		druck
kg	Kilogramm	PDA	Periduralanästhesie
KG	Körpergewicht	PDK	Periduralkatheter
kgKG	Kilogramm/Körpergewicht	PEEP	Positiver end-exspiratorischer
KHK	Koronare Herzkrankheit		Druck
KI	Kontraindikation	PEG	perkutane endoskopische
Kps.	Kapsel		Gastroenterostomie
Krea	Kreatinin	pH	positive Hydrogenium
l	Liter	pO_2	Sauerstoffpartialdruck
LAP	left atrial pressure	pos.	positiv
LDH	Laktatdehydrogenase	postop.	postoperativ
Leuko	Leukozyten	präop.	präoperativ
li	links	PRIND	prolongierter reversibler
Lig.	Ligamentum		ischämischer neurologischer Defekt
Lsg.	Lösung	PTCA	perkutane transluminale
Lufu	Lungenfunktion		Katheterangioplastie
LWK	Lendenwirbelkörper	PTT	Partielle Thromboplastinzeit
LWS	Lendenwirbelsäule	re	rechts
M.	Musculus/Morbus	respir.	respiratorisch
mA	Milliampere	rezid.	rezidivierend
max.	maximal	Rö	Röntgen
mg	Milligramm	RR	Blutdruck nach Riva-Rocci
MH	Maligne Hyperthermie	s.a.	☞ auch
min.	minimal	s.c.	subkutan
Min.	Minute(n)	s.l.	sublingual
Mio	Millionen	s.o.	☞ oben
mittl.	mittlere	s.u.	☞ unten
ml	Milliliter	S_aO_2	Arterielle Sauerstoffsättigung
mmHg	Millimeter Quecksilbersäule	SDH	subdurales Hämatom
MODS	Multiorgan-Dysfunktions-Syndrom	Sek.	Sekunde(n)
MOV	Multiorganversagen	SHT	Schädel-Hirn-Trauma
MS	Magensonde	SIMV	synchronized intermittent
ms	Millisekunden		mandatory ventilation
MS	Multiple Sklerose	SIRS	Systemic-inflammatoric-response-
n. A.	nach Anordnung		Syndrom
N.	Nervus	SLE	systemischer Lupus erythematodes
Na^+	Natrium	SM	Schrittmacher
NaCl	Natriumchlorid	SMI	Sustained Maximal Inspiration
neg.	negativ	S_pO_2	Periphere Sauerstoffsättigung
NIBP	non-invasive blood pressure	SSW	Schwangerschaftswoche
NMR	Kernspintomographie	Std.	Stunde(n)
NNH	Nasennebenhöhlen	stdl.	stündlich
NNM	Nebennierenmark	STH	somatotropes Hormon
NNR	Nebennierenrinde	sup.	superior

Sup.	Supositorium (Zäpfchen)	TUR	transurethrale Resektion
S_vO_2	Venöse Sauerstoffsättigung	TZ	Thrombinzeit
SVR	Systemischer Gefäßwiderstand	V.	Vena
syst.	systolisch	V.a.	Verdacht auf
T_3T_4	Thyroxin (dreifach, vierfach	v.a.	vor allem
	jodiert)	VW	Verbandwechsel
Tbc	Tuberkulose	Wo	Woche(n)
TEE	transösophagiale Echokardio-	WW	Wechselwirkung
	graphie	ZAS	Zentrales anticholinerges Sydrom
Tel.	Telefon	ZNS	Zentrales Nervensystem
TIA	Transitorische ischämische	ZVD	Zentraler Venendruck
	Attacke	ZVK	Zentraler Venenkatheter
TK	Thrombozytenkonzentrat		
TRH	Thyreotropin relaesing Hormon		
TSH	Thyreoidea stimulating Hormon		

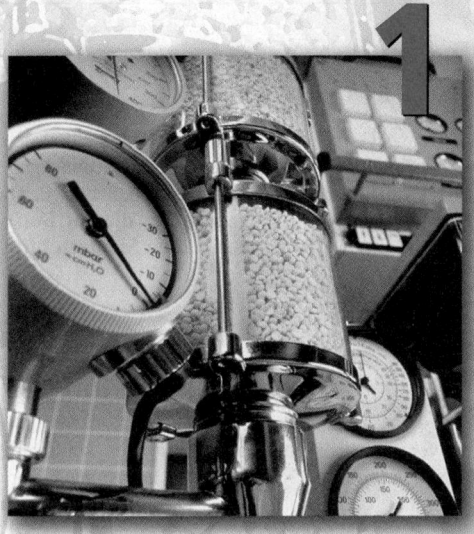

Tips für die Arbeit in der Anästhesie

Joachim Conrad, Maria Piltz, Ulrike Hartmann

1.1 Belastungen der Pflegenden

Der Arbeitsplatz Anästhesie unterscheidet sich in vielen Punkten ganz erheblich von einer „Normalstation" und kann daher u.U. auch zu charakteristischen Belastungssituationen führen. **Dazu gehören soziale und psychische Belastungen, die in diesem Buch nicht entsprechend behandelt werden können. Lesen Sie dazu bitte die einschlägige Fachliteratur.**

1.1.1 Körperliche Belastungen

Neben den psychischen Belastungen kommen im Anästhesiebereich zusätzlich besondere körperliche Belastungen vor.

Infektionsgefahr

☞ 1.2 Hygiene

Unfall- und Verletzungsgefahr

Durch rechtsverbindliche Vorschriften der Berufsgenossenschaften werden die Arbeitgeber dazu verpflichtet, Einrichtungen, Anordnungen und Maßnahmen zur Verhütung von Arbeitsunfällen zu treffen, das Verhalten der Arbeitnehmer zur Unfallverhütung zu beobachten und deren ärztliche Untersuchung ggf. zu veranlassen sowie die Einhaltung der Gesetze über Betriebsärzte, Sicherheitsingenieure und andere Fachkräfte für Arbeitssicherheit. Trotz Beachtung der Vorschriften ereignen sich Unfälle im OP- und Anästhesiebereich besonders durch:
- Scharfkantige Gegenstände, wie z.B. Kanülen, Braunülen®, Einführungsbestecke von zentralen Venenkathetern, Skalpelle usw.
- Chemikalien, wie z.B. Desinfektionsmittel zur Aufbereitung von Geräten und Instrumenten

- Elektrischer Strom, z.B. bei der Anwendung von Defibrillatoren → Verbrennungen
- Gefährdung durch prä- oder postoperativ agitierte oder aggressive Patienten.

───── **Belastung durch Narkosegase**

Trotz der vorgeschriebener Absaugung von Narkosegasen nach DIN 13260 ist die Belastung durch Narkosegase besonders bei der Maskeneinleitung erhöht. Die Maximale Arbeitsplatz-Konzentration (MAK), zu deren Einhaltung der Arbeitgeber verpflichtet ist, kann dabei vorübergehend bis auf das 3-fache des Wertes ansteigen, der bei der i.v.-Einleitung auftritt.

Während sich die MAK-Werte auf die durchschnittliche Arbeitsplatzkonzentration eines 8-stündigen Arbeitstages beziehen, wird die aktuelle Narkosegaskonzentration in der Raumluft in parts per million (ppm) gemessen und in ml/m^3 oder mg/m^3 Raumluft angegeben.

Auswirkungen und Gefahren
- Müdigkeit
- Kopfschmerzen
- Konzentrationsschwäche
- Übelkeit
- Allergieneigung
- Erkrankungen des Nasen-Rachen-Raumes
- Infektanfälligkeit
- Erhöhtes Risiko für Lebererkrankungen, Nierenerkrankungen, Karzinome.

Schutzmaßnahmen
- Narkosegasabsaugung immer zuschalten
- Dichtigkeitstests von Narkoserespiratoren sorgfältig durchführen (☞ 2.2.5)
- Sorgfältiger Umgang mit Narkosemittelverdampfer
- Bei Maskeneinleitungen regelmäßig Ablösung organisieren, um Exposition möglichst kurz zu halten
- Regelmäßiger Wechsel des Personals im Aufwachraum.

Gefahrenstoffverordnung

Daneben ist die Gefahrenstoffverordnung (GefStoffV) einzuhalten, um die Grenzwerte nicht zu überschreiten. Für die Einführung der MAK-Werte ist die *Senatskommission zur Prüfung gesundheitsschädlicher Arbeitsstoffe* zuständig. Ihre Empfehlungen an den Gesetzgeber werden dann im Bundesgesetzblatt veröffentlicht.

Grenzwerte für Narkosegase

Narkosegas	Grenzwert
N_2O	100 ppm
Halothan	5 ppm
Enfluran	20 ppm
Isofluran	10 ppm (z.Zt. nur gültig in Hamburg und im Saarland)

───── Strahlung

Beim Umgang mit Strahlen müssen spezifische Schutzmaßnahmen sehr sorgfältig eingehalten werden, um Eigen- und Fremdgefährdung auszuschließen. Darüber hinaus sind ärztliche Untersuchungen vorgeschrieben, um auftretende Folgeerkrankungen rechtzeitig zu erkennen.
Die Anwendung von Strahlung unterliegt der Röntgen- bzw. Strahlenschutzverordnung. Danach müssen Mitarbeiter die Schutzmaßnahmen beachten, die Strahlung messen und die festgeschriebenen Höchstdosen nicht überschreiten.

Röntgenstrahlung, Radioaktivität

Eine erhöhte Belastung durch Röntgenstrahlung fällt v.a. in der Knochenchirurgie, bei Schrittmacher-Implantation, ERCP u.a. an. Mit einer Belastung durch ionisierende Strahlung ist in der Diagnostik, z.B. bei Szintigraphie, und in der Gynäkologie im Rahmen von Radiumeinlagen oder in der HNO beim Einlegen von Seeds zu rechnen.

Schutzmaßnahmen

- Im RÖ-Kontroll-Bereich eigenen Bleischutz tragen (auf den Untersuchungsraum begrenzt)
- Bleischutz beim Patienten für den Gonadenbereich
- Filmdosimeter tragen und auswerten lassen

- Aufenthalt im Kontrollbereich möglichst kurz halten; ggf. OP-Bereich verlassen.

Auswirkungen bei Überschreiten der Höchstgrenzen
- Übelkeit, Erbrechen
- Infektionsanfälligkeit erhöht
- Fieber
- Durchfälle
- Embryopathien.

LASER
LASER, abgeleitet von **L**ight **a**mplification by **s**timulated **e**mission of **r**adiation, ist eine Lichtverstärkung durch angeregte Aussendung von Strahlung. Angewandt wird sie bei der Abtrennung oder Abtragung von Gewebe, z.B. in der Augenheilkunde, Endoskopie usw.

Auswirkungen
- Schädigung des Auges bis zur Erblindung
- Verbrennungen an exponierten Körperstellen.

Schutzmaßnahmen
- Augenschutz durch Schutzbrillen
- Aufenthalt innerhalb des Strahlungsbereiches vermeiden.

1.1.2 Rückenschonende Arbeitsweise

Erkrankungen der Wirbelsäule gehören zu den häufigsten Gesundheitsproblemen beim Pflegepersonal. Inzwischen sind Schäden an der HWS und LWS unter bestimmten Bedingungen, z.B. mind. 10 Berufsjahre oder Regelmäßigkeit beim Heben von schweren Lasten, als Berufserkrankung (Änderung der Berufskrankheiten-Verordnung am 1.1.93 in Kraft getreten) anerkannt.

Prinzipien der Prophylaxe
- Regeln der rückenschonenden Arbeitsweise beachten, Teamwork, geeignete Hilfsmittel
- Rückenschule: Muskulatur trainieren, entlastendes Bewegen lernen, funktionelle Gymnastik, Dehn- und Entspannungsübungen
- Körperliche Entspannung nach Phasen der Anspannung.

1

Arbeitsweisen und Hilfsmittel

Grundsätze der rückengerechten Arbeitstechniken
- Druckbelastung der Wirbelsäule reduzieren, z.B. Hebelarm verkürzen
- Ungleichmäßige Belastung der Bandscheiben vermeiden, z.B. Wirbelsäule aufrecht halten, keine Dreh-Beuge- oder Dreh-Streck-Bewegungen
- Rückenmuskulatur entlasten, z.B. Bewegungen aus der Wirbelsäule in die Beine verlagern, zum Heben Muskelkraft aus den Oberschenkelmuskeln nutzen.

Regeln der Rückenschule
- Rücken gerade halten, z.b. beim Sitzen, Heben
- Beim Bücken in die Hocke gehen, keinen „Katzenbuckel"
- Schwere Gegenstände nicht alleine heben
- Hebe- und Tragetechniken berücksichtigen
- Aktiv sitzen: Sitzposition häufiger wechseln, Fußbank oder Sitzkeil verwenden
- Sport treiben, z.B. Rückenschwimmen, Laufen, Radfahren
- Täglich die Muskeln der Wirbelsäule, der Beine und des Bauches trainieren.

Tips zur Rückenschulung und Anleitungen für Gymnastikübungen gibt es bei den örtlichen Krankenkassen und bei der Berufsgenossenschaft für Gesundheitsdienst und Wohlfahrtspflege (BGW) in Hamburg.

Hebe- und Tragetechniken
- Höhenunterschiede ausgleichen: Betthöhe verstellen, in die Hocke gehen
- Beim Heben und Tragen auf stabilen Stand achten:
  - Hüftbreite Schritt- oder Grätschstellung einnehmen
  - Kniegelenke beim Stehen nicht durchdrücken
  - Sicheres Schuhwerk tragen
- Beim Anheben einatmen, Bauchmuskulatur anspannen, beim Absetzen ausatmen. Ein Anspannen der Bauchmuskulatur stabilisiert die Wirbelsäule beim Anheben schwerer Lasten und kann die Belastung der Bandscheiben bis zu 30 % verringern
- Schwere Lasten prinzipiell zu zweit oder mit Lifter heben, auf Mehrzweckwagen transportieren
- Lasten beim Tragen verteilen (eine Last in die rechte, eine Last in die linke Hand) bzw. nahe am Körper halten

- Lastarm verkürzen: Last nahe am Körper halten, Rücken gerade halten, kein Hohlkreuz bilden
- Wann immer möglich, Hilfsmittel zweckmäßig einsetzen
- Keine ruckartigen Bewegungen beim Anheben
- Mit dem ganzen Körper drehen: keine Drehbewegungen aus der Wirbelsäule unter voller Last ausführen.

Hilfsmittel einsetzen
- Betten immer auf angemessene Arbeitshöhe einstellen
- Tragegurte, Tragetücher zum Anheben oder Tragen verwenden
- Mit Gleitmatte, Rollbrett oder Rutschbrett kräftesparend umlagern.

Was tun bei Rückenschmerzen?
- Bei starken Schmerzen einen Arzt aufsuchen
- Keine Lasten heben, nicht bücken
- Wärme: heiß duschen, warmes Wannenbad
- Viel liegen, Bett mit fester Matratze oder Brett unter die Matratze legen
- Kein oder nur kleines Kissen unter den Kopf legen, Stufenbett
- In Seitenlage Beine anwinkeln, Rücken gerade halten.

1.2 Hygiene

Verantwortlichkeit
Vom Robert-Koch-Institut werden die Richtlinien für die Krankenhaushygiene und die Infektionsprävention herausgegeben. Verantwortlich für die Hygiene in der Klinik ist jede einzelne Krankenpflegekraft. Der ärztliche Leiter trägt die Gesamtverantwortung und bestimmt einen Hygienebeauftragten oder Klinikhygieniker für seine Klinik.

1

1.2.1   Persönliche Hygiene

Umkleiden und Einschleusen

Allgemeine Verhaltensweise
- Täglich duschen
- Fingernägel kurz und sauber halten
- Schmuck ablegen
- Wechseln der Kleidung vor dem Betreten des OP's
- Vor dem Wechseln der Kleidung Hände desinfizieren.

Verhalten im OP-Bereich
- Mundschutz und Haube tragen: alle Kopf- und Barthaare müssen bedeckt sein!
- Mundschutz wechseln, sobald er feucht ist, bzw. nach 4 Std. Wird der Mundschutz abgenommen, gleich entsorgen
- Möglichst wenig sprechen.

Bereichskleidung
- Bereichskleidung nur im OP tragen
- Kleidung nach Toilettenbenutzung wechseln
- Schuhe tgl. desinfizieren und reinigen
- Dienstschuhe für den Außenbereich müssen gekennzeichnet sein.

Tragen von Handschuhen und Schutzkitteln
- Bei Kontakt mit Blut oder Ausscheidungen Handschuhe tragen
- Bei der Entsorgung von gebrauchten und kontaminierten Gegenständen Handschuhe tragen
- Händedesinfektion nach dem Ausziehen von Schutzkittel und Handschuhen
- Schutzkittel bei Maßnahmen, bei denen mit Blutspritzern oder Kontamination mit Stuhl oder Urin gerechnet werden muß.

Hygienische Händedesinfektion

Die Hände des Personals sind häufig mit Bakterien kontaminiert, weshalb das Händewaschen und die Händedesinfektion zu den wichtigsten Maßnahmen zur Verhütung und Bekämpfung krankenhauserworbener (nosokomialer) Infektionen gehören.

Indikation
- Vor invasiven Eingriffen, z.B. Legen eines Venenkatheters oder Blasenkatheters, auch wenn sterile Handschuhe getragen werden
- Vor dem endotrachealen Absaugen
- Vor und nach jedem Kontakt mit dem Bereich der Eintrittsstellen von Kathetern und Drainagen
- Vor dem Aufziehen von Medikamenten und dem Umgang mit Infusionen
- Vor und nach jedem Kontakt mit Patienten
- Nach der Entsorgung von verunreinigten Materialien, nach Kontakt mit Körpersekreten
- Nach dem Tragen von Einmalhandschuhen, da es durch feinste Mikroläsionen der Handschuhe zur Kontamination der Hände kommen kann
- Nach dem Toilettengang
- Vor den Pausen und zuhause Hände sorgfältig eincremen, da Hautrisse potentielle Eintrittspforten sind.

Durchführung
Bei der hygienischen Händedesinfektion ist folgende Reihenfolge zu beachten:
- Hände erst desinfizieren, dann waschen
- Desinfektionsmittelspender mit dem Ellenbogen bedienen
- Desinfektionsmittel (3–5 ml) in die trockene, hohle Hand geben und über die Hände verteilen, einschließlich Handgelenk und Flächen zwischen den Fingern
- Nagelfalze und Fingerkuppen besonders sorgfältig einreiben
- Hände müssen während der Einwirkzeit feucht gehalten werden
- Einwirkzeit mind. 30 Sek.

 Tips, Tricks & Kniffe
- Der effektivste Schutz vor Infektionen des Patienten und Personals sind gezielte, konsequente Hygienemaßnahmen
- Die meisten aller nosokomialen Infektionen werden durch die Hände übertragen!

1

- Darauf achten, daß Desinfektionsmittelspender und Einmalhandtücher regelmäßig aufgefüllt werden.

Chirurgische Händedesinfektion

Indikation

Vor chirurgischen Eingriffen; gilt für den Arzt sowie für das instrumentierende und assistierende Pflegepersonal gleichermaßen.

Durchführung

- 5 Min. gründlich Hände mit Wasser, Seife und Nagelbürste bis zum Ellbogen waschen (strikte Zeiteinhaltung mit dem Kurzzeitwecker)
- Mit sterilem Handtuch in Richtung Ellbogen abtrocknen, Handtuch danach jeweils wechseln
- Nur Waschgelegenheiten mit Ellbogen- oder Fußbedienung benutzen
- Hände und Unterarme (für 3–5 Min.) zweimal mit 5 ml Hautdesinfektionsmittel (z.B. Sterillium®, Desderman®, Desmanol®, Hospisept®) aus dem Wandspender (mit Ellenbogen- oder Fußbedienung) bis zum Ellenbogen einreiben.

Umgang mit kontaminiertem Material

- Abfall nicht auf den Boden werfen, alte Verbände, Zellstoff usw. nicht in Patientenabfalleimer werfen, separaten Abfallsack verwenden oder Abfallsack wechseln
- Mit Stuhl, Blut oder anderen Körperflüssigkeiten kontaminierte Gegenstände desinfizieren (auch Bücher, Spielsachen, Stethoskope)
- Verschüttetes Blut mit Desinfektionslösung entfernen
- Entsorgung der Wäsche in, als „infektiös" gekennzeichnetem Wäschesack
- Beschriftung von Laborbehältnissen, Beipackzettel mit „infektiös", z.B. roter Punkt, bevorzugte Verwendung von Schraubverschlüssen, Versand in Doppelpackhülle.

1.2.2 Schutz des Patienten

Hygienisches Arbeiten

Umgang mit Infusionen und i.v.-Medikamenten
- Bei allen Infusionslösungen bzw. intravenösen Lösungen Verfallsdatum beachten
- Vor jeder Zubereitung Hände desinfizieren
- Kurzinfusionen erst kurz vor Gebrauch richten
- Aufgezogene i.v.-Medikamente und angebrochene Infusionslösungen mit Datum und Uhrzeit beschriften und nach 2 Std. bei Zimmertemperatur verwerfen; bei Aufbewahrung im Kühlschrank nach 24 Std. verwerfen
- Infusionslösung ohne Zumischung gekühlt (4 °C) lagern, innerhalb von 24 Std. verabreichen
- Infusionslösung mit Zumischung, lipidhaltige Lösungen und höherprozentige Glukoselösung immer frisch zubereiten und sofort verabreichen.

Hautdesinfektion vor peripheren Punktionen
Das Legen peripherer Verweilkanülen und Blutentnahmen gehört zu den routinemäßigen Eingriffen, bei denen der Patient durch mangelnde Hygiene leicht durch Infektionen gefährdet werden kann.

Vorgehen
- Tupfer mit Hautdesinfektionsmittel satt tränken bzw. Fertigtupfer verwenden
- Einstichstelle *einmal* kräftig abwischen. Mehrfaches Wischen hilft *nicht* mehr, sondern verteilt die Keime
- Einwirkzeit ist beendet, wenn der Feuchtglanz verschwunden ist (Herstellerangaben beachten).

Hygiene beim Legen von zentralen Zugängen und bei Regionalanästhesien
- Sterile Handschuhe, sterile Abdeckung, Mund- und Nasenschutz zurechtlegen
- Abwaschset verwenden
- Haut mit sterilen Tupfern und Desinfektionsmittel reinigen
- Desinfektionsmittel erneut auftragen und Haut mit sterilem Tupfer abwischen
- Einwirkzeit von mind. 1 Min. einhalten.

1

Hygiene bei der Intubation

- Grundsätzlich sterile Einmaltuben bzw. sterilisierte Tuben verwenden
- Laryngoskopspatel, Führungsstab und Guedeltubus müssen gereinigt und desinfiziert sein
- Tubus erst unmittelbar vor der Anwendung aus der keimdichten Verpackung entnehmen. Vorbereiteten Tubus mit Führungsstab in sterilem Set aufbewahren
- Gebrauchtes Intubationsbesteck ausschließlich in Abwurf ablegen, z.B. Tüte vom Tubus
- Intubationszubehör nach Gebrauch sofort in Desinfektionslösung einlegen.

1.2.3   **Infektionsprophylaxe des Personals** _____

 Alle Körpersekrete sind als infektiös anzusehen, somit auch bei jeder Stich- und Schnittverletzung!

Hygienische Schutzmaßnahmen für das Personal

- Virusdichte Handschuhe bei jedem Kontakt mit Körpersekreten tragen
- Aktive Immunisierung gegen Hepatitis B (HB-Vax®) über den Betriebsarzt, ggf. gegen Hepatitis A (Havrix®)
- Mundschutz und ggf. Schutzbrille bei zu erwartendem Spritzen von Blut bei unkontrolliertem Hustenreiz des Patienten tragen
- Gebrauchte Kanülen (auch Skalpelle etc.) niemals in die Schutzkappe zurückstecken, sondern in geeignete Container abwerfen; gebrauchte Kanülen, Nadeln oder Skalpelle nicht biegen oder brechen
- Nach Nadelstich muß bis zum Beweis des Gegenteils von potentieller Infektiosität ausgegangen werden → so lange „Safer Sex", keine Blut- oder Organspenden
- Auch wenn Speichel nicht zu einer HIV-Übertragung führen dürfte, sollte eine direkte „Mund-zu-Mund-Beatmung" vermieden werden, z.B. durch den Einsatz von Beatmungsmasken und Beatmungsbeutel.

HIV-Infektion
Die Wahrscheinlichkeit, sich zu infizieren, beträgt: 1 : 250 bei Verletzung mit virus-positivem Blut, bei Hepatitis B 1 : 3.

Vorgehen bei Verletzungen
Jedes Krankenhaus sollte über eine schriftlich fixierte Behandlungsrichtlinie und einen verantwortlichen Ansprechpartner verfügen. Bei Verdacht auf Verletzungen mit infektiösem Material (Hepatitis B, HIV) sollte nach folgendem Schema gehandelt werden:
* Bluten lassen bzw. ausstreichen (2 Min.)
* **Desinfektion** mit Hautdesinfektionsmittel, bei Kontakt mit Schleimhaut (Auge, Mund) sorgfältig spülen (3 Min.)
* Kanüle oder Instrument aufheben für mikrobiologische Untersuchung
* **D-Arzt-Meldung:** verfaßt Unfallbericht mit Zeit, Ort, Hergang, Zeugen etc.
* Blutabnahme beim Verletzten
  - Nur so kann eine berufsbedingte Infektion ausgeschlossen oder bewiesen werden
  - Anti-HBc (besteht schon eine Hepatitis B-Infektion?)
  - Anti-HBs (besteht Impfschutz gegen Hepatitis B?)
  - Anti-HIV (besteht eine HIV-Infektion?)
  - Anti-HCV (besteht eine Hepatitis C-Infektion?)
  - Ist der Verletzte gegen Hepatitis B geimpft, wird Anti-Hbs-Titer bestimmt.

Impfung des Verletzten
* Ist der Verletzte nicht oder unvollständig geimpft oder ist sein Anti-HBs unter 10 U/ml
* Bei Verdacht auf Hepatitis B-Infektion:
  - Aktiv-Passiv-Impfung gegen Hepatitis B:
  - HB-Hyperimmunglubolin i.m. 0,16 ml/kg
  - HB-Aktivimpfstoff → i.m. 3 x Gabe
* Bei Verdacht auf HIV-Infektion:
  - AZT: Azidothymidin (Retrovir®)
  - Die Wirkung von AZT ist **nicht** wissenschaftlich gesichert! AZT soll die Vermehrung der Viren hemmen. Nebenwirkungen: Übelkeit, Erbrechen, Blutbildveränderungen, mutagene Wirkung wird diskutiert, nicht in der Schwangerschaft geben!

1.2.4 Desinfektion und Sterilisation

Desinfiziert werden medizinische Geräte, die am Patienten eingesetzt werden, und alle atemgasführenden Teile.

Sterilisiert werden Geräte, die invasiv eingesetzt werden.

 Vor jeder Sterilisation muß das Gerät gereinigt werden. Die Aufbewahrung aller Anästhesiematerialien muß immer staubfrei und trocken sein.

Desinfektion

- Manuelle Reinigung erforderlich
- Anwendung bei thermolabilem Material.

Chemisch

Tauchdesinfektion von Instrumenten bei Raumtemperatur, z.B. mit Secusept forte®; Sprüh- oder Wischdesinfektion, Desinfektionsmittel überwiegend Aldehyde.

Übersicht chemischer Desinfektionsmittel

Wirk-stoffe		unwirksam gegen	Anwendungs-bereiche	Besonderheiten
Alkohole	Isopropanol, n-Propanol (z.B. Sterillium®, Spitacid®, Cutasept®)	S (V)	Haut, Hände, (Flächen)	60–80 Vol% (bei höherer Konzentration werden Bakterien eher konserviert als abgetötet)
Aldehyde	Formaldehyd, Glutaraldehyd, Glyoxal (z.B. Sekusept®, Buraton®)	Glyoxal (V)	Flächen, Instrumente	von Haut oder Sputum umschlossene Keime werden erst nach längerer Einwirkzeit abgetötet; Wirkung wird durch Eiweiß herabgesetzt

Wirk-stoffe		unwirksam gegen	Anwendungs-bereiche	Besonderheiten
Halogene	Chlorkalk-milch, Chloramin, Hypochloride, Jodophore (PVP-Jod, Beta-isodona®)	S (V)	Exkremente (Chlorkalk-milch);Sputum (Chloramin); Schleimhaut, Behälter (Hypochloride); Schleimhaut, Haut, Hände (Jodophore)	wirkt gut gegen Tuberkelbakterien, enthält elemen-tares Jod: Vorsicht bei Schilddrüsen-Automonie
Phenol-derivate	z.B. Primasept®, Sagromed®	S (V)	Wäsche, Haut, Hände	Wirkung wird weniger durch Eiweiß einge-schränkt, teuer, giftig, umwelt-belastend

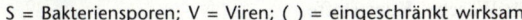

S = Bakteriensporen; V = Viren; ( ) = eingeschränkt wirksam

Physikalisch
UV-Strahlung; Hitze, z.B.: Kochwaschgang, Heißer Dampf, Heißluft.

Aufbereitung bei 90–95 °C im Reinigungs- und Desinfektionsautomaten mit speziellem Waschmittel, bei 10 Min. Temperaturhaltezeit, z.B. Wasch-maschinen für Endoskope.
* Sicherste und umweltschonendste Methode
* Schleimhautfreundlich, unbedenklich
* Material muß temperaturbeständig sein.

Physiochemisch: Sprüh-, Wisch- und Scheuerdesinfektion während der laufenden Desinfektion, z.B. mit Buraton®, Velicin®, Incidin®.

 Tips, Tricks & Kniffe
* Bei jedem Umgang mit Flachen- und Gerätedesinfektionsmittel als Selbstschutz Handschuhe tragen
* Lösungen im kalten Wasser ansetzen, Dosierung und Einwirkzeit beachten
* Flächen ausreichend feucht abwischen
* Desinfektionslösungen nicht mischen
* Desinfektionsplan gut sichtbar aufhängen und aktualisieren.

1

------ **Sterilisation**

Dampfsterilisation
- 121 °C bei 2,026 bar über 12 Min.
- 134 °C bei 3,039 bar über 6 Min., z.B. Instrumente, Verbandstoffe, Wäsche, Gummi
✓ Für Kunststoffe nicht geeignet (auf Temperaturresistenz achten)
- Abkühlzeiten einhalten.

Heißluftsterilisation
- Umwälzung trockener, heißer Luft
  - 200 °C über 20 Min.
  - 180 °C über 30 Min.
  - 160 °C über 90 Min.
- Geeignet für nicht zerlegbare Instrumente, z.B. Scheren, Spreizer, Skalpelle, aber auch Puder, Fette, Salben
- Ungeeignet für Wäsche, Kunststoffe.

Gassterilisation
- Findet nur noch selten Anwendung
- Feuchte Begasung unter Vakuum, z.B. mit Äthylenoxid bei 51,2–57,2 °C und 40 % Feuchtigkeit, Dauer 150–330 Min. (je nach Material)
- Geeignet für optische Geräte, Geräte mit Pumpen
- Auslüftungszeiten strikt einhalten.

 Tips, Tricks & Kniffe
- Bei sterilisierten Instrumenten auf das Datum der Sterilisation achten
- Farbmarkierungen, Indikatorklebeband und Indikatorplättchen als Zeichen der erfolgreichen Sterilisation beachten.

1.2.5 Hygienische Aufbereitung der Narkose- geräte und des Anästhesiezubehörs ------

Hygienemaßnahmen bei Infektionen mit Problemkeimen
Infektion mit Oxacillin-resistenten Staphylococcus aureus (ORSA) Stämmen:

- Nur Material in den Saal bringen, welches tatsächlich benötigt wird
- Jegliches Material im Saal auch dort entsorgen
- Anschließend Wischdesinfektion des Saales
- Schutzkleidung wechseln.

Offene Tbc
- Beatmungsgerät kennzeichnen (Tbc), auswechseln und aufbereiten
- Saal als septisch kennzeichnen
- Wischdesinfektion des Saales
- Schutzkleidung wechseln.

Einzelne Narkosearbeitsplätze
Monitore, Kabel, Anschlußschläuche nach Gebrauch und täglich mit Flächendesinfektionsmittel abwischen.
- Beim Abwischen von Geräten das Gerät vom Netz trennen; nicht triefendnaß abwischen, da sonst Flüssigkeit ins Gerät eindringen kann.

Intubationszubehör
Aufbereitung von Intubationszubehör

Woodbridge-Tubus aus Latex	• Nach Extubation in Desinfektionslösung. legen • Einwirkzeit bei 1,5%iger Lsg. 1 Std.; bei 4,0 % 30 Min. • Nach Entnahme Tubus außen von Pflaster-resten säubern; innen mit entsprechender Bürste reinigen • Mit Wasser ab- und ausspülen und trocknen • Nach Standard verpacken, beschriften und gassterilisieren • Ausgasungszeit mind. 8 Tage!
Tuben aus Silikon	• Nach Extubation in Desinfektionslösung legen • Einwirkzeit, Reinigung, Verpackung s.o. • Mit Dampf sterilisieren.
Maske, Führungs-stab, Magillzange, La-ryngoskopgriff ohne Energieteil, Laryngo-skopspatel	Nach jedem Gebrauch in 2%iger Sekuseptlösung einlegen oder in der Waschmaschine desinfizieren: Kaltlichtspatel sind nur bis 60 °C hitzebeständig!
Kehlkopfmaske	Nach jedem Gebrauch in der Waschmaschine waschen, anschließend laut Herstellerangaben trocknen und entlüften, bei 134 °C dampfsterilisieren

1

Narkosegerät

✔ Zum Zerlegen von Geräten und Teilen unbedingt Herstellerangaben beachten.

Aufbereitung von Teilen des Narkosegerätes

Handbeatmungs-schlauch und Beutel	• Beutel nach jedem Patienten mit Desinfektionsmittel abwischen • Beutel und Schlauch beim Einsatz von Filtern 1 x wöchentlich in der Waschmaschine waschen • Bei der Anordnung der Schläuche in der Waschmaschine ist darauf zu achten, daß kein Restwasser in den Schläuchen verbleibt; sie müssen vor der Lagerung trocken und ausgekühlt sein!
Schläuche mit Bakterienfiltern am Y-Stück	• Bakterienfilter an Inspirations- und Exspirationsteil nach jedem Gebrauch wechseln • Schläuche in der Waschmaschine waschen.
Nichtrückatmungsbeutel (z.B. Ambu®-Beutel)	Nach jedem Gebrauch mit Desinfektionsmittel abwischen, bei 120 °C dampfsterilisieren (Herstellerangaben beachten)
Ventile	Nach jedem Gebrauch in der Waschmaschine waschen
Bakterienfilter (gerätenah)	Mo., Mi., Fr. wechseln, können bis zu 24 x bei 134 °C dampfsterilisiert werden, anschließend entsorgen
CO_2-Küvette	• T-Stück und Filter nach jedem Patienten wechseln • T-Stück in der Waschmaschine waschen • Filter entsorgen • Gasentnahmeschlauch nach OP-Ende entsorgen • Kommt der Gasentnahmeschlauch direkt an das Y-Stück, wird er nach jedem Patienten entsorgt!
Kreisteil	• Im zerlegten Zustand 1 x wöchentl. in der Waschmaschine reinigen und bei 134 °C sterilisieren • Volumeter und Atemdruckbegrenzer bei 120 °C sterilisieren, sie dürfen nicht in die Waschmaschine!
Atemkompaktsystem und Kolbenzylindereinheit Cicero®, Cato®	1 x wöchentl. in spez. Injektorwagen in der Waschmaschine waschen (muß VE-Wasser haben) und bei 134 °C sterilisieren

Saugung	• Sekretbehälter entleeren • Sekretflaschen zerlegen • Teile maschinell reinigen (bei 95 °C ohne Desinfektionsmittel oder Reinigungslösung.), danach trocknen • Saugungsträger mit Desinfektionslösung reinigen; Einwirkzeit beachten; trocknen • Danach Saugung zusammenbauen und Funktion überprüfen.

Sonstiges Zubehör und Geräte
Aufbereitung von sonstigen Geräten

Blutdruckmanschette	Nach jedem Gebrauch mit Hautdesinfektionsmittel abwischen, bei grober Verschmutzung in der Waschmaschine waschen
Narkosewagen, Arbeitstische (ZVK, Arterie etc.), Narkosegerät, Laboreinheit	• Nach OP-Ende oder bei Verschmutzung Ablagefläche komplett abräumen und Flächen sowie alle Utensilien mit Flächendesinfektions-mittel reinigen oder ggf. erneuern • Schubladen bei Bedarf, sonst 1 x monatl. • Abwurfbehälter entleeren und entsorgen.
Blutwärmegeräte	1 x tägl. mit Desinfektionsmittel abwischen
Schränke, Kühlschränke	1 x monatl. Von innen mit Desinfektionsmittel abwischen
Infusionspumpen, Infusionsspritzen-pumpen	Tgl. mit Flächendesinfektionsmittel abwischen, Infusionslösungsreste dabei unbedingt entfernen!
Bronchoskop	• Nach jeder Spiegelung mit Kochsalzlösung durchspülen • Gerät nach Gebrauch unter Wasser abwischen (dabei auf Wassertauglichkeit achten) • Kanäle und Ansatzstücke mit Bürste reinigen, durchspülen, auf Dichtigkeit überprüfen und in die Bronchoskopwaschmaschine legen oder in der von der Hygienefachkraft empfohlenen Desinfektionslösung säubern und anschließend in Aqua dest. wässern • Nach Ende des Programms Gerät mit Handschuhen entnehmen • Arbeitskanal mit 0,5 bar Druckluft trocknen • Steril, staubfrei und trocken aufbewahren, **nicht knicken!**

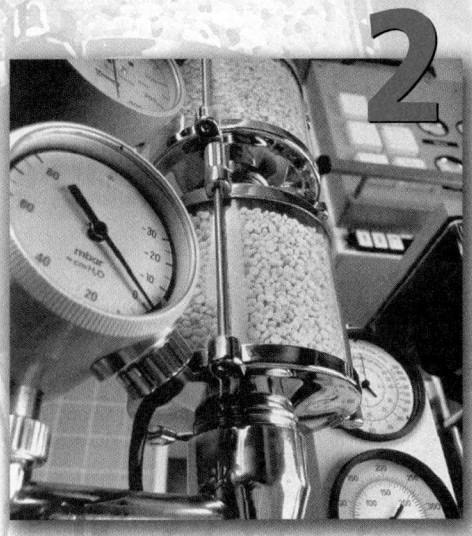

Vorbereitung der Narkose

Maria Piltz

2.1   Perioperative Visite

2

Die perioperative Visite ist eine wichtige Voraussetzung für die optimale Versorgung des Patienten während der Narkose. Sie sollte deshalb von dem Anästhesisten vorgenommen werden, der auch den Patienten anästhesiert. Sie umfaßt:
- Anamnese
- Körperliche Untersuchung
- Einschätzung des Allgemeinzustandes und des Narkoserisikos (☞ 2.1.3 Narkoserisiko)
- Anordnung von erforderlichen Untersuchungen
- Einsicht in externe Befunde
- Auswahl des Anästhesieverfahrens und des Monitorings
- Aufklärungsgespräch und somit die Reduzierung der Angst
- Anordnung der Prämedikation.

2.1.1   Anamnese und körperliche Untersuchung

Üblicherweise erhält der Patient vor der perioperativen Visite einen Anamnese- und Aufklärungsbogen, den er zunächst alleine ausfüllt und ungeklärte Fragen mit dem Anästhesisten bespricht, z.B.
- Frühere OP's, Narkosen
- Erkrankungen an Herz, Niere, Leber, Lunge (Infarkt, Rhythmusstörungen, Gelbsucht, Asthma, Tbc)
- Verstärkte Blutungsneigung
- Erkrankungen des ZNS, z.B. Krämpfe oder Lähmungen
- Stoffwechselerkrankungen (Diabetes, Gicht, Hypo- und Hyperthyreose)
- Kreislauferkrankungen (Hypo- und Hypertonus, Kreislaufschwäche, Atemnot)
- Erkrankungen des Skelettsystems (Wirbelsäulenschäden, Arthritis)
- Allergien und Unverträglichkeiten
- Momentane Medikation
- Genuß von Alkohol, Zigaretten und Drogen
- Zahnstatus (lockere Zähne, Zahnprothese)
- Sonstige Prothesen.

Körperliche Untersuchung

Die körperliche Untersuchung dient dazu, zu erwartende Komplikationen bei der Narkose rechtzeitig zu erkennen, z.B. Intubationsschwierigkeiten (☞ 5.2.4).

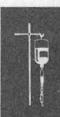

Herz-Kreislaufsystem
* Auskultation von Herz und Lunge
* Puls- und Blutdruckkontrolle.

Allgemeinzustand
* Angeborene Fehlbildungen
* Bewegungs- und Lagerungseinschränkung
* Körpergröße und -gewicht u.a. für die Berechnung der Dosierung der Narkotika
* Bewußtseinszustand
* Untersuchung der Haut und Schleimhäute
* Gefäßzustand: Untersuchung möglicher Punktionsstellen.

Inspektion des Mund-Rachen-Raumes
* Grad der Mundöffnung, Zahnstatus, HWS - Beweglichkeit: ist bei max. Mundöffnung die Uvula nicht sichtbar, muß mit Intubationsschwierigkeiten gerechnet werden
* Zungengröße
* Voroperation im Mund- und Halsbereich
* Intubationsschwierigkeiten in der Vorgeschichte
* Fliehendes Kinn? → erschwerte Maskenbeatmung
* Kiefersperre, z.B. durch Abszeß
* Tumoren im Mund- und Kieferbereich.

2.1.2 Laborwerte und Diagnostik _____

Der Umfang der präoperativen Diagnostik richtet sich nach dem Ausmaß der OP und dem Allgemeinzustand des Patienten.

Routineuntersuchungen
Labor
* Blutbild: Hb, Hkt, Erythrozyten, Leukozyten, Thrombozyten
* Na+, K+
* Harnstoff Kreatinin

- Gesamteiweiß
- Blutzucker
- Leberwerte
- Gerinnung (PTT, PTZ, Quick)
- Blutgruppe.

2

EKG
Bei Patienten > 40 J..

Rö-Thorax
Bei Patienten > 60 J..

Spezielle Diagnostik und therapeutische Maßnahmen
Durch präoperative therapeutische Maßnahmen läßt sich bei geplanten OP's häufig die Narkoseverträglichkeit verbessern bzw. die Komplikationsrate verringern, z.B.
- Atemtraining, um die Lungenfunktion zu verbessern
- Ausgleich von Volumendefiziten und Elektrolytverschiebungen
- Eigenblutspende vor großen, geplanten OP's
- Transfusionen bei Anämie
- Bei bradykarden Rhythmusstörungen oder Implantation eines Schrittmachers: → transthorakalen SM bereithalten.

Spezielle Untersuchungen
Spezielle Untersuchungen sind natürlich von den jeweiligen Krankheitsbildern und dem Eingriff abhängig; hier nur eine Auswahl:
- Lungenfunktionsprüfung bei Lungeneingriffen und Patienten mit pulmonalen Vorerkrankungen
- BGA bei pulmonalen Vorerkrankungen
- Tracheazielaufnahme bei Schilddrüsenerkrankungen
- Sonographische Gefäßuntersuchung bei Carotis - OP.

Konsile
Häufig ist es auch notwendig, Kollegen aus anderen Fachgebieten konsiliarisch heranzuziehen.
- HNO-Arzt bei zu erwartenden Intubationsschwierigkeiten
- Internist zur Therapieverbesserung bei Patienten mit Herzinsuffizienz, Hypertonus, Diabetes und Gerinnungsstörungen
- Neurologe bei neurologisch auffälligen Patienten.

2.1.3   Einstufung des Narkoserisikos und Auswahl des Narkoseverfahrens

ASA-Klassifikation

Die Einstufung des Narkoserisikos erleichtert die Auswahl des Narkose-verfahrens, den Umfang des Monitorings und die postoperative Versorgung. In der Regel wird die Einteilung der American Society of Anesthesiologists (ASA) angewandt.

ASA-Klassifikation	
1	normal gesunder Patient
2	Patient mit leichter Allgemeinerkrankung und Leistungseinschränkung
3	Patient mit schwerer Allgemeinerkrankung und Leistungseinschränkung
4	Patient mit schwerer Allgemeinerkrankung, die das Leben bedroht
5	Patient, bei dem der Tod ohne OP in den nächsten 24 Std. eintritt

Auswahl des Narkoseverfahrens

✔ Dabei gilt: Es wird das Verfahren gewählt, welches dem Patienten die größte Sicherheit bietet.

Maskennarkose

- Junge Patienten
- Narkosen únter 30 Min.

Intubationsnarkose

- Lange OP-Dauer länger als 30 Min.
- Abdominelle Eingriffe
- Thoraxeingriffe
- OP's im Hals- und Kopfbereich
- OP's in Seiten- und Bauchlage
- Unkooperative Patienten
- Patienten mit Gerinnungsstörungen
- Nicht nüchterne Patienten.

Regionalanästhesie
- Patienten mit schweren Herz- und Lungenerkrankungen, z.B. Asthma
- OP an den Extremitäten
- Postoperative Schmerzbehandlung (auch zusätzlich zur Intubationsnarkose).

2

2.1.4 Aufklärungsgespräch

Im Aufklärungsgespräch durch den Anästhesisten wird der Patient über die notwendige Narkosevorbereitung und das Narkoseverfahren selbst sowie über die postoperative Betreuung aufgeklärt. Ängste und Nöte des Patienten werden besprochen. Es ist wichtig, das Vertrauen des Patienten zu gewinnen und beruhigend auf alle Fragen einzugehen. Denn ein ausgeglichener Patient trägt zum positiven Verlauf der Narkose und zur erfolgreichen Nachbehandlung bei.
- Hinweis auf präoperative Nahrungs- und Nikotinkarenz: 6–8 Std. (☞ 2.1.6)
- Sinn und Zweck der Prämedikation
- Maßnahmen im Einleitungsraum, z.B. Legen eines venösen Zugangs, Anlegen des Monitorings
- Situation im Aufwachraum
- Situation auf Intensivstation, evtl. Nachbeatmung
- Möglichkeiten der Schmerztherapie, z.B. PDK, PCA-Pumpe.

Rechtliche Kriterien des Aufklärungsgespräches
- Der Patient gibt mündlich und schriftlich in Gegenwart des Anästhesisten sein Einverständnis
- Bei nicht ansprechbaren Patienten muß die Einwilligung durch einen gesetzlichen Vertreter erfolgen
- Bei Kindern unter 14 J. müssen die Erziehungsberechtigten einwilligen, sollten aber auch über den Eingriff aufgeklärt werden
- Kinder zwischen 14 und 18 J. können selbst einwilligen, wenn sie fähig sind, die Bedeutung und die Folgen des Eingriffs für sich zu erkennen
- ✔ Bei Notfallpatienten wird nach mutmaßlichem Willen des Patienten entschieden.

 Merke
Dem Pflegepersonal ist es nicht erlaubt, den Patienten aufzuklären.

2.1.5　Anordnung der Prämedikation

Ziel der Prämedikation ist, daß der Patient entspannt und angstfrei ist, gleichzeitig aber auch ansprechbar und kooperativ bleibt. Weiterhin kann durch sie der Verbrauch von Narkotika gesenkt werden. Die Prämedikation beginnt bereits am Vorabend der OP, z.B. mit 5 mg Mogadan® als Tbl., bzw. 1mg Rohypnol® p.o.

Formen der Prämedikation
Orale Prämedikation
Je nach Applikationsform bei Abruf in den OP oder 15–60 Min. vor OP-Beginn. Bevorzugt werden **Benzodiazepine** verabreicht, sie wirken:
- sedierend
- angstlösend
- antikonvulsiv.

Beispiele: Rohypnol®, Dormicum®, Tranxilium®.

Rektale Prämedikation
Zur Prämedikation von Säuglingen und Kindern eignet sich, z.B. Dormicum® als rektale Apothekenmischung.

Medikamentengruppen
Folgende Medikamentengruppen kommen bei der Prämedikation zur Anwendung:

Parasympatikolytika
Setzen die Drüsensekretion (Speichelproduktion) herab, um den Speichelfluß zu verringern, z.B. 0,5 mg Atropin® bei Eingriffen im oberen Respirationstrakt.

Histamin-Rezeptoren-Blocker
Schwächen die Histaminfreisetzung bei bekannten Allergien, z.B. H_1-Blocker Tavegil®. H_2-Blocker Tagamet® bei Magen- Darm- Ulcera.

Kortison
Bei Kortisonbehandlung: 100 mg Hydrocortison® vor OP-Beginn.

2

Merke
Allgemein gilt: Die Prämedikation hängt vom Patienten ab. Ist er alt und im reduzierten Allgemeinzustand, bekommt er eine reduzierte Dosis. Bei bestimmten OP's erhält der Patient eine spezielle Prämedikation.

2.1.6 Nüchternheit

Für mind. 6–8 Std. vor einer OP ist eine Nahrungskarenz erforderlich, damit der Magen bei Narkosebeginn leer ist. So wird die Aspirationsgefahr während der Narkoseeinleitung verringert. Der Patient sollte am Vorabend der OP nach dem Abendessen keine feste Nahrung und nach dem Zubettgehen keine Flüssigkeit mehr zu sich nehmen.

✔ Auch das Rauchen muß 8 Std. vor der OP eingestellt werden, da Nikotin die Magensaftproduktion anregt.

Magenausgangsstenose
Bei einer Magenausgangsstenose verlängert sich die präoperative Nahrungskarenz auf 24–28 Std.. Meist wird eine nasogastrale Entlastungssonde gelegt.

Darm- und Blasenentleerung
Am Vorabend der OP sollte der Dickdarm durch Klistier oder Einlauf entleert werden. Patienten vor Gabe der Prämedikation und Transport in den OP noch einmal zum Wasserlassen auffordern.

2.1.7 Pflegevisite

In manchen Kliniken wird bereits die Pflegevisite praktiziert. Sie sollte am Nachmittag vor der OP stattfinden. Für manche Patienten ist ein Gespräch mit einer Pflegekraft zur rechten Zeit befreiender und entspannender als jedes Beruhigungsmittel. Folgende Vorteile umfaßt die Pflegevisite:

• Informationssammlung über den Patienten (wird auf spez. Pflegevisitebögen festgehalten)

- Erster Kontakt und gegenseitiges Kennenlernen ohne Streß wird ermöglicht
- Dem Patienten wird Angst genommen und Geborgenheit vermittelt
- Vertrauen wird geschaffen
- Erklärung der Aufgaben der Pflegekraft in der Einleitung
- Verbindung zum Anästhesisten herstellen, wenn noch Fragen offen sind
- Anordnung von besonderen Maßnahmen des Arztes an das Pflegepersonal für die geplante OP, z.B. spez. Monitoring, spez. Tubus.

2.2 Vorbereitung des Narkosezubehörs

2.2.1 Standardzubehör

Zur Standardausstattung jeder Voll- und Regionalanästhesie gehört:

- Intubationsbesteck ☞ 5.1.5
- Je 1 Narkosegerät im Ein- und Ausleitungsraum und Saal mit Sekretabsaugung
- Beatmungsmasken in 2 Größen
- EKG-Monitor mit dreipoligem EKG-Kabel
- Sensor für Pulsoximetrie
- Küvette für Kapnometrie
- Blutdruckgerät und Kabel für blutige Blutdruckmessung
- Ggf. Blutdruckmanschetten in verschiedenen Größen
- Stethoskop
- Ggf. Möglichkeit zur Temperaturmessung
- Ggf. ZVD-Meßlatte
- Spritzen, Kanülen, Infusionssysteme.
- ✔ Nur durch eine sorgfältige und sachkundige Vorbereitung und Überprüfung des Narkosezubehörs, der Überwachungsgeräte und der Medikamente vor der Narkoseeinleitung lassen sich schwerwiegende Fehler vermeiden. Dabei sollte jeder Pflegekraft ausreichend Zeit für die Vorbereitungen zur Verfügung gestellt werden und sie diese auch einplanen.

2

 Häufige Fehler, die zum Narkosezwischenfall führen

- Undichtigkeit des Narkosegerätes
- Unbeabsichtigtes Verstellen des Gasflows und Störungen der Gaszufuhr
- Verwechslung der aufgezogenen Spritzen → deshalb jede Spritze beschriften
- Diskonnektion der Infusionsleitung
- Funktionsstörungen des Laryngoskopes und der Sekretabsaugung.

Checkliste Bereitschaftszubehör

Zusätzlich müssen für den Notfall sowie bei entsprechender Anamnese des Patienten folgende Geräte, Medikamente und gebrauchsfertige Sets einsatzbereit und funktionstüchtig zur Verfügung stehen:

- Defibrillator ☞ 10.1.3
- Dantrolen ☞ 7.3.3
- Bronchoskop ☞ 5.2.3
- Set zur schwierigen Intubation ☞ 5.2.4
- Set für Latexallergie ☞ 7.4 Koniotomie-, Tracheotomieset ☞ 10.2
- Antidota (Protamin®, Naloxon®, Mestinon® etc.)

Notizraum für klinikinterne Standorte

Zubehör	Standort
Defibrillator	
Dantrolen	
Bronchoskop	
Set zur schwierigen Intubation	
Set für Latexallergie	
Koniotomie-, Tracheotomieset	
McCoy-Laryngoskop	
Antidots (Protamin®, Naloxon® etc.)	

2.2.2 Narkosewagen

Der Narkosewagen muß immer vollständig aufgefüllt sein. Je nach Standard wird bei Schichtbeginn der Inhalt überprüft und Zubehör für den Notfall vorbereitet. Die Medikamente müssen übersichtlich geordnet und haltbar sein.

✔ Verfallsdatum der Ampullen regelmäßig überprüfen und Ampullen übersichtlich ordnen.

Inhalt

- Intubationskasten mit Intubationszubehör (s.u.)
- Augensalbe, Gleitmittel
- EKG-Elektroden.

Punktionszubehör

- Spritzenaufkleber
- Spritzen, Größe 2, 5, 10, 20 ml, Insulinspritzen
- Aufzieh- und Punktionskanülen in versch. Stärken
- Sterile und unsterile Tupfer
- Desinfektionsspray
- Infusionssysteme, Dreiwegehähne
- Perfusorspritzen und -leitungen
- Zubehör zum Legen eines arteriellen Zuganges bzw. eines ZVK (☞ 3.1.2).

Sonstiges

- Magensonden Ch. 14, 16, 18
- Magensondenbeutel
- Großlumiger Absaugschlauch zur Ileuseinleitung (☞ 4.2.4 Ileuseinleitung)
- Temperaturhüllen.

Dokumentation

- Narkosepapiere
- Laborröhrchen und scheine.

Medikamente
☞ 2.2.3

2

Intubationszubehör
Details ☞ 5.1

* Tracheal- und Güdeltuben in versch. Größen (6,5–8,0mm Gr. 3,4)
* Laryngoskop mit 2er, 3er und 4er Spatel
* Ladestation für Laryngoskop
* Ersatzbirne für das Laryngoskop
* Führungsstab
* Blockerspritze
* Magillzange
* Cuffdruckmesser
* Pflaster.

Klinikinterne Standards

2.2.3 Medikamente und Infusionslösungen

Standardausrüstung im Narkosewagen
Zur Standardausrüstung an Medikamenten im Narkosewagen der Anästhesie gehören folgende Medikamente:

Hypnotika
* Trapanal®, Brevimytal® (Barbiturate)
* Disoprivan®
* Hypnomidate®
* Ketanest®
* Dormicum®, Valium® (Benzodiazepine).

Analgetika, Opiate
• Z.B. Fentanyl®, Rapifen®, Sufenta®, Sufenta mite®
✔ Im BTM-Schrank verschlossen lagern.

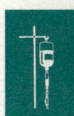

Muskelrelaxantien
• Depolarisierend, z.B. Pantolax®, Lysthenon® (im Kühlschrank lagern)
• Nicht depolarisierend, z.B. Norcuron® , Pancuronium®, Tracrium®, Esmeron® (im Kühlschrank lagern)

Neuroleptika
Z.B. Dehydrobenzperidol®, Atosil®.

Antiarrhythmika
Isoptin®, Gilurytmal®.

Antihistaminika
Tavegil®, Tagamet®.

Antihypertensiva
Ebrantil®, Adalat®, Nitrolingual®.

Kortison
Z.B. Urbason® solubile forte 250.

Herzglykoside
Z.B. Novodigal®, Digimerck®.

Sympatikomimetika
Z.B. Suprarenin®, Dopamin®, Arterenol®, Alupent®.

Parasympatikomimetika
Z.B. Mestinon®, Prostigmin®.

Parasympatikolytika
Z.B. Atropin®.

Sonstige Medikamente
Weitere Medikamente, die im Narkosewagen vorhanden sein sollten, sind: Lasix®, Akrinor®, Xylocain®, Liquemin®N, Narcanti®, Calcium-Sandoz®, Euphyllin®, Protamin®, Paspertin®, Broncho- und Nitrospray.

2

Infusionslösungen
Kristalloide
Ringer-Lactat®, Sterofundin®.

Kolloidale
- HAES-steril 3%/6%/10 %® (Stärke)
- Haemaccel® 35 (Gelatine)
- Humanalbumin 5 %/20%.

Weitere Lösungen
Glukose 5 %/20 %/50 %, Mannit, Natriumhydrogencarbonat, Inzolen®, Kaliumchlorid, Natriumchlorid.

Klinikinterner Standard

2.2.4 Gasanschlüsse und Absaugung

Gasanschlüsse

Die meisten Krankenhäuser verfügen über eine zentrale Gasversorgung; nur in Ausnahmen, z.B. an externen Narkosearbeitsplätzen, erfolgt die Gasversorgung über Gasflaschen. Die Anschlüsse der verschiedenen Gase sind nach DIN-Norm farblich gekennzeichnet.

✔ Die Gasfarben werden im Zuge der EU-Angleichung geändert! Die Tabelle zeigt die Übergänge der Farbkodierung von der DIN-Norm über die neutrale Generation zur EN-Generation. Die Übergangsfrist für die Einrichtung der Gaskennfarben läuft bis zum 1.7.2006. Danach müssen alle im Europäischen Wirtschaftsraum neu in den Betrieb eingeführte Geräte farblich neu gekennzeichnet sein.

Sauerstoff			
	Bisherige nationale Farbkodierung (DIN)	Neutrale Generation	Farbkodierung der neuen Europäischen Norm (EN)
Kennzeichnung:	blau, sechseckig	Schwarz-Weiß	Weiß
Flaschengrößen:	3, 5, 10 l		
Berechnung des Flascheninhalts:	Volumen + Druck = Vorrat in Litern Bsp.: 10 l + 50 bar = 500 l		
Umgang:	• Nicht werfen oder rollen • Keine Fette an die Anschlüsse bringen • Ventile durch Kappen sichern • Nicht in Nähe von Heizungen bringen • Aufrecht und gesichert lagern.		

Lachgas			
Kennzeichnung:	grau, rund	schwarz-Weiß	blau
Berechnung des Flascheninhalts:	• genauer Vorrat nur durch Wiegen ermittelbar • 1 kg Lachgas = ca. 500 l • 11 l Flasche = ca. 4000 l Lachgas • oben gasförmiger Anteil, unten flüssiger Anteil		
Formel:	Gesamtgewicht der Flasche – Leergewicht der Flasche X 540 = l N_2O (gasförmig)		
Druckanzeige:	• unter 10 bar Flasche wechseln • Druck ist temperaturabhängig		
Umgang und Flaschengröße	☞ Sauerstoff		

2

Druckluft			
	Bisherige nationale Farbkodierung (DIN)	Neutrale Generation	Farbkodierung der neuen Europäischen Norm (EN)
Kennzeichnung:	gelb, viereckig	schwarz-Weiß	Weiß/Schwarz

Narkosegasabsaugung	
Funktion:	grünes Schaulicht über der Steckkupplung an der Ampel
Sogwirkung:	40–60 l pro Min.

Übersicht über die Farbkodierung von Gasanschlüssen nach DIN-Norm, neutrale Generation und nach EU-Norm

	Form des Ansatzes der Steck-kupplung	Bisherige nationale Farbkodie-rung (DIN)	Neutrale Generation	Farbkodie-rung der neuen Euro-päischen Norm (EN)
O$_2$	Sechseckig	Blau	Schwarz-Weiß	Weiß
Lachgas	Rund	Grau	Schwarz-Weiß	Blau
Druckluft	Quadratisch mit weiter Innenbohrung	Gelb	Schwarz-Weiß	Weiß/Schwarz

	Form des Ansatzes der Steck-kupplung	Bisherige nationale Farbkodie-rung (DIN)	Neutrale Generation	Farbkodie-rung der neuen Euro-päischen Norm (EN)
Vakuum	Quadratisch mit enger Innenbohrung	Farblos	Schwarz-Weiß	Gelb
Gasab-saugung	Rund mit großem Ansatz	-		Magenta

Die Sekretabsaugung

An jedem Narkosegerät muß eine funktionstüchtige Sekretabsaugung vorhanden sein. Bei einer Ileuseinleitung muß ein zweites Absauggerät bereitstehen. Die Sekretabsaugung kann elektrisch oder durch Vakuum betrieben sein.

Bestandteile
- Halterung
- Sekretflasche und Kappe mit Anschlußschlauch zum Manometer und Anschluß für Absaugkatheter
- Behälter mit Wasser oder Desinfektionslösung zum Durchspülen des Absaugkatheters
- Manometer mit Belüftungsventil zum Einstellen der Sogstärke
- Filter
- Absperrventil.

Die Sekretflasche kann auch aus Einmalmaterial mit eingebauter Über-laufsicherung bestehen. Überprüfung ☞ 1.2.5 Hygiene

Absaugvorgang
- Absaugkatheter auf die Sekretflaschenkappe aufstecken
- Absperrventil öffnen
- Vakuum am Belüftungsventil einstellen (meist standardmäßig eingestellt)
- Sekret absaugen
- Absaugkatheter mit Spülflüssigkeit durchspülen
- Absperrventil schließen.

2.2.5 Narkosegerät

Narkosegeräte müssen laut Checkliste vor jedem Gebrauch vom Pflegepersonal und vom Arzt auf Dichtigkeit und Vollständigkeit getestet werden.
Überprüfung der einzelnen Geräte.

Checkliste zur Überprüfung des Narkosegerätes

Geräteteil	Überprüfung	Funktionskennzeichen
Flaschenversorgung	Ventile öffnen	Druckkontrolle
Zentralversorgung	Steckkupplung einstecken Dosierventil öffnen	Schauzeichen grün Flow vorhanden
Narkosegasabsaugung	Steckkupplung einstecken	Schauzeichen grün
Mikrobenfilter	Datumskontrolle	2 tägig erneuern
O$_2$-Bypass	Schalter betätigen	Flow vorhanden
Vapor	Füllung Umschalter	ausreichend Schalterstellung richtig
Atemkalk	Zustand der Füllung	kein Farbumschlag
Beatmungsschläuche	vollständig/frisch	fester Sitz
Beatmungsgerät	Funktionsprüfung	Beatmungsdruck vorhanden
Kreisteil	vollständig	Dichtigkeitstest
Dichtigkeitstest	Überdruckventil u. Y-Stück verschließen kleinen Flow einstellen (0,3 l Min.), ggf. O$_2$-Flush vorfüllen	Druck = 30 mbar für 10 Sek.
O$_2$-Meßgerät	Kalibrierung	funktionsbereit
Narkosesystem halbof-fen, halbgeschlossen	Umschaltventil	Schalterstellung richtig
Sekretabsaugung	einschalten, Absaugschlauch verschließen	Unterdruck vorhanden
Handbeatmungsbeutel	vollständig	funktionsbereit
Absaugkatheter	versch. Größen: Ch. 12, 14, 16, 18	vollständig

2.3   Der Patient im Einleitungsraum

Im Einleitungsraum sollte eine freundliche und ruhige Atmosphäre herrschen. Der Patient wird bequem und warm auf dem OP-Tisch gelagert (Lagerungskissen und Wärmematte, warme Tücher).

Patienten begrüßen
- Sich dem Patienten mit Namen vorstellen
- Identität des Patienten überprüfen:
  - Name, Vorname, Geburtsdatum
  - Geplanten Eingriff erfragen und mit Unterlagen vergleichen
- Frage nach letzter Nahrungsaufnahme und Zigarettenkonsum
- Frage nach Einnahme der Prämedikation
- Ggf. nach Zahnprothese fragen, Glasaugen, Prothese, Ringe, Hörgeräte, Brillen. Falls der Patient diese noch bei sich hat, Eigentum beschriften (Name, Station) und von Station holen lassen und **nur** gegen Unterschrift übergeben.

Unterlagen überprüfen
- Einwilligungserklärung unterschrieben?
- Laborbefunde (E'lyte, Gerinnung, Blutbild, Leberwerte) vorhanden?
- Vorbereitetes Narkoseprotokoll vorhanden?
- Blutgruppe und evtl. Blutkonserven bereitgestellt?

Untersuchungsbefunde
- Röntgenbilder
- EKG
- Befunde der Konsiliarärzte.

Vorbereitung des Patienten
✔ Patienten über jeden Schritt der Vorbereitung informieren.

Überwachungsgeräte anschließen und Alarmgrenzen patientengerecht in der folgenden Reihenfolge einstellen:
1. EKG
2. Pulsoximeter
3. Blutdruckmanschette
4. Peripheren venösen Zugang legen. Dabei beachten, welcher Arm an- oder hochgelagert wird.

Merke:
Der prämedizierte Patient darf nicht alleine gelassen werden!

2 2.4 **Vorgehen bei Vorerkrankungen**

Zahlreiche Vorerkrankungen erfordern ein spezielles präoperatives sowie operatives Vorgehen, unabhängig von der Art des Eingriffs. Dazu gehören:
- Erkrankungen der Bronchien und Lunge
- Erkrankungen des Herz-Kreislaufsystems
- Lebererkrankungen
- Nierenerkrankungen
- Stoffwechselstörungen
- Ernährungsstörungen
- Neurologische und neuromuskuläre Erkrankungen
- Psychiatrische Erkrankungen.

2.4.1 Erkrankungen der Bronchien und Lunge

Merke:
✔ Keine elektive OP bei Infekten des Respirationstraktes
✔ Eine gute präoperative Vorbereitung senkt das Operations- und Narkoserisiko.

Chronisch obstruktive Lungenerkrankung (COLD)
Verengung der Atemwege durch Bronchospasmus, zähes Sputum und Schleimhautödem bei Lungenemphysem oder chronischer Bronchitis. Der Atemwegswiderstand ist dabei erhöht.

Präoperativ
- Atemübungen
- Sekretolyse
- Behandlung des Bronchospasmus
- Ggf. Sauerstofftherapie

- Gezielte Antibiotikatherapie
- BGA, Lungenfunktionsprüfung
- ✔ Keine Atropingabe wegen Gefahr der Sekreteindickung.

Narkose
Regionalanästhesieverfahren empfehlenswert, wenn die Funktion der Atemmuskulatur erhalten bleibt.

Medikamente
- Aufrechterhaltung der Allgemeinnarkose mit Inhalationsanästhetika, da bronchodilatatorische Wirkung und geringe Gefahr der postoperativen Atemdepression
- ✔ Keine Antagonisierung der nicht-depolarisierenden Muskelrelaxantien, da diese die Sekretproduktion im Bronchialsystem steigern können und eine Bronchokonstriktion hervorrufen.

_____ **Asthma bronchiale**

Anfallsweise auftretende allergisch-hyperergische Reaktion mit spastischer Kontraktion der Bronchialmuskulatur, Schwellung der Schleimhaut und vermehrter Sekretbildung. Es kommt zur Bronchieneinengung und zur Atemnot.

Merke:
Bei akutem Asthmaanfall keine Narkoseeinleitung.

Präoperativ
- Physiotherapie und Atemübungen
- Sekretolyse
- Antibiotikatherapie bei Infektionen
- Antiasthmatika
- Sedierung durch Benzodiazepine
- ✔ Keine Atropingabe wegen Sekreteindickung
- BGA, Lungenfunktionsprüfung.

Narkose
- Regionalanästhesie mit Sedierung empfehlenswert, da die Gefahr des Bronchospasmus durch den Tubus verringert wird
- Kurze Eingriffe in Maskennarkose

- In- und Extubation in tiefer Narkose
- Balancierte Anästhesie
- Beatmung mit ausreichend langer Exspirationszeit, PEEP kontraindiziert.

Medikamente
- Muskelrelaxantien zurückhaltend einsetzen, um suffiziente Atmung am Ende der Narkose zu gewährleisten
- Verzicht auf Barbiturate
- ✔ Vorsicht bei der Gabe von Lysthenon® und Tracrium® → setzen Histamin frei
- ✔ Keine Antagonisierung der nicht-depolarisierenden Muskelrelaxantien.

2.4.2 Erkrankungen des Herz-Kreislauf-Systems

_____ **Hypertonie**

Nach WHO RR-Werte systolisch über 160 mmHg und diastolisch über 95 mmHg. (90 % essentielle Hypertonie, 10 % sekundäre Hypertonie).

Ursachen der essentiellen Hypertonie weitesgehend ungeklärt, bei sekundärer Hypertonie häufig: Nierenerkrankungen, Phäochromozytom, Hyperthyreose, Aorteninsuffizienz und - isthmusstenose, Hirndruck.

Präoperativ
- RR an beiden Armen messen
- Labor: Kreatinin und Harnstoff
- Medikamentöse Einstellung des Blutdruckes
- Gabe der Antihypertensiva bis zum OP-Tag
- Sedierung mit Benzodiazepinen.

Narkose
- Bei größeren Eingriffen blutige RR-Messung
- Bei Spinal- und Periduralanästhesie RR-Abfall durch Sympatikolyse beachten.

Medikamente
- Evtl. Wechselwirkung der Antihypertensiva mit Anästhetika
- Bei intraoperativem RR-Anstieg Gabe von Inhalationsanästhetika und rasch wirkenden Vasodilatatoren, z.B. Nitroglingual®, Ebrantil®
- ✔ Bei Behandlung mit Diuretika auf Hypokaliämie und Hypovolämie achten.

——— Koronare Herzkrankheit (KHK)

Häufigste und risikoreichste Erkrankung in bezug auf die Anästhesie, da die Koronarsklerose zur Myokardischämie führt.

Klinische Manifestation:
- Angina pectoris
- Myokardinfarkt
- Herzrhythmusstörungen
- Herzinsuffizienz.

Präoperativ
Prämedikation mit Benzodiazepinen.

Narkose
- ✔ Streßsituationen vermeiden → Solange der Patient wach ist, ruhig arbeiten, keine Hektik verbreiten
- Keine Regionalanästhesie bei Antikoagulantientherapie
- Große RR-Anstiege und -Abfälle, Arrhythmien, Tachykardien, Volumen- und Blutverluste vermeiden
- Erweitertes Monitoring notwendig
  - Blutige RR-Messung
  - ZVK
  - Evtl. Pulmonaliskatheter
- ✔ Patient während der OP wärmen, da Kältezittern den O_2 - Verbrauch steigert.

Medikamente
- Antianginöse und antiarrhythmische Therapie und Gabe von β-Blockern fortführen
- Einleitung mit Hypnomidate®, senkt das Herzzeitvolumen.

Postoperativ

Postoperativ besteht Infarktgefahr, deshalb werden die Patienten ggf.
6 Tage lang intensiv überwacht.

2 ——— ## Herzinsuffizienz

*Chronische oder akute Herzmuskelschwäche, bei der die Förderleistung
des Herzens nicht mehr zur Aufrechterhaltung des Kreislaufs ausreicht.
Man unterscheidet je nach betroffenem Ventrikel eine Rechts-, Links- und
Globalherzinsuffizienz. Ursachen sind häufig Hypertonie, KHK und Herzklappenfehler.*

Stadieneinteilung der New York Heart Association (NYHA)	
I	Keine Beschwerden bei normaler Belastung, aber Nachweis einer beginnenden Herzkrankheit z.B. im EKG
II	Leichte Beschwerden bei normaler Belastung, Leistungsminderung
III	Erhebliche Leistungsminderung bei normaler Belastung
IV	Ruhedyspnoe

Merke:
✔ Bei Herzinsuffizienz die Ursachen vor einem Wahleingriff therapieren.

Präoperativ
• Reduzierte Prämedikation, evtl. keine Prämedikation
✔ Kontrolle der Elektrolyte bei Diuretika-Einnahme.

Narkose
• Regionalanästhesie möglich
✔ Vorsicht bei ausgedehnten Sympathikusblockaden durch Abnahme des
venösen Rückstroms zum Herzen und Abfall des HZV
• Balancierte Anästhesie mit Opiaten und Lachgas
• Überwachung der Volumengabe durch ZVD - Messung.

Medikamente
• Einleitung mit Hypnomitate®
• Evtl. Gabe von Sympathikomimetika, z.B. Dopamin®.

_____ Herzrhythmusstörungen

Abweichung des Herzrhythmus in Regelmäßigkeit oder zeitlicher Folge von der normalen Herzfrequenz aus kardialer oder extrakardialer Ursache.

Ursachen: Hypokaliämie, Digitalisüberdosierung, Hypoxie, Hyperkapnie, Herzinsuffizienz, KHK. Soweit möglich, sollten die Ursachen vor einem Wahleingriff behoben werden.

Differenzierung von Herzrhythmusstörungen
Beobachtungskriterien
- Herzfrequenz (bradykarde oder tachykarde Rhythmusstörung)
- Identifikation „normaler" EKG-Anteile:
  - P-Welle identifizierbar?
  - QRS-Komplex normal oder verbreitert?
  - Überleitung der Vorhofaktivität (P-Welle) zur Kammeraktivität (QRS-Komplex) konstant?
- Regelmäßiger oder unregelmäßiger Rhythmus:
  - Vorzeitige oder fehlende Erregung?
  - Gruppenweises oder absolut unregelmäßiges Auftreten der Erregungen?

Sinusrhythmus (SR)

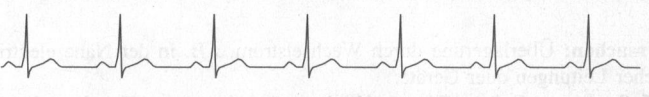

Abb. 2.1: Normofrequenter Sinusrhythmus [A300-V229]

EKG Checkliste: regelmäßiger Rhythmus, jeder P-Welle folgt ein QRS-Komplex in konstantem Abstand.

2

Artefakte im Rahmen des EKG-Monitorings
Schwankende Null-Linie

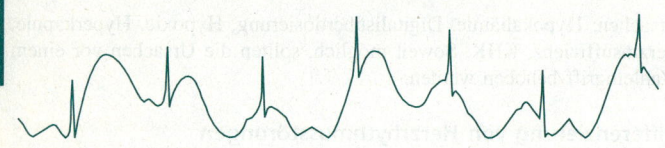

Abb. 2.2: Sinusrhythmus, schwankende Null-Linie [A300-V229]

Ursachen: lockere oder ausgetrocknete Elektroden.
Maßnahmen: neue Elektroden aufkleben, ggf. andere Ableitung wählen.

Elektrische Störung

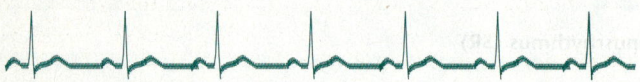

Abb. 2.3: Sinusrhythmus, Wechselstrom-Störung [A300-V229]

Ursachen: Überlagerung durch Wechselstrom, z.B. in der Nähe elektrischer Leitungen oder Geräte.
Maßnahmen: Erdung, Filter und Elektrokabel überprüfen, Kabel möglichst fern von Wechselstromleitungen führen, Elektroden nach Hautentfettung tauschen.

Muskelzittern

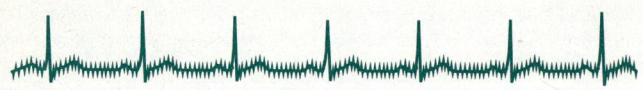

Abb. 2.4: Sinusrhythmus, Muskelzittern [A300-V229]

Ursachen: Zittern oder Schütteln des Patienten durch Angst, Parkinson, Kälte etc.
Maßnahmen: warme Decke, Beruhigung, ggf. während der EKG-Beurteilung etwas in die Hand geben, entspannte und bequeme Lagerung des Patienten.

Extrasystolie
Supraventrikuläre Extrasystolen (SVES)

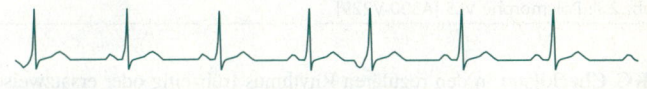

Abb. 2.5: Supraventrikuläre Extrasystolen [A300-V229]

EKG Checkliste: in den regulären Rhythmus frühzeitig einfallender Extra- oder Ersatzschlag (farbig) infolge ektoper Erregung: QRS-Komplex normal konfiguriert.
Vorkommen/klinische Relevanz: ggf. Vorläufer einer supraventrikulären Tachykardie. Bei salvenartigem (≥ 3 SVES) Auftreten ggf. Angabe von ,,Herzstolpern".

Monomorphe ventrikuläre Extrasystolen (MM-VES)

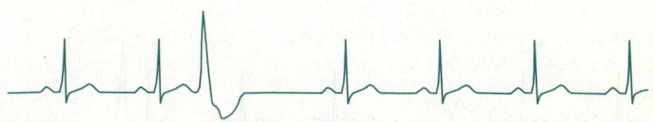

Abb. 2.6: Monomorphe VES [A300-V229]

EKG Checkliste: in den regulären Rhythmus frühzeitig oder ersatzweise einfallender Extra- oder Ersatzschlag (farbig) infolge ektoper Erregung: QRS-Komplex verbreitert.
Vorkommen/klinische Relevanz: meist harmlos, ggf. bei Hypokaliämie.

Therapie/pflegerische Besonderheiten: K⁺-Kontrolle und ggf. Substitution. Keine Vibrationsmassage.

Polymorphe ventrikuläre Extrasystolen (PM-VES)

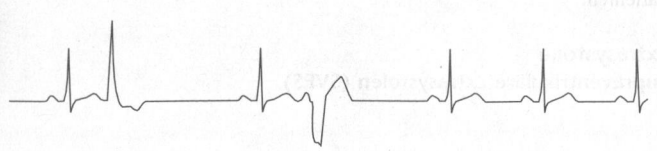

Abb. 2.7: Polymorphe VES [A300-V229]

EKG Checkliste: in den regulären Rhythmus frühzeitig oder ersatzweise einfallende Extra- oder Ersatzschläge (farbig) infolge ektoper Erregung: P-Welle nicht erkennbar oder verändert. QRS-Komplex verbreitert, bei allen VES unterschiedlich aussehend.

Vorkommen/klinische Relevanz: ggf. bei Hypokaliämie, ggf. Hinweis auf eine Myokardschädigung. Übergang in eine Kammertachykardie, Kammerflattern oder -flimmern insb. bei myokardialer Ischämie möglich.

Therapie/pflegerische Besonderheiten: Therapie der Ursache, z.B. Kaliumsubstitution; ggf. Antiarrhythmika bei hämodynamischer Beeinträchtigung.

Ventrikuläre Extrasystolen mit R-auf-T-Phänomen (R/T)

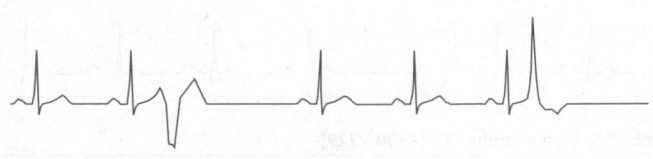

Abb. 2.8: R-auf-T-Phänomen [A300-V229]

EKG Checkliste: in die Erregungsrückbildungsphase (T-Welle) der vorhergehenden Schlages einfallende VES.

Vorkommen/klinische Relevanz: Auslösung von Kammerflimmern oder
–flattern, insb. bei myokardialer Ischämie möglich.
Therapie/pflegerische Besonderheiten: Antiarrhythmika. Keine Vibrationsmassage.

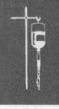

Bigeminus (BIG)

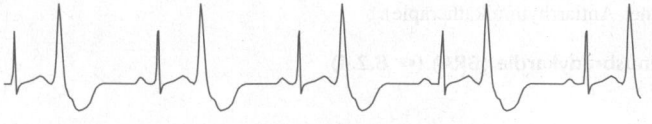

Abb. 2.9: Bigeminus [A300-V229]

EKG Checkliste: jedem Normalschlag folgt eine ventrikuläre Extrasystole.
Vorkommen/klinische Relevanz: häufig bei geschädigtem Myokard als
Vorläufer lebensbedrohlicher Rhythmusstörungen. Evtl. verminderte Pumpleistung durch Halbierung der effektiven Frequenz (Pulsdefizit). Ggf.
„Herzstolpern".
Therapie/pflegerische Besonderheiten: ggf. Antiarrhythmika. Keine Vibrationsmassage.

Salvenartige auftretende ventrikuläre Extrasystolen (VES-Salve)

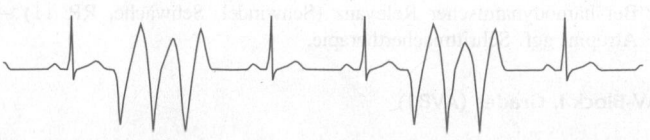

Abb. 2.10: Salvenartige ventrikuläre Extrasystolen [A300-V229]

EKG Checkliste: kurze Ventrikuläre Tachykardie, durch mindestens drei
direkt aufeinander folgende VES (farbig).
Vorkommen/klinische Relevanz: häufig Vorläufer von längeren ventrikulären Tachykardien. Übergang in eine Kammertachykardie, Kammer-

flattern oder -flimmern insb. bei myokardialer Ischämie möglich. Beurteilung nur in Kenntnis der Grundkrankheit möglich.
Therapie/pflegerische Besonderheiten: ggf. Antiarrhythmika. Keine Vibrationsmassage.

2 Bradykarde Herzrhythmusstörungen

Regel- oder unregelmäßige Herzfrequenz < 50/Min. durch Abnahme der Reizfrequenz am Sinusknoten (z.B. bei Sinusbradykardie) oder der Erregungsleitungsgeschwindigkeit (z.B. bei AV-Blockierungen oder als Folge einer Antiarrhythmikatherapie).

Sinusbradykardie (BRA) (☞ 8.2.4)

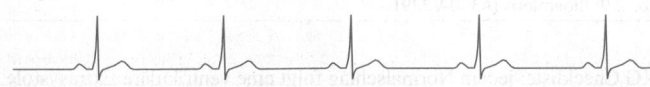

Abb. 2.11: Sinusbradykardie [A300-V229]

EKG Checkliste: normaler Erregungsablauf, Frequenz < 60/Min.
Vorkommen/klinische Relevanz: bei Vagotonus oder im Schlaf (harmlos), symptomatisch z.B. bei Hirndruck, evtl. bei beginnendem Sinusknotensyndrom.
Therapie/pflegerische Besonderheiten: bei Auftreten im Schlaf oder sportlich vorbelasteten Patienten: Alarmgrenze reduzieren.

✔ Bei hämodynamischer Relevanz (Schwindel, Schwäche, RR ↓↓) → Atropin, ggf. Schrittmachertherapie.

AV-Block I. Grades (AVB1)

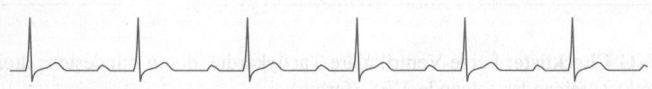

Abb. 2.12: AV-Block I. Grades [A300-V229]

EKG Checkliste: regelmäßiger Sinusrhythmus, PQ-Zeit verlängert.
Vorkommen/klinische Relevanz: häufig gutartiger Zufallsbefund. Evtl.
Symptom eines Hinterwandinfarktes oder nach Digitalis- oder Antiarrhythmikagabe, Entwicklung einer höhergradigen Blockierung möglich.
Therapie/pflegerische Besonderheiten: Keine

AV-Block II. Grades, Typ Wenckebach

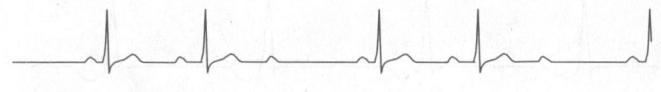

Abb. 2.13: AV-Block II. Grades, Typ Wenckebach [A300-V229]

EKG Checkliste: regelmäßige P-Welle erkennbar; QRS-Komplex normal;
Zunahme der PQ-Zeit bis zum Ausfall einer QRS-Überleitung. Unregelmäßiger Rhythmus mit periodischer Wiederholung der Blockierungsentwicklung.
Vorkommen/klinische Relevanz: in der Regel gutartig. Bei Digitalisintoxikation oder Hypokaliämie höhergradige Blockierung mit entsprechendem Absinken der Kammerfrequenz möglich.
Therapie/pflegerische Besonderheiten: E'lytkorrektur, ggf. Digitalisantidot, bei hämodynamischer Relevanz (Schwindel, Schwäche, RR ↓↓) →
Atropin, ggf. Schrittmachertherapie.

AV-Block II. Grades, Typ Mobitz

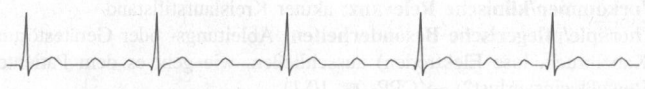

Abb. 2.14: AV-Block II. Grades, Typ Mobitz [A300-V229]

EKG Checkliste: regelmäßige P-Welle erkennbar; Regelmäßig auftretender, normal konfigurierter QRS-Komplex; Gleichbleibende PQ-Zeit mit
intermittierendem Ausfall eines QRS-Komplexes, festes Blockierungsverhältnis, z.B. 2 : 1 oder 3 : 1.

Vorkommen/klinische Relevanz: risikoreicher als Typ Wenckebach, Gefahr eines AV-Blockes 3. Grades höher, da die Leitungsstörung unterhalb des AV-Knotens lokalisiert ist.

Therapie/pflegerische Besonderheiten: Schrittmachertherapie.

AV-Block III. Grades (AVB3)

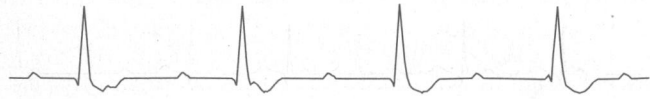

Abb. 2.15: AV-Block III. Grades [A300-V229]

EKG Checkliste: regelmäßige P-Welle erkennbar; Regelmäßig auftretender, je nach Höhe des Ersatzzentrums normal konfigurierter oder verbreiterter QRS-Komplex; Unabhängig voneinander einfallende Vorhof- (P-Wellen) und Kammeraktion (QRS-Komplex), Frequenz ≤ 40/Min.

Vorkommen/klinische Relevanz: Gefahr der Bewußtlosigkeit bei plötzlichem Auftreten (Adam-Stokes-Anfall) und verzögertem Einsetzen des Kammerersatzrhythmus. Asystolie bei fehlendem Einsetzen des Kammerersatzrhythmus oder kardialer Minderdurchblutung.

Therapie/pflegerische Besonderheiten: Versuch mit Atropin, ggf. CPR (☞ 10.1) bis zur Anlage eines Schrittmachers.

Asystolie

EKG Checkliste: Frequenz 0/Min.; ggf. keine P-Welle erkennbar; kein QRS-Komplex erkennbar

Vorkommen/klinische Relevanz: akuter Kreislaufstillstand

Therapie/pflegerische Besonderheiten: Ableitungs- oder Gerätestörung (Kabelbruch, lose Elektroden) ausschließen, wie geht es dem Patienten (Bewußtseinsverlust?) → CPR (☞ 10.1).

Tachykarde Herzrhythmusstörungen

Regel- oder unregelmäßige Herzfrequenz > 100/Min. durch Zunahme der Reizfrequenz am Sinusknoten (z.B. bei Sinustachykardie), einer fokalen Impulsbildung oder einem Reentrymechanismus (kreisende Erregung).

Sinustachykardie

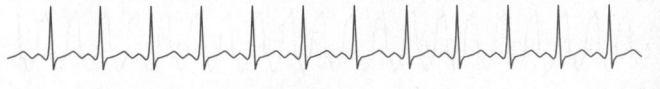

Abb. 2.16: Sinustachykardie [A300-V229]

EKG Checkliste: P-Welle erkennbar; QRS-Komplex normal, konstante Überleitung von der P-Welle zum QRS-Komplex; Regelmäßiger Rhythmus.
Vorkommen/klinische Relevanz: nach Aufregung/Belastung, bei Schmerzen, ggf. Zeichen einer Hypokaliämie, eines Volumenmangels oder einer Herzinsuffizienz.
Therapie/pflegerische Besonderheiten: Kausal: Ruhepause bei Mobilisationsmaßnahmen einlegen, Sedierung, Analgesie bei Schmerzen, Volumen- oder Kaliumdefizit ausgleichen, Herzinsuffizienz behandeln etc.

Supraventrikuläre Tachykardie

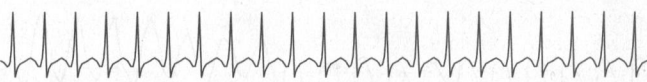

Abb. 2.17: Supraventrikuläre Tachykardie [V229]

EKG Checkliste: P-Welle nicht immer erkennbar; QRS-Komplex normal; Konstante Überleitung von der P-Welle zum QRS-Komplex; Regelmäßiger Rhythmus.
Vorkommen/klinische Relevanz: spontan, nach Belastung oder bei WPW-Syndrom auftretend, ggf. Dyspnoe. Bei längerdauernder SVT mit hoher Frequenz ggf. Lungenödem. Bei schlechter Ventrikelfunktion Übergang in Kammerflimmern möglich.
Therapie/pflegerische Besonderheiten: Vagusreizung: Eiswasser trinken lassen, einseitige Karotismassage, Bauchpresse, ggf. Antiarrhythmika z.B. Isoptin®, ggf. Kardioversion.

2

Ventrikuläre Tachykardie

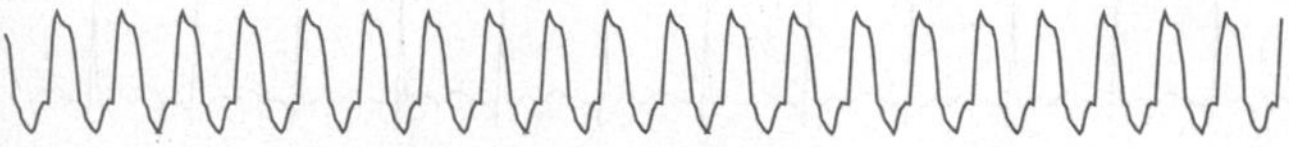

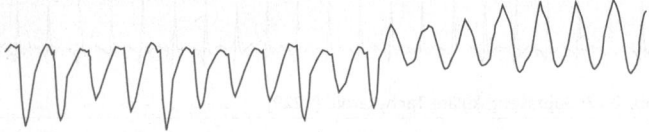

Abb. 2.18: Ventrikuläre Tachykardie [A300-V229]

EKG Checkliste: P-Welle nicht erkennbar; Serie gleichartiger, verbreiterter QRS-Komplexe.
Vorkommen/klinische Relevanz: lebensbedrohliche Rhythmusstörung mit je nach Dauer ausgeprägter hämodynamischer Relevanz (Blutdruckabfall, Lungenödem, kalter Schweiß) bis hin zum Kreislaufstillstand.
Therapie/pflegerische Besonderheiten: Kardioversion bei Kreislaufdepression und Bewußtseinsverlust; andernfalls Antiarrhythmika (100 mg Xylocain® i.v.).

Torsade-de-Pointes-Tachykardie

Abb. 2.19: Torsade-de-Pointes-Tachykardie [A300-V229]

EKG Checkliste: P-Welle nicht erkennbar; verbreiterte QRS-Komplexe mit wechselnder Achse der spitzen Anteile („Spitzenumkehrtachykardie".
Vorkommen/klinische Relevanz: häufig medikamenteninduzierte (Antiarrhythmika, psychotrope Pharmaka) lebensbedrohliche ventrikuläre Tachykardie.
Therapie/pflegerische Besonderheiten: Medikamente absetzen, Magnesium i.v., ggf. Overdrive-Stimulation

Kammerflattern

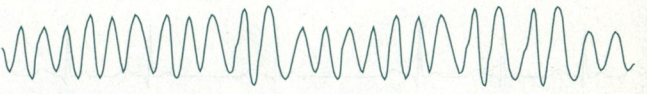

Abb. 2.20: Kammerflattern [A300-V229]

EKG Checkliste: P-Welle nicht erkennbar; Ungleichartige, verbreiterte QRS-Komplexe mit schnell wechselnder Amplitude. Hohe Frequenz („Sägezahnmuster").
Vorkommen/klinische Relevanz: Kreislaufstillstand. Übergang in Kammerflimmern wahrscheinlich.
Therapie/pflegerische Besonderheiten: Defibrillation, CPR (☞ 10.1).

Kammerflimmern (VIB)

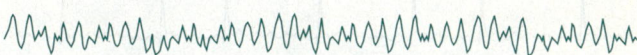

Abb. 2.21: Kammerflimmern [A300-V229]

EKG Checkliste: P-Welle nicht erkennbar; keine abgrenzbaren QRS-Komplexe; unregelmäßige Wellen.
Vorkommen/klinische Relevanz: Kreislaufstillstand.
Therapie/pflegerische Besonderheiten: Defibrillation, CPR (☞ 10.1)

Sonstige Herzrhythmusstörungen
Irregulärer Sinusrhythmus

2

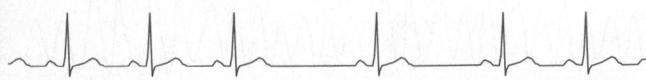

Abb. 2.22: Irregulärer Sinusrhythmus [A300-V229]

EKG Checkliste: P-Welle erkennbar; QRS-Komplex normal, konstante Überleitung von der P-Welle zum QRS-Komplex; unregelmäßiger Rhythmus.

Vorkommen/klinische Relevanz: bei jungen oder junggebliebenen Patienten (respiratorische Arrhythmie).

Therapie/pflegerische Besonderheiten: Keine.

Vorhofflimmern (AFIB)

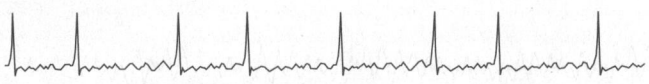

Abb. 2.23: Vorhofflimmern [A300-V229]

EKG Checkliste: keine geordnete Vorhoffrequenz (Vorhofflimmerwelle), keine P-Welle, brady- oder tachykarde absolut unregelmäßige Abfolge der QRS-Komplexe (Arrhythmia absoluta).

Vorkommen/klinische Relevanz: Verlust der Vorhoffunktion führt zu einer um ca. 20 % reduzierten Herzleistung. Bildung von Vorhofthromben mit der Gefahr arterieller Embolien; Bei Tachyarrhythmia absoluta häufig hämodynamische Relevanz, Angina pectoris oder Lungenödem.

Therapie/pflegerische Besonderheiten: Digitalisierung, Frequenzregulierung bei Tachyarrythmie (medikamentös oder elektrische Kardioversion).

Vorhofflattern

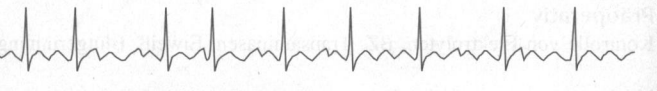

Abb. 2.24: Vorhofflattern [A300-V229]

EKG Checkliste: P-Wellen „sägezahnartig" zugespitzt; QRS-Komplex normal, mit in der Regel konstantem Überleitungsverhältnis z.B. 3 : 1, d.h. jede dritte Flatterwelle wird übergeleitet.
Vorkommen/klinische Relevanz: elektrisch instabile Situation: Gefahr der 1 : 1 Überleitung mit nachfolgender Tachykardie.
Therapie/pflegerische Besonderheiten: Antiarrhythmika. Digitalisierung, falls noch nicht erfolgt. Ggf. Overdrive-Stimulation, ggf. Kardioversion.

———— Herzklappenfehler

Angeborene oder erworbene Funktionsstörung der Herzklappen in Form einer Schlußunfähigkeit durch Klappeninsuffizienz oder als Ausflußbehinderung durch stenotische Verengung.

Präoperativ
* Ausführliche Untersuchung und Stabilisierung des Patienten vor der OP
* Einstufung der Belastbarkeit des Patienten nach NYHA (☞ 2.4.2 Herzinsuffizienz)
* Prophylaktische Gabe von Antibiotika
* Fortsetzung der Antiarrhythmikatherapie.

Narkose
Herzfrequenz im Normbereich halten. Tachy- wie Bradyarrhythmien vermeiden.

Medikamente
* Balancierte Anästhesie mit Hypnomidate® als Hypnotikum
* Inhalationsanästhetika wegen negativ inotroper Wirkung vermeiden.

2.4.3   Lebererkrankungen

2

Präoperativ
Kontrolle von Elektrolyten, BZ, Transaminasen, Eiweiß, Blutgerinnung.

Narkose
Überdruckbeatmung, Hypoxie und Hyperventilation vermindern die Leberdurchblutung, deshalb sanfte ausgeglichene Beatmung anstreben.

Medikamente
✔ Wirkung der Anästhetika können verlängert sein
• Muskelrelaxantien verwenden, die nicht über die Leber abgebaut werden, z.B. Tracrium®
• Inhalationsanästhetika Enflurane® und Isofluran® dem lebertoxischen Halothan® vorziehen.

_____ Virushepatitis

Akute Entzündung des Leberparenchyms, die je nach Erreger unterschiedlich verlaufen und z.T. chronifizieren kann. Sowohl Erkrankung als auch Tod sind meldepflichtig.

Je nach Stadium reichen die Symptome von grippeähnlichen Beschwerden wie Übelkeit, Müdigkeit, Fieber und Gelenkschmerzen bis hin zum Ikterus.

Merke:
✔ Keine Wahleingriffe bei akuter Hepatitis
✔ OP erst 1 Mon. nach Normalisierung der Leberfunktion planen
✔ An Selbstschutz vor Infektionen denken!

_____ Leberzirrhose

Fortschreitende und irreversible Zerstörung des Leberparenchyms mit knotigem Umbau und zunehmendem Funktionsverlust des Organs, es kommt zum Rückstau des Blutes vor der Leber mit den Folgen einer portalen Hypertension des Gefäßbettes → Ösophagusvarizen.

Präoperativ

- Regulierung des Wasser-, Elektrolyt- und Glukosehaushalts und der Blutgerinnung
- ✔ Vorsicht beim Legen einer Magensonde wegen Blutungsgefahr bei Ösophagusvarizen!
- ✔ Auf Gerinnungsparameter achten.

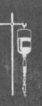

Postoperativ

Ggf. Intensivtherapie.

2.4.4 Nierenerkrankungen

Terminale Niereninsuffizienz

Fortgeschrittener Funktionsverlust der Nieren, so daß harnpflichtige Substanzen nicht mehr ausgeschieden werden können und es zur Urämie kommt.

Präoperativ

- Dialysebehandlung zum Ausgleich des Wasser- und Elektrolythaushaltes, Kaliumwerte nicht über 5,5–6 mmol/l
- Prämedikationsdosis reduzieren.

Narkose

- Patienten leiden oft an chronischer Anämie, sind jedoch an niedrige Hb-Werte gewöhnt
- Blutgerinnungsstörungen (Thrombozytenfunktionsstörung durch chronische Anämie)
- RR - Abfall schon bei geringen Volumenverlusten
- ✔ Keine venösen und arteriellen Zugänge am Shuntarm
- ✔ Keine RR - Messung am Shuntarm
- ✔ Shuntarm gut polstern und kennzeichnen
- Bei Regionalanästhesie Blutgerinnung (Thrombozyten, Quick) beachten
- Patienten weich lagern, da Allgemeinzustand oft reduziert und Dekubitusgefahr erhöht.

2

Medikamente und Infusionslösungen
- Muskelrelaxantien verwenden, die nicht oder wenig über die Niere ausgeschieden werden, z.B. Tracrium®, Norcuron®, Esmeron®, Nimbex®
- Keine Gabe von Succinylcholin (→ Kaliumfreisetzung → Anstieg des Serumkaliumspiegels)
- Kaliumfreie Infusionslösungen verabreichen, z.B. Kochsalzlösung 0,9 %
- Vorsicht bei Inhalationsanästhetika wegen negativ inotroper Wirkung
- ✓ Kein Enfluran®, da es zu Fluoridbildung bei der Metabolisierung kommt, Nierenschädigung möglich

2.4.5 Stoffwechselstörungen

Diabetes mellitus

Häufigste endokrine Erkrankung, bei der es durch relativen oder absoluten Insulinmangel zur Störung des Glukosestoffwechsels mit erhöhtem Blutzucker kommt. Nachfolgend werden auch Fett- und Eiweißstoffwechsel beeinträchtigt.

- Typ I = Insulinmangeldiabetes; Therapie mit Insulin
- Typ II = verminderte Empfindlichkeit auf Insulin, bei erhöhtem Bedarf Therapie mit Diät und oralen Antidiabetika.

Durch die präoperative Nahrungskarenz wird der Diätplan und die Medikamenteneinnahme gestört. Es kommt zu Zuckerstoffwechselstörungen. Ziel ist Hypo- wie Hyperglykämie sowie eine Ketoazidose zu vermeiden.

Hypoglykämie-Zeichen
Schwitzen, Zittern, feuchte Haut, Verwirrtheit, Bewußtlosigkeit.

Hyperglykämie-Zeichen
Trockene, rosige Haut, Bewußtseinseintrübung.

Präoperativ
- Blutzuckertagesprofil
- Bestimmung von Elektrolyten, Kreatinin, Azeton und BGA
- Bestmögliche Einstellung der Blutzuckerwerte.

Am Operationstag
- Nüchternblutzucker bestimmen
- Keine oralen Antidiabetika
- Patient sollte als erster auf OP-Programm stehen
- Blutzuckerkontrollen alle 1–2 Std..

Insulingabe
- Insulinpflichtiger Diabetes
  - Gabe von Glukose 10 % Infusion mit 50–150 ml/Std. und Altinsulin s.c. 1/2–2/3 der Morgendosis **oder**
  - Glukoseinfusion über Infusionspumpe und Insulin über Infusionsspritzenpumpe, 2/3 der Tagesdosis als Altinsulin über 24 Std.
- Nichtinsulinpflichtiger Diabetes
  - Werte über 300 mg/dl: Gabe von Altinsulin
  - Hypoglykämie mit hochprozentiger Glukose (20 % oder 50 %) ausgleichen.

Postoperativ (Aufwachraum)
- Blutzuckerkontrollen stündlich
- Elektrolytkontrolle (Kalium)
- Möglichst früh Diät und Medikamentengabe anstreben.

Merke

✔ Insulin und Glukose wegen schlechter Steuerbarkeit nicht mischen

✔ Insulin im Kühlschrank lagern, vor Gebrauch schütteln

✔ Angestochene Ampullen mit Datum beschriften, sind 4 Wo. haltbar.

Hyperthyreose

Überfunktion der Schilddrüse mit erhöhten T_3- und T_4- Werten (TSH↓). Meist liegt eine Schilddrüsenautonomie zugrunde.

Präoperativ
- Medikamentöse Vorbehandlung bei einem Wahleingriff bis zur euthyreoten Stoffwechsellage, um Gefahr der thyreotoxischen Krise zu minimieren
- Tracheazielaufnahme, um Ausmaß einer Einengung der Trachea zu erkennen

- Elektrolytkontrolle (Ca^{2+}-Spiegel), Gefahr der Hypokalziämie bei Entfernung der Epithelkörperchen
- Gute Sedierung.

2

Narkose
☞ 8.1.3 Strumektomie

- Intubation mit Spiraltubus (auch kleinere Größen bereitlegen)
- Ggf. bronchoskopische Intubation (☞ 5.2.3) vorbereiten
- Tubus sicher fixieren, da intraoperativ kein Zugriff darauf möglich ist (☞ 5.2.1 Tubusfixierung)
- ✔ Kopf nicht überstrecken
- Oberkörper hochlagern
- Gefahr der Luftembolie bei Eröffnung größerer Gefäße

Extubation unter Sicht zur Kontrolle der Stimmbandfunktion (Rekurrenzverletzung?). Komplikation: Thyreotoxische Krise
- ✔ Auftreten: spontan oder nach Jodgabe, Letalität 30–50 %
- ✔ Symptome: Tachykardie, Hypertonie, hohes Fieber, Erbrechen, Durchfall, Erregung, Desorientierung, Koma, Kreislaufversagen
- ✔ Maßnahmen: i.v.-Gabe von Thyreostatika, β-Blockern, Prednisolon; Flüssigkeitsersatz.

Komplikationen
- Nachblutung
- Larynxödem
- Rekurrensparese
- Pneumothorax
- Hypokalziämie.

Merke
- ✔ Zur Reintubation müssen kleine Tuben und ein Laryngoskop bereitliegen!

—————— Phäochromozytom

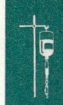

Meist gutartiger Tumor chromaffiner Zellen, der Adrenalin und Noradrenalin produziert, meist in der Nebenniere gelegen.

Symptome
- Hypertonie mit Blutdruckspitzen
- Tachykardie
- Schwitzen, erhöhte Körpertemperatur
- Kopfschmerzen.

Präoperativ
- Medikamentöse Vorbehandlung vor einem Wahleingriff mit Dibenzyran® (Phenoxybenzamin)
- Gute Sedierung mit Benzodiazepinen.

Narkose
- Vor Einleitung arterielle Blutdruckmessung
- ZVK nach Einleitung, da oft Volumenmangel besteht
- Temperatur- und Volumenkontrolle
- Ausreichend tiefe Narkoseführung, um Blutdruckspitzen zu vermeiden
- Balancierte Anästhesie mit Opiaten und Inhalationsanästhetika
- Blutverlust ersetzen, Konserven bereitstellen.

Medikamente
- nipruss® (Nitroprussidnatrium) griffbereit vorbereiten
- Gabe von Vasodilatatoren wie Nitroprussid bei massivem RR-Anstieg
- Blutdruckabfall nach Entfernung des Tumors möglich, Dopaminperfusor bereithalten
- Verzicht auf Dehydrobenzperidol®, da es bedrohlichen Blutdruckabfall auslösen kann.

Postoperativ
Intensivtherapie.

Merke
- ✔ Bei allen endokrinologischen Erkrankungen ist es präoperativ notwendig, die Hormonlage zu normalisieren
- ✔ Bei Kortisondauerbehandlung ist die Gabe von Hydrocortison® präoperativ notwendig
- ✔ Volumen, Elektrolyte und BZ müssen kontrolliert werden.

2.4.6 Ernährungsstörungen

2

Adipositas

Das errechnete Sollgewicht nach Broca ist mehr als 20 % überschritten. BMI > 30 (BMI = KG in kg / (Körperlänge in m)^2)

Symptome: Hypertonie, Linksherzinsuffizienz, verminderte funktionelle Residualkapazität mit Gefahr der Hypoxie.

Narkose
- Bei Regionalanästhesie: Gabe von Sauerstoff, nur geringe Sedierung
- Flachlagerung wird wegen Luftnot oft nicht lange toleriert
- ✔ Intubationsnarkose: wegen erhöhtem abdominellen Druck immer Ileuseinleitung
- Extubation am wachen und halbsitzenden Patienten.

Anorexie und Kachexie

Das ursprüngliche Körpergewicht kann bis zu 40 % verringert sein. BMI < 17,5 , bei BMI < 19 Untergewicht.

Es kann zu folgenden Störungen kommen:
- Hypokaliämie
- Hypokalziämie
- Magnesiummangel
- Metabolische Azidose
- Amenorrhoe
- Hypothermie
- Kardiomyopathie.

Präoperativ: Behandlung der Störungen vor Wahleingriffen.
Narkose: Vorsichtige Flüssigkeitstherapie, um das intravasale Volumen zu normalisieren.
✔ Patienten weich lagern, da erhöhte Dekubitusgefahr besteht.

2.4.7   Neurologische und neuromuskuläre Erkrankungen

Epilepsie

Zerebrales Krampfleiden, das als Symptom bei Hirntumoren, Apoplex, Enzephalitis, Urämie oder Intoxikationen auftreten kann.

Symptome: Initialschrei, Stürzen, tonisch-klonische Krämpfe, lateraler Zungenbiß, Absencen, je nach Schweregrad.

Präoperativ
- Medikamentöse Einstellung vor einem Wahleingriff
- Antiepileptika auch am OP-Tag verabreichen
- Prämedikation mit Benzodiazepinen.

Narkose
- Vermeidung einer Hyperventilation, es kommt zur Alkalose, welche die Krampfschwelle senkt
- Regionalanästhesie möglich.

Medikamente
- Einleitung mit Barbituraten, da sie antikonvulsiv wirken
- Enfluran® und Ketanest® vermeiden.

Postoperativ (Aufwachraum)
Antiepileptika (z.B. Rivotril®) und Benzodiazepine bereithalten.

Myasthenia gravis

Autoimmunologischer Prozeß mit Bildung von Antikörpern gegen die postsynaptischen Azetylcholinrezeptoren der motorischen Endplatte. Die Erkrankung ist gekennzeichnet durch eine Schwäche der quergestreiften Muskulatur. Betroffen sind anfangs die mimische Muskulatur, Augen-, Kau- und Schluckmuskulatur sowie die Zunge.

Präoperativ
- Medikamentöse Einstellung mit Cholinesterase-Hemmern und Kortison
- Zurückhaltung bei der Prämedikation, keine Benzodiazepine.

Narkose
- Inhalationsanästhesie
- Extubation erst, wenn der Patient ausreichend atmet und wach ist
- Ggf. Nachbeatmung einplanen.

Medikamente
- Opiate in reduzierter Dosis
- Auf Gabe von Muskelrelaxantien soweit wie möglich verzichten bzw. in geringer Dosis verabreichen, da Gefahr des neuromuskulären Blocks besteht.

Postoperativ (Aufwachraum)
Schwerpunkt liegt in der Überwachung der Atmung da der Patient durch Ateminsuffizienz gefährdet ist
→ Auf Reintubation und Nachbeatmung gefaßt sein.

——— Morbus Parkinson

Mangel an Dopamin in den Basalganglien des Gehirns mit den Symptomen:

- Hypo- bis Akinese
- Ruhetremor
- Salbengesicht
- Rigor
- Schluckstörungen
- Thoraxrigidität.

Präoperativ
- Antiparkinsonmedikation bis zum Operationstag einnehmen
- Prämedikation mit Benzodiazepinen.

Narkose
- Opiate sparsam dosieren, da sie die Thoraxrigidität erhöhen
- Muskelrelaxantien vorsichtig dosieren, da sie postoperativ zur Ateminsuffizienz führen können.

Postoperativ
- Sorgfältige Überwachung der Atmung
- Möglichst bald Gabe der Antiparkinsonmittel.

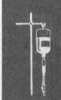

2.4.8   Psychiatrische Erkrankungen

Akute Alkoholvergiftung

Gefahren:
- Atemdepression
- Störungen des Zucker-, Elektrolyt- und Volumenhaushaltes
- Hypothermie.

Merke
✔ Keine Wahleingriffe bei akuter Vergiftung (Alkoholspiegel ≥ 3 ‰)
✔ Magenspülung bei gleichzeitiger Medikamenteneinnahme.

Narkose
- Sofortige Intubation und Beatmung
- ✔ Achtung: Aspirationsgefahr! ® Ileuseinleitung (☞ 4.1.4)
- Elektrolytstörungen, Volumendefizit und BZ-Haushalt ausgleichen
- Temperaturkontrolle, auf Auskühlung achten
- Wärmedecke bereithalten
- Blutverluste werden nicht ausreichend toleriert.

Medikamente
Verminderter Medikamentenbedarf.

Postoperativ
Intensivtherapie wegen Gefahr der Atemdepression.

2

Chronischer Alkoholismus

Suchterkrankung mit chronischem Alkoholmißbrauch, die zu Leberfunktionsstörungen, Mangelernährung, Organstörungen an Herz und Nervensystem (äthyltoxische Polyneuropathie) und entsprechenden Folgesymptomen führen können.

Narkose
Medikamente
- Höherer Bedarf an Anästhetika durch geringere Empfindlichkeit und gesteigerten Leberstoffwechsel möglich
- Geringere therapeutische Breite der Medikamente.

Postoperativ
- Bis zu 72 Std. nach der OP: Gefahr des Entzugsdelirs und deshalb intensive postoperative Überwachung notwendig
- Ggf. Gabe von Distraneurin® (nach Anordnung des Arztes).

Opiatsucht

Sucht ist die Kombination von Gewöhnung, körperlicher Abhängigkeit und Toleranz.
Vor Wahleingriffen Entzugsbehandlung.

Prämedikation
Meist stärkere Medikamentendosierung notwendig.

Narkose
- Regional- und Allgemeinnarkose möglich
- Bei Venenpunktionen und allen anderen invasiven Eingriffen streng aseptisch vorgehen, da die Patienten meist abwehrgeschwächt sind
- Auf Eigenschutz achten und Handschuhe konsequent tragen, da Gefährdung durch Infektionskrankheiten (z.B. Hepatitis, HIV) erhöht ist
- Wenn keine Entzugsbehandlung erfolgt ist, werden Opiate weiter verabreicht
- Keine Opiatgabe bei Patienten nach Opiatentzug
- ✔ Gefahr eines Entzugssyndroms bei Antagonisierung von Opiaten.

Entzugssyndrom

3–12 Std. nach der letzten Opiateinnahme ist mit einem Entzugssyndrom zu rechnen.

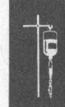

Symptome:
- Angst, Unruhe
- Bittendes und forderndes Verhalten
- Tachykardie, gesteigerte Atmung
- Hypo- oder Hypertonus
- Schwitzen, Tremor
- Pupillenerweiterung
- Kopf- und Knochenschmerzen.

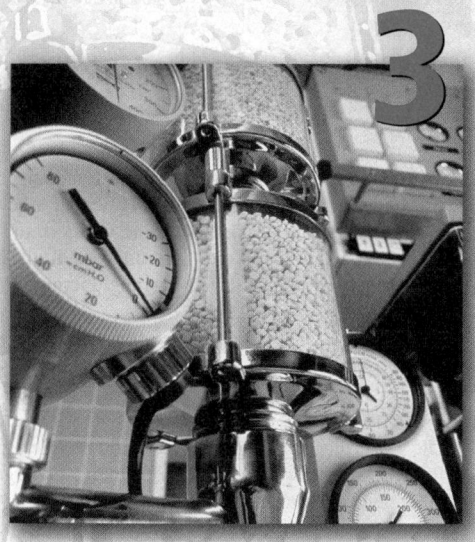

3

Arbeitstechniken

Andrea Scharnowski, Ulrike Hartmann, Albrecht Lindner

3.1   Lagerung des Patienten

3

Verantwortung
Die Verantwortung für die korrekte Lagerung liegt bei den Ärzten. Bei der Lagerung des anästhesierten Patienten arbeiten sowohl pflegerisches als auch ärztliches Anästhesie- und Op-Personal zusammen. In der Regel ist die Anästhesie für die Lagerung des Kopfes und des Infusionsarmes verantwortlich, die weitere Lagerung übernimmt das Op-Personal. Grundsätzlich gilt:
Die Lagerung des Patienten erfordert Einklang zwischen Anästhesieteam und Operateur.

Zeitpunkt der Lagerung
Die Lagerung beginnt nach der Narkoseeinleitung im OP-Saal, wenn der Patient kreislaufstabil ist, die Beatmung sichergestellt und die Muskelrelaxantien anschlagen.

Hilfsmittel zum Lagern
Hilfsmittel gibt es in verschiedenen Größen und Formen für die jeweiligen Extremitäten und Gelenke:
- Gel-Kopfringe
- Gel-Kissen
- Gel-Matten
- Gel-Fersenschoner
- Schaumstoffkeile
- Schaumstoffringe
- Weiche Tücher.

3.1.1 Folgen falscher Lagerung ─────────

Die Lagerung des Patienten auf dem Operationstisch erfordert größte Beachtung der Gelenke, Extremitäten und Nerven, um u.U. irreversible Schäden für den Patienten zu vermeiden.

Schäden entstehen durch
- Dehnung und Zug
- Druck (Dekubitusgefahr)
- Kriechstrom bei Elektrokoagulation.

Achtung: Dekubitalgeschwüre, die der Patient schon vor der OP erworben hat, sind durch Polsterung oder Hohllagerung besonders zu schützen und im Narkoseprotokoll zu dokumentieren.

Lähmungen

- Plexuslähmung durch Überstreckung des Armes durch Abduktion > 90° oder Hochlagern ≥ 150° und Überstreckung
- Lähmungen des N. radialis und N. ulnaris durch Abstützen auf den Patientenarm während der OP durch Operateur oder Assistenz, durch Druck von Polsterkanten oder zu kurze Armschienen
- Radialis-, Ulnaris- und Plexusparesen bei falscher Lagerung der Arme in Bauchlage. Arm nicht 90° abduzieren, sondern am Körper lagern.

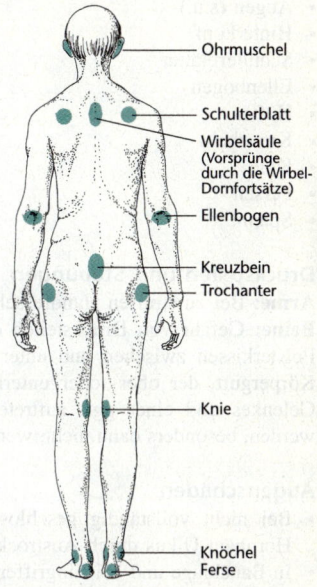

Abb. 3.1: Gefährdete Körperbereiche beim Lagern des Patienten. [A300-L190]

Bildbeschriftung: Ohrmuschel, Schulterblatt, Wirbelsäule (Vorsprünge durch die Wirbel-Dornfortsätze), Ellenbogen, Kreuzbein, Trochanter, Knie, Knöchel, Ferse

Besonders gefährdete Nerven

- Plexus brachialis
- Nervus radialis am Oberarm
- Nervus ulnaris am Ellenbogen
- Nervus ischiadicus, der durch zu starken Zug geschädigt werden kann
- Nervus peroneus am Tibiaköpfchen
- Nervus cutaneus am Fußrücken.

Dekubiti und Nekrosen

Druckschäden sind meistens Folgen von langen OP's ohne Lagerveränderungen, mangelnder Polsterung aufgrund von durchgelegenen Tischpolstern oder bestehendem Mißverhältnis von Körpergröße/-gewicht zum OP-Tisch. Begünstigend wirken dabei:

- Vasokonstriktion
- Hypoxie
- Verminderte Gewebedurchblutung durch Hypotoniephasen.

3

Besonders gefährdete Bereiche
- Augen (s.u.)
- Hinterkopf
- Schulterblätter
- Ellenbogen
- Hüften
- Kreuzbein
- Knie
- Fersen
- Spann.

Druckstellen und Stauungen

Arme: Bei zu straffen Handfesseln oder unzureichender Polsterung.

Beine: Gefahr von Druckstellen durch Instrumentiertisch bei fehlenden Polsterkissen zwischen und unter den Beinen, Fersen oder Spann. Der Körpergurt, der ober- oder unterhalb der Patella sitzt, darf wegen des Gelenkes und einer ggf. auftretenden Stauung nicht straff angezogen werden, besonders dann nicht, wenn eine Infusion in den Beinvenen liegt.

Augenschäden

- Bei nicht vollständig geschlossenen Augen besteht die Gefahr des Hornhaut-Ulkus durch Austrocknung
- In Bauchlage und bei Eingriffen im Kopfbereich ohne Einsicht auf die Augen besteht die Gefahr der Druckschädigung, z.B. durch aufliegende Arme der Operateure.

Augenschutz

- Augensalbe einbringen und ggf. über das Lid schmalen Pflasterstreifen kleben, um das Auge geschlossen zu halten
  ✔ Pflaster nicht über die Wimpern kleben, da diese beim Entfernen des Pflasters abgerissen werden!
- Bei OP's im Hals- und Kopfbereich Augen zusätzlich durch Augenklappen schützen.

Verbrennungen

- Durch Kriechstrom des HF-Gerätes, wenn der Patient mit dem Metall des OP-Tisches Berührung hat
- Bei beschädigten Polsterauflagen des OP-Tisches, vermehrter Ansammlung von Flüssigkeiten wie Fruchtwasser, Urin, Schweiß und Desinfektionsmittel (Tücher unterlegen!) und fehlerhafter Bedienung des HF-Gerätes.

Auskühlung

Bei Kindern, alten Menschen und langen OP's besteht die Gefahr eines erhöhten Wärmeverlustes, es kann zur Auskühlung kommen.
Daher für eine angemessene Raumtemperatur sorgen, den Patienten mit Laken zudecken, die Spül- und Infusionslsg. erwärmen und Wärmelampen und –matten einsetzen.

3.1.2   Grundsätze beim Lagern

Die Einleitung der Narkose und die Intubation grundsätzlich in Rückenlage durchführen. Danach in die gewünschte OP-Position umlagern, nachdem dieses gründlich vorbereitet wurde.

Grundsätzlich müssen nach jeder Lageveränderung des Patienten die Beatmungsparameter überprüft werden, um eine Fehllage des Tubus zu vermeiden.

Richtlinien zur Umlagerung

* Patienten nicht unbedeckt (nackt) liegen lassen, um
  - die Intimsphäre zu wahren
  - vor unnötiger Auskühlung zu schützen.
* Patienten erst drehen bzw. lagern, wenn alle Vorbereitungen getroffen sind
* Grundsätzlich vorsichtig und sorgfältig umlagern
* Immer in Ruhe und überlegt arbeiten
* Soviel Personal (inkl. Ärzte/Operateur) wie möglich am Umlagern beteiligen
* Klare Absprachen mit den Beteiligten treffen:
  - Drehrichtung vorher festlegen
  - Nur einer hat das Kommando (i.d.R. die erfahrene Anästhesie- oder OP-Pflegekraft).
* Patienten mit Lähmungen besonders vorsichtig umlagern: Hier kann es auch zu stärkeren Blutdruckabfällen kommen.
* Kein Körperteil des Patienten (häufig Arm oder Oberkörper) dient als Sitz- oder Abstützfläche für den Operateur und seine Assistenten. Daher sollte gelten: Die Bequemlichkeit des Chirurgen sollte hinter den Bedürfnissen des Patienten zurückstehen!

- Patienten mäßig relaxieren → dadurch wird der Muskeltonus nicht ganz ausgeschaltet und Bänder und Sehnen der Gelenke werden geschützt
- Bei Schädigungen an den Extremitäten immer über die gesunde Seite drehen
- Unphysiologische Bewegungen des Schulter- oder Hüftgelenkes vermeiden
- ✔ **Achtung!** - einer, i.d.R. der Anästhesist, muß immer beim Umdrehen des Patienten auf den Tubus achten!!
- Speichelsekret aus Mundhöhle und Rachenbereich vor und nach dem Drehen absaugen.

Nach der Umlagerung

Der Patient wird in folgender Reihenfolge wieder an Monitoring und Beatmung angeschlossen:

- Beatmungsschlauch, falls dieser dekonnektiert werden mußte
- EKG
- Pulsoximetrie
- Blutdruckmessung
- Infusionsleitungen.

Zusätzliche Anmerkung

Die Lagerung des Patienten auf dem OP-Tisch verlangt ein korrektes Vorgehen. Zudem sollten die Wünsche des noch wachen Patienten möglichst berücksichtigt werden.

Bei der korrekten Lagerung sollte sich auch der Operateur beteiligen, da nach seinen Wünschen die Lagerung erfolgt.

3.1.3 Rückenlage

In Rückenlage erfolgt immer die Narkoseeinleitung. Bei Leistenhernien-OP, Appendektomie, Cholezystektomie, Magen- und Darmresektionen u.a. ist sie auch OP-Lagerung.

Vorgehen

Kopf

Kopf des Patienten auf ein Kissen lagern, um absolute Flachlage des Kopfes zu vermeiden. Sonst wird der vorgegebenen Krümmung des Tubus entgegengewirkt und die Tubusspitze übt vermehrten Druck auf die Tracheavorderwand aus.

Infusionsarm

- Infusionsarm auf gepolsterter Armschiene in Supinationsstellung lagern, leicht angewinkelt, etwas über der Horizontalen, Abduktionsstellung nicht über 90° (sonst Gefahr der Schädigung des Plexus brachialis)
- Ellenbogengelenk ca. 150° gebeugt lagern und unterpolstern.
- Schultergelenk ≤ 90° abduzieren (abspreizen) und nach innen rotieren.

Nicht-Infusionsarm

- Den Nicht-Infusionsarm auslagern, hochlagern oder am Körper anlagern
- Soll der Arm am Körper anliegen, Arm nicht durchhängen lassen; sonst Kompression des N. ulnaris an der OP-Tischkante
- Ellenbogen zum Schutz unterpolstern
- Ggf. Polster (Bauchtuch) in die Achsel legen, um Haut-zu-Haut-Kontakt zu vermeiden.

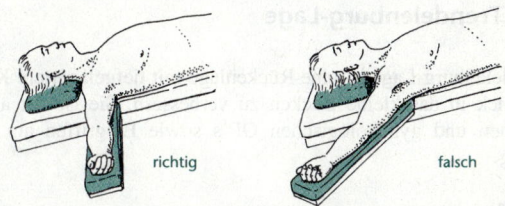

Zerrung des Plexus brachialis bei ausgelagertem Arm vermeiden (nicht > 90° abduzieren)

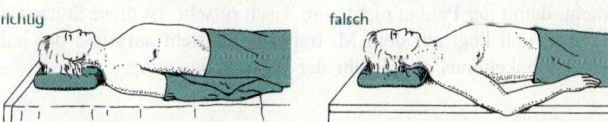

Prophylaxe von Kompressionsschäden des N. ulnaris bei angelagertem Arm durch korrekte Lagerung

Abb. 3.2: Armlagerung in Rückenlage des Patienten: richtig und fehlerhaft. [A300-L190]

3

Auswirkungen

Die Rückenlage hat folgende Auswirkungen auf den Organismus:

Atmung

- Zwerchfell verlagert sich kopfwärts → Abnahme der totalen Lungen-
  kapazität und der funktionellen Residualkapazität
- Durchblutung und Belüftung der Lunge verändert sich im Vergleich
  zum Stehen → Durchblutung wird vereinheitlicht (im Stehen sind die
  unteren Lungenbezirke besser durchblutet; besser belüftet sind die oberen)
  → Damit verbessert sich die Oxygenierung
- Bei Kindern, Übergewichtigen, Rauchern und Patienten mit Asthma,
  Emphysem, chron. Bronchitis nimmt die Durchblutung hingegen ab und
  damit auch die Oxygenierung.

Herzkreislauf

Abnahme der Herzfrequenz, des peripheren Widerstandes und der Herz-
pumpkraft.

Magen-Darm-Trakt

- Tonus des Ösophagussphinkter erhöht sich
- Magenentleerungszeiten sind länger.

_____ Trendelenburg-Lage

Die Trendelenburg-Lage ist eine Rückenlage mit tiefgelagertem Kopf, um
den Einblick in das kleine Becken zu verbessern. Sie ist vor allem bei
urologischen und gynäkologischen OP's sowie Eingriffen am Rektum
notwendig.

Vorgehen

Schulterstützen werden im Bereich des Akromioclaviculargelenkes angebracht, damit der Patient nicht vom Tisch rutscht. Ist diese Stütze falsch
angebracht und liegt auf dem M. trapezius, besteht aufgrund des aufgehobenen Muskeltonus die Gefahr der Plexusschädigung.

Auswirkungen

Die Kopftieflage verstärkt die oben genannten Auswirkungen der Rückenlage.

Atmung

- Lunge wird stärker durchblutet, aber weniger belüftet
- Durch Verlagerung des Zwerchfells nimmt die FRC ab
- → Gefahr der Atelektasenbildung
- → Abnahme der Oxygenierung v.a. bei Kindern und Patienten mit Lun-
  generkrankungen.
- ✔ Bei Herzinsuffizienz besteht die Gefahr eines Lungenödems.

Herz-Kreislauf-System

- Die Kopftieflage bewirkt eine Autotransfusion aus den unteren Extremitäten und des Abdomens → Erhöhung des ZVD
- Eine Verschleierung einer Hypovolämie ist möglich, die sich jedoch
  erst bei Zurücklagern in die Rückenlage klinisch manifestieren kann.

Vorsicht bei Patienten mit Glaukom mit der Kopftieflage! Der
Anstieg des Hirndruckes kann zu einem akuten Glaukomanfall
führen.
Vorsicht bei Patienten mit großer Hiatushernie → Asystolie!

Sonstiges

- Bei zu starker Fixation der Beine steigt die Gefahr der Thrombosebildung
- Es kann zu Reflux von Magensaft kommen, deshalb Magensonde legen.

———— Die Steinschnittlage

Die Steinschnittlage ist erforderlich bei urologischen, gynäkologischen
oder proktologischen Operationen.

Vorgehen

- Die Beine werden in entsprechenden Stützen hochgelagert, die Ober-
  schenkel nach außen rotiert
- Kniekehlen gut abpolstern (Gelkissen)
- Wenn möglich, beide Arme auslagern, um Kontakt der Hand mit der
  Metallstütze zu verhindern.

Auswirkungen

Atmung

- Intraabdomineller Druck steigt stärker als bei der Trendelenburg-Lage → FRC nimmt weiter ab
- Atemdepression bei adipösen Patienten durch lagerungsbedingte Einschränkung der Zwerchfellbeweglichkeit.

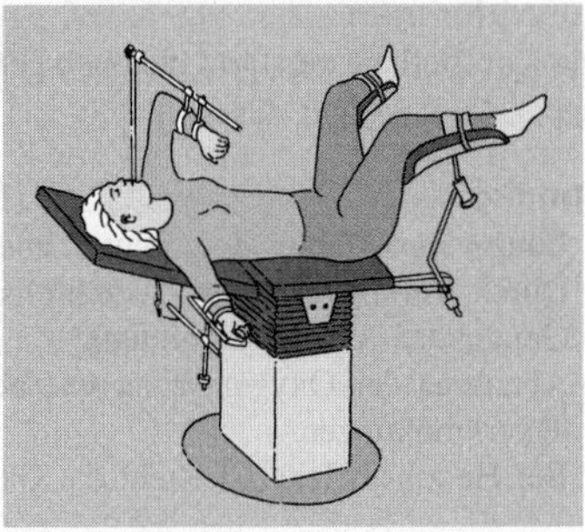

3

Herz-Kreislauf-System

- Hochlagerung der Beine entspricht einer Autotransfusion
- → Gefahr einer Links- oder Rechtsherzdekompensation, v.a. bei kardial vorgeschädigten Patienten

Abb. 3.3: Steinschnittlage des Patienten, um Schäden zu vermeiden. [A300-L190]

- Erhöhte Thrombosegefahr in den Beinen durch Abknickung und bei zu fester Fixation der Beine.

Sonstige

- Bei zu starkem Überstrecken der Oberschenkel kann es zu Schädigungen des N. ischiadicus kommen
- ✔ Nach der OP die Beine *langsam* zurücklagern, um einen RR-Abfall zu vermeiden bzw. bei kardial belasteten Patienten einer Embolie entgegenzuwirken
- ✔ Bei Schwangeren leichte Linkslage durchführen, um ein Vena-Cava-Kompressionssyndrom (☞ 8.7.1) zu verhindern.

3.1.4 Die Seitenlage

Die Seitenlagerung ist u.a. bei orthopädischen (z.B. TEP), urologischen (lumbaler Niereneingriff) oder thoraxchirurgischen Operationen notwendig.

Vorgehen

- Ein flaches Kissen unter den Patientenkopf legen; Kopf darf nicht durchhängen
- → Ohren weich lagern, um Druckstellen zu vermeiden
- → Augen schützen

- Das unten liegende Bein kommt in Streckstellung leicht nach hinten, das obere in Beugestellung nach vorn
➜ Kissen o.ä. zum Abpolstern zwischen die Knie legen
- Der unten liegende Arm wird annähernd rechtwinklig gelagert
➜ Kissen zwischen die Ellenbogen legen
➜ Ellenbogen darf nicht auf der Kante des OP-Tisches liegen. Fibulaköpfchen besonders unterpolstern wegen Gefahr der N. ulnaris-Läsion

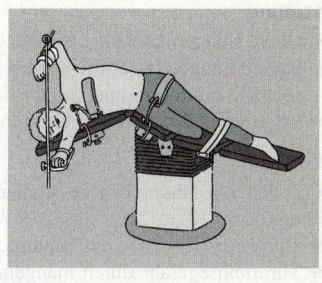

Abb. 3.4: Seitenlage mit ihren Besonderheiten. [A300-L190]

➜ Arme nicht überstrecken wegen Gefahr der Plexus-brachialis-Läsion
➜ Ggf. Liegefläche zwischen Schulter und Unterkiefer abpolstern, da Gefahr der Facialisparese durch Druck der Schulter gegen Unterkiefer besteht
- Für die Stabilität der Lagerung sind gepolsterte Puffer im Bereich der Symphyse und des Kreuzbeines erforderlich.

Bei der Seitenlagerung besonders beachten

✔ Auf korrekte Zu- und Ableitung der Infusionsleitungen und Kabel achten
✔ Alle Stellen, an den Knochen dicht unter der Haut liegen, sollten bei längerer OP-Dauer mit Gelkissen o.ä. gepolstert werden (Fersen, Kopf, Beckenkamm)
✔ Mögliche Druckstellen an Ohrmuschel, Ellenbeuge, Beckenkamm usw. beachten.
✔ Gelenke nicht überstrecken
✔ Beim Umlagern mit mehreren Helfern arbeiten.

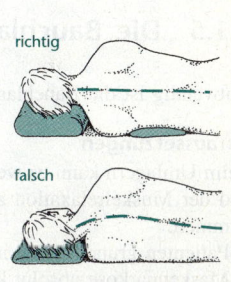

richtig

falsch

Bei **Seitenlagerung** Kopf ausreichend unterstützen

Abb. 3.5: Lagerungsfehler bei der Seitenlagerung [A300-L190]

Auswirkungen
Atmung
- Obere Lungenabschnitte werden gut ventiliert, aber schlecht durchblutet
- Untere Lungenabschnitte werden gut durchblutet, aber schlecht ventiliert
  → FRC nimmt ab und Gefahr der Atelektasenbildung steigt
→ Insgesamt Abnahme der Oxygenierung (Shuntblut).

Kreislauf
- Durch ein Abknicken des Patienten wird der venöse Rückstrom vermindert
→ Abnahme des HZV mit Blutdruckabfall und Tachykardie
→ Thrombosegefahr durch mangelnden venösen Rückstrom.
- Bei Patienten mit Herzkreislauferkrankungen abrupte Lageveränderungen vermeiden
- Ggf. Volumensubstitution vor der Umlagerung vornehmen.

Nierenlagerung
Die Nierenlagerung entspricht einer Form der Seitenlagerung. Der Patient wird durch Knickung im Lendenbereich „aufgeklappt". Die Auswirkungen auf Herz- und Kreislauf sind stärker ausgeprägt; die Hypotoniegefahr ist höher.

3.1.5 Die Bauchlage

Notwendig ist die Bauchlage z.B. bei Varizen- und Bandscheiben-OP's.

Voraussetzungen
Beim Umlagern kann es wegen herabgesetzter Herz-Kreislauf-Regulation und der Muskelrelaxation zu Komplikationen und Schäden an Gelenken kommen.
→ Patienten grundsätzlich intubieren und beatmen (Spiraltubus)
→ Maskennarkose absolut kontraindiziert
→ Magensonde vor der Umlagerung legen
→ Umlagerung nur in flacher Narkose, damit Muskeltonus nicht ganz ausgeschaltet ist und Gelenke damit geschützt werden.

Vorgehen

- Wenn genügend Personal für die Umlagerung im Raum ist, alle Anschlüsse entfernen: Blutdruckmanschette, EKG, Pulsoximeter und venösen Zugang abstöpseln
- Das Drehen erfolgt zuerst in die Seitenlage über den angelagerten Arm
- Anschließend Patienten auf den Bauch drehen; Arme liegen dabei seitlich
- Arme unter physiologischen Gesichtspunkten nach vorne führen und entsprechend lagern
- Blutdruckmanschette, EKG, Pulsoximeter und Infusionsleitung erneut anlegen.

Besonderheiten

- Augen schützen, z.B. mit Augensalbe, feuchten Kompressen, ggf. Augenklappen verwenden; Auge zukleben (s.o.)
- Keinen Druck auf Bulbus oder Nase ausüben, daher hohen Kopfring verwenden
  - Kopfring darf nicht auf N. facialis drücken
  - Auf freiliegende Ohren achten!
- Keinen Druck auf Oberschenkel
- Keinen Druck auf Nerven und Sehnen des Fußrückens, Füße leicht außenrotiert lagern

richtig

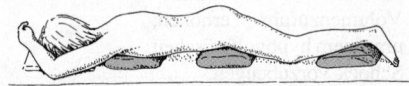

- Arme nach vorne auf Ausleger in Funktionsstellung lagern (☞ Abb. 3.06)

falsch

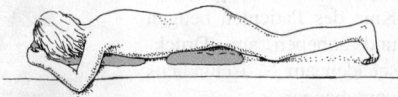

- Wegen Speichelfluß weiches, saugfähiges Tuch unter Mund- und Nasenbereich faltenfrei legen, um HF-Verbrennungen zu vermeiden.

Bauchlage: Bauch und Füße dürfen nicht aufliegen, N. ulnaris durch korrekte Armlagerung schonen

Abb. 3.6: Bauchlage mit ihren Besonderheiten [A300-L190]

Auswirkungen

Die Bauchlage erfordert höchste Aufmerksamkeit beim Lagern und bei der Überwachung des Patienten, da sie negative Auswirkungen auf das Herz-Kreislauf-System und die Lungenfunktion hat.

3

Atmung

- Zwerchfellbewegung und das AZV sind bei Spontanatmung stark eingeschränkt
→ Gefahr der Hypoxämie
- Abdomineller Druck ist erhöht.

Kreislauf

Venöser Rückstrom und HZV nehmen ab.

3.1.6 Sitzende Lagerung

Die sitzende Lagerung ist sehr aufwendig und bedarf einer guten Vorbereitung des Materials und des Vorgehens. Sie ist bei Eingriffen in der hinteren Schädelgrube, am oberen Halsmark und der HWS erforderlich.

Voraussetzung

- Intubation mit Spiraltubus
- Arterielle RR-Messung in der A. radialis (s.u.)
- Beine von den Zehen bis zur Hüfte elastisch wickeln oder Antithrombosestrümpfe verwenden
- Volumenzufuhr erhöhen, um einem hypovolämischen Schock vorzubeugen.

Vorgehen

- Knie des Patienten beugen und anheben, um Druckschäden am N. ischiadicus vorzubeugen
- Patienten bis ca. 40° aufsetzen, kleine Pause einlegen
- Patienten stufenweise und sehr langsam weiter aufsetzen, um einem plötzlichen Versacken des Blutes in den Beinen vorzubeugen
- Engmaschige RR-Kontrollen während des Aufsetzens

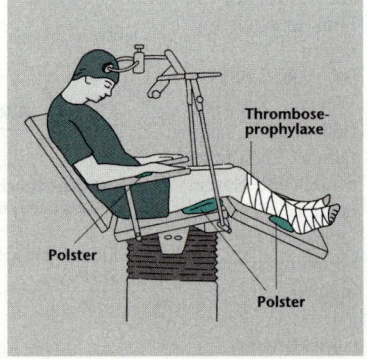

Abb. 3.7: Sitzende Lagerung [L157]

- Sichere Fixierung des Kopfes in einer Krone
- Arme evtl. auf Armlehnen lagern
- Polsterung an den Ellenbogen, unter den Knien und unter den Fersen
- Beine so hoch wie möglich lagern.

Auswirkungen und Gefahren

Atmung

- Abnahme der Oxygenierung aufgrund der Dreiteilung der Lunge → obere Anteile gut belüftet, aber schlecht durchblutet und umgekehrt.
→ PEEP notwendig und F_iO_2 ↑
- Pulsoximetriewerte im Liegen und im Sitzen vergleichen.

Kreislauf
- Blut versackt beim Aufsetzen des Patienten in Beine und Darmbereich
→ verminderter Rückstrom zum Herzen, dadurch Gefahr des Hypovolämischen Schocks
→ Während der Einleitung großzügige Volumengabe, falls keine Kontraindikationen vorliegen (z.B. Hirndruck)
Beine von den Zehen bis zur Hüfte elastisch wickeln oder Antithrombosestrümpfe anziehen
Patienten sehr langsam in Etappen aufsetzen, dabei engmaschig RR kontrollieren.

Luftembolie
Die sitzende Lagerung birgt die Gefahr einer Luftembolie, wenn größere Venen oberhalb des Herzens eröffnet werden. Deshalb ist die Überwachung zum rechtzeitigen Erkennen einer Luftembolie notwendig.

Diagnostik zum Erkennen einer Luftembolie
- Doppler-Sonographie:
  - Über die Doppler-Sonographie ist bei Eintritt von Luft in den rechten Vorhof (ab ca. 0,25 ml) ein typisches Strömungsgeräusch abzuleiten
  - Der Ultraschallkopf wird über dem rechten Herzen befestigt.
- Kapnometrie
→ Durch den pulmonalen Gefäßverschluß sinkt die CO_2-Abatmung und somit fällt der endexsp. CO_2 schlagartig ab.
- EKG
→ Veränderung ab ca. 30 ml Luft.

- Großlumigen ZVK zum ggf. sofortigen Absaugen von Luft in den rechten Vorhof legen. Kontinuierliche invasive art. Blutdruckmessung. Bei Luftembolie RR ↓, Puls ↑
- ZVD-Messung → Bei Luftembolie ZVD ↑

Blutdruckmessung in der Arteria radialis in sitzender Position
- Strecke zwischen Radialispunktionsort und Schädelbasis messen
- Berechnung des Blutdruckes auf Kopfhöhe durch Umrechnen des gemessenen Blutdrucks:
  - Gemessener Radialismitteldruck abzüglich des Produktes von Höhenunterschied in cm x 0,76.
  - Der Blutdruck auf Kopfhöhe soll 50 mmHg betragen, Ausnahmen gelten bei erhöhtem Hirndruck und bei Hypertonikern.

Maßnahmen bei Luftembolie ☞ 7.5.

3.2 Intraoperative Infusions- und Transfusionstherapie

3.2.1 Infusionspumpen- und Spritzenpumpen

Um eine bestimmte Infusionsmenge in einer definierten Zeit genau zu verabreichen, werden Infusionsapparate (Infusionspumpen und Infusionsspritzenpumpen) eingesetzt. Energetisch betriebene Infusionsapparate unterliegen der Medizin-Geräte-Verordnung (MedGV) und dürfen nur nach einer dokumentierten Einweisung betrieben werden.

Infusionspumpen
- Eigener Förderantrieb: tropfengeregelt, volumengesteuert oder -errechnend
- Spezielles Infusionsbesteck, je nach Hersteller.

Infusionsspritzenpumpen
- Präzisionsförderantrieb
- Förderungenauigkeit unter 2 %
- Für Medikamentenlösungen oder Mischungen
- Spezielle 50 ml Spritze abhängig vom Hersteller verwenden.

Gerät in Betrieb nehmen

- Gerät sicher am Bett befestigen oder an sicherem Standort plazieren
- An Strom anschließen, Funktion und Alarmsystem prüfen
- Infusionsbesteck ohne Luftblasen füllen, Tropfenkammer exakt füllen und Infusionsschlauch in das Gerät einlegen, Schlauchklemme bleibt geschlossen
- Ggf. Tropfensensor an die Tropfkammer stecken
- Infusionsschlauch an den Venenkatheter anschließen
- Infusionsgerät einschalten, dabei auf Kontrollicht für die Akkuladung achten
- Nach Selbsttest die gewünschte Förderrate einstellen, Alarmgrenzen eingeben, Schlauchklemme öffnen und auf „Start" drücken.

Grundregeln beim Umgang mit Infusionspumpen

Um den Patienten durch falsche Laufzeit oder Bolusgaben nicht zu gefährden, sind folgende Punkte zu beachten:

- Schwerkraft- und Druckinfusionen nicht an einem gemeinsamen Venenkatheter anschließen. Bei distalen ZVK-Verschluß kommt es zur Rückförderung und Alarmverzögerung
- Veraltete Druckinfusionsapparate ohne automatische Abschaltung oder mit Abschaltdrücken von über 1,5 bar nicht für Mischinfusionen verwenden
- Mehrfachinfusionen nur unter ständiger Überwachung durchführen
- Wegen der gegenseitigen Beeinflussung von Infusions- und Spritzenpumpen diese Kombinationen auf unverzichtbare Anwendungen beschränken und exakt überwachen. Falls möglich, nur an mehrlumigen Kathetern einsetzen
- Infusionsbestecke mit latexhaltiger Zuspritzmöglichkeit dürfen nicht an Infusionspumpen angeschlossen werden
- Bei der Zusammenstellung von Gerätekombinationen darauf achten, daß in der Gebrauchsanweisung die Kombination mit bestimmten Druckinfusionsapparaten und Einmalartikel freigegeben ist. Eine Bescheinigung über die Bauartzulassung oder sicherheitstechnische Unbedenklichkeit („SUV-Bescheinigung") muß vorliegen, woraus hervorgeht, daß diese Kombinationen erlaubt sind. Andere Geräte dürfen nicht angeschlossen werden! Die gilt ebenso für Einmalartikel und Zubehör.

Probleme und Hilfen
Gerät fördert keine Flüssigkeit und gibt Alarm

- Schlauchklemme geschlossen, Drei-Wege-Hahn zu, Schlauch/ZVK abgeknickt

- Tropfensensor nicht an der Tropfkammer
- Spritze sitzt nicht fest in der Halterung
- Falsche Reihenfolge bei der Geräteanwendung
- Keine Stromversorgung, Akku ist leer
- Gerätedefekt.

Abhilfe:
- Bei Infusionsspritzenpumpen Druck auf der Leitung durch Lösen der Spritze aus der Einspannung beheben, um Bolusgabe zu vermeiden
- Infusionsweg überprüfen, ggf. Besteck neu in das Gerät einlegen (Schlauchklemme erst danach wieder öffnen)
- Gerät neu starten: Selbsttest und ,,000 ml/Std." Einstellung abwarten, dann angeordnete Menge eingeben, Start drücken
- Infusionsbesteck überprüfen, ggf. austauschen
- Gerät austauschen, wenn kein Fehler zu finden ist.

Fehlerhafte Förderung der Infusionsflüssigkeit
- Besteck falsch angebracht
- Tropfkammer hängt nicht senkrecht
- Falsches Besteck bzw. Spritze zum Gerät
- Knickstellen im Schlauchsystem
- Falsche Einstellung der Fördermenge
- Defekt im Schlauchsystem, z.B. durch Kanülenpunktion
- Gerätedefekt.

Abhilfe s.o.

Ungeklärter Alarm
- Luftblasen im Schlauchsystem
- Tropfkammer nicht ausreichend gefüllt
- Schlauch ist im Gerät eingeklemmt
- Förderrate einer Parallelinfusion ist zu hoch (Druckwirkung)
- ZVK-Schenkel ist überlastet: Die Flüssigkeit staut sich in einer Infusionsflasche auf.

Abhilfe:
- Luftblasen herausklopfen, ggf. neues Besteck füllen
- Infusionsbesteck überprüfen
- Infusionen auf mehrere Zugänge verteilen, dabei Kompatibilitäten beachten (☞ oben).

- Keine Parallelinfusion mit inkompatiblen Lösungen oder Medikamentenzusätzen
- Keine Schwerkraftinfusionen mit Infusionspumpen gleichzeitig über einen Zugang laufen lassen
- Zur ZVD-Messung die apparative Zufuhr stoppen, da es zum Aufstau kommt und nach der Messung zu einer Bolusgabe führt. Alarm wieder aktivieren.

Gerätepflege

- Apparate nur feucht mit Desinfektionslösung abwischen (Feuchtigkeit darf nicht ins Gerät gelangen)
- Gerät zum Aufladen des Akkus ans Netz anschließen
- Geräte staubfrei und trocken lagern.

3.2.2   Überwachung des Wasser- und Elektrolythaushaltes

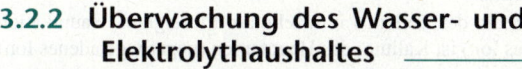

Die gesamte Körperflüssigkeit beträgt 55–70 % des Körpergewichtes bei Erwachsenen (70–80 % bei Neugeborenen). Bilanzstörungen im Wasser- und Elektrolythaushalt können sich als Dehydration (Verminderung des Wassergehaltes) oder Hyperhydration (Erhöhung des Wassergehaltes) bemerkbar machen.

In Abhängigkeit der Zufuhr scheidet der Erwachsene täglich über den Urin etwa 1000–1500 ml Wasser, 130 mval Natrium, 75 mval Kalium und 150 mval Chlorid aus.

Die normale tägliche Wasserbilanz (Erwachsener)

	Einfuhr (ml/24 Std.)		Ausfuhr (ml/24 Std.)
Reine Flüssigkeit	800–1500 ml	Urin	800–1500 ml
Flüssigkeit in der Nahrung	400–700 ml	Haut	300–500 ml
Oxidationswasser	300 ml	Lunge	300–400 ml
	-	Stuhl	100 ml
Total	1500–2500 ml		1500–2500 ml

Täglicher Basisbedarf des Erwachsenen

Wasser	30 ml pro kg KG
Natrium	77–102 mval (4,5–6 g NaCl)
Kalium	52–78 mval (4–6 g KCL)
Kalorien	25 kcal./kg KG (bei Bettruhe)

3 Flüssigkeitsverteilung im Organismus

Unter physiologischen Umständen liegt das Wasser im Organismus nicht in freier Form vor, sondern ist durch osmotische und onkotische Kräfte gebunden. Die Körperflüssigkeit ist funktionell und anatomisch durch Zellmembranen in zwei Hauptflüssigkeitsräume unterteilt. Die Flüssigkeit in jedem Flüssigkeitsraum hat eine bestimmte Elektrolytzusammensetzung.

Intrazellulärer Raum

Flüssigkeit innerhalb der Zellen = intrazelluläre Flüssigkeit. Hauptkation (positiv geladenes Ion) ist Kalium; das Hauptanion (negativ geladenes Ion) Phosphat.

Extrazellulärer Raum

Flüssigkeit außerhalb der Zellen = extrazelluläre Flüssigkeit. Dieser ist weiterhin unterteilt in
- Plasma (Flüssigkeit in Herz und Blutgefäßen)
- Interstitielle Flüssigkeit, die sich im Gewebe zwischen den Blutgefäßen und Zellen befindet.

Im Plasma und der interstitiellen Flüssigkeit ist das Hauptkation Natrium und das Hauptanion Chlorid. Calcium, Magnesium, Bikarbonat, Sulfat, Proteinat und Reste organischer Säuren sind in unterschiedlichen Mengen in den verschiedenen Körperflüssigkeiten enthalten.

Normwerte von Elektrolyten, BZ und Proteinen im Blut

Natrium	136–145 mval/l
Kalium	3,5–5,5 mval/l
Calcium	8,5–10,5 mg/100 ml (4,5–5,5 mval/l)
Chlorid	100–106 mval/l
Kreatinin	0,7–1,5 mg/100 ml
Serumprotein	6 –8 g/100 ml
	Albumine 4–5 g/100 ml
	Globuline 2–3 g/100 ml
Glukose (nüchtern)	70–100 mg/dl

3.2.3 Intraoperative Flüssigkeitstherapie

Die Infusionstherapie muß stets an Alter, bestehendem Krankheitsbild, vorbestehender medikamentöser Therapie (z.B. Diuretika) sowie Art des operativen Eingriffes angepaßt werden. Ziel der Therapie ist es, prä- und intraoperative Flüssigkeitsverluste einzuschätzen, um Elektrolyte, Kolloide und Blutkomponenten gezielt ersetzen zu können. Extrarenale Wasser– und Elektrolytverluste variieren je nach Schwere des Verlustes, z.B. bei Diarrhoe, Erbrechen, Plasmaverlust, Schweiß.

Kriterien zur Einschätzung des Flüssigkeitsbedarfs
*   Anamnese: Fieber, Diarrhoe, Erbrechen, Aszites, Medikamente, Alter
*   Hautturgor
*   Mundschleimhaut und Zunge (feucht ↔ trocken)
*   Venenfüllung (vermindert ↔ vermehrt)
*   Kapillarfüllung (Nagelbett ↔ Konjunktiven)
*   Urinfarbe und -menge
*   Blutdruck (hoch ↔ tief)
*   Herzfrequenz (hoch ↔ tief)
*   Herztöne (bei Hypovolämie gedämpft und leiser)
*   Temperatur (Fieber)
*   Atmung (schnell ↔ langsam)
*   ZVD – Bestimmung (hoch ↔ niedrig)
*   Laborparameter: Kalium, Natrium, Kreatinin, Hb, Hkt, BGA.

3

Intraoperatives Flüssigkeitsmanagement

Mit der intraoperativen Flüssigkeitszufuhr müssen die durch die präoperative Nahrungskarenz entstandenen Flüssigkeits- und Elektrolytdefizite ausgeglichen werden, z.b. durch 500–1000 ml Voll- oder Halbelektrolytlösung. Deshalb kann bereits in der Einleitung die Infusionsgeschwindigkeit zügig eingestellt werden, sofern keine Kontraindikationen bestehen.

Anhaltswerte zur intraoperativen Flüssigkeitszufuhr bei Erwachsenen

Erhaltungsbedarf	1–2 ml/kg KG	100 ml/Std./70 kg
Kurze OP-Dauer < 1 Std.	2–4 ml/kg KG	200 ml/Std./70 kg
Mittlere OP-Dauer < 2,5 Std.	3–8 ml/kg KG	400 ml/Std./70 kg
Lange OP-Dauer > 3 Std.	8–10 ml/kg KG	700 ml/Std./70 kg

Die Tabelle gibt nur Anhaltswerte, die oft mit dem realen OP-Verlauf nicht identisch sind. Intraoperativ muß immer der aktuelle Verlust ermittelt und adäquat ersetzt werden. Akute Volumenverluste lassen sich oft nicht mehr durch kristalloide Lösungen ersetzen. Die Verluste werden durch kolloidale Lösungen (Gelatine, Hydroxyäthylstärke, Humanalbumin) und/oder Erythrozytenkonzentrate ausgeglichen. Bestimmung von Volumenverlusten.

Besonderheiten

* Bei kritisch Kranken (z.B. Ileus, Schock, Aszites) Defizite unter regelmäßiger ZVD-Kontrolle und engmaschigen Elektrolytkontrollen ausgleichen
* Patienten mit KHK, Myokardinsuffizienz oder generalisierter Arteriosklerose gezielt bilanzieren und ausgleichen
* Bei Operationen mit zu erwartenden großen Blutverlusten oder einer OP-Dauer 3 Std. Dauerkatheter legen
* Postoperative Volumenverluste (AWR oder Intensivstation) z.B. über Drainagen, Sonden, Urinkatheter, Fieber gezielt kontinuierlich ausgleichen
* Bis zum Ende der Nahrungskarenz (bis 24 Std. p.o.) den Erhaltungsbedarf mit kristalloiden Lösungen (☞ 3.2.4) decken

- Bei Kindern intra- und postoperativ glukosehaltige Infusionen verabreichen (z.B. Pädiafusin I oder II)
- Bei Diabetikern je nach BZ Glukose intra- oder postoperativ zuführen (☞ 2.4.5).

3.2.4 Infusionslösungen

Kristalloide Infusionslösungen

z.B. Ringerlösung, NaCl 0,9 %, Glukose 5 %
Werden kristalloide Lösungen als Volumenersatz verwendet, muß die drei- bis vierfache Menge des tatsächlichen Blutverlustes ersetzt werden.

Indikation
- Dehydratationszustände
- Initialer Volumenersatz
- Offenhalten von Zugängen (peripher oder ZVK).

Kristalloide Infusionslösungen, deren Volumeneffekt, intravasale Verweildauer und möglicher Applikationsort

Lösungen	Initialer Volumen-effekt (%)	Intravasale Verweildauer (Std.)	Applikations-ort
Ringerlaktat	15–25	sehr kurz	periph. Kanüle oder ZVK
NaCl 0,9 %	15–25	sehr kurz	periph. Kanüle oder ZVK
Glukose 5 %	25–30	sehr kurz	periph. Kanüle oder ZVK
Voll-Elektrolyt-lösung	25–30	sehr kurz	periph. Kanüle oder ZVK
2/3 Elektrolyt/ Halb-Elektrolyt	15–25	sehr kurz	periph. Kanüle oder ZVK

_____ Kolloidale Infusionslösungen

Humanalbumin, Hydroxyäthylstärke (z.B. HAES®), Dextrane, Gelatine (z.B. Hämaccel®).
Kolloidale Volumenersatzmittel haben einen kurzen Wirkungseintritt und zum Teil eine lange Wirkungsdauer. Der initiale Volumeneffekt liegt bei 100–130 %. Die Infusionsgeschwindigkeit richtet sich nach der Symptomatik des akuten Volumenmangels (bis zu 500 ml/10 Min.), die Dosierung nach Defizit.

3

Indikationen
• Volumenmangel
• Eiweißsubstitution
• Albuminersatz
• Steigerung der Wasserbindungskapazität zur Erhöhung des intravasalen Volumens.

Nebenwirkungen
• Allergische Reaktionen
• Anaphylaktische Reaktionen, z.B. bei HAES® Dextrane
• Histaminfreisetzung, z.B. bei Haemaccel®
• Evtl. Verstärkung von Blutungsneigung (durch zu starke Hämodilution, Thrombozytencoating).

Kolloidale Infusionslösungen, deren Volumeneffekt, intravasale Verweildauer und möglicher Applikationsort

Lösungen	Initialer Volumen-effekt (%)	Intravasale Verweildauer (Std.)	Applikations-ort
6 % Häs 450/0,7 z.B. Plasmasteril®	105	6–8	periph. Kanüle oder ZVK
6 % Häs 200/0,5 z.B. HAES-steril® 6 %®	100	3–4	periph. Kanüle oder ZVK
10 % Häs 200/0,5 z.B. HAES-steril® 10 %®	130–145	3–4	periph. Kanüle oder ZVK
3,5 % Gelatine z.B. Haemaccel® 35	70	2–3	periph. Kanüle oder ZVK

Lösungen	Initialer Volumen-effekt (%)	Intravasale Verweildauer (Std.)	Applikations-ort
Humanalbumin 5 %	100	Tage	periph. Kanüle besser ZVK
Humanalbumin 20 %	350–400	Tage	ZVK
6 % Dextran 60/70 z.B. Macrodex®	110	6–8	ZVK
10 % Dextran 40 z.B. Rheoma-crodex®	200	3	ZVK

3.3   Bluttransfusionen und Blutpräparate

Unter einer Bluttransfusion (lat.: transfundere = hinübergießen) versteht man die Gabe von Blut eines Menschen (Spender) an einen anderen Menschen (Empfänger). Sie dient der Therapie akuter und chronischer Blutverluste sowie der Gabe von Eiweißkörpern.

Zu sog. Blutpräparaten zählen Albumine und Gerinnungsfaktorenkonzentrate. Sie dienen dem Ersatz von Gerinnungsfaktoren, die in einer Blutkonserve nicht mehr ausreichend zur Verfügung stehen.

3.3.1　Überwachung von Blutvolumen und Gerinnung

Überwachung vom Blutvolumen

Auswirkung von Blutverlusten

Das Blutvolumen eines Erwachsenen beträgt 65–70 ml/kg KG (Kinder 80–85 ml/kg KG). Blutverluste bedeuten für einen Patienten immer Volumenverluste und Abnahme der Sauerstofftransportkapazität. Ändert sich das Blutvolumen, so entsteht ein Mißverhältnis zwischen Gefäßkapazität und Gefäßfüllung.

Chronische Blutung

Der Organismus des Patienten adaptiert sich an die langsam sinkenden Hämoglobin-Werte (z.B. durch Sickerblutung im Darm, gastrointestinale Blutung, Niereninsuffizienz). Symptome der Anämie wie Schwäche, Müdigkeit, Konzentrationsschwäche treten auf. Bei zusätzlichem Volumenverlust besteht aufgrund der niedrigen Hb-Werte die Gefahr einer anämischen Hypoxie.

Akute Blutung

Eine akute Blutung verursacht einen Volumenmangel durch rasche Abnahme des Gefäßinhaltes mit Folgen auf die gesamte Hämodynamik:
- Vaskuläre Kompensation durch Verkleinerung des Gefäßsystems = Zentralisation
- Beschleunigung der Zirkulation durch Tachykardie
- Ohne Volumenzufuhr kommt es zur Dekompensation der Organfunktionen und Versagen der hämodynamischen Leistungen des Herz-Kreislauf-Systems → anämische Hypoxie.

Bestimmung des Blutvolumens und von Blutverlusten während der Anästhesie
- Hautfarbe und Skleren des Patienten beobachten
- Beurteilung der Kreislaufparameter:
  - RR ↓
  - HF zunächst ↑, dann ↓
  - Hb, Hkt und Thrombozyten intraoperativ bestimmen
- ZVD überwachen
- Sekretgetränkte Tupfer und Tücher intraoperativ wiegen

- Inhalt des OP-Saugers messen; dabei Spülflüssigkeit abziehen!
- OP – Situs hinsichtlich Blutverlusten beobachten
- Stundenurinausscheidung messen.

 Ein nicht narkotisierter Patient kann ca. 30 % seines Blutvolumens verlieren, bevor Dekompensationszeichen auftreten. Unter Narkose kommt es bereits bei einem Blutverlust von 20 % (Kinder 10–15 %) zur Dekompensation.

Therapie
Je nach Volumenverlust:
- Plasmaexpander
- Albuminlösungen
- Erythrozytenkonzentraten
- Frischplasma
- Entsprechende Elektrolytlösungen.

Kontrolle der Blutgerinnung – Fibrinolyse

Unter den lebensnotwendigen Aufgaben des Blutes, wie z.B. Sauerstofftransport, Homöostase, Immunreaktion und Infektabwehr, nimmt die Blutgerinnung (Hämostase) im Rahmen der Anästhesie bei Operationen mit einhergehenden großen Blutverlusten eine bedeutende Rolle ein.
Die Blutgerinnung ist ein komplexer Prozeß, an dem das Gefäßendothel, die Thrombozyten und plasmatische Gerinnungsfaktoren beteiligt sind. **Das Endprodukt ist Fibrin.**

Normalwerte der plasmatischen Blutgerinnung

	Laborwert	Normwert
Exogenes System	Quick	70–150 %
Endogenes System	Partielle Thromboplastinzeit (PTT)	0–35 Sek.
Exo-, endogenes System	Plasmathrombinzeit (PTZ)	6,0–8,0 Sek.
Faktorenbestimmung	Fibrinogen	200–500 mg/dl
	AT III	70–120 %

Hemmstoffe der Gerinnung
Heparin
Verstärkt die AT-III-Wirkung um das 200fache. Bei Heparintherapie sollte der PTZ-Wert um das 2–3 fache verlängert sein.
Anwendung: intra- und postoperativ bei Gefäßoperationen (z.B. Y-Prothesen, Bypass-OP, Carotisdesobliteration, Shunt-Operation).

Marcumar®
Die Synthese Vitamin-K-abhängiger Gerinnungsfaktoren (II, VII, IX, X, Protein C, Protein S) in der Leber wird herabgesetzt, damit der Quickwert auf 15–25 % des Normwertes reduziert wird.
Anwendung: z.B. bei Zustand nach Thrombosen, Embolien, Implantation peripherer Gefäßprothesen, als Übergang einer vorangegangenen Heparinisierung in eine dauerhafte Marcumartherapie.

3.3.2　Rechtliche Situation bei Transfusionen

Alle Blutkomponenten und Plasmaderivate sind verschreibungspflichtige Arzneimittel und können nur von einem Arzt angefordert werden.

Rechtslage bei Bluttransfusionen
✔ Die Gabe von Bluttransfusionen kann nicht von einem Arzt auf das Pflegepersonal delegiert werden
✔ In Funktionsabteilungen (Intensivstation, Anästhesieabteilung) kann das Pflegepersonal unter Aufsicht und Kontrolle des transfundierenden Arztes Blutpräparate in Ausnahmesituationen (bei Massivtransfusionen) verabreichen
✔ Die Anordnung zur Applikation muß immer vom Arzt getroffen werden
✔ Das Pflegepersonal kann rechtlich niemals für einen Transfusionszwischenfall verantwortlich gemacht werden!

Aufgaben des Pflegepersonals bei Transfusionen
Das Pflegepersonal ist eigenständig für die reibungslose und zügige Organisation zur Beschaffung von Bluttransfusionen und Blutpräparaten sowie für das Einhalten der Kühlkette verantwortlich.

Aufbewahrung und Verbrauch

- Die Zwischenlagerung von Bluttransfusionen und Blutplasma auf der Abteilung muß in einem speziellen Blutkühlschrank erfolgen, der folgende technische Voraussetzungen erfüllen muß:
  - – Erschütterungsfreiheit
  - – Akustische Temperaturüberwachung
  - – Anschluß an ein Notstromaggregat
- Bluttransfusionen nur bis 6 Std. nach Unterbrechung der Kühlkette verwenden
- Gerinnungsfaktoren innerhalb 1 Std. nach Herstellung der Lösung verabreichen
- Thrombozytenpräparate innerhalb von 30 Min. verabreichen.

Bluttransfusionen

- Übereinstimmung von angefordertem und geliefertem Blutbeutel anhand des Blutgruppen- und Kreuzprobenscheines des Patienten kontrollieren
- Konserve bereitstellen und erwärmen
- Blutbeutel auf Unversehrtheit kontrollieren.

Blutplasma

- Übereinstimmungskontrolle
- Bereitstellen und erwärmen (Auftauen)
- Plasmabeutel auf Unversehrtheit kontrollieren.

Gerinnungsfaktoren

- Verfallsdatum kontrollieren
- Trockensubstanzen nach Beipackzettel auflösen.

Albuminlösungen

Verfallsdatum kontrollieren und bereitstellen.

Hygiene beim Umgang mit Blutpräparaten

- Zum Eigenschutz und Patientenschutz grundsätzlich Handschuhe tragen
- Transfusionsbeutel nach der Transfusion 24 Std. kühl aufbewahren, um die Ursache von auftretenden Transfusionsreaktionen durch Untersuchungen vom Restkonservenblut klären zu können, z.B. Fehltransfusion durch Verwechslung der Konserve oder Nachweis von Antikörpern.

Verabreichung

- Erythrozyten-Konzentrate und Vollblut sollten über einen großlumigen peripheren Venenzugang und nur ausnahmsweise über einen separaten Schenkel eines mehrlumigen Venenkatheters transfundiert werden
- Werden über einen ZVK Blut und Blutderivate transfundiert, so nur in Verbindung mit einer Trägerlösung bei langsamer Tropfgeschwindigkeit.

3 3.3.3 Blutgruppenbestimmung und Verträglichkeitstests

Blutgruppensysteme

Eine Blutgruppe ist die Klassifizierung bestimmter Antigeneigenschaften auf den Erythrozyten. Vor einer Transfusion müssen die Blutgruppensysteme AB0, Rhesusfaktor und Kellfaktor bestimmt werden.

Einteilung und Häufigkeit der Blutgruppensysteme

AB0 - System	ca. 41–42 %
A	ca. 43 %
B	ca. 12 %
AB	ca. 3–5 %

Rhesusfaktor

Positiv	ca. 85 %
Negativ	ca. 15 %

Kellfaktor

Positiv	ca. 10,2 %
Negativ	ca. 89,8 %

Zeitpunkt der Blutgruppenbestimmung
- Vor Blutübertragungen
- Vor Blutspenden
- Vor Geburten.

────── Blutgruppenbestimmung

- 10 ml Patientenblut werden auf Erythrozytenantigene des AB0-Systems und des Rh-Faktors D hin untersucht
- Blutröhrchen und Anforderungsschein mit Name, Vorname, Geburtsdatum, Station versehen.

Kellfaktor
Von 10 ml Blut werden im Plasma die genetische Verteilung der Antigene K und k und einiger anderen Untergruppen (Kp, Is) bestimmt. Wichtig bei Frauen im gebärfähigen Alter.

Antikörpersuchtest (AKS)
Im Plasma von 10 ml Patientenblut wird nach regulären und irregulären Antikörpern gesucht. Bei positivem AKS muß der Antikörper differenziert werden.

────── Verträglichkeitstests

Bei erythrozytenhaltigen Präparaten müssen AB0 und Rhesusfaktor übereinstimmen; bei Gabe von FFP und Thrombozytenkonzentraten muß auf Kompatibilität geachtet werden.

Verträglichkeitsliste für FFP und EK's

Empfängerblutgruppe	FFP-Konserve	EK-Konserve
0	0, A, B, AB	0
A	A, AB	A, 0
B	B, AB	B, 0
AB	AB	AB, A, B

3

Kreuzprobe

Major Test: Patientenserum wird auf Erythrozytenverträglichkeit mit der zu transfundierenden Konserve getestet.

Minor Test: Konservenplasma wird mit Empfänger-Erythrozyten auf Verträglichkeit getestet. Bei Blutspendern nicht notwendig, wenn ein AKS vorliegt.

Bedside-Test (AB0-Identitätstest)

Wird direkt vor Transfusion am Patientenbett durchgeführt, um die zuvor bestimmten Blutgruppenmerkmale zu bestätigen. 1 Tropfen Patientenblut wird mit 1 Tropfen Testserum auf einer Blutgruppendokumentationskarte vermengt.

Beschriftung

- Name, Vorname, Geburtsdatum des Patienten
- Testergebnis, Tagesdatum
- Arzt muß mit leserlichem Namen unterschreiben.

Kontrollen

- Name auf der Konserve
- Verfalldatum der Konserve, Konservennummer
- Blutgruppe, Rh-Faktor.

Einlaufprobe (nach Oehlecker)

20–50 ml Konservenblut werden im Beisein des Arztes transfundiert. Wenn keine Unverträglichkeitsreaktion auftritt, Transfusion fortsetzen.

 Achtung: Narkotisierte oder bewußtlose Patienten können keine Transfusionsreaktionen angeben (☞ 3.3.6 Transfusionsreaktionen).

Übersicht über Verträglichkeitstests vor Bluttransfusionen

Test	Durchführender	Dauer
Blutgruppe	Labor	5–10 Min.
Kellfaktor	Labor	5 Min.
AKS	Labor	20–30 Min.
Kreuzprobe	Labor	15–40 Min.
Bedside-Test	Arzt oder Pflegepersonal	2–3 Min.
Einlaufprobe	Arzt	15 Min.

3.3.4　Blut- und Gerinnungspräparate

Zu den gängigsten Blut- und Gerinnungspräparaten gehören:
- Vollblut
- Erythrozytenkonzentrate
- Gefrorenes Frischplasma
- Thrombozytenpräparate
- Fibrinogen
- Prothrombinkomplex
- Antithrombin III (AT III).

Blutpräparate

Vollblut
Frischblut (gekühlt) sollte innerhalb von 48–72 Std. gegeben werden.

Indikation:
- Hb ≤ 10 g/dl bzw. nach Klinik des Patienten
- Akuter Blutverlust
- Bei jüngeren Patienten ab einem Hb zwischen 6 und 7 g/dl.

Transfusion über 170–200 µm Filter.

Erythrozytenkonzentrate (EK)
Lagerung erschütterungsfrei bei 22–6 °C, Transfusion spätestens nach 6 Std.

Indikation:
- Hb ≤ 10 g/dl bzw. nach Klinik des Patienten
- Akuter Blutverlust
- Bei jüngeren Patienten ab einem Hb zwischen 6 und 7 g/dl.

Buffycoatfreies EK
Aus Vollblut gewonnenes EK, welches um 80 % Plasma, 75 % Leukozyten, 91 % Thrombozyten reduziert ist.
Transfusion über 170–200 µm Filter.

3

Gewaschene EK

Dreifach gewaschene Erythrozytenkonzentrate, aus denen das Plasma fast vollständig entfernt ist. Leuko- und Thrombozyten sind nicht weiter reduziert.

Indikation:

Wenn kein Plasma transfundiert werden darf, z.B. bei kongenitalem IgA-Mangel, paroxysmaler nächtlicher Hämoglobinurie oder wenn eindeutig plasmabedingte, schwere Transfusionsreaktionen nachgewiesen worden sind.

Transfusion über 170–200 μm Filter innerhalb von 24 Std. nach Herstellung.

Filtererythrozytenkonzentrat

Durch Spezialfiltration oder mechanische Abtrennung fast vollständig leukozyten- und thrombozytenfreies Erythrozytenkonzentrat.

Indikation:

Um Transfusionsreaktionen vom febrilen Typ zu vermeiden, z.B. bei
* HLA-immunisierten Patienten
* Organtransplantierten
* Nach massiven Transfusionsreaktionen
* Bei chronischer Anämie (Leukämie).

Transfusion über 170–200 μm Filter.

Tiefgefrorene EK

* Lagerung bei -130 bis -196 °C
* Qualität der EK wie bei leukozyten-thrombozytenfreien Erythrozytenkonzentraten.

Indikation:

* Bei seltenen Antigenmustern
* Bei multiplen Antikörpern.

Transfusion über 170–200 μm Filter.

Gerinnungspräparate

Gerinnungswerte des Erwachsenen
Quick < 40–50 %
PTT > 50 Sec.
PTZ > 120 Sec.
Fibrinogen < 80–100 mg/dl

Zu den gängigsten Gerinnungspräparaten gehören:
- FFP = Fresh-Frozen-Plasma (Gefrorenes Frischplasma)
- Thrombozytenkonzentrate
- Fibrinogen
- Prothrombinkomplex
- Antithrombin III (AT III).

FFP = Fresh-Frozen-Plasma
(Gefrorenes Frischplasma, AHP = Anti-Hämophiles-Plasma)
Lagerung bei -40 °C
Indikation:
- Verbrauchskoagulopathie durch Sepsis, Schock, Trauma (Polytrauma, blutreiche Operationen)
- Verdünnungskoagulopathie bei Blutverlusten jeglicher Art; Ersatz ab ca. 4–5 l Blutverlust (70 kg KG)
- Kombination von Verbrauch und Verdünnungskoagulopathie bei massiven Blutungen, Traumata, Leberfunktionsstörungen.

Frischplasma muß in Abhängigkeit von den Gerinnungsparameter gegeben werden!
Therapie: 4–8 Plasmaeinheiten (800–1600 ml) sind das Mittel der Wahl!
Transfusion über 170–200 μm Filter.

Thrombozytenpräparate
Lagerung: Thrombozytenkonzentrate bei 22 °C max. 72 Std. unter Rotation; thrombozytenreiches Plasma 3–5 Std. bei Zimmertemperatur.

Indikation:
- Persistierende Blutung und Thrombozytenwert ≤ 50.000/μl, möglichst erst nach Stillung der Blutungsquelle einsetzen
- Bei Thrombozytopenie (prophylaktisch), z.B. bei Chemotherapie.

Transfusion (nicht erwärmen) nur über 170–200 µm Filter so schnell wie möglich.

- Transfusionsbesteck bei Thrombozytenkonzentraten
- Bei Thrombozytenkonzentraten keinen Mikrofilter benutzen; nur über Filter der Größe 170–200 µm transfundieren.

Fibrinogen (human)

Gerinnungsfähiges Fibrinogen aus Humanplasma.
- Verstärkte Blutungsneigung durch
  - Angeborene Hypo-, Dys- oder Afibrinogenämie
  - Erworbene Hypofibrinogenämie, z.B. schwere Leberparenchymschäden, gesteigerter intravasaler Verbrauch aufgrund von Operationen, Unfällen, Geburten usw.
- Einzelfaktoren nur bei nachgewiesenem Mangel substituieren!
- *Kritische Grenze* des Fibrinogens: < 100 mg/dl (normal 200–450 mg/dl).

Zubereitung:
50 ml Wasser für Injektionszwecke

Transfusion: Über Infusionsbesteck infundieren (200 µ).

Prothrombinkomplex (human)

Konzentrat der Gerinnungsfaktoren II, VII, IX, X. **PPSB: P**rothrombin(Faktor II), **P**roconvertin (Faktor VII), **S**tuart-Faktor (Faktor X), antihämophiler Faktor **B** (Faktor IX).

Indikation:
- Verstärkte Blutungsneigung durch angeborene Gerinnungsstörungen
  - Z.B. Mangel der Faktoren II, VII, IX, X
  - Erworbene Gerinnungsstörungen ☞ Fibrinogen
- Einzelfaktoren nur bei nachgewiesenem Mangel substituieren!
- *Kritische Grenze* wird durch den Quickwert bestimmt: Quick ≤ 40 % als Richtwert.

Zubereitung und Transfusion:
- Mit beiligenden 20 ml Wasser für Injektionszwecke auflösen
- Mit 20 ml Spritze verabreichen
- Substitution anhand folgender Formel: Körpergewicht (KG) x gewünschter Faktoranstieg (%) x 1,2.

Antithrombin III (AT III)

Kybernin® (human).

Indikation:

- Zur Prophylaxe und Therapie thromboembolischer Komplikationen
- Angeborener Mangel an Antithrombin III
- Erworbener Mangel an Antithrombin III, z.B. bei größeren Blutverlusten durch Traumata oder Operationen
- Kritische Grenze des AT III < 70 % als Richtwert
- Einzelfaktoren nur bei nachgewiesenem Mangel substituieren!

Zubereitung und Transfusion:

- Mit beiligenden 20 ml Wasser für Injektionszwecke
- Über 20 ml Spritze verabreichen
- Substitution anhand folgender Formel: Körpergewicht (KG) x (aktuelle AT-III-Aktivität (%) x 2/3).

Dosierung der Gerinnungspräparate

Die folgende Tabelle gibt nur Dosierungsrichtwerte an. Die genaue Substitutionsmenge wird vom Arzt verordnet und ist von der Art und Ausprägung des Faktorenmangels abhängig (angeborener Mangel oder akuter Blutverlust).

Dosierungsrichtwerte von Gerinnungspräparaten

Faktormangel	Präparat	Grenzwert	Normalwert	Dosisrichtwert
Fibrinogen	Haemo-complettan (HS)	Fibrinogen < 100 mg/dl	200–400 mg/dl	je nach Wert: 1–2 g Fibrinogen
Prothrombin PPSB	Beriplex® P/N 500/1000	Quickwert < 40 %	80–100 %	je nach Wert: 1 I.E./kg KG hebt den Quickwert um ca. 1 % an
AT III	Kybernin® HS 1000	AT III Wert < 70 %	100 %	je nach Wert: kg KG x Aktivität % x 2/3

Achtung bei Patienten der Glaubensrichtung Zeugen Jehovas: Sie dürfen weder Erythrozytenkonzentrate, gefrorenes Frischplasma, Thrombozytenkonzentrate, Gerinnungsfaktoren noch Albuminlösungen erhalten!

3.3.5 Anwärmmethoden

3

Plasmatherm®
Zwischen warmwassergefüllten Kissen werden 2–4 Erythrozytenkonzentrate oder 2–4 Frischplasmen gleichzeitig erwärmt.

Vorteil
- Keine Kontaminationsgefahr mit Wasser
- Schonende Erwärmung der Konserven und des Frischplasmas
- Stabile Temperaturverhältnisse
- Vorprogrammierbare Erwärmungszeit
- Überhitzungsschutz
- Leichte Reinigung und Wartung.

Nachteile
- Relativ lange Anwärmzeit:
  - Erythrozytenkonzentrate 15–20 Min.
  - Frischplasma 20–30 Min.

Mikrowellengerät
Erwärmen bzw. Auftauen durch Mikrowellen.

Vorteile
- Geeignet bei Massivtransfusionen wegen kurzer Anwärmzeiten:
  - Erythrozytenkonzentrate 3–5 Min.
  - Frischplasma 5–8 Min.
- Überhitzungsschutz
- Leichte Reinigung und Wartung.

Nachteile
- Nur geringflächige Bestrahlung
- Evtl Hämolyse bei Erythrozytenkonzentraten durch punktförmige Bestrahlung
- ✔ Verfahren heutzutage nur noch bedingt zugelassen!

Durchlauferwärmung

Erwärmung des Konservenblutes während der Transfusion durch ein spiralförmig angeordnetes Erwärmungsgerät (Astotherm®, Infusotherm®).

Vorteile

- Jederzeit verfügbare Methode
- Leicht zu bedienen
- Überhitzungsschutz nur bedingt.

Nachteile

- Keine genaue Kontrolle der Temperatur
- Oft zu langsame Fließgeschwindigkeit
- Frischplasma muß vorher aufgetaut werden
- Relativ unsicherer Überhitzungsschutz
- Kann jeweils nur ein Erythrozytenkonzentrat oder ein Frischplasma erwärmen.

Warmwasserbad

Merke:

Die Erwärmung von Erythrozytenkonzentraten oder Frischplasma im Warmwasserbad, z.B. in Waschbecken, Eimer, Schüsseln ist aufgrund folgender Nachteile heutzutage nicht mehr zugelassen:

- Kein Überhitzungsschutz
- Ungleichmäßige Erwärmung
- Warmes Wasser muß ständig nachgefüllt werden
- Kontaminationsgefahr der EK's und Frischplasmen durch Mikroperforationen im Konservenbeutel.

3.3.6 Komplikationen der Transfusionstherapie

Wie jedes Arzneimittel können Blut und Blutpräparate nicht nur eine erwünschte Wirkung, sondern auch eine Nebenwirkung hervorrufen. Schwerste Nebenwirkung einer Transfusion ist der akute hämolytische Transfusionszwischenfall, der durch Gabe von verwechseltem (nicht für den Patienten bestimmtem Blut) verursacht wird. 80 % der Transfusionszwischenfälle sind auf diese Fehltransfusionen zurückzuführen! Daher ist **vor** der Transfusion die Blutgruppen-Übereinstimmung von Spender und Empfängerblut zu prüfen.

Klassifizierung von Komplikationen
Immunologische Komplikationen
- Akuter hämolytischer Transfusionszwischenfall
- Verzögerte hämolytische Transfusionsreaktion
- Allergisch-anaphylaktische Transfusionsreaktion
- Febrile Transfusionsreaktion
- Morbus haemolyticus neonatorum
- Übertragung von Infektionskrankheiten.

Nicht immunologische Komplikationen
- Akutes posttransfusionelles Lungensyndrom
- Metabolische Veränderungen.

Immunologische Komplikationen

Akuter hämolytischer Transfusionszwischenfall (Fehltransfusion)
Ursache: Transfusion von blutgruppenunverträglichem Konservenblut →
Antigen-Antikörper-Reaktion.

Symptome
- Übelkeit
- Unruhe
- Fieber
- Flush
- Atemnot, Zyanose
- Tachykardie, Hypotonie bis zum Schock
- Hämaturie, Oligurie-Anurie
- Verbrauchskoagulopathie, Ikterus (Mortalität 10–50 %).

Diagnose: freies Hämoglobin im Serum und Urin, Serologie positiv.
Therapie: Transfusion sofort beenden, Gerinnungs- und Nierenfunktions-
störungen behandeln, hochdosierte Kortikosteroidgabe, Schocktherapie,
evtl. kardiopulmonale Reanimation und Beatmung.

Verzögerte hämolytische Transfusionsreaktion
Ursache: anamnestische Immunreaktion.
Symptome: Anämie, Fieber, Ikterus, selten Hämoglobinurie.
Therapie: Serologische Untersuchung auf Antikörper - D, Kell usw.

Febrile Transfusionsreaktionen

Ursache: Übertragung von HLA-Antigenen durch eine Transfusion.

Symptome
- Fieber, Schüttelfrost
- Tachykardie
- Zyanose, evtl. Schock.

Therapie: Gabe von Antipyretika, Antihistaminika, evtl. Schockbekämpfung.

Allergisch-anaphylaktische Transfusionsreaktionen

Ursache: Immunisierung gegen Plasmaprotein und Immunglobulin A (IgA).

Symptome
- Juckreiz, Urtikaria
- Flush
- Atembeschwerden
- Tachykardie, anaphylaktischer Schock.

Therapie: Transfusion sofort beenden, Gabe von Antihistaminika, Sauerstoffgabe, Schockbekämpfung, evtl. kardiopulmonale Reanimation.

Morbus haemolyticus neonatorum (fetale Erythroblastose)

Ursache: spezifische Antikörper gegen erythrozytenständige Rhesusantigene; meist Anti –D.

Symptome
- Anämie
- Bilirubinanstieg, Ikterus, Kernikterus
- Hypoxie
- Milz-Leber-Hypertrophie
- Hypoalbuminämie
- Blutungen, Abfall der Gerinnungsfaktoren.

Therapie: je nach Schweregrad der klinischen Symptomatik:
- Albumingabe
- Phototherapie
- Phenobarbital – Medikation
- Austauschtransfusionen.

Übertragung von Infektionskrankheiten
Ursache: Infizierte Konserve, z.B. mit Erregern von Hepatitis, Cytomegalie, AIDS, Lues, Malaria.

Therapie: in Abhängigkeit des Erregers.

Prophylaxe:
- Reihenuntersuchungen von Blutspendern
- Hepatitis-Impfung von medizinischem Personal.

3

_____ **Nicht immunologische Transfusionsreaktionen**

Akutes posttransfusionelles Lungensyndrom
Ursache: Aggregatbildung der Leukozyten in den Lungenkapillaren.

Symptome
- Dyspnoe
- Zyanose
- Evtl. Schock.

Therapie
- Transfusion sofort beenden
- Sauerstoffzufuhr
- Schockbekämpfung, ggf. Beatmung.

Metabolische Veränderungen
Meist durch Massivtransfusionen hervorgerufen.

Symptome
- Metabolische Azidose
- Zitratintoxikation
- Hyperkaliämie
- Kälte.

Therapie: in Abhängigkeit des auslösenden Faktors.

3.3.7 Fremdblutsparende Verfahren

Fremdblutübertragungen können reduziert werden, wenn bekannt ist, wieviel Konservenblut im Durchschnitt für die Operation benötigt wird. Daher sollte jede Abteilung einen operativen Transfusionsplan erstellen. Fremdblutsparende Maßnahmen kommen vermehrt bei Elektiveingriffen zum Einsatz, da sie oft 2–4 Wo. Vorbereitungszeit in Anspruch nehmen. Es gibt jedoch auch Ausnahmen in der Unfall- und Gefäßchirurgie.

Präoperative Eigenblutspende (EBS)

Möglichkeiten der präoperativen Eigenblutspende sind:
• Vollblutspende
• Erythrozytenkonzentrat und gefrorenes Frischplasma (Separation)
• Normovolämische Hämodilution (NHD).

Vollblutspende
Eigenblut, welches steril in Transfusionsbeuteln gesammelt wird. Erythrozyten und Plasma werden nicht separiert. Je nach Bedarf und Regeneration des Patienten werden insgesamt 500–1500 ml Blut entnommen und bei +3 bis +8 °C bis zu 28 Tagen gelagert.

Indikation
• Patienten mit Elektiveingriffen, z.B. Gefäßoperationen, Hüft- oder Kniegelenksersatz, Hysterektomie, Plastische Chirurgie, ZMK-Operationen
• Wenn keine Separation (Auftrennung) des Vollblutes in der Klinik möglich ist.
✔ Je älter die Vollblutkonserve, umso minderwertiger die Qualität der Sauerstoffträger.

Transfusion über 40 μm Filter (Buffy-coat).

Separiertes Vollblut
Eigenblut, welches in Erythrozytenkonzentrat und in Frischplasma getrennt wird. Je nach Bedarf und Gesundheitszustand des Patienten werden insgesamt 500–1500 ml Blut entnommen.
Lagerung des separierten Blutes erfolgt getrennt:
• EK bei +3 bis +8 °C bis zu 42 Tage
• FFP bei - 28 bis - 30 °C bis zu 365 Tagen.

Indikation
☞ Vollblutspende
Transfusion über 170–200 μm Filter.
Das am kürzesten separierte EK sollte als erstes retransfundiert werden, da die Sauerstoffträger noch am aktivsten sind.

Normovolämische Hämodilution (NHD)
Prinzip
Unmittelbar präoperativ wird autologes Vollblut abgenommen im Austausch von kolloidalen Volumenersatzmitteln (z.B. Hämaccel 35®, Plasmasteril®, HAES-steril® 10 %®). Intraoperativ kommt es zum Verlust von erythrozytenärmeren Blut. Die Retransfusion der autologen Konserve erfolgt nach dem Blutverlust.

Vorteile
- Hochwertiges „Warmblut" mit intakten Thrombozyten und Gerinnungsfaktoren
- Keine Infektionsgefahr durch homologe Blutpräparate
- Verbesserung der Mikrozirkulation durch Absenken des Hämatokrits
- Abfall des peripheren Gefäßwiderstandes
- Zunahme des venösen Rückstromes und des Herzzeitvolumens
- Geringere Wundheilungsstörungen
- Thrombose- und Embolieprophylaxe durch Verminderung der Viskosität.

Indikation
- Wenn andere blutsparende Verfahren nicht möglich sind
- Als Ergänzung zu anderen Verfahren
- Einsparung homologer Blutpräparate
- Patienten mit Polyzythämie.

Voraussetzung
- Normovolämie
- Kardiopulmonale Leistungsfähigkeit.

Vorgehen
- 500–1000 ml Vollblut werden präoperativ (vor oder nach Narkoseeinleitung) unter engmaschiger Kontrolle der Vitalparameter steril in einen Konservenbeutel entnommen
- Während der Entnahme wird der Konservenbeutel per Schaukelwaage oder manuell gut gemischt
- Parallel wird kontralateral ein Plasmaexpander infundiert

- Schlauchenden verplomben, Konserve beschriften mit Name, Vorname, Geburtsdatum, Abnahmedatum, -uhrzeit
- Bei Raumtemperatur lagern
- Vor der Retransfusion Bedside-Test durchführen (☞ 3.3.3).

Transfusion über 170–200 µm Filter; Rücktransfusion direkt postoperativ innerhalb von 6 Std.

_____ Cell – Saver® (maschinelle Autotransfusion)

Cell–Saver® (maschinelle Autotransfusion) = Separationszentrifuge. Dadurch wird die intraoperative Aufbereitung und Retransfusion von steril gewonnenem Patientenblut aus dem Operationsgebiet möglich.

Funktionsprinzip
- Blut im Reservoir sammeln; heparinisieren
- Blut zentrifugieren (Glocke)
- Blut mit steriler NaCl-Lösung waschen
- Blut retransfundieren.

Indikation
- Geplante, blutreiche Operationen, bei zu erwartenden Blutverlusten von mehr als 1000 ml, z.B. TEP-Wechsel, Gefäßoperationen (in Verbindung mit EBS und NHD)
- Notoperationen mit großem Blutverlust, z.B. rupturiertes Bauchaortenaneurysma
- Polytraumen mit Bauch- und Thoraxbeteiligung.

Kontraindikation
- Bakterielle Kontamination (Sepsis)
- Tumorchirurgie
- Offene Darmoperationen.

Vorbereitung
✔ Einsatz des Cell - Saver® ist erst rentabel, wenn wenigstens zwei Fremderythrozytenkonzentrate eingespart werden können

Die Vorbereitung und Bestückung des Cell-Saver® ist vom jeweiligem Hersteller abhängig. Im allgemeinen werden benötigt:

- Sterile Zentrifugenglocke:
  - Es gibt unterschiedliche Glockengrößen für Erwachsene und Kinder: Für Erwachsene 225 ml - Glocke; für Kinder 40–125 ml - Glocke
- 1000 ml NaCl 0,9 % - Beutel mit Heparinzusatz (je nach Gerät 25–30.000 IE Liquemin®N)
- Steriles Schlauchsystem
- Steriler Abfallbehälter
- Retransfusionsbeutel
- Transfusionsbesteck.

3

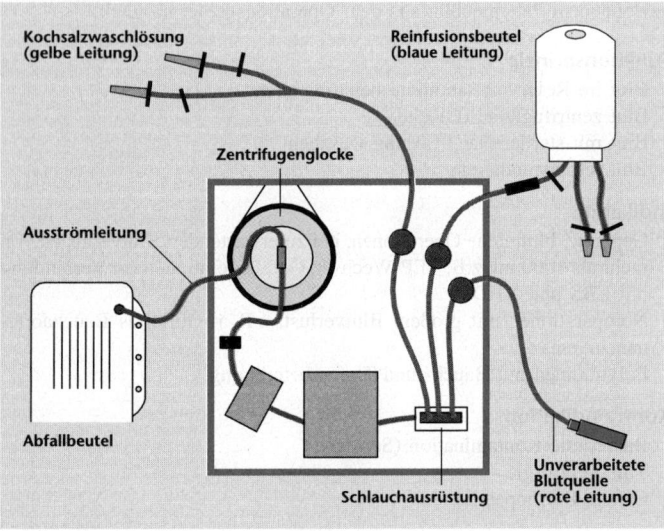

Kochsalzwaschlösung (gelbe Leitung)

Reinfusionsbeutel (blaue Leitung)

Zentrifugenglocke

Ausströmleitung

Abfallbeutel

Schlauchausrüstung

Unverarbeitete Blutquelle (rote Leitung)

Abb. 3.8: Bestückung des Cell-Saver® [L157]

Inbetriebnahme des Gerätes

- Eine OP-Schwester übergibt einen sterilen Doppellumensauger an das Anästhesiepersonal
- Anschluß des Saugers an ein Kardiotomiereservoir (Priming mit ca. 150 ml heparinisierter NaCl-Lösung)

- Gleichzeitig Anschluß des Reservoirs an Vakuumanlage (Sog zwischen 30 und 60 mmHg)
- Tropfgeschwindigkeit der heparinisierten NaCl-Lösung. abhängig von Stärke der Blutung einstellen
- Das Gerät sammelt, entschäumt und filtert Blut im Reservoir
- Bei Füllung des Reservoirs mit ca. 1000 ml Blut aus dem OP-Gebiet Cell-Saver zum Spülen vorbereiten
- Gesammeltes Blut wird über ein Rollenpumpensystem in die Zentrifugenglocke weitergeleitet
- Waschen mit 1000–1500 ml NaCl 0,9 %: Erythrozyten setzen sich ab, Plasma und Spülflüssigkeit laufen über ein Schlauchsystem in einen Abfallbeutel. Die gewaschenen Erythrozyten werden in einen Retransfusionsbeutel gepumpt.

Retransfusion

- Rückgabe des aufbereiteten autologen Blutes innerhalb von 6 Std. an den Patienten
- Die Ausbeute an hochwertigem gewaschenem autologen Blut ist abhängig von der Sorgfalt des Operateurs und der Saugtechnik
- *Transfusion* über 170–200 µm Filter, bei orthopädischen Eingriffen 40 µm Filter (Reduktion des entemulgierten Fettes).
- ✔ Es ist möglich, bei großen Operationen steril gewonnenes Drainagenblut innerhalb von 6 Std. mit demselben Autotransfusionssystem zurückzugeben.

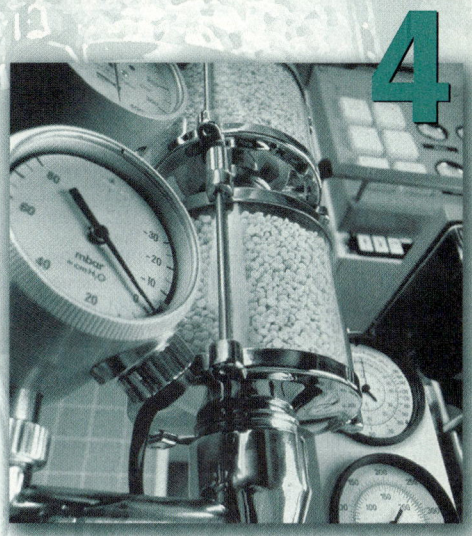

4

Anästhesieverfahren

Martin Allgeier, Laila Schmidt, Viola Breer

4.1 Allgemeinanästhesieverfahren

4.1.1 Maskennarkose

Allgemeinanästhesie als Inhalationsnarkose über die Beatmungsmaske. Die Einleitung dieser Allgemeinanästhesie („Vollnarkose") erfolgt meistens über i.v.-Anästhetika, bei Kindern als Maskeneinleitung über Inhalationsanästhetika. Die Narkoseführung wird zunächst manuell, dann in Spontanatmung, ggf. assistiert fortgeführt.

Vorteile

- Narkoseführung mit dem am geringsten invasivem Eingriff im Nasen-Rachen-Raum
- Erhaltung der Spontanatmung
- Verzicht auf Relaxantien
- Geringer Zeitaufwand → schneller Patientenwechsel möglich
- Gefahr des Laryngospasmus sehr gering.

Nachteile

- Aspirationsgefahr ist erhöht
- Immobilität des Anästhesisten im Notfall, da er für die Beatmung festgelegt ist
- → Die assistierende Pflegekraft muß die Technik der Maskenbeatmung beherrschen.

Indikationen

- Kurzdauernder Eingriff ≤ 45 Min.
- Intubationsprobleme voraussehbar **und** keinerlei Kontraindikation
- Ergänzung einer unbefriedigenden Leitungs- oder Lokalanästhesie
- Gesunder Patient (keine Herz- oder Lungenerkrankungen).

Kontraindikationen

- Nicht nüchterner Patient
- Risikopatient
- Langdauernder Eingriff ≥ 45 Min.
- Eingriffe am Kopf oder im Nasen-Rachen-Raum
- Narkosezwischenfälle in der Anamnese
- Sectio caesarea
- Laparotomien.

Voraussetzungen

Patient

- Nüchternheit
- Keine Erkrankung oder schwerwiegende Veränderung im Nasen-Rachen-Raum
- Prämedikation wie zur Intubationsnarkose
- Patientenunterlagen und Einwilligung überprüfen
- Sicheren Venenzugang legen
- Ruhige Umgebung schaffen.

Lagerung

- Rückenlage oder Steinschnittlage.

Vorbereitung

- Respirator und Absauganlage im betriebsbereiten Zustand
- Guedel-Tubus (verschiedene Größen)
- Maske je nach Größe und Gesichtsform.

Auswahl der Maskengröße nach Patientenalter

Alter	Maskengröße
Frühgeborene	Rendell-Baker Gr.0
Neugeborene	Rendell-Baker Gr.1
1–3 J.	Rendell-Baker Gr.2
4–8 J.	Rendell-Baker Gr.3
Kinder ab 8 J.	Gr.1
Frauen	Gr.2
Männer und sehr adipöse Frauen (und Männer)	Gr.3

Medikamente

- Barbiturate (Trapanal®) oder Propofol (Disoprivan®)
- Kurzandauerndes Opioid (Rapifen®, Ultiva®)
- Ggf. Vagolytikum (Atropin).

Merke:

Bei einer Maskennarkose muß immer das Material zur Intubationsnarkose (☞ 4.1.3) griffbereit vorbereitet sein!

4

Narkoseeinleitung

- **Monitoring** wie zur ITN
  - EKG, RR
  - Pulsoximetrie
- Medikamente n.A. verabreichen. Vor Injektion Angabe des Arztes wiederholen
- Patienten über vorgehaltene Maske Sauerstoff voratmen lassen
- Wenn Patient schläft, Kopfreklination, Esmarch- Handgriff, Maske **dicht** aufsetzen (☞ 5.3.2 und Abb. 5.11)
- Manuelle Beatmung bis Patient beginnt, spontan zu atmen, danach assistierte Beatmung bis Patient ausreichendes AMV erreicht hat, dann Spontanatmung ohne weitere manuelle Manipulation
- Narkosegase (Lachgas und Isofluran, ggf. Halothan, Ethrane, Sevofluran) aufdrehen
- Rasche Aufsättigung, z.B. mit 3–4 % Isofluran und Sauerstoff. Austausch des Luftstickstoffs im Körper durch Gabe von Lachgas, z.B. im Verhältnis Lachgas:Sauerstoff = 2 : 1 und z.B. 1,5–3,5 % Isofluran.

Narkoseführung

- Aufrechterhaltung mit 0,68–1,37 % (individueller Bedarf)
- Maskenbeatmung, assistiert oder kontrolliert, wenn notwendig
- ✔ Mit dem Arzt absprechen, ob Pflegeperson, Krankenpflegeschüler oder Praktikant des Rettungsdienstes Beatmung zum Üben übernehmen kann.

  - ✔ Bei Spontanatmung Überdruckventil öffnen, damit der Patient nicht gegen einen erhöhten Druck atmen muß
  - ✔ Höchstens mit 20 mbar beatmen, sonst wird der Ösophagusverschlußdruck überschritten und es kommt zur Luftinsufflation in den Magen
  - ✔ Während einer Maskennarkose muß die assistierende Pflegekraft immer präsent sein und entweder das Narkoseprotokoll führen oder den Patienten beatmen!

Dokumentation

- Nach Absprache übernimmt die Pflegeperson die Dokumentation, da dem Anästhesist durch manuelle Beatmung des Patienten beide Hände gebunden sind
- Alle Überwachungsdaten im Narkoseprotokoll, Menge der gespritzten Medikamente und Infusionen einschließlich der Gaskonzentrationen, Besonderheiten, Wachheitsgrad bei Übergabe (Patienten sind zumeist

komplett wach und somit zeitlich und örtlich orientiert, besonders nach der Gabe von Disoprivan®).

Narkoseausleitung
- Einige Minuten vor geplantem Narkoseende wird Inhalationsanästhetikum abgestellt (ist individuell verschieden)
- Wenige Minuten vor geplantem Narkoseende:
  - Lachgas abdrehen
  - Assistierte Beatmung mit reinem Sauerstoff, um Lachgasdiffusionshypoxie (☞ 5.4.1) zu vermeiden
- Patient spontan Sauerstoff atmen lassen, bis er ausreichend wach ist.

Überwachung
- Atmung, HF, RR
- Pulsoximetrie
- Endexspiratorisches CO_2
- Pupillenweite.

Postoperative Überwachung
- Patienten lückenlos im Aufwachraum (☞ 9.1) überwachen
- Maske und Atemfilter nach Hygienestandard entsorgen
- Gerät nach Abteilungsstandard aufrüsten
- Verbrauchtes Material auffüllen.

Komplikationen und Gefahren
Maske undicht
→ Andere Maske verwenden
→ Position des Kopfes überprüfen
→ Atemwege auf Hindernisse bzw. Verlegung hin überprüfen
→ Ggf. Guedeltubus verwenden (z.B. bei Zahnprothesenträgern)
→ Bei Vollbart Maskengröße individuell variieren.

Erbrechen
→ Erbrochenes absaugen und Patienten sofort intubieren.

Husten und Laryngospasmus
→ Narkose vertiefen
→ F_iO_2 0,1 (oder 100 % Sauerstoff)
→ Intubation.

Bronchospasmus

→ Ggf. relaxieren und anschließend intubieren
→ Bronchospasmus medikamentös durchbrechen.

Vagusreiz

• Meist bei ungenügender Narkosetiefe oder bei starkem Schmerzreiz, z.B. Zug am Peritoneum
• Bei Husten, Bronchospasmus, Bradykardie, Rhythmusstörungen, Asystolie
→ Gabe von Atropin.

4.1.2 Narkoseführung mit der Larynxmaske

Neben der Maskennarkose und der endotrachealen Intubation ist die Larynxmaske eine weitere Methode zur Beatmung während einer Allgemeinanästhesie.

Gegenüber der **Maskennarkose** werden die oberen Luftwege zuverlässig freigehalten, jedoch besteht kein 100%iger Aspirationsschutz. Damit ist es eine sichere Möglichkeit, v.a. Patienten mit Intubationsschwierigkeiten zu beatmen. Weitere Vorteile bestehen in der größeren Bewegungsfreiheit für den Anästhesisten; die Atemwegswiderstände sind im Vergleich zum endotrachealen Tubus gering.

Im Vergleich zur **endotrachealen Intubation** ist die Anwendung der Larynxmaske ein atraumatischer Eingriff:

→ Hals- und Schluckbeschwerden bleiben postoperativ aus; v.a. für Patienten, die beruflich mit ihren Stimmbändern arbeiten (Sänger, Sprecher etc.) entscheidend
→ Bessere Toleranz durch den Patienten → kein Relaxans notwendig
→ Gefahr des Laryngospasmus geringer.

Hinzu kommen ökonomische Vorteile durch Einsparung von Medikamenten. Dem gegenüber steht jedoch der relativ hohe Anschaffungspreis für die wiederverwendbare Larynxmaske.

Nachteile

• Dichtigkeit des Atemsystems im Vergleich mit dem Endotrachealtubus weniger gut:
  - Undichtigkeit bei Beatmungsdruck über 25 cmH$_2$O
  - Kein sicherer Aspirationsschutz im Gegensatz zum Trachealtubus

- Gefahr der Deplazierung während der Narkose
- Anschaffungspreis der Larynxmaske noch relativ hoch.

Indikationen

- Kurz oder mittellang dauernde Narkosen (bis ca. 2 Std.), z.B. in der Urologie, Gynäkologie, Chirurgie, Orthopädie
- Bei Patienten der Kategorie ASA 1 und 2 (mit Vorbehalt auch ASA 3).

Kontraindikationen

- Alle nicht nüchternen Patienten, Sectio caesarea (Schwangere gelten grundsätzlich als nicht nüchtern) etc.
- Indikation zur Ileuseinleitung
- OP's im Nasen-Rachen-Raum (relative Kontraindikation)
- OP's mit erhöhter Gefahr des Erbrechens oder der Regurgitation (Laparotomien)
- Lungenerkrankungen mit hohen Beatmungsdrücken.

Vorbereitung

Es gelten die allgemeinen Vorbereitungen zur Narkose (☞ 5), Medikamente nach Absprache mit dem Anästhesisten vorbereiten.

Layrynxmaske

- Larynxmaske in patientengerechter Größe wählen, sowie zwei weitere Masken als Ersatz bereithalten (eine Nummer größer und eine kleiner)
- ✔ Luftkissen auf Dichtigkeit prüfen, danach Luftkissen vollständig entlüften und Gleitmittel (Silikonspray (kann auch Gleitöl sein), Xylocain® Gel) auftragen
- ✔ Luftkissen vollständig entlüften.

Auswahl der Größe der Larynxmaske nach Alter und notwendiges Volumen zum Befüllen

Alter	Größe	Füllvolumen
Neugeborene und Säuglinge bis 6,5 kg	1	2–5 ml
Kinder bis zu 20 kg	2	2–10 ml
Kinder mit 20–30 kg KG	2,5	15–20 ml
Kinder über 25 kg und kleine Erwachsene	3	20–35 ml
Erwachsene	4	30–40 ml
Erwachsene > 90 kg	5	40–50 ml

4

Narkoseeinleitung

- Monitoring
  - EKG
  - Blutdruck
  - Pulsoximetrie
  - Endexspiratorisches CO_2
  - Pupillenweite
- Einleitung der Narkose mit Disoprivan®, da bessere Reflexdämpfung des Hypopharynx als bei Barbituraten oder Etomidat
- Unter Führung des Zeigefingers Tubus am harten Gaumen entlang bis an den Zungengrund einführen (ärztliche Tätigkeit)
- ✔ WICHTIG: schwarzer Mittelstreifen muß nach oben zeigen
- → Pflegeperson ggf. Unterkiefer nach unten halten, evtl. Esmarch-Handgriff
- Winkel an der Rachenhinterwand muß dabei überwunden werden, die Maske vorschieben, bis die Spitze des Luftkissens im Ösophaguseingang liegt (federnder Widerstand ist zu spüren)
- ✔ Ist ein Hindernis beim Vorschieben der Kehlkopfmaske spürbar, ist ggf. das Luftkissen nicht ganz luftleer (bei manchen Patienten läßt sich die Larynxmaske jedoch mit weniger Luft besser vorschieben)
- Luftkissen aufblasen
  - Aufblasvorgang bringt die Maske in die richtige Position: Maske macht Aufwärtsbewegung (bei Erwachsenen bis 1,5 cm)
- ✔ Merke: Während des Aufblasens die Maske nicht festhalten.

Korrekte Lage kontrollieren

- Thoraxbewegungen beobachten
- Lunge auskultieren
- Werte der O_2-Sättigung + ECO_2

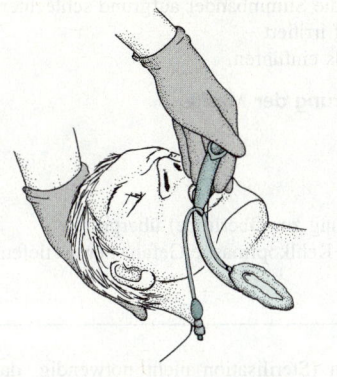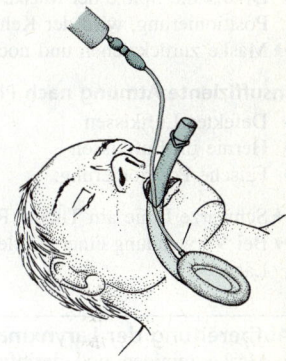

Abb. 4.1: Vorschieben der Larynxmaske [A300–157]

Narkoseführung
☞ 4.1.3 Intubationsnarkose

Narkoseausleitung
- Etwa 15 Min. vor OP-Ende Inhalationsanästhetika abdrehen
- Narkosegerät auf manuell-spontan umschalten
- Patient manuell beatmen
- Ca. 5 Min. vor OP-Ende N$_2$O abdrehen, O$_2$ auf 6 l hochdrehen
- Ggf. assistierte Beatmung
- Bei ausreichender Eigenatmung Larynxmaske komplett entblocken und entfernen
- Ggf. Patient über Beatmungsmaske einige Minuten reinen O$_2$ atmen lassen.

Komplikationen und Gefahren
Husten, Pressen
✔ Beim Husten und Pressen des Patienten aufgrund einer zu flachen Narkose besteht Gefahr der Aspiration!

Erbrechen
→ Erbrochenes absaugen und Patienten endotracheal intubieren ☞ 4.1.3
→ Ggf. Kopftieflage zur Aspirationsprophylaxe

Laryngospasmus

- Drückt die Spitze der Maske auf die Stimmbänder aufgrund schlechter Positionierung, wird der Kehlkopf irritiert
→ Maske zurückziehen und nochmals einführen.

Insuffiziente Atmung nach Plazierung der Maske

- Defektes Luftkissen
- Hernie im Luftkissen
- Falsche Positionierung:

→ Schwarze Linie am Tubus (Richtung zur Oberlippe) überprüfen
→ Bei Verwendung einer zu kleinen Kehlkopfmaske Gefahr der zu tiefen Lage.

Aufbereitung der Larynxmaske

- Maske reinigen und desinfizieren (Sterilisation nicht notwendig, da Mundraum auch nicht keimfrei ist)
→ Funktionstüchtigkeit der Larynxmaske kontrollieren
→ Mit leicht gefülltem Luftkissen (ca. 10 ml) einschweißen.

4.1.3 Intubationsnarkose (ITN)

Meistverwendete, universale Anästhesietechnik mit dem Vorteil freier, gesicherter Atemwege. Prinzip: Allgemeinanästhesie („Vollnarkose") nach verschiedenen Verfahren mit endotrachealer Intubation und Beatmung. Intubation für Narkosezwecke erfolgt nach intravenöser Narkoseeinleitung überwiegend transoral, bei gegebener Indikation auch transnasal, selten über eine Tracheotomie; im Notfall als ultima ratio über eine Koniotomie.
✔ Die Intubationsnarkose ist die sicherste Methode, eine Vollnarkose durchzuführen, da sie die Luftwege sicher vor Aspiration schützt und die Sauerstoffversorgung gewährleistet.

Nachteile

- Notwendige Relaxierung des Patienten
- Nach einer ITN ist die Gefahr des Laryngospasmus größer als bei allen anderen Arten der Vollnarkose
- Heiserkeit und Halsschmerzen nach Extubation.

Indikation

- Narkosezeiten ≥ 45 Min.
- Bei Kontraindikation einer Regional- oder Lokalanästhesie
- Nicht nüchterner Patient
- Eingriffe im Brust- oder Thoraxbereich
- Große Knocheneingriffe, z.B. bei Schenkelhalsoperationen
- Sectio caesarea (wenn keine PDA gemacht wird oder diese schlecht sitzt)
- Extrem adipöse Menschen (wegen erhöhter Aspirationsgefahr)
- (Sehr) alte Menschen mit Herz-Kreislauf-Erkrankungen
- Asthma bronchiale (wegen erhöhtem Beatmungsdruck)
- Unzureichende Beatmung mit der Maske oder Larynxmaske.

Kontraindikation

Es gibt keine Kontraindikation, da es im Zweifelsfall um das Leben des Patienten geht.

Vorbereitung

Patient

- Nüchternheit außer bei einem Notfall ! (Ileuseinleitung ☞ 4.1.4)
- Ruhige Umgebung schaffen
- Patientenunterlagen und Einwilligung überprüfen
- Sicherer Venenzugang mit laufender Infusionslösung (z.B. Ringerlactat)
- **Lagerung:** Rückenlage oder Steinschnitt
- **Monitoring**
  - EKG
  - Blutdruck
  - Pulsoximetrie

Medikamente

Je nach Anästhesieverfahren:

- Vagolytikum (Atropin)
- Propofol (Disoprivan®, oder Barbiturat (Trapanal®), Etomidat®
- Muskelrelaxans (Lysthenon®, Nimbex®, Pancuronium®, Norcuron®)
- Opioid (Fentanyl, Sufenta®, Ultiva®)
- Ggf. Neuroleptikum (Dehydrobenzperidol®).

Zubehör

Intubationsbesteck (☞ 5.1)

4

Checkliste Intubation

✔ Vorbereiteter Tubus, ggf. mit Führungsstab und Gleitmittel versehen?
  - Männer: Ch. 32 oder 34 (8.0 oder 8.5 mm)
  - Frauen: Ch. 30 oder 32 (7.5 oder 8.0 mm)
✔ Ersatztubus griffbereit?
✔ Blockerspritze 10 ml oder Cuffdruckmesser
✔ Atraumatische Klemme (z.B. mit Gummi überzogen)
✔ Funktionstüchtiges Laryngoskop mit Spatel passender Größe
✔ Ersatzspatel griffbereit?
✔ Magillzange (Spitzen mit Pflaster oder Plastik geschützt), bei nasaler Intubation
✔ Zahnschutz
✔ Steriles Tuch zur Ablage des Tubus
✔ Guedeltubus (Erwachsene: Größe 3 oder 4) griffbereit?
✔ Einmalhandschuhe
✔ Tubusfixierung: Mullbinde bzw. 2 schmale Pflasterstreifen (25 cm lang) schneiden
✔ Stethoskop zur Auskultation nach der Intubation
✔ Funktionstüchtige Absaugung mit passendem Absaugkatheter bestückt? Absauggerät mit Absaugkatheter auf Funktion überprüfen: Ende des Absaugschlauches zuhalten und vorhandenen Sog an der Manometeranzeige (mind. 0,6 bar) überprüfen
✔ Funktionstüchtiges, überprüftes Beatmungsgerät mit Handbeatmungsbeutel
✔ Richtige Größe der Beatmungsmaske
✔ Beatmungsbeutel griffbereit?
✔ Narkosemedikamente und Notfallmedikamente nach Absprache.

Narkoseeinleitung

Gabe der Medikamente nach ärztlicher Anordnung
- Atropin nach Herzfrequenz
- Patient präoxigenieren: über vorgehaltener Maske O_2 atmen lassen
- Präcurarisierung mit nichtdepolarisierendem Muskelrelaxans, z.B. Norcuron®
- Opioidgabe
- Einleitungshypnotikum
- RR-Messung, Puls fühlen
- Bei Bewußtseinsverlust und Atemdepression → Patient beatmen mit 100 % O_2
✔ Inspirationsdruck max. 20 cm H_2O wegen Ösophagusverschlußdruck
- Ist die Maskenbeatmung sicher durchführbar → vollständige Relaxierung

- Intubation bei ausreichender Relaxierung
- Tubus nach Gehör blocken , d.h. es wird nur soviel Luft in den Cuff gegeben, bis keine Nebengeräusche mehr zu hören sind
- Beatmung des Patienten mit Narkosegas, N_2O (etwa 4 l) und O_2 (etwa 2 l)
- Lagekontrolle des Tubus durch Auskultation
- Ggf. Guedeltubus einführen
- Tubus fixieren
- Erneute Lagekontrolle des Tubus.

Narkoseführung

- Kontrolle der Narkosetiefe und Beatmung durch:
  - EKG, Herzfrequenz
  - RR
  - Pulsoximetrie
  - Endexspiratorisches CO_2
  - Abwehrbewegungen
  - Anstieg des Beatmungsdruckes
  - Pupillenweite

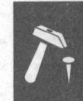

- Kurz vor Hautschnitt erneut Opioid geben oder Narkosegas kurzfristig erhöhen
- Narkose wird so flach wie möglich geführt, jedoch so tief, daß keine unerwünschte kardiovaskuläre Stimulation erfolgt oder der Patient aufwacht
- Auch low-flow- oder minimal-flow-Anästhesie möglich
- Ggf. nachrelaxieren
- ✔ Während einer Intubationsnarkose muß die assistierende Pflegekraft immer erreichbar sein.

Narkoseausleitung

- ☞ 5.4
- Übergabe an AWR bei stabilem Kreislauf, suffizienter Spontanatmung und intakten Schutzreflexen.

Komplikationen und Gefahren ☞ **Kap. 5 und 7**

4.1.4 Ileuseinleitung

Jeder nichtnüchterne Patient bietet für eine Narkose Probleme aufgrund des fehlenden Magenverschlusses, dem fehlenden Hustenreflex und Trachealverschluß. Bei Ileus besteht zudem ein Rückstau von Darminhalt im Gastrointestinaltrakt → Gefahr der Aspiration ist hoch (☞ 7.1.2). Zum Schutz davor muß bei jedem Patienten, bei dem die Nüchternheit nicht eindeutig ist, eine Ileuseinleitung (Crush-Intubation) erfolgen.

Indikationen
- Patienten mit Ileus
- Jeder nicht nüchterne Patient, z.B. Notfälle, Polytraumen
- Erhöhtes Nüchternsekret, z.B. bei Nahrungskarenz > 14 Std.
- Schwangere ab dem 2. Trimenon
- Patienten mit Erkrankungen des Magen-Darm-Traktes und verzögerter Magenentleerung: Magenausgangsstenose, Ösophagusdivertikel, Gastrointestinalblutungen, Rückstau von Gallensaft
- Patienten mit hoher Magensaftproduktion, z.B. durch langes Warten auf die Operation
- Patienten mit erhöhtem intraabdominellen Druck, z.B. bei Geburtswehen, Druck durch intraabdominellen Tumor, Aszites
- Patienten mit HNO-Blutungen und Gesichtstraumen
- Patienten mit Intoxikationen
- Patienten mit Hirndruck
- Extrem adipöse Patienten.

Vorbereitung
Wenn genügend Zeit besteht
Die nachstehenden Angaben sind von Klinik zu Klinik unterschiedlich:
- H_2-Rezeptorenblocker Sostril®:
  - Am Vorabend 150 mg p.o. oder i.v.
  - OP-Tag ca. 6.00 Uhr 150 mg p.o. oder i.v.
- 60 Min. vor OP Paspertin® i.v.
- 20 Min. vor OP 10–30 ml Natriumzitrat p.o.

Wenn nicht genügend Zeit besteht
- Großlumige Magensonde legen
- Mageninhalt über eine Magensonde absaugen
- Magensonde zur Narkoseeinleitung wieder entfernen, da sie eine Leitschiene für den Magensaft darstellt

- Je nach Anordnung Gabe von Antiemetika, H_2-Rezeptorenblocker, Antazida, z.B. Maaloxan® oder Natriumzitratlösung.

Lagerung

Die Ileuseinleitung kann entweder in Kopftieflagerung (Trendelenburg-Lage) oder in Oberkörperhochlagerung erfolgen:
- Rückenlage mit einer Oberkörperhochlagerung von 45°
- ➜ Verhindert das passive Hochsteigen des Mageninhalts (passive Regurgitation)
- ✔ Vorsicht: RR ↓
- Trendelenburglage: Oberkörpertieflagerung 30–40°
- ➜ Die Kopftieflagerung hat den Vorteil, daß sie eine Aspiration sicher vermeidet (kein passiver Eintritt in die Trachea), aber die Regurgitation fördert, so daß es während der Intubation zu einer Sichtbehinderung des Anästhesisten kommen kann
- ➜ Schocklage als positiver Nebeneffekt.

Zubehör

- Vollständiges Material zur Intubation (☞ 5.1)
- Ggf. Medikamente zur Narkoseeinleitung doppelt aufziehen
- Zweites leistungsstarkes Absauggerät in Betrieb, z.B. OP-Sauggerät mit großlumigen Absaugkatheter
- Tubus prüfen und Blockerspritze bereits aufsetzen
- ✔ Ggf. Tubus eine Nummer kleiner als üblich wählen
- Führungsstab
- Gleitmittel oder Xylocain®-Spray
- Magensonde
- Magill- Zange
- Ggf. Fußtritt für den Anästhesisten.

Medikamente

- Vagolytikum (Atropin)
- Anästhetikum (z.B. Trapanal®, Disoprivan®)
- Nichtdepolarisierendes Muskelrelaxans (z.B. Nimbex®, Norcuron®)
- Depolarisierendes Muskelrelaxans (Lysthenon®)
  - Wirkt sehr viel schneller, damit sofortige Intubationsbedingungen geschaffen sind
- Opioid.

Narkoseeinleitung

✔ Merke: Bei einer Ileuseinleitung muß die Absaugung immer eingeschaltet sein!
- **Monitoring**
  - EKG
  - Blutdruck
  - Pulsoximetrie

✔ Wegen Gefahr des Erbrechens unbedingt Einmalhandschuhe tragen!

✔ Vor Beginn der Einleitung Narkosetisch nochmals auf Vollständigkeit prüfen und auf eingeschaltete Absaugung achten

✔ Insgesamt zügiges Vorgehen!

- Laryngoskop griffbereit neben den Kopf des Patienten legen
- Laufendes Absauggerät mit aufgestecktem Katheter in Kopfnähe, z.B. OP-Absaugung
- Präoxygenierung: Flow von mind. 8 l/Min. mit dicht sitzender Maske (am besten durchsichtige Maske verwenden). Keine Zwischenbeatmung wegen Gefahr der Magenblähung → Regurgitation!
- Präcurarisierung: Vermeidung von succinylcholinbedingten Magenfaszikulationen
  - 0,025 mg/kg KG Alloferin® i.v.
  - 0,01–0,015 mg/kg KG Norcuron® i.v.
  - 0,015 mg/kg KG Pancuronium® i.v.
- Einleitung:
  - ✔ Vermeidung von Exzitationen → schnell wirkendes i.v.-Hypnotikum injizieren
  - 3–5 mg/kg KG Trapanal® über 30 Sek. i.v.
  - 0,2–0,3 mg/kg KG Hypnomidate® i.v.
  - Sofortige Nachinjektion von 1–1,5 mg/kg KG Lysthenon® i.v. → nach Succinylcholin-Gabe wird die Maske vom Gesicht entfernt

✔ Niemals mit Maske zwischenbeatmen!

Rasche Intubation

- Nacheinander Laryngoskop anreichen, steriles Tuch auf Brust des Patienten legen und Tubus mit aufgesetzter Blocker-Spritze anreichen
→ Sellik-Handgriff („Krikoid-Druck"): Nach Injektion des Narkosemittels bis zum Abschluß der Intubation wird der Kehlkopf durch Druck auf den Ringknorpel (Krikoid) nach hinten gegen die Wirbelsäule verschoben und der Ösophagus dadurch verschlossen (verhindert die Regurgitation)
✔ Dabei keinen Druck auf die Schilddrüse oder den gesamten Kehlkopf ausüben, da sonst die Intubation erschwert wird

✔ Wird der Sellik-Handgriff bei Würgereiz und Erbrechen durchgeführt, besteht die Gefahr der Traumatisierung des Kehlkopfes
→ Rasche Intubation: Tubus sofort blocken („Blitzblockung"), bevor der Führungsstab herausgezogen wird
• Tubuslage überprüfen → erst jetzt den Sellik-Handgriff lösen
✔ Zwischen Narkoseeinleitung und Intubation auf keinen Fall mit der Maske zwischenbeatmen. Die Ausnahme ist bei schwieriger oder unmöglicher Intubation gegeben, dabei aber Sellick -Handgriff beibehalten
→ Magensonde anreichen und nach dem Legen absaugen
• Patient in flache Rückenlage oder spezielle OP-Lagerung bringen
• Narkose vertiefen.

Narkoseführung und Narkoseausleitung entsprechen der ITN (☞ 4.1.3).

Gefahren der „Ileuseinleitung"
• Beschädigung der Zähne
• Fehlintubation
• Verletzung durch den Führungsstab
• Laryngo- oder Bronchospasmus (☞ 7.1.1)
• Bradykardie durch Vagusreiz.

4.1.5　Neuroleptanästhesie (NLA)

Synonym: Neuroleptanalgesie, da ursprünglich nur Fentanyl und hohe Dosen Dehydrobenzperidol® verabreicht wurden. Erst später wurde Lachgas hinzugenommen, um aus dem psychischen Indifferenz-Zustand des Patienten einen Schlaf zu erzielen. **Neuroleptanalgesie Typ 1** ist heute nicht mehr relevant, sie war eine Kombination von i.v.-Analgetika (diverse morphinartige Präparate) und einem Neuroleptikum (diverse Butyrophenone).
Die Neuroleptanalgesie ist ein Zustand der Neurolepsie und Analgesie, der durch die Kombination eines Neuroleptikums und eines Opioids entsteht.

Vorteile
• Geringe Beeinträchtigung der Herz-Kreislauf-Funktion
• Starke Analgesie bei geringer Narkosetiefe
• Nichtverwendung von Narkosegas.

Nachteile
- Kontrollierte Beatmung nötig
- Muskelrelaxierung
- Nicht immer ausreichende vegetative Reflexdämpfung
- Vereinzelt inkomplette Amnesie.

Kontraindikationen für Fentanyl
- Geburtshilfliche Anästhesie vor Abnabelung (Atemdepression des Neugeborenen)
- Asthma bronchiale (Gefahr bei Thoraxrigidität)
- Opiatsucht (höherer Fentanylbedarf).

Kontraindikation für Droperidol
- Hypovolämie und Schock (RR kann lebensbedrohlich abfallen)
- AV-Block 2.° und 3.° (starker Abfall der HF möglich)
- Morbus Parkinson und Therapie mit L-Dopa
- Endogene Depression
- Kinder unter 14 J.
- Epilepsie
- Phäochromozytom.

Indikation
Kleinere Eingriffe wie z.B. Bronchoskopien, Zystoskopien, Röntgenuntersuchungen, Verbandswechsel.
✔ Eine absolute Indikation gibt es nicht! Abhängig von der Indikation sind die Organisationsstrukturen der einzelnen Kliniken wie z.B. AWR, Überwachungsmöglichkeiten, etc.

Kontraindikationen: Größere chirurgische Eingriffe aufgrund der unzureichenden Reflexdämpfung.

Vorbereitung
Übliche Vorbereitung von Patient und Zubehör für eine Intubation und Beatmung (☞ Intubationsnarkose 4.1.3)

Medikamente (Neuroleptanalgesie Typ 2)
- **Opioid**
  - Fentanyl: 0,05–0,1 mg/kg KG (0,05 mg/1 ml), ca. 2/3 langsam injizieren
  - Thalamonal® (Kombination von Fentanyl und DHB®)
  - Rapifen®

✔ Vorsicht: bei zu schneller Injektion von Fentanyl kann es zu krampfartigen Hustenanfällen und Thoraxrigidität kommen!
- Neuroleptikum: 5,0–10,0 mg Dehydrobenzperidol® (1–2 Amp., 1 Amp. enthält 2 ml, 2,5 mg/1 ml)
- Ggf. Atropin (0,5 mg/1 ml) zur Vagusunterdrückung
- **Muskelrelaxans** zur Präcurarisierung
  - Tracrium®
  - Nimbex®
  - Norcuron®
- **Hypnotikum**
  - Disoprivan®
  - Trapanal®
  - Hypnomidate®
- Lachgas (N_2O) ca. 2 l/Min. (Low-flow) oder 4 l/Min. (High-flow) zur Potenzierung des Fentanyl und um eine Hypnose herbeizuführen
- Sauerstoff (O_2) ca. 1 l/Min. (Low-flow) oder 2 l/Min. (High-flow)
✔ Es wird kein Narkosegas verwendet!

Narkoseeinleitung
- **Monitoring**
  - EKG
  - Blutdruck
  - Pulsoximetrie
  - Endexspiratorisches CO_2
  - Pupillenweite
- Ggf. Gabe von Atropin n.A.
- Präcurarisierung n.A.
- Dehydrobenzperidol® n.A.
- Fentanyl n.A.
- Hypnotikum n.A.
- Maskenbeatmung mit O_2
- Vollrelaxierung n.A.
- Intubation und Beatmung mit $N_2O{:}O_2 = 2 : 1$.

Narkoseführung
Bei nachlassender Analgesie (ca. nach 30 Min.) wird die Fentanyl-Gabe wiederholt (0,1 mg bzw. 0,15–0,2 mg bei sehr großen und schweren Patienten).

Narkoseausleitung
☞ 4.1.3 Intubationsnarkose
✔ Aufgrund der Gefahr des Rebound-Effektes sollte der Patient über 3–4 Std. im Aufwachraum (☞ 10) überwacht werden.

4.1.6 **TIVA**

Totale intravenöse Anästhesie bedeutet, daß ausschließlich intravenöse Anästhetika benutzt werden unter Ausschluß von Inhalationsanästhetika. Damit entfällt die Belastung des Personals durch Inhalationsanästhetika und somit auch die Umweltbelastung durch Stickoxide.
✔ Der Nachteil liegt in der schlechteren Steuerbarkeit.

 Laparoskopien: eine Studie besagt, daß es unter Umständen zu Implosionen kommen kann, wenn das CO_2, mit welchem der Bauch gefüllt wird, mit dem N_2O der Beatmung zusammentrifft.

Vorbereitung
Übliche Vorbereitung von Patient und Zubehör für eine Intubation und Beatmung (☞ 4.1.3 Intubationsnarkose).

Medikamente
- Ggf. Dehydrobenzperidol®
- Ggf. Atropin zur Vagolyse
- **Barbiturate/Hypnotika**
  - 5 mg/kg KG Trapanal®
  - 0,15–0,3 mg/kg KG Hypnomidate®
  - 2–2,5 mg/kg KG zur Narkoseeinleitung, 0,1–0.2 mg/kg/Min. im Perfusor
  - 1–2 mg/kg KG Brevimythal®
- **Muskelrelaxantien**
  - 0,5–0,6 mg/kg KG Tracrium®
  - 0,5–0,6 mg/kg KG Nimbex®
  - 0,08–0,1 mg/kg KG Norcuron®
  - 0,04–0,1 mg/kg KG Paneuronium®
  - 0,16 mg/kg KG Alloferin®
  - 0,06–0,09 mg/kg KG Mivacron®
  - 0,6 mg/kg KG Esmeron®

✔ Ggf. depolarisierendes Muskelrelaxans (Lysthenon®) bei adipösen Patienten
- **Opioide**
  - Fentanyl
  - Rapifen®, bei TIVA nicht zu empfehlen, da zu kurze Wirkungsdauer und somit öfters die Dosis repetiert werden muß
  - Sufenta®, Sufenta® mite
  - Ultiva® 0,5–1,0 µg/kg/Min. im Perfusor, Vorteil: nach Abstellen des Perfusors läßt die Wirkung sofort nach und der Patient atmet suffizient spontan.

Narkoseeinleitung

- **Monitoring**
  - EKG
  - RR
  - Pulsoximetrie
  - Endexspiratorisches CO_2
  - Pupillenweite
- Ggf. Gabe von Atropin n.A.
- Präcurarisierung
- Gabe von Opioid n.A.
- Bolusgabe von Disoprivan® n.A.
- Maskenbeatmung mit O_2
- Vollrelaxierung n.A.
- Intubation, Lagekontrolle des Tubus
- Kontrollierte Beatmung Luft : O_2 = 2 l : 1 l.

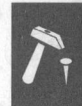

Narkoseführung

Durch die kontinuierliche Zufuhr von Disoprivan® über den Perfusor (0,1–0,2 mg/kg KG/Min.) wird die Narkose aufrechterhalten. Fentanylgaben werden wiederholt oder, je nach OP-Dauer, auf Rapifen® umgestiegen.

Narkoseausleitung

Bei Hautnaht wird Zufuhr von Disoprivan® abgeschaltet. Die Extubation erfolgt, wenn Patient suffizient atmet und wach ist (☞ 4.1.3 ITN).
✔ Da die Gefahr des Rebound-Effekts größer ist als bei Gasnarkosen, muß der Patient ca. 1 Std. länger im Aufwachraum überwacht werden.

4.1.7 Balancierte Anästhesie

Kombination von Inhalations- und modifizierter Neuroleptanästhesie. Modifiziert deshalb, weil das Neuroleptikum Dehydrobenzperidol® durch ein Benzodiazepin (Dormicum®, Valium®) ersetzt wird.

Vorteile
- Herz-Kreislauf-Wirkungen sind meistens geringer, deshalb eignet sich diese Narkoseform besonders bei alten, multimorbiden Patienten mit kardiovaskulären Erkrankungen (KHK, Hypertonie, Herzinsuffizienz)
- Für den einzelnen Patienten individuelle Dosierung möglich
- Geringerer Verbrauch von Opioiden und volatilen Anästhetika, da sie sich in ihrer Wirkung gegenseitig verstärken
- Bessere Steuerbarkeit als reine intravenöse Anästhesien

Nachteile
Existieren nur für das Personal der Intensivstation wegen der Narkosegasbelastung in der Raumluft, da dort normalerweise keine Narkosegasabsaugung installiert ist.

Indikation
Eingriffe ab einer bestimmten Dauer (ca. 30–45 Min.) als ITN.

Vorbereitung
Übliche Vorbereitung von Zubehör und Patient wie für ITN (☞ 4.1.3) oder Maskenbeatmung (☞ 4.1.1).

Medikamente
- Ggf. Atropin als Vagolytikum: 0,5 mg i.v./ml
- **Nichtdepolarisierendes Muskelrelaxans**
  - 0,08–0,1 mg/kg KG Norcuron®
  - 0,04–0,1 mg/kg KG Pancuronium®
  - 0.5–0,6 mg/kg KG Tracrium®
  - 0,15 mg/kg KG Nimbex®
  - 0,06–0,09 mg/kg KG Mivacron®
  - 0,6 mg/kg KG Esmeron®
- **Opioide**
  - Fentanyl
  - Rapifen®
  - 0,7–2 µg/kg KG Sufenta®
  - 0,5–1,0 µg/kg KG Ultiva®

- **Hypnotika/Barbiturate**
  - 5 mg/kg KG Trapanal®
  - 0,15–0,3 mg/kg KG Hypnomidate®
  - 2–2,5 mg/kg KG Disoprivan®

Monitoring

- EKG
- HF
- AF
- RR
- Pulsoximetrie
- Endexspiratorisches CO_2
- Pupillenweite.

Narkoseeinleitung, Narkoseausleitung entsprechen der ITN (☞ 4.1.3)

4.1.8   Dissoziierte Anästhesie

Kataleptischer Zustand, in dem der Patient von seiner Umgebung abgekoppelt erscheint, ohne daß ein normaler Schlafzustand eintritt, jedoch mit ausgeprägter Analgesie und Amnesie, z.B. hervorgerufen durch Ketamin (Ketanest®).

Vorteile von Ketamin

- Analgesie und Amnesie ohne tiefen Schlaf
- Herz-Kreislauf-Stimulation
  - Steigerung der HF und des RR
  - Anstieg der Druck-Volumen-Arbeit des Herzens
- Bronchodilatatorische Wirkung
- Anstieg der Uteruskontraktilität.

Nachteile von Ketamin

- Alpträume
- Optische Halluzinationen
- Geräuschempfindlichkeit
- Extreme Lichtempfindlichkeit.

Ketamin-S wird voraussichtlich das Ketamin in der Klinik ersetzen. Bei der Hälfte der Menge entstehen weniger alptraumartige Nebenwirkungen.

Indikation
- Kleinere, oberflächliche chirurgische Eingriffe
- Schmerzhafte Verbandswechsel, z.B. bei Verbrennungswunden
- Nekrosenabtragung
- Frakturrepositionen
- Narkoseeinleitung bei unkooperativen Kindern (i.m.)
- Narkoseeinleitung bei Schockpatienten wegen Stimulation des Herz-Kreislauf-Systems.

Kontraindikationen für Ketamin
Wenn Anstieg von HF, RR, intrakraniellem Druck und Augeninnendruck nicht erwünscht ist.

Vorbereitung
Medikamente
- Ketamin (Ketanest®, Ketamin-ratiopharm®, Ketamin Curamed®, Ketanest® S)
- Atropin, um die sekretionssteigernde Wirkung von Ketamin zu dämpfen
- Dormicum®, um die psychischen alptraumartigen Nebenwirkungen zu dämpfen.

Zubehör
- Sicherer venöser Zugang und Infusion
- Narkosegerät mit Beatmungszubehör (Maske, Guedel-Tubus, endotrachealer Tubus), einsatzbereit und geprüft
- Narkosewagen und Notfallmedikamente in Reichweite
- Komplett aufgezogene Narkoseutensilien in Reichweite.

Narkoseeinleitung
- **Monitoring**
  - EKG
  - RR
  - Pulsoximetrie
- **Medikamente**
  - Atropin: 0,5 mg i.v./ml
  - 0,15–0,2 mg/kg KG Dormicum®
  - 1–2 mg/kg KG Ketanest®.

Narkoseführung
- Ketamingabe bei nachlassender Anästhesie repetieren
- Ggf. weitere Gabe von Dormicum®
- Sauerstoffgabe über Nasensonde.

Narkoseausleitung
- Keine spezielle Ausleitung, da der Patient normalerweise suffizient atmet
- Patient möglichst nicht ansprechen (erhöhte Geräuschempfindlichkeit).

Postoperative Überwachung
- Auf Atmung achten
- Vitalwerte kontrollieren
- Patient nicht ansprechen
- Patient in ruhige und dunkle Umgebung bringen und in Ruhe ausschlafen lassen
- ✔ Jegliche Störung in Form von Lärm, Licht und Berührung können beim Patienten alptraumhafte Zustände auslösen!

4.1.9 Kombinationsnarkose

1. Synonym für balancierte Anästhesie (☞ 4.1.7)
2. Ausdruck für die gleichzeitige Anwendung von Regionalanästhesie und Allgemeinanästhesie:
- PDA und ITN
- SPA und ITN
- Katheter-Plexus und ITN.

Die **Vorteile** liegen in der Senkung des Opioidverbrauchs, indem durch Lokalanästhetika bereits regionale Analgesie erreicht wird. Zudem besteht die Möglichkeit der postoperativen Analgesierung.

Indikationen sind große Baucheingriffe sowie sehr schmerzhafte große OP's wie Hüft-TEP und Knie-TEP, handchirurgische Operationen und Replantationen.

Die **Kontraindikationen** ergeben sich aus denen der Regionalanästhesien (☞ 4.2), wie Skoliose, pathologische Gerinnungswerte, Bandscheibenvorfall und Z.n. axillärer Lymphknoten-Entfernung.

Vorbereitung

Medikamente und Zubehör für eine ITN (☞ 4.1.3) und eine Regionalanästhesie (☞ 4.2).

Narkoseeinleitung

In der Regel erfolgt zuerst die Regionalanästhesie.

- **Monitoring**
  - EKG
  - HF
  - RR
  - Pulsoximetrie
  - Endexspiratorisches CO_2
  - Pupillenweite
- Zunächst Regionalanästhesie (☞ 4.2) anschließend Einleitung der ITN (☞ 4.1.3)
  - Gabe von Atropin
  - Präcurarisierung
  - Gabe von Opioid, Hypnotikum n.A.
  - Maskenbeatmung mit Sauerstoff
  - Vollrelaxierung n.A.
  - Intubation, Lagekontrolle des Tubus
  - Kontrollierte Beatmung $N_2O : O_2 = 4\,1 : 2\,1$.

Narkoseführung und Narkoseausleitung entsprechen der ITN (☞ 4.1.3)

4.2 Regionalanästhesie (RA)

Bestimmte Regionen des Körpers werden durch Injektion von Lokalanästhetika in die Nähe von Nerven oder Nervenwurzeln isoliert anästhesiert. Das Lokalanästhetikum (LA) dringt in die Nervensubstanz ein und unterbricht somit die Nervenleitung zum zentralen Nervensystem. Die Schmerzempfindung ist damit ohne Bewußtseinsverlust „lokal" ausgeschaltet.

4.2.1   Grundlagen der Regionalanästhesie

Einteilung der Regionalanästhesie

Nach dem anatomischen Wirkungsort werden Regionalanästhesien folgendermaßen unterschieden:

- **Oberflächenanästhesie** (☞ 4.2.3)
- **Infiltrationsanästhesie**
  - extravasal (☞ 4.2.4)
  - intravasal (☞ 4.2.5)
- **Periphere Nervenblockade**
  - Einzelnervenblockade: obere Extremität (☞ 4.2.6) oder untere Extremität (☞ 4.2.7)
  - Plexusblockade: obere Extremität (☞ 4.2.8) oder untere Extremität (☞ 4.2.9)
- **Zentrale Nervenblockade**
  - Spinalanästhesie (☞ 4.2.10)
  - Periduralanästhesie (☞ 4.2.11).

 Im ,,Klinikalltag" wird die Lokalanästhesie von der Regionalanästhesie unterschieden. Zur Lokalanästhesie zählt man die Oberflächenanästhesie und extravasale Infiltrationsanästhesie, da hier nur die direkte Umgebung des zu betäubenden Gewebes anästhesiert wird und nicht eine größere Region.

Indikationen

- Risikopatienten, z.B. Patienten mit Stoffwechselerkrankungen oder Lebererkrankungen, sowie alte Menschen
- Nichtnüchterne Patienten (☞ 4.1.4 Ileuseinleitung)
- Patienten mit gefährdeten Atemwegen, z.B. Atemwegsverlegung, Struma, akute oder chronische Atemwegsinfekte
- Diabetes mellitus
- ✔ Es gibt keine zwingende Indikation für die Regionalanästhesie.

Kontraindikationen für Regionalanästhesie

- Der nicht einverstandene Patient
- Der nicht kooperative Patient, z.B. delirante, alkoholisierte Patienten
- Bekannte Allergien gegenüber dem LA
- Gerinnungsstörungen, z.B. hämorrhagische Diathese, Marcumarpatienten, hochdosierte ASS-Medikation

- Infektionen im Injektionsgebiet, z.B. Abszeß
- Erkrankungen des ZNS (z.B. Multiple Sklerose), wenn kein neurologischer Status vorliegt
- Generalisierte Infektion (Sepsis)
- Ausgeprägter Volumenmangel, Schock (insbesondere bei rückenmarksnahen RA)
- Kardiovaskuläre Erkrankungen (z B. KHK, Myokardinfarkt ≤ 6 Mon., schwere angeborene Herzfehler).

Allgemeine Vorbereitung

- Monitoring überprüfen
- Handbeatmungsbeutel, Sauerstoffquelle, Beatmungsgerät und Bronchialabsaugung bereitstellen
- Intubationsset vorbereiten (☞ 5.1)
- Infusion vorbereiten: Elektrolytlösung (z.B. Jonosteril® 1000 ml), ggf. Volumenersatzmittel (z.B. HAES-steril® 500 ml)
- Angeordnete Lokalanästhetika bereitlegen
- Medikamente:
    - Atropin®
    - Sedativum, z.B. Dormicum®
    - I.v.-Anästhetikum, z.B. Hypnomidate®
    - Succinylcholin, z.B. Lysthenon®
    - Nichtdepolarisierende Muskelrelaxantien, z.B. Norcuron®
    - Vasopressor, z.B. Akrinor®
    - Katecholamine, z.B. Suprarenin®
- Defibrillator in Reichweite stellen
- Das erforderliche Material für die spezielle Regionalanästhesie vorbereiten.

 Zu jeder Regionalanästhesie muß das gesamte Zubehör wie zu einer Vollnarkose vorbereitet und überprüft werden. Ausgenommen sind dabei die sog. Lokalanästhesien (Oberflächenanästhesie und extravasale Infiltrationsanästhesie).

Vorbereitung des Patienten

- Patient begrüßen, Identität und Unterlagen überprüfen (☞ 2.1)
- ✔ Auf Gerinnungsparameter achten
- Psychische Betreuung, d. h. auf die Fragen und Ängste des Patienten eingehen
- Für eine ruhige und angenehme Atmosphäre sorgen
- Ggf. wärmeerhaltende Maßnahmen (Wärmematte, angewärmte OP-Tücher)

- Patienten fragen, ob er während der OP evtl. Musik hören möchte
- Patienten an EKG-Monitor und an die Pulsoximetrie anschließen
- Blutdruck messen
- Periphere Venenverweilkanüle anlegen sowie entsprechende Infusionslösung anschließen
- Geplante Injektionsstelle auf Sauberkeit, Infektion und Notwendigkeit einer Haarentfernung prüfen
- Patienten für die erforderliche Regionalanästhesie lagern.

4.2.2 Lokalanästhetika

Lokalanästhetika (LA) sind Substanzen, die eine reversible Blockade der Erregungsleitung von Nervengewebe hervorrufen. Sie werden in zwei Gruppen eingeteilt, die sich voneinander im Metabolismus (Stoffwechsel) unterscheiden.

Aminoester

Aminoester wie Procain (Novocain®) oder Tetracain (Pantocain®) werden im Plasma durch das Enzym Pseudocholinesterase gespalten (und nicht in der Leber abgebaut). Da sie häufig allergische Reaktionen auslösen, werden sie nur noch selten verwendet.

Aminoamide

Aminoamide wie Lidocain (Xylocain®), Prilocain (Xylonest®) u.a. werden in der Leber abgebaut und verursachen selten bis keine allergischen Reaktionen.

Übersicht über Lokalanästhetika

Freiname	Handelspräparat	Konzentration %	Wirkdauer (Min.)
Lidocain	Xylocain®	0.5–2 %	60–120
Prilocain	Xylonest®	0.5–2 %	90–180
Mepivacain	Scandicain®	0.5–2 %	90–180
Bupivacain	Carbostesin®	0.25–0. 75 %	≥ 400
Etidocain	Dur-Anest®	1 %	≥ 400
Ropivacain	Naropin®	2 mg/10 mg/ml	≥ 400
Procain	Novocain®	1–2 %	30–45
Tetracain	Pantocain®	0.5–1 %	≥ 400

Wirkungsmechanismus der Lokalanästhetika

Lokalanästhetika wirken auf die Durchlässigkeit der Membran der Nervenfaser, indem sie den Einstrom von Natrium-Ionen von der Außen - zur Innenseite der Membran verhindern. Somit kann **kein** Nervenaktionspotential mehr entstehen oder weitergeleitet werden.

Wirkungsabhängigkeit der Lokalanästhetika

Die Wirkung von LA hängt von verschiedenen Umgebungsfaktoren ab:
- Chemische Beschaffenheit des LA
  - Lipidlöslichkeit bestimmt die anästhesierende Potenz
  - Proteinbindung bestimmt den Konzentrationsanstieg im Gewebe und die Qualität der Lokalanästhesie
- Konzentration des LA
  - Bestimmt die Wirkungsdauer:
    - ✔ Niedrige Konzentration verursacht eine Analgesie
    - ✔ Hohe Konzentration führt zum Verlust der Berührungsempfindung
- PH-Wert des Gewebes
- Verwendung von Zusätzen: Vasokonstriktoren (z.B. Adrenalin 1:200000) vermindern die Durchblutung des Gewebes und verlangsamen damit die Resorption des LA → Wirkdauer ↑.

Für Leitungsanästhesien im Bereich von Endstromgebieten, wie z.B. Finger, Zehen und Penis dürfen LA nur ohne Vasokonstriktoren verwendet werden → Gefahr der Nekrose!

Reihenfolge des Empfindungsverlustes

Die einzelnen Nervenfasertypen reagieren unterschiedlich in ihrer Empfindlichkeit gegenüber der blockierenden Wirkung von LA. Die Erregungsweiterleitung dünner Nervenfasern wird früher ausgeschaltet als die von dicken Nervenfasern. Dadurch ist die Reihenfolge der Blockade festgelegt:
1. Blockade sympathischer Nerven → Haut wird warm
2. Blockade von Schmerzfasern → Analgesie
3. Blockade von temperaturleitenden Fasern → Temperaturempfindung läßt nach
4. Blockade von Berührungsempfindung und Tiefensensibilität
5. Motorik fällt aus

Bei Nachlassen der Wirkung nehmen die Blockaden in umgekehrter Reihenfolge ab.

Nebenwirkungen und Komplikationen durch Lokalanästhetika

Vasovagale Reaktion

- **Symptome:** Blässe, Schwitzen, Schwächegefühl, Übelkeit, Brechreiz
- **Therapie:** Horizontallage, Linksseitenlage in der Geburtshilfe, Volumengabe (z.B. 500 ml HAES-steril®), Atropingabe, Vasopressor (z.B. Akrinor®).

Kardiovaskuläre Reaktion

- **Symptome:** Blässe, Hypotonus, Bradykardie, Arrhythmie, Blockbilder, Asystolie
- **Therapie:** O_2-Gabe, Volumengabe (HAES-steril®), Atropin, Vasopressor (z.B. Akrinor®), Katecholamine (z.B. Suprarenin®), Kardiopulmonale Reanimation (→ Checkliste Notfallmaßnahmen).

Allergische Reaktion

- **Symptome:** Hautrötung, Juckreiz, Unruhe, Luftnot, RR ↓, HF ↑, Erbrechen, „Anaphylaktischer Schock"
- **Therapie:** Injektion des LA sofort abbrechen, O_2-Gabe, Volumengabe, ggf. Antihistaminika (Tavegil®), ggf. Kortison, ggf. Katecholamine (☞ 7.4).

Intoxikation des ZNS

Aufgrund der Resorption von Lokalanästhetika über das Gewebe in die Blutbahn fluten die Lokalanästhetika auch im ZNS an und werden dort wirksam (Blockade hemmender und erregender Neuronen). Abhängig vom Blutspiegel kann es zur Intoxikation kommen. Diese wird in drei verschiedene Stadien eingeteilt:

1. Stadium mit Taubheitsgefühl von Lippen und Zunge, verwaschene Sprache, metallischer Geschmack, Ohrensausen, Schwindel, Muskelzittern

2. Stadium mit Übelkeit, Erbrechen, RR ↑, HF ↑, Verwirrtheit, generalisierte Krämpfe

3. Stadium mit Bewußtlosigkeit, Kreislaufversagen.

Therapie

- ✔ Injektion des LA sofort abbrechen
- ✔ O_2-Gabe
- ✔ Beine hochlagern, Volumengabe, ggf. inotrope Medikamente
- ✔ Gabe von Valium® und Dehydrobenzperidol®
- ✔ Ggf. Beatmung (Maske), Intubation, Reanimation.

Je größer die LA-Menge, desto höher steigt der Plasmaspiegel und desto höher ist die Gefahr einer ZNS-Intoxikation.

✔ Plötzliche Unruhe des Patienten ist oft das erste Anzeichen einer ZNS-Intoxikation

→ Patienten innerhalb der ersten 30 Min. nach der Injektionsgabe sorgfältig beobachten und mittels Monitoring überwachen.

Hohe/totale Spinalanästhesie (SPA)
Hohe SPA
- **Symptome:** Übelkeit, Erbrechen, RR ↓, Bradykardie, zunehmende Lähmung der Finger, Patient kann die Arme nicht mehr heben, Dyspnoe.

Totale SPA
- **Symptome:** Gähnen und Sprachstörungen (können erste Hinweise sein), Apnoe, Bewußtlosigkeit, Koma, Asystolie → zentrale Lähmung
- **Therapie:** Volumengabe, Gabe von Atropin und Vasopressor (z.B. Akrinor®), Intubation, Beatmung, Kardiopulmonale Reanimation.

Methämoglobinämie
Unter der Einwirkung einiger Pharmaka (z.B. Xylonest®) wird das zweiwertige Eisen des Hämoglobins in dreiwertiges umgewandelt. Das so entstandene Methämoglobin ist nicht mehr in der Lage, Sauerstoff zu binden.
- **Symptome:** Zyanose, S_aO_2 ↓, Allgemeinerscheinungen (Übelkeit, Tachykardie, Kopfschmerzen, Unruhe, Atemnot)
- **Therapie:** O_2-Gabe, 10 ml Methylenblau 2 % i. v. , Gabe von Toluindinblau (bei Glukose-6-Phosphat-Dehydrogenase-Mangel).

Xylonest® (Prilocain) bei folgenden Risikogruppen nicht benutzen:
- Patienten mit Glukose-6-Phosphat-Dehydrogenase-Mangel
- Säuglinge und Patienten aus Afrika und Südeuropa (5–20%) wegen Mangel an Methämoglobin-reduzierenden Enzymen.

Checkliste Notfallmaßnahmen ☞ **10.1**

4.2.3 Oberflächenanästhesie

Bei der Oberflächenanästhesie wird eine Blockade der sensiblen Nervenendfasern in der Haut und in den Schleimhäuten durch Applikation des LA mittels Spray oder Gel herbeigeführt.

Schleimhäute von Nase, Mund, Rachen, Tracheobronchialsystem, Ösophagus und Genitaltrakt werden durch direktes Besprühen anästhesiert, z.B.

- Bereich Mund und Kehlkopf mit Xylocain®-Spray
- Genitaltrakt mit Xylocain®-Gel
- Am Auge mit Conjuncain®-EDO-Tropfen.

✔ Oberflächenanästhetika können am Auge Hornhautschäden hervorrufen, wodurch das Sehvermögen teilweise oder ganz verloren gehen kann!

4.2.4 Infiltrationsanästhesie extravasal

Umspritzung des Operationsgebietes mit LA, um die Erregungsleitung sensibler Nervenendigungen auszuschalten. Die Konzentration des LA ist niedrig, während die Menge eher etwas größer ist. Die Menge hängt jedoch von dem zu anästhesierenden Gebiet ab.

Techniken der extravasalen Infiltrationsanästhesie sind die intradermale (Hautquaddel), subkutane (flächenhafte Infiltration und rautenförmige terminale Ausschaltung, sog. Feldblock) oder intramuskuläre Applikation.

✔ Oftmals müssen bei der Infiltrationsanästhesie große Mengen LA injiziert werden → maximale Einzeldosis kann leicht überschritten werden → Cave: ZNS-Intoxikation!

✔ Auch bei größeren Eingriffen sollte für die Patientensicherheit eine Stand-by-Begleitung (→ Checkliste Stand-by) vorbereitet sein.

Checkliste Stand-by

✔ Überwachung von EKG, RR, Pulsoximetrie

✔ Venöser Zugang, ggf. Infusion

✔ Narkosegerät mit Beatmungszubehör (Maske, Ambubeutel) in Reichweite

✔ Intubationsbesteck in Reichweite

✔ Notfallmedikamente (Atropin, Suprarenin®, Lysthenon®, i.v.-Hypnotikum, Sedativum, Vasopressor) in Reichweite.

4.2.5 Intravenöse Regionalanästhesie (nach Bier)

Das Lokalanästhetikum wird in die Vene einer Extremität injiziert, an der zuvor eine Blutleere angelegt wurde. Das LA diffundiert aus den Venen in das umliegende Gewebe und führt zur Anästhesie.

Indikationen
- Eingriffe am Unterarm und an der Hand
- Eingriffe am Oberarm (jedoch besser in Plexusanästhesie ☞ 4.2.8)
- Eingriffe am Bein (ebenfalls besser in Plexusanästhesie ☞ 4.2.9, da eine zu große LA-Menge erforderlich wäre).

Kontraindikationen
Absolute Kontraindikationen sind nicht bekannt. Vorsicht ist jedoch geboten bei:
- Extremer Bradykardie
- Patienten mit Überleitungsstörungen (AV-Block)
- Bekannter Allergie auf LA
- Patienten mit Epilepsie.

Allg. Vorbereitung
- Zubehör für eine Intubationsnarkose bereitstellen: Intubationsbesteck, Beatmungszubehör, Beatmungsgerät (☞ 5.1)
- Patient begrüßen, ggf. wärmeerhaltende Maßnahmen, usw. (☞ 2.1. Patientenvorbereitung)
- Patient genau über die Methode informieren
- EKG-Monitor und Pulsoximeter anschließen und Blutdruck messen
- Periphere Venenverweilkanüle an den nicht zu behandelnden Arm legen und Infusionslösung (z.B. Jonosteril® 1000 ml) anschließen
- Narkose- und Notfallmedikamente aufziehen:
  - Atropin
  - Sedativum, z.B. Dormicum®
  - Lysthenon®
  - Nicht-depolarisierende Muskelrelaxantien, z.B. Norcuron®
  - I.v.-Hypnotikum, z.B. Hypnomidate®
  - Ggf. Vasopressor, z.B. Akrinor®
  - Ggf. Katecholamine, z.B. Suprarenin®.

Spezielles Material
- Kleinlumige Venenverweilkanüle
- Wattebinde
- Blutleeremanschette (Doppelkammer)
- Esmarch-Binde (Gummibinde)
- 4 x10 ml Spritzen
- Lokalanästhetikum (z.B. Xylonest® 1 %).

Technik
- Peripheren Zugang legen, fixieren und abstöpseln
- Wattebinde zur Polsterung um den Oberarm wickeln
- Doppelgekammerte Blutleeremanschette anlegen
- Arm hochhalten und ausstreichen
- Arm mit einer Esmarch-Binde auswickeln
- Distale (untere) Druckkammer der Manschette auf ca. 250–300 mmHg
  aufpumpen

> Beim Anlegen der Blutleere nie das Aufpumpen der distalen
> Druckkammer versäumen, da man sonst in diesem Bereich eine
> Stauung erzeugt. Die Anästhesiequalität wäre nicht ausreichend,
> was vom Patienten wiederum als sehr unangenehm empfunden wird.

- Proximale (obere) Druckkammer der Manschette auf ca. 250–300 mmHg
  aufpumpen
- Distale Druckkammer ablassen
- Esmarch-Binde abwickeln
- LA ca. 30–40 ml Xylonest® 1 % in die Venenverweilkanüle injizieren
- Nach Eintritt der Analgesie (ca. 5–10 Min.) die distale Druckkammer
  wieder aufpumpen
- Proximale Druckkammer ablassen
- Venenverweilkanüle entfernen.

Komplikationen
- Beim Einschwemmen des LA in den Kreislauf besteht Gefahr der
  Intoxikation, z.B. durch
  – plötzliches Nachlassen des Manschettendruckes
  – zu frühes und zu schnelles Öffnen der Manschette.
- Nervenschädigung durch Manschettendruck.

Beachte
✔ Mindestzeit der aufgepumpten Druckmanschette → 20 Min.
✔ Druck der Manschette in Etappen ablassen
✔ Maximalzeit der aufgepumpten Druckmanschette → 2 Std..

4.2.6 Einzelnervenblockade der oberen Extremität

4

Eine geringe Dosis eines Lokalanästhetikums wird in niedriger bis mittlerer Konzentration in die Nähe eines Nerven injiziert. An den oberen Extremitäten kommen an Ellenbogen und Handgelenk folgende Nerven in Frage:
• N. ulnaris
• N. medianus
• N. radialis.

Indikationen
• Operationen im Bereich der Analgesiegrenzen
• Ergänzung inkompletter Plexusblockaden
Kontraindikationen
✔ Es gibt keine speziellen Kontraindikationen.

Spezielles Material
• Desinfektionsmittel
• Kompressen
• Steriles Lochtuch
• 5 ml bzw. 10 ml Spritze mit Kanüle
• Sterile Handschuhe
• Entsprechendes LA, z.B. Xylonest® 1 %
✔ Die benötigte Lokalanästhetikamenge ist gering; sie beträgt je nach Nerv zwischen 3 und 10 ml.

Komplikationen
• Nervenschädigung, wenn LA in den Nerv injiziert wurde
• Ansonsten keine speziellen Komplikationen.

4.2.7 Einzelnervenblockade der unteren Extremität

Eine geringe Dosis eines Lokalanästhetikums wird in niedriger bis mittlerer Konzentration in die Nähe eines Nerven injiziert. Im Gegensatz zum Arm ist es nicht möglich, das Bein durch eine Einzelinjektion des LA vollständig zu anästhesieren. Eine Möglichkeit besteht daher nur im Kniegelenk und am Fuß:

- Kniegelenk
  - N. fibularis
  - N. tibialis
  - N. saphenus.
- Fuß
  - N. tibialis posterior
  - N. peroneus profundus
  - N. saphenus
  - N. suralis.

✔ Es treten keine speziellen Komplikationen auf.

Indikationen
- OP im Fuß- und Zehenbereich
- Ergänzung inkompletter Blockaden des Plexus lumbosacralis
- Ergänzung inkompletter Periduralanästhesie

Kontraindikationen
✔ Es gibt keine speziellen Kontraindikationen.

Spezielles Material (☞ 4.2.6)

4.2.8   Plexusblockade der oberen Extremität

Die obere Extremität kann durch Injizieren von LA in die Nähe eines Nervengeflechtes, dem Plexus brachialis, komplett anästhesiert werden.

Checkliste Anatomie
Der Plexus brachialis wird von den vorderen Zweigen der Spinalnerven C_5-C_8 und Th_1 gebildet. In der Achsel bildet der Plexus 3 Stränge, von denen die Nerven der oberen Extremität abgehen.
- N. radialis
- N. medianus
- N. ulnaris
- N. musculocutaneus
- N. axillaris

Möglichkeiten der Plexus brachialis-Blockade
- Interskalenäre Plexusblockade (nach Winnie)
- Supraclaviculäre Blockade (oberer Plexus nach Kulenkampff)
- Axillarisblockade (unterer Plexus).

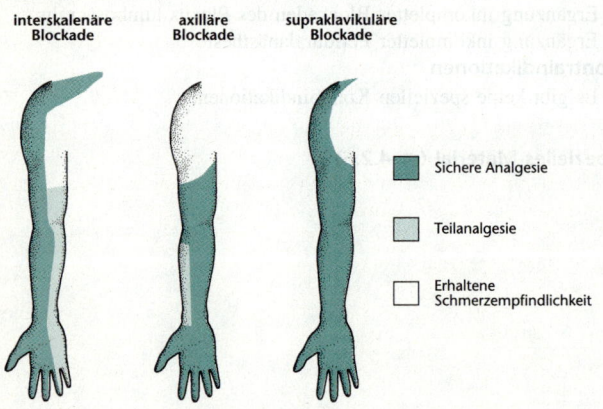

interskalenäre Blockade   axilläre Blockade   supraklavikuläre Blockade

Sichere Analgesie

Teilanalgesie

Erhaltene Schmerzempfindlichkeit

Abb. 4.2: Sensibilitätsausfall bei den verschiedenen Plexusblockaden [L157]

Interskalenäre Blockade (nach Winnie)

Blockade des Plexus cervicobrachialis in Höhe des 6. Halswirbels.

Leitpunkte

- Skalenuslücke (Furche zwischen mittlerem und vorderem Skalenusmuskel)
- V. jugularis externa
- Höhe 6. Halswirbel bzw. Kehlkopfschildknorpel.

Indikationen

- Operationen im Bereich von Schultergelenk und Schlüsselbein sowie Oberarm
- Schmerztherapie
- Leichteste Methode bei Patienten mit schwierigen anatomischen Verhältnissen (z.B. Adipositas, Lungenemphysem).

Kontraindikationen

- ☞ 4.2.2 Kontraindikation für Regionalanästhesie
- Kontralaterale Phrenicus- oder Recurrensparese → Gefahr der Ateminsuffizienz.

Spezielle Vorbereitung bzw. spezielles Material

Allgemeine Vorbereitung und Vorbereitung des Patienten (☞ 2.1)
- Desinfektionsmittel
- Sterile Handschuhe
- Steriles Lochtuch
- Kompressen
- 2 ml Spritze mit Kanüle für die Hautquaddel
- Nervenstimulator
- Plexuskanüle mit Zuspritzschlauch (eine Kanüle mit integrierter Perfusorleitung, z.B. Art „Butterfly") und Anschlußkabel für den Nervenstimulator
- 4 x 10 ml Spritzen
- 30–40 ml Lokalanästhetikum, z.B. Xylonest® 1 %.

Technik

- Patient liegt flach auf dem Rücken, den Kopf leicht zur Gegenseite drehen
- Leitpunkte werden vom Anästhesisten aufgesucht und markiert
- Haut desinfizieren und steriles Lochtuch auflegen
- Hautquaddel setzen

- Plexuskanüle mit Zuspritzschlauch mit 10 % NaCl-Lösung durchspülen und an den Nervenstimulator (ausgeschaltet) anschließen
- Punktionsnadel in die Furche zwischen mittlerem und vorderem Skalenusmuskel in Höhe des Kehlkopfschildknorpels in Richtung 6. Halswirbelquerfortsatz vorschieben
- Einschalten des Nervenstimulators, Reizstromstärke vorwählen (1 mA), für kurze Momente wird um die Nadelspitze ein elektrisches Feld erzeugt → Depolarisation im Nerven, wenn er sich in der Nähe befindet und die elektrische Feldstärke ausreichend ist → Kontraktion der Muskulatur und Parästhesie
- Nach Parästhesieauslösung Aspiration (Blut, Liquor?)
- Bei negativer Aspiration → LA langsam injizieren
- Effektivität mit Kälte und Schmerzreiz prüfen.

Nebenwirkungen und Komplikationen
- Allergische Reaktionen auf LA
- Nerven- und Plexusschädigung
- **Horner-Syndrom** = Symptomentrias
  - Blockade des in der Nähe des Plexus liegenden Ganglion stellatum, wenn große Mengen LA injiziert werden
- **Symptome:** Charakteristische Trias:
  I Miosis → Pupillenverengung
  II Ptosis → Augenoberlid hängt leicht herunter
  III Enophthalmus → Zurücksinken des Augapfels in die Augenhöhle
- Intravasale Injektion (insbesondere A. vertebralis)
- ZNS-Intoxikation.

Spezielle Komplikationen
- Hohe Periduralanästhesie
- Totale Spinalanästhesie.

 Der Unterarm ist nicht immer zuverlässig anästhesiert, der N. ulnaris muß ggf. zusätzlich geblockt werden!

Supraclaviculäre Blockade

Blockade des Plexus brachialis 2 cm oberhalb der Clavikulamitte (Oberer Plexusblock nach Kulenkampff).
Leitpunkte sind: Clavikula, V. jugularis externa, A. subclavia.

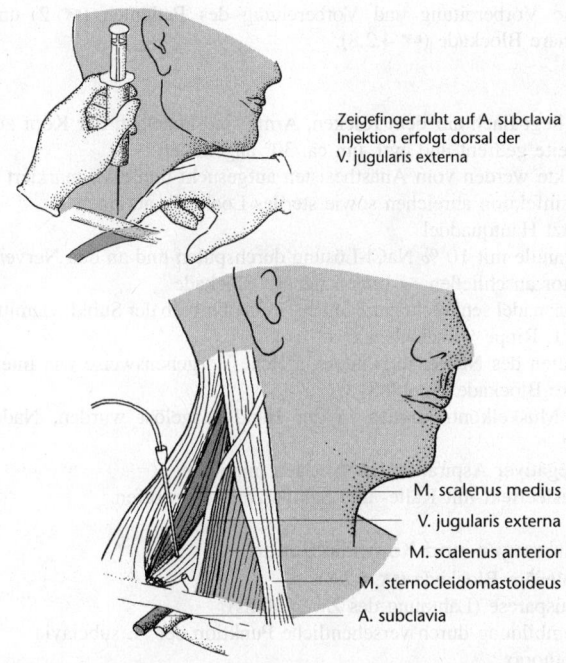

Zeigefinger ruht auf A. subclavia
Injektion erfolgt dorsal der
V. jugularis externa

M. scalenus medius
V. jugularis externa
M. scalenus anterior
M. sternocleidomastoideus
A. subclavia

Abb. 4.3: Anatomie und Punktionsort zur supraklavikulären Blockade [L157]

Indikationen

- Operationen im Bereich von Schultergelenk und Oberarm sowie Unterarm und Hand
- Schmerztherapie

Kontraindikationen

- Allgemeine Kontraindikation bei Regionalanästhesie (☞ 4.2.2)
- Phrenicusparese
- Kontralateraler Pneumothorax.

Vorbereitung

Allgemeine Vorbereitung und Vorbereitung des Patienten (☞ 2) und Interskalenäre Blockade (☞ 4.2.8).

Technik

- Patient liegt flach auf dem Rücken, Arme sind angelegt, der Kopf zur Gegenseite gedreht und evtl. um ca. 30° angehoben
- Leitpunkte werden vom Anästhesisten aufgesucht und evtl. markiert
- Hautdesinfektion anreichen sowie steriles Lochtuch auflegen
- Arzt setzt Hautquaddel
- Plexuskanüle mit 10 % NaCl-Lösung durchspülen und an den Nervenstimulator anschließen → Interskalenäre Blockade
- Punktionsnadel senkrecht zur Haut ca. 1 cm oberhalb der Subklaviamitte auf die 1. Rippe vorschieben
- Einschalten des Nervenstimulators, gleiche Vorgehensweise wie Interskalenäre Blockade (☞ 4.2.8)
- Sobald Muskelkontraktionen in der Hand ausgelöst wurden, Nadel fixieren
- Nach negativer Aspiration LA langsam injizieren
- Anästhesieeffekt mit Kälte- und Schmerzreiz überprüfen.

Nebenwirkungen und Komplikationen

- Interskalenäre Blockade (☞ 4.2.8)
- Phrenicusparese (Lähmung des Zwerchfells)
- Hämatombildung durch versehentliche Punktion der A. subclavia
- Pneumothorax.

 Hustet der Patient beim Vorschieben der Punktionsnadel, ist dies ein Zeichen für Berührung oder gar Durchstechung der Pleura und ein Leitsymptom für einen Pneumothorax!

——— Axilläre Blockade

Blockade des Plexus brachialis im Bereich der Axilla (Unterer Plexus). Leitpunkte sind:

- M. pectoralis major (Gr. Brustmuskel) → ventrale Begrenzung der Axilla
- M. coracobrachialis (Hakenarmmuskel), A. axillaris.
- Operationen am Unterarm und an der Hand
- Schmerztherapie

Kontraindikationen

- Kontraindikation bei Regionalanästhesie ☞ 4.2.2
- Nervenläsion des Plexus brachialis
- Lymphangitis.

Vorbereitung

Allgemeine Vorbereitung und Vorbereitung des Patienten (☞ 2) und spezielle Vorbereitung bzw. spezielles Material (☞ 4.2.8 Interskalenäre und supraklavikuläre Blockade).

Technik

- Patient liegt in Rückenlage
- Arm im Schultergelenk um 100° abduzieren, Unterarm im Ellenbogengelenk um 90° beugen
- ✔ Für die Lagerung des Armes verstellbaren Beistelltisch oder Armtisch benutzen.
- Achselhöhle rasieren
- Leitpunkte werden vom Anästhesisten aufgesucht und ggf. markiert
- Hautdesinfektion, steriles Lochtuch auflegen
- Hautquaddel setzen
- Plexuskanüle mit 0,9 % NaCl-Lösung durchspülen und an den Nervenstimulator anschließen → Interskalenäre Blockade
- Punktionsnadel oberhalb der pulsierenden A. axillaris in Richtung auf die Gefäßnervenscheide vorschieben
- Einschalten des Nervenstimulators, gleiche Vorgehensweise ☞ 4.3.8
- Sobald Muskelkontraktionen in der Hand ausgelöst wurden, Nadel fixieren
- Nach negativer Aspiration LA langsam injizieren
- Eintritt der Anästhesie nach ca. 10–20 Min.
- Anästhesieeffekt mit Kälte- und Schmerzreiz überprüfen.

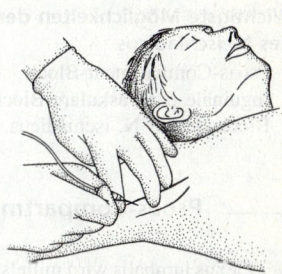

Abb. 4.4: Punktionstechnik der axillären Blockade [L157]

Nebenwirkungen und Komplikationen

- Interskalenäre und supraklavikuläre Blockade (☞ 4.2.8)
- Hämatom durch versehentliche Punktion der A. axillaris

✔ Hämatomprophylaxe durch ausgiebige Kompression nach Injektion →
mind. 5 Min.

4.2.9   Plexusblockade der unteren Extremität

Im Gegensatz zum Arm kann das Bein nicht durch eine Einzelinjektion
des Lokalanästhetikums vollständig anästhesiert werden. Durch die komplizierte Anatomie sind Injektionen an verschiedenen Stellen erforderlich.

4

Checkliste Anatomie
Die untere Extremität wird über den Plexus lumbosacralis versorgt; dorsal
verläuft der Plexus sacralis (eher unbedeutend für die Anästhesie), ventral
verläuft der Plexus lumbalis.
Periphere Nerven des Plexus lumbosacralis sind:
- N. cutaneus femoris lateralis
- N. femoralis
- N. genitofemoralis
- N. obturatorius
- N. ischiadicus.

Wichtigste Möglichkeiten der Blockade des Plexus lumbalis und des N. ischiadicus
- Psoas-Compartment-Block
- Inguinale paravaskuläre Blockade des Plexus lumbalis (3-in-1-Block)
- Blockade des N. ischiadicus.

Psoas-Compartment-Block

Der Plexus lumbalis wird mittels LA-Injektion in die Psoas-Muskelkammer
(Lendenmuskel) blockiert.

Indikationen
- Diagnostische und operative Eingriffe an der unteren Extremität
- Schmerztherapie.

Kontraindikationen
- Sepsis
- Hämorrhagische Diathese
- Patient lehnt Methode ab
- Systemische Nervenerkrankungen.

Spezielle Vorbereitung
Allgemeine Vorbereitung, Vorbereitung des Patienten (☞ 2)
- Desinfektionslösung
- Kompressen, steriles Lochtuch
- Sterile Handschuhe
- 2 ml Spritze, dünne Kanüle für die Hautquaddel
- 10 ml Spritze, G22-Kanüle (Plexuskanüle ca. 15 cm lang) mit Nerven-stimulator
- Lokalanästhetikum, z.B. 30–50 ml Carbostesin® 0,25 % oder Xylonest® 1 %.

Technik
- Patient hinsetzen (☞ 3.1.6, 4.2.10. Lagerung bei Spinalanästhesie)
- Leitpunkte werden vom Anästhesisten aufgesucht und angezeichnet (☞ Abb. 4.14).
- Hautdesinfektion, steriles Lochtuch auflegen
- Hautquaddel setzen
- Plexuskanüle mit 0,9 % NaCl-Lösung durchspülen und an den Nervenstimulator (ausgeschaltet) anschließen
- Punktionsnadel senkrecht zur Haut einstechen, in den M. quadratus lumborum vorschieben
- Nervenstimulator einschalten, gleiche Vorgehensweise wie Interskalenäre Plexusblockade (☞ 4.2.8)

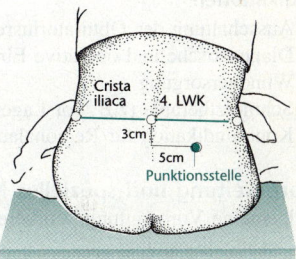

Markierung der Leitpunkte: vom Dornfortsatz des 4. LWK eine 3 cm lange Linie nach kaudal in der Interspinallinie ziehen und vom Endpunkt eine 5 cm lange Waagerechte nach lateral auf die zu blockierende Seite auftragen. Der Endpunkt liegt am medialen Rand der Crista iliaca und wird markiert.

Abb. 4.5: Leitpunkte beim Psoas-Compartment-Block [L157]

- Nach Parästhesieauslösung bzw. Muskelkontraktion Nadel fixieren
- Bei negativer Aspiration LA langsam injizieren
- Effektivität der Anästhesie mit Kälte- und Schmerzreiz überprüfen.

Komplikationen

- Intravasale Injektion
- Peridurale bzw. spinale Injektion
- Allergisch-toxische Reaktion auf LA
- Abdominelle Verletzung bei brüskem Vorgehen.

Inguinale paravaskuläre Blockade des Plexus lumbalis

Leitungsanästhesie der 3 Hauptnerven des Plexus lumbalis (3-in-1-Block nach Winnie):

- N. femoralis
- N. cutaneus femoris lateralis
- N. obturatorius.

Die Injektion erfolgt in die Nervengefäßscheidewand des N. femoralis. Das LA breitet sich hierüber zu den 3 Hauptnerven aus.

Indikationen

- Ausschaltung des Obturatoriusreflexes bei der TUR
- Diagnostische und operative Eingriffe an den unteren Extremitäten
- Wundversorgung
- Schmerztherapie (z.B. vor Lagerung bei SPA).
- Kontraindikation für Regionalanästhesie ☞ 4.2.2.

Vorbereitung und spezielles Material

Allgemeine Vorbereitung, Vorbereitung des Patienten (☞ 2)

- Desinfektionsmittel
- Kompressen
- Steriles Lochtuch
- Sterile Handschuhe
- 2 ml Spritze, dünne Kanüle für die Hautquaddel
- 3 x 10 ml Spritzen und 22G-Kanüle (3–5 cm)
- Lokalanästhetikum, z.B. 20–30 ml Xylonest® 1 %.

Technik

- Patient liegt auf dem Rücken; Oberschenkel ca. 15° abduziert
- Leitpunkte werden vom Anästhesisten aufgesucht und markiert (☞ Abb. 4.6)
- Hautdesinfektion, steril abdecken

- Hautquaddel setzen
- Punktionskanüle wird in einem Winkel von 40° zur Haut parallel zur Arterie vorgeschoben
- Nach Parästhesieauslösung und negativer Aspiration LA langsam injizieren
- Injektionsstelle fest mit Kompressen abdrücken, um die Ausbreitung des LA in Richtung Plexus lumbalis zu fördern.

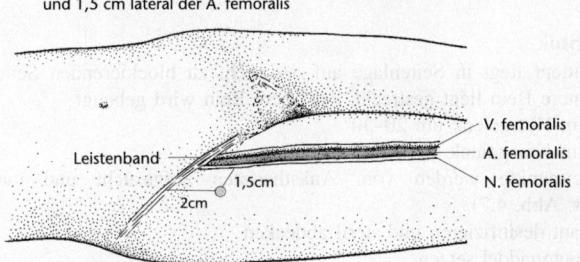

Punktionsstelle liegt etwa 2 cm distal des Leistenbandes und 1,5 cm lateral der A. femoralis

V. femoralis
A. femoralis
N. femoralis

Leistenband

1,5cm

2cm

Abb. 4.6: Leitpunkte des 3-in1-Blocks [L157]

Komplikationen
- Intravasale Injektion
- Allergisch-toxische Reaktion.

Blockade des N. ischiadicus

Im Bereich der Hüfte kann der N. ischiadicus von 3 Zugangswegen aus geblockt werden: von hinten, von vorne und von der Seite. Der am häufigsten gewählte Weg ist der hintere Zugang vom Gesäß aus.

Indikationen
- Diagnostische und operative Eingriffe (zur kompletten Anästhesie ist jedoch eine Kombination mit einem 3-in-1-Block oder Psoas-Compartment-Block nötig)
- Schmerztherapie
- Kontraindikationen (☞ 4.2.2); Inguinale paravaskuläre Blockade (☞ 4.2.9).

Vorbereitung und spezielles Material

Allgemeine Vorbereitung, Vorbereitung des Patienten (☞ 2)
- Desinfektionsmittel
- Kompressen
- Steriles Lochtuch
- Sterile Handschuhe
- 2 ml Spritze, dünne Kanüle für die Hautquaddel
- 3 x 10 ml Spritzen und 22G-Plexuskanüle (10–15 cm)
- Nervenstimulator
- Lokalanästhetikum, z.B. 30 ml Xylonest® 1 %.

Technik

- Patient liegt in Seitenlage auf der nicht zu blockierenden Seite, das untere Bein liegt gestreckt, das obere Bein wird gebeugt
  - Im Hüftgelenk um 20–30°
  - Im Kniegelenk um 90°
- Leitpunkte werden vom Anästhesisten aufgesucht und markiert (☞ Abb. 4.7)
- Haut desinfizieren und steril abdecken
- Hautquaddel setzen
- Plexuskanüle durchspülen (0,9 % NaCl), an den Nervenstimulator (ausgeschaltet) anschließen
- Punktionskanüle senkrecht zur Haut einstechen und ca. 6–8 cm ins Innervationsgebiet vorschieben
- Einschalten des Nervenstimulators, gleiche Vorgehensweise wie bei interskalenärer Blockade (☞ 4.2.8)
- Nach Muskelkontraktion im Unterschenkel Nadel fixieren
- Bei negativer Aspiration LA langsam injizieren
- Anästhesieausbreitung durch Kälte-und Schmerzreiz überprüfen.

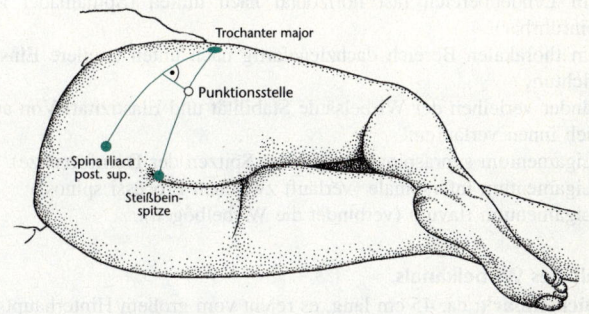

Abb. 4.7: Lagerung des Beines und Leitpunkte zur N.-ischiadicus-Blockade [L157]

Komplikationen

☞ 4.2.9 Inguinale paravaskuläre Blockade

4.2.10 Spinalanästhesie (SPA)

Durch Injektion eines LA in den lumbalen Subarachnoidalraum kommt es zu einer vorübergehenden Unterbrechung der Nervenleitung in den Spinalnervenwurzeln. Es kommt zu einer reversiblen sympathischen, sensorischen und motorischen Blockade.

Anatomische Grundlagen

Aufbau der Wirbelsäule

- 33 Wirbelkörper:
  - 7 zervikale (C)
  - 12 thorakale (Th)
  - 5 lumbale (L)
  - 5 sacrale (S)
  - 4–5 coccygeale (Co = Steißbein)
- Physiologische Krümmung der Wirbelsäule
  - Halslordose, Brustkyphose, Lendenlordose
→ Krümmung kann durch entsprechende Lagerung ausgeglichen werden

- Dornfortsätze (Processi spinosi) verlaufen:
  - Im Lendenbereich fast horizontal nach hinten (Spinalnadel leicht einführbar)
  - Im thorakalen Bereich dachziegelartig nach unten (steilere Einstichrichtung)
- Bänder verleihen der Wirbelsäule Stabilität und Elastizität. Von außen nach innen verlaufen:
  - Ligamentum supraspinale (verbindet Spitzen der Dornfortsätze)
  - Ligamentum interspinale (verläuft zwischen Processi spinosi)
  - Ligamentum flavum (verbindet die Wirbelbögen).

Inhalt des Wirbelkanals

- **Rückenmark**: ca. 45 cm lang, es reicht vom großem Hinterhauptsloch bis zum Oberrand des 2.–3. Lendenwirbels
  → Wenn Spinalpunktion höher als L_2 besteht Gefahr der Rückenmarksschädigung
- **Hüllen des Rückenmarks** (von außen nach innen):
  - Dura mater - Arachnoidea - Pia mater
- **Liquor cerebrospinalis**: klare, farblose Flüssigkeit, Spezifisches Gewicht ca. 1003 kg/m^3, Gesamtvolumen ca. 120–150 ml → ca. 75 ml befinden sich im Subarachnoidalraum (Raum zwischen Pia mater und Arachnoidea) des Rückenmarks
- **Spinalnerven und Wurzeln:** 31 Paare symmetrisch angeordneter Spinalnerven: 8 zervikale, 12 thorakale, 5 lumbale, 5 sacrale, 1 coccygeales; insgesamt 62 Spinalnerven. Sie stehen über eine hintere und eine vordere Wurzel mit dem Rückenmark in Verbindung:
  - Hinterwurzel leitet überwiegend afferente Impulse, z.B. Schmerz, Temperatur, Berührung
  - Vorderwurzel leitet überwiegend efferente Impulse, z.B. zu Muskeln, Drüsen, Eingeweiden
- **Blutversorgung:** A. spinalis anterior und A. spinalis posterior
- **Spinale Dermatome** (☞ Abb. 4.8)
  - Jedem Rückenmarksegment ist ein bestimmtes Hautgebiet (Dermatom) zugeordnet, das von diesem Segment über einen bestimmten Spinalnerv sensibel versorgt wird. Die gesamte Körperoberfläche kann somit schematisch in Dermatome eingeteilt werden → Planung und Überprüfung der notwendigen Anästhesieausdehnung
  - **Beachte:** Dermatome können sich überlappen, Segmente gelten nur für die Haut. Unter dem Dermatom liegende Muskeln und Organe werden meist von anderen Nerven versorgt, z.B. bei Sectio caesarea muß sich die Anästhesie bis Th_4-Th_6 erstrecken

• **Sympathikusfasern** = efferente Fasern verlassen das Rückenmark mit den Vorderwurzeln der Spinalnerven Th$_1$ bis L$_2$.

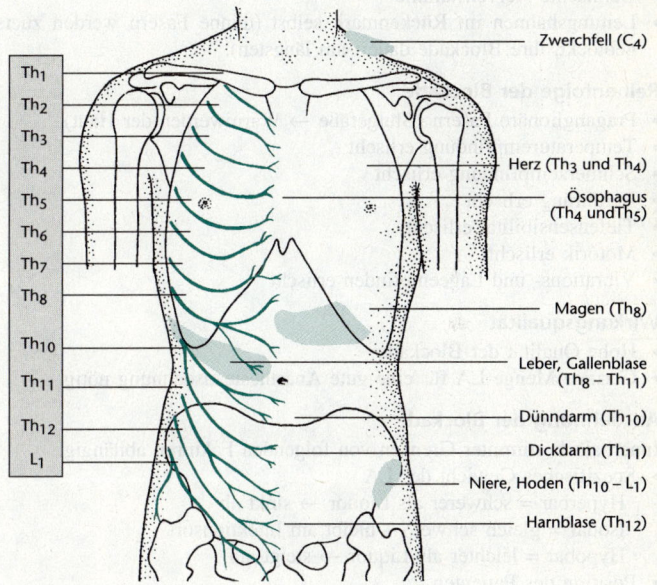

Zwerchfell (C$_4$)

Th$_1$
Th$_2$
Th$_3$
Th$_4$ Herz (Th$_3$ und Th$_4$)
Th$_5$ Ösophagus (Th$_4$ undTh$_5$)
Th$_6$
Th$_7$
Th$_8$ Magen (Th$_8$)
Th$_{10}$
Th$_{11}$ Leber, Gallenblase (Th$_8$ – Th$_{11}$)
Th$_{12}$ Dünndarm (Th$_{10}$)
L$_1$ Dickdarm (Th$_{11}$)

Niere, Hoden (Th$_{10}$ – L$_1$)

Harnblase (Th$_{12}$)

Abb. 4.8: Sensible Versorgung der inneren Organe (Dermatome) [L190]

Verhalten der LA im Subarachnoidalraum

Wirkungsweise: (☞ 4.2.2 Lokalanästhetika, Wirkungsmechanismus der LA)

Werden Lokalanästhetika in den Subarachnoidalraum des Rückenmarks injiziert, tritt innerhalb weniger Sekunden eine neurale Blockade auf. Sämtliche Empfindungen sowie die Motorik werden bei entsprechender Dosierung ausgeschaltet. Die Weiterleitung der Impulse (Peripherie → Gehirn, Gehirn → Peripherie) wird im Ausbreitungsgebiet des Lokalanästhetikums unterbrochen. Lokalanästhetika mit unterschiedlichem spezifischen Gewicht (hypobar, isobar, hyperbar) werden benutzt, um die Ausbreitung teilweise zu beeinflussen (s.u. Ausdehnung der Blockade).

Wirkungsort
- Vorder- und Hinterwurzel der Spinalnerven (Hauptwirkung)
- Hinterwurzelganglion
- Autonome Nervenfasern
- Gemischte Nervenstämme
- Leitungsbahnen im Rückenmark selbst (dünne Fasern werden zuerst geblockt, ihre Blockade dauert am längsten).

Reihenfolge der Blockade
- Präganglionäre Fasern (Blutgefäße $\rightarrow$ Warmwerden der Haut)
- Temperaturempfindung erlischt
- Schmerzempfindung erlischt
- Berührung erlischt
- Tiefensensibilität erlischt
- Motorik erlischt
- Vibrations- und Lageempfinden erlischt

Wirkungsqualität
- Hohe Qualität der Blockade
- Geringe Menge LA für eine gute Anästhesieausdehnung nötig.

Ausdehnung der Blockade
Innerhalb bestimmter Grenzen von folgenden Faktoren abhängig:
- Spezifisches Gewicht des LA
  - Hyperbar = schwerer als Liquor $\rightarrow$ sinkt ab
  - Isobar = gleich schwer $\rightarrow$ bleibt am Injektionsort
  - Hypobar = leichter als Liquor $\rightarrow$ steigt auf
- Position des Patienten
  - Sitzende Position: Hyperbares LA sinkt ab $\rightarrow$ tiefsitzende Anästhesie; Hypobares LA steigt auf $\rightarrow$ hochsitzende Anästhesie
  - Seitenlage: 10–15 Min. Beibehalten der Seitenlage $\rightarrow$ untere Seite stärker betroffen
- Injektionsort:
  - L_2/L_3 für Oberbauch bis Th_4
  - L_3/L_4 für Unterbauch und Beine
  - L_4/L_5 für perianale Operationen
- Menge des LA
  - Menge = Konzentration x Volumen
  - Je größer die injizierte Menge, desto größer das Ausbreitungsgebiet
- Injektionsgeschwindigkeit:
  - Je schneller die Injektion, desto schneller und höher die Ausbreitung.

Systemische Wirkung der Spinalanästhesie

Herz-Kreislauf-System

Die mit der SPA verbundene Sympathikusblockade führt zu:

- Dilatation der Arterien → RR ↓
- Abnahme des Venentonus → Abnahme des venösen Rückstromes durch venöses Pooling → ZVD ↓ → RR ↓
- Relative Hypovolämie (kompensatorische Vasokonstriktion in den nicht blockierten Gebieten).

Totale Sympathikusblockkade

- Es erfolgt keine kompensatorische Vasokonstriktion
- Wird auch der Herz-Sympathikus (Th₁-Th₄) ausgeschaltet → Herzfunktion wird zusätzlich beeinträchtigt, Bradykardie und Abnahme der Kontraktionskraft.

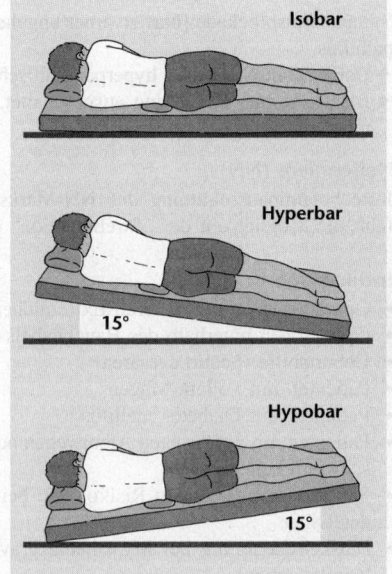

Isobar

Hyperbar

15°

Hypobar

15°

Abb. 4.9: Einfluß der Lagerung auf die Anästhesieausbreitung bei der SPA [L157]

✔ **Cave:** Je höher die Blockade, desto stärker RR ↓
✔ Vorbestehende Hypovolämie → verstärkter RR ↓
✔ Ausgangsblutdruck erhöht → verstärkter RR ↓
✔ Lagerungsmaßnahmen verstärken RR ↓.

Atmung

- Respiratorische Insuffizienz ist erst bei Ausschaltung des N. phrenicus (C₃–C₅) zu erwarten
- Bei abdominellen Eingriffen kann durch Bauchtücher die Zwerchfellbeweglichkeit behindert werden, so daß eine respiratorische Insuffizienz eintritt.

Darm und Harnwege

Sympathikusblockade führt zu einer ungehemmten Wirkung des Parasympathikus

→ Darm: kontrahiert und hyperperistaltisch, Sphincter ani ist relaxiert

→ Blase: Atonie, Harndrang ausgeschaltet, Harnblasensphinkter ist nicht relaxiert.

Nebenniere (NN)

Katecholaminausschüttung des NN-Marks wird eingeschränkt, dadurch fehlt die Möglichkeit der „Streßreaktion" der NN.

Indikationen

- Operationen an den unteren Extremitäten
- Operationen unterhalb des Bauchnabels
- Geburtshilfe (Sectio caesarea)
- Patienten mit vollem Magen
- Patienten mit Diabetes mellitus
- Patienten mit gefährdeten Atemwegen oder zu erwartenden Intubationsschwierigkeiten
- Patienten mit erhöhtem Risiko, z.B. bei Erkrankungen der Lunge und der Leber
- Muskelrelaxierung bei Myasthenia gravis (Kontraindikation für Muskelrelaxantien)
- Einfache und preiswerte Methode.

Kontraindikationen

- Ablehnung der Methode durch den Patienten
- Gerinnungsstörungen, Antikoagulantientherapie
- Hochdosierte ASS-Medikation
- Hypovolämie/Schock
- Neurologische Erkrankungen (z.B. Multiple Sklerose)
- Infektion im Bereich der Punktionsstelle
- Sepsis
- Kardiovaskuläre Erkrankungen (z.B. KHK, schwere angeborene Herzfehler, erworbene Herzklappenfehler, maligne Hypertonie, Hypotonie).

Relative Kontraindikationen

- Schwere Kopfschmerzen oder Rückenschmerzen
- Deformation der Wirbelsäule
- Arthritis, Osteoporose
- Wirbelsäulenmetastasen
- Bandscheibenprolaps.

Vorbereitung

Allgemeine Vorbereitung, Vorbereitung des Patienten (☞ 2)

Steril abgedeckter Tisch mit

- Lochtuch
- Kompressen
- 2 ml Spritze mit dünner Kanüle (Hautquaddel)
- 5 ml Spritze (Spinalanästhesie)
- 2 Kanülen (ggf. mit Bakterienfilter) zum Aufziehen des LA
- Spinalkanüle (22G, 24G-26G)
- Ggf. Führungskanüle für Spinalnadel (benötigt man erst ab 24G, richtige Größe wird vom Hersteller für die entsprechende Spinalnadel mitgeliefert).

Weiteres Material

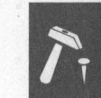

- Desinfektionsmittel
- Sterile Handschuhe, Kopfbedeckung, Mundschutz
- LA für die Hautquaddel (z.B. Xylonest® 1 %)
- LA für die Spinalanästhesie (z.B. Carbostesin® 0,5 % hyperbar oder isobar)
- Steriles Pflaster für die Einstichstelle.

Durchführung der Spinalanästhesie

Lagerung des Patienten

- Sitzende Position (☞ Abb. 4.10)
  - Patient sitzt mit seinem Gesäß an der Hinterkante des OP-Tisches, Füße auf einen Hocker aufgestützt, Kopf auf der Brust („Katzenbuckel"), verschränkte Unterarme auf den Oberschenkeln; Pflegekraft stützt den Patienten
  - Vorteile: bessere anatomische Orientierung, leichtere Punktion des Spinalraumes, rascheres Abtropfen des Liquors, mit hyperbarem LA → Beschränkung auf sakrale Segmente möglich, z.B. „Sattelblock"
  - Nachteile: Kollapsneigung des Patienten größer
- Seitenlage (☞ Abb. 4.11)
  - Patient liegt auf der Seite (ggf. der zu anästhesierenden Seite), die Beine an den Bauch gezogen, die Brustwirbelsäule zum Buckel gekrümmt, Kinn auf der Brust; Pflegekraft unterstützt den Patienten
  - Vorteile: Kollapsneigung gering, mit hyperbarem LA seitenbetonte oder nahezu einseitige Anästhesie möglich.

4

Technik

- Anästhesist ertastet und markiert die Einstichstelle. Orientierungspunkt ist die Linie von den Darmbeinschaufeln zur Wirbelsäule, schneidet meist den 4. Lendenwirbeldornfortsatz. Weitere Dornfortsätze können von hier aus markiert werden (☞ Abb. 4.11)
- Großflächige und mehrmalige Hautdesinfektion
- Anästhesist (mit Kopfbedeckung, Mundschutz und sterilen Handschuhen) setzt sich hinter den Patienten
- Punktionsstelle mit einem sterilem Lochtuch abdecken
- Aufziehen der Lokalanästhetika
- Hautquaddel setzen, anschließend können 1–2 ml LA interspinal infiltriert werden
- Spinalnadel (bei dünner Nadel → Führungskanüle benutzen) in den Subarachnoidalraum vorschieben, bis Liquor frei abtropft
- **Reihenfolge der Durchstechung:** Haut → Lig. supraspinale → Lig. interspinale → Lig. flavum → Periduralraum → Duraschlauch → Subarachnoidalraum
- Lokalanästhetikum wird injiziert. Zur besseren Verteilung des Medikamentes evtl. → Barbotage (mehrmaliges Aspirieren von Liquor in die Spritze → Mischung von LA/Liquor

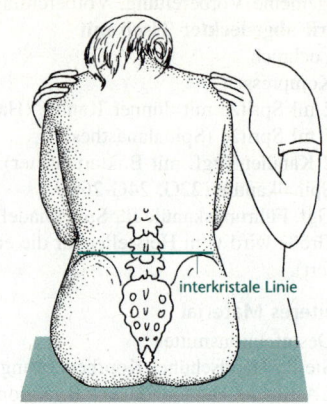

Abb. 4.10: Sitzende Position des Patienten zur SPA [L157]

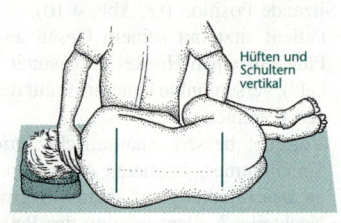

Abb. 4.11: Seitenlage des Patienten zur SPA und Unterstützung durch Pflegeperson [L157]

- **Lokalanästhetikum darf injiziert werden wenn:**
  - Liquor klar und leicht aspirierbar
- **Lokalanästhetikum darf nicht injiziert werden wenn:**
  - Kein Liquor fließt → Nadel liegt nicht im Subarachnoidalraum
  - Liquor blutig → Gefahr der intravasalen Injektion
  - Parästhesien wurden ausgelöst → Gefahr von bleibenden neurologischen Schäden
- Spinalnadel entfernen
- Steriler Wundverband
- Patienten danach so lagern, wie es für die jeweils erwünschte Ausdehnung erforderlich ist.

 Sowohl bei der Spinalanästhesie wie auch bei der Periduralanästhesie immer darauf achten, daß das Desinfektionsmittel in die Haut eingezogen und angetrocknet ist, sowie Überschüsse weggewischt worden sind, da sonst die Gefahr besteht, daß über die Punktionsnadel Desinfektionslösung in den Spinalraum gelangt und eine Kontamination des Subarachnoidalraumes mit Desinfektionslösung evtl. zu einer „chemischen Meningitissymptomatik" führen kann.
Patienten vor jedem Schritt informieren, damit er nicht erschreckt und zusammenzuckt.
Beim Vorschieben der Spinalnadel in den Subarachnoidalraum Patienten zum absoluten Stillhalten auffordern, da schon durch leichte Bewegungen des Patienten die Punktion mißlingen kann.

Maßnahmen nach Injektion des LA
- Engmaschige RR- und Pulskontrolle
- Patienten hinsichtlich Atmung, Sprache, Übelkeit, Gesichtsfarbe, Blässe und Schweißbildung beobachten
- Ausreichende Infusionszufuhr, um Blutdruckabfall aufzufangen
- Patienten darüber informieren, daß das Berührungsempfinden noch teilweise vorhanden sein kann
- Überprüfung der Anästhesieausbreitung mit Kälte- und Schmerzreiz
- Austestung der motorischen Blockade nach dem Bormage-Schema (s.u.)
- Wird der Patient zusätzlich sediert → Überwachung der Pulsoximetrie und evtl. O_2-Gabe (O_2-Sonde oder Maske), da im Schlaf die Zunge oft zurücksinkt → Verlegung der Atemwege.

Bormage-Schema zur Austestung der motorischen Blockade

0	kein Block (0 %)	normale aktive Beweglichkeit im Knie- und Fußgelenk
1	partieller Block (33 %)	Beugung im Kniegelenk erschwert, Fußgelenk noch frei beweglich
2	fast vollständiger Block (66 %)	nur noch Fußgelenke beweglich
3	vollständiger Block (100 %)	vollständige motorische Blockade

Komplikationen der Spinalanästhesie

Frühkomplikationen

- RR ↓ (→ Sympathikusblockade), meist mit Bradykardie
- → Beine des Patienten anheben, Kopf-Tieflage: **Cave!** nicht bei hyperbarem LA → Gefahr einer hohen Spinalanästhesie
- → Infusion schneller stellen, ggf. Plasmaexpander (HAES-steril® 6 %) geben
- → Ggf. Vasopressor (z.B. Akrinor®)
- Übelkeit, Erbrechen (→ Folge des RR-Abfalls)
- Intoxikation → versehentliche intravasale Injektion
- Totale Spinalanästhesie
- Abfall der Körpertemperatur (Sympathikusblockade → dadurch ausgelöste Vasodilatation).

Spätkomplikationen

- Kopfschmerzen (wahrscheinlich durch Liquorverlust über das Punktionsloch)
  - Je jünger die Patienten und je dicker die Spinalnadel, desto häufiger treten Kopfschmerzen auf
- → Patient sollte über mehrere Stunden flach im Bett liegen (eher umstritten)
- → Ausreichende Flüssigkeitszufuhr, peridural „Blutpatch" (5–10 ml Blut des Patienten in den Periduralraum an der Punktionsstelle injizieren)
- Rückenschmerzen (Periostverletzung, eigentliche Ursache nicht geklärt)
- Störung der Blasenfunktion (Patienten fehlt der Harndrang)
- → Patienten nach 4 Std. auffordern, spontan Wasser zu lassen, ggf. 1 Amp. Doryl® (Carbachol) i.m. injizieren → Kontraktion der Harnblase, ggf. Harnblase katheterisieren
- Neurologische Komplikationen (Arachnoiditis, Myelitis, Epiduralabszeß, aseptische Meningitis, Harn- und Stuhlinkontinenz).

4.2.11 Periduralanästhesie (PDA)

PDA ist eine vorübergehende Unterbrechung der neuralen Erregungsleitung und Ausschaltung der extraduralen sensiblen Nervenwurzeln, hervorgerufen durch die Injektion von Lokalanästhetikum in den Periduralraum.
* Möglichkeiten:
  - Single Shot PDA
  - Kontinuierliche PDA über PDA-Katheter
* Die PDA erreicht zwar nicht die Qualität einer SPA, übertrifft sie aber an Vielseitigkeit.

Vergleich zwischen PDA und SPA
Die PDA ist technisch schwieriger durchzuführen als die SPA. Die Anästhesietiefe ist bei der PDA weniger stark ausgeprägt, ebenso sind Sensorik und Motorik nicht in gleicher Weise betroffen.
Vergleich zwischen SPA und PDA

Beurteilungskriterium	Spinalanästhesie	Peridualanästhesie
Stelle der Punktion	lumbal	zervikal, thorakal, kaudal, lumbal
Technik der Punktion	einfach	schwierig
Injektionsort	Subarachnoidalraum	Periduralraum
Menge des LA	gering	groß
Wirkungseintritt	sofort	verzögert
Wirkungsdauer	weniger lang	lang
Ausbreitung	gut steuerbar (hypo-, iso- und hyperbare LA)	schlechter steuerbar
Qualität der Anästhesie	sehr gut	abgeschwächt
Motorische Blockade	sehr gut	abgeschwächt
Toxische Reaktion auf LA	unwahrscheinlich	möglich
Postpunktionale Kopfschmerzen	bei 0,5–25 %	keine

Anatomische Grundlagen

Die anatomischen Verhältnisse entsprechen weitgehend denen der Spinalanästhesie (☞ 4.2.10 Anatomie SPA)

- Periduralraum (auch Epi- oder Extraduralraum)
  - Liegt zwischen der Dura mater des Rückenmarks und den Knochen und Bändern des Spinalkanals
  - Erstreckt sich vom Foramen magnum (großes Hinterhauptsloch) der Schädelbasis bis zum Lig. sacrococcygeum
  - Hintere Begrenzung durch Lig. flavum, seitliche Verbindung zum paravertebralen Raum über die Zwischenwirbellöcher, vordere Begrenzung durch das hintere Längsband der Wirbelsäule
  - Weite des Periduralraumes: lumbal ca. 5–6 mm, Thoraxmitte ca. 3–5 mm, zervikal ca. 3 mm zu den Seiten hin wird der Raum schmaler
- Inhalt des Periduralraumes:
  - Der Periduralraum enthält Bindegewebe, Fett, Arterien- und Venenplexus, Lymphgefäße und Spinalnervenwurzeln
  - Vordere und hintere Nervenwurzeln sind „ummantelt" von Dura mater, Arachnoidea und Pia mater. Diese Ummantelung behindert das Eindringen von LA in die Nervenwurzel → verzögerter Eintritt der Blockade
  - Die Venen stehen oben mit den Kopfvenen in Verbindung, seitlich mit Becken-, Bauch- und Thoraxvenen. Somit bilden sie eine Verbindung zwischen Vena cava inferior und superior
- Druck im Periduralraum
  - Bei ca. 80–90 % aller Patienten herrscht ein subatmosphärischer Druck (negativer Druck); am höchsten ist er in der Lumbalregion. Dieser negative Druck wird bei der Technik „hängender Tropfen" ausgenutzt
  - **Beachte:** Bei Schwangeren ist der negative Druck eher niedriger oder aufgehoben, da die Venen im Periduralraum stark erweitert und gefüllt sind. Die Vena cava inferior wird durch den Uterus komprimiert, daher wird das Blut aus der unteren Körperhälfte über die Venen im Periduralraum zur Vena cava superior umgeleitet.

Verhalten der LA im Periduralraum

- **Wirkungsweise:** ☞ Lokalanästhetika, Wirkungsmechanismus der LA (☞ 4.2.2)
- **Wirkungsort:** Identisch mit der SPA ☞ 4.2.10 → Hauptort: Wurzeln der Spinalnerven
- **Reihenfolge der Blockade:** Identisch mit der SPA ☞ 4.2.10

- **Wirkungsqualität:** Bei der SPA deutlich besser. Für die gleiche Anästhesieausdehnung wie bei der SPA, ist bei der PDA eine wesentlich größere Menge LA notwendig. Die motorische Blockade ist oft nicht vollständig.

Ausdehnung der Blockade

Beeinflussende Faktoren:
- Spezifisches Gewicht → bedeutungslos
- Position des Patienten → Bedeutung wesentlich geringer als bei der SPA
- Injektionsort: Je näher der Injektionsort an dem zu betäubenden Areal liegt, desto wirkungsvoller ist die Anästhesie und desto geringer ist der LA-Bedarf
- Menge des LA: Für eine PDA benötigt man größere Mengen LA, um eine vergleichbare Anästhesieausdehnung mit der SPA zu erreichen. Es werden niedrigere Konzentrationen als bei der SPA verwendet
- Injektionsgeschwindigkeit: Keine bessere Ausbreitung durch eine schnelle Injektion. Qualitativ bessere Ergebnisse bei langsamer Injektion
- Alter des Patienten: Je älter der Patient, desto geringer die LA-Dosis, da die Ausbreitung des LA im Periduralraum mit dem Alter des Patienten zunimmt
- Bei Arteriosklerose und Diabetes mellitus → Dosisbedarf für LA geringer durch Gefäßerweiterung
- Schwangerschaft: Dosisbedarf für LA geringer
  - Periduralvenen stark gefüllt → effektiver PDA-Raum kleiner
  - Steroidhormone der Schwangeren → Förderung der Ausbreitung des Lokalanästhetikums.

Geschwindigkeit des Wirkungseintritts

- Deutlich verzögert → Diffusion durch die Hirnhäute des Rückenmarks.
- Hautanalgesie nach ca. 2–6 Min.
- Höchste Konzentration im Subarachnoidalraum nach ca. 10–20 Min.
- Muskelblockade nach ca. 20–30 Min.

Systemische Wirkung der PDA

Die indirekten Auswirkungen der PDA sind mit denen der SPA (☞ 4.2.10 Systemische Wirkung der Spinalanästhesie) nahezu identisch. Eine Sympathikusblockade tritt allerdings langsamer und initial weniger ausgeprägt ein.

Wesentlicher Unterschied zwischen beiden Methoden besteht darin, daß bei der PDA große Mengen LA in ein gefäßreiches Gebiet injiziert werden und somit leicht ins Blut gelangen → Plasmaspiegel steigt stark an → Gefahr lebensbedrohlicher toxischer Wirkungen.

Indikationen
Entsprechen im wesentlichen denen der SPA (☞ 4.2.10 Indikationen SPA). Zusätzlich wird die PDA angewandt zur:
- Postoperativen Schmerzausschaltung
- Schmerzlinderung während der Geburt
- Posttraumatischen Schmerzlinderung, z.B. bei Rippenserienfraktur
- Langzeitschmerzbehandlung, z.B. bei Krebskranken.

Kontraindikationen
- Entsprechen im wesentlichen denen der SPA, da immer das Risiko einer versehentlichen Punktion und Injektion in den subarachnoidalen Raum besteht (☞ 4.2.10 Kontraindikationen SPA).

Vorbereitung
Allgemeine Vorbereitung, Vorbereitung des Patienten ☞ 2

Steril gedeckter Tisch mit
- Lochtuch
- Kompressen
- 5 ml Spritze mit dünner Kanüle → Hautquaddel, evtl. Umspritzung zur Untertunnelung des Katheters
- Stichskalpell
- Großlumige Venenverweilkanüle zur Untertunnelung
- Zusätzliche 5 ml Spritze für Testdosis
- 10 ml Leichtlaufspritze für Widerstandsverlusttechnik
- Zusätzliche 10 ml Spritze zur Injektion des LA
- 4 Kanülen (ggf. mit Bakterienfilter) zum Aufziehen von NaCl 0,9 % und LA
- Periduralkanüle (Tuohy-Nadel 16G-18G) → Einzelinjektion „Single shot"
- Periduralkatheter mit Filter → kontinuierliche PDA.

Weiteres Material
- Desinfektionsmittel
- Sterile Handschuhe, Kopfbedeckung, Mundschutz
- NaCl 0,9 % → Widerstandsverlusttechnik
- LA → Hautquaddel (z.B. Xylonest® 1 %)

- LA → Testdosis (z.B. Carbostesin® 0,5 % isobar)
- LA → Periduralanästhsie (z.B. Carbostesin® 0,25 %-0,5 % isobar)
- Pflaster für die Einstichstelle und Fixierung des Katheters.

Durchführung der Periduralanästhesie
Lagerung des Patienten
Lagerungsmaßnahmen entsprechen denen der Spinalanästhesie (☞ 4.2.10 Lagerung SPA)
- Sitzende Position
→ Periduralraum bei adipösen Patienten leichter zu punktieren
→ Blockade des Segmentes S_1 begünstigt
- Seitenlage
→ Punktion schwieriger
→ Kollapsgefahr des Patienten geringer.

Technik der „Single shot" Periduralanästhesie (SS-PDA)
- Der Anästhesist ertastet und markiert die Einstichstelle (☞ Abb. 4.22)
  Leitpunkte: Verbindungslinie der Darmbeinschaufeln schneidet Dornfortsatz L_4
- Großflächige und mehrmalige Hautdesinfektion
- Anästhesist setzt sich hinter den Patienten (mit Kopfbedeckung, Mundschutz und sterilen Handschuhen)
- Punktionsstelle mit einem sterilen Lochtuch abdecken
- Aufziehen des LA sowie NaCl 0,9 %
- Hautquaddel setzen, anschließend können 1–2 ml LA **interspinal** infiltriert werden
- Ggf. Einritzen der Haut mittels Stichskalpell (Vorschieben der Tuohy-Nadel leichter, da ihre Spitze stumpf und abgerundet ist)
- Auffinden des Periduralraumes ist über zwei Techniken möglich:
  - Widerstandsverlustmethode:
  - Punktionsnadel mit Mandrin bis in das Lig. interspinale vorschieben, danach Mandrin entfernen und die mit NaCl 0, 9 % gefüllte Spritze aufsetzen
  - Vorschieben der Kanüle unter ständigem Druck auf den Spritzenstempel (starker Injektionswiderstand)
  - Nach Durchstechung des Lig. flavum (Grenze zum Periduralraum) läßt der Widerstand plötzlich nach, Kochsalzlösung kann ohne Widerstand injiziert werden → Periduralraum ist erreicht
  - **Methode des hängenden Tropfens:**
  - Punktionsnadel mit Mandrin bis in die Nähe des Lig. flavum vorschieben, danach Mandrin entfernen und einen Tropfen NaCl 0,9 % an den Ansatz der Punktionsnadel hängen

- Kanüle vorsichtig vorschieben
- Wird der hängende Tropfen in die Kanüle eingesogen (negativer Druck) → Periduralraum ist erreicht
- Dura- oder Gefäßpunktion mittels Aspirationsprobe (Blut/Liquor) ausschließen
- Injektion der Testdosis (z.B. 3–5 ml Carbostesin® 0, 5 % isobar)
- Ca. 5 Min. abwarten (ggf. versehentliche Punktion in den Subarachnoidalraum)
- Test negativ (d. h. keine SPA eingetreten), wird die errechnete Gesamtdosis des LA injiziert
- Periduralkanüle entfernen
- Steriler Wundverband.

Technik der kontinuierlichen Periduralanästhesie

Periduralanästhesie über Periduralkatheter (PDK) wie bei der SS-PDA, jedoch:

- Nach Punktion des Periduralraumes (in der zuvor beschriebenen Weise) den Katheter über die Punktionskanüle ca. 2–3 cm in den Periduralraum vorschieben.
- ✔ **Cave:** Wird der Katheter zu weit vorgeschoben besteht Gefahr der Duraperforation
- ✔ Katheter kann:
  - Sich aufrollen oder abknicken
  - Den Periduralraum über ein Zwischenwirbelloch verlassen
  - Abgeschnitten werden, wenn er bei liegender Nadel zurückgezogen wird.
- Dura- oder Gefäßpunktion mittels Aspirationsprobe (Blut/Liquor) ausschließen
- Injektion der Testdosis (z.B. 3–5 ml Carbostesin® 0,5 % isobar)
- Liegt der Katheter sicher im Periduralraum fixiert, wird die Punktionskanüle entfernt
- Katheter ca. 0,5 cm unterhalb der Punktionsstelle untertunneln (d.h. Katheter mittels einer Braunüle ca. 1–2 cm unter die Haut durchführen), zur besseren Fixierung
- Bakterienfilter anschließen
- Katheter ohne Zug über den Rücken zur Schulter führen und mit dem Pflaster auf der Haut sicher fixieren
- Gesamtdosis des LA nach Ausschließen einer Spinalanästhesie (nach ca. 5 Min.) und nochmaliger Aspiration injizieren.

Maßnahmen nach Injektion des LA
- Engmaschige RR- und HF-Kontrolle
- Genaue Beobachtung des Patienten (Atmung, Sprache, Gesichtsfarbe, Übelkeit)
- Auf Intoxikationserscheinungen achten
- Auf evtl. SPA-Symptomatik achten
- Überprüfung der sensiblen Anästhesieausbreitung mit Kälte- und Schmerzreiz
- Austestung der motorischen Blockade (☞ 4.2.10 SPA).

Komplikationen der PDA
Es können ähnliche Komplikationen wie bei der Spinalanästhesie auftreten, jedoch gibt es zahlreiche spezifische Komplikationen (☞ 4.2.10 Komplikationen der SPA).

Frühkomplikationen
- Versehentliche Durapunktion → postspinaler Kopfschmerz (Liquorverlust)
- Versehentliche subarachnoidale Punktion → totale Spinalanästhesie (schwer RR ↓, Atemlähmung, Bewußtlosigkeit)
- Massive Periduralanästhesie durch Überdosis von LA → Bild ähnelt der totalen Spinalanästhesie
- Punktion einer Periduralvene (oft bei Schwangeren, da die Venen stark gefüllt sind) → toxische Reaktion bei Injektion des LA
- Punktion des Rückenmarks
- RR ↓ → Sympatikusblockade, jedoch meist langsamer als bei der SPA.

Spätkomplikationen
- Blasenfunktionsstörungen (☞ 4.2.10 SPA Spätkomplikationen)
- Kopfschmerzen
- Neurologische Komplikationen:
  - Epidurales Hämatom (Schmerzen im Rücken oder in den Beinen, evtl. Lähmung in den Beinen)
  - Epiduraler Abszeß (Schmerzen im Rücken und im Injektionsgebiet, Fieber, Leukozytose)
  - Traumatisierung einer Nervenwurzel
  - Arachnoiditis und Myelitis (aufsteigende Infektion über den Katheter)
  - Cauda-equina-Syndrom: Störung der Blasenentleerung, Stuhlinkontinenz, ,,Reithosenanästhesie".

Kaudalanästhesie (Sakralanästhesie)

Die Kaudalanästhesie stellt eine Sonderform der Periduralanästhesie dar, bei der die Punktion im Sakralkanal des Kreuzbeins durchgeführt wird.

Checkliste Anatomie

- Kreuzbein
  - Besteht aus 5 verschmolzenen Wirbeln S_1-S_5
  - Nach oben gelenkig mit dem Wirbel L_5 verbunden, nach unten durch ein Band, das Ligamentum sacrococcygeum, mit dem Steißbein verbunden
- Sakralkanal
  - Enthält sakrale und coccygeale Nerven aus dem Rückenmarksende und dem Subarachnoidalraum mit seinen Hüllen sowie Blut- und Lymphgefäße
  - Die untere Öffnung des Sakralkanals, Hiatus sacralis, ist vom Lig. sacrococcygeum überzogen, welches bei der Punktion durchstochen werden muß, um in den Sakralkanal zu gelangen.

Indikationen

- Operative Eingriffe im Bereich der Sakral- und Lumbalsegmente
- Geburtshilfe, jedoch nur noch selten
- **Kontraindikationen** ☞ 4.2.10 Kontraindikationen SPA und ☞ 4.2.11 Kontraindikationen PDA.

Vorbereitung und spezielles Material

- Allgemeine Vorbereitung, Vorbereitung des Patienten (☞ 2)
- Spezielle Vorbereitung PDA (☞ 4.2.11).

Lagerung

- Bauchlage
  - Das Becken unterpolstern oder den OP-Tisch im Gesäßbereich abknicken
  - Beine spreizen, Fersen nach außen und Zehen nach innen drehen
- Seitenlage
  - ✔ In die Gesäßfalte Tupfer oder Kompressen einlegen, damit kein Desinfektionsmittel in den Anal- und Genitalbereich läuft.

Durchführung der Kaudalanästhesie

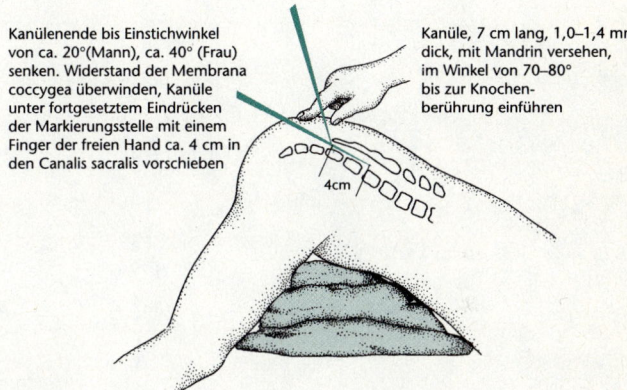

Kanülenende bis Einstichwinkel von ca. 20°(Mann), ca. 40° (Frau) senken. Widerstand der Membrana coccygea überwinden, Kanüle unter fortgesetztem Eindrücken der Markierungsstelle mit einem Finger der freien Hand ca. 4 cm in den Canalis sacralis vorschieben

Kanüle, 7 cm lang, 1,0–1,4 mm dick, mit Mandrin versehen, im Winkel von 70–80° bis zur Knochenberührung einführen

4cm

Abb. 4.12: Lagerung zur Kaudalanästhesie und Punktionsort [L157]

Technik

- Haut desinfizieren und steril abdecken
- Hautquaddel und periostnahe Flächeninfiltration setzen
- Kanüle durch das Lig. sacrococcygeum in Richtung Sakralkanal einführen
- Nach Überwinden des Membranwiderstandes Kanüle ca. 4 cm weit in den Sakralkanal vorschieben. **Vorsicht:** Kanüle nicht zu weit einführen, weil die Dura bei S_2 punktiert werden kann
- Mandrin entfernen und nach negativer Aspiration Testdosis (3–5 ml LA) injizieren, 5 Min. warten, anschließend Injektion des LA (ca. 15–20 ml LA, 3 ml/Segment).

Komplikationen entsprechend der PDA (☞ 4.2.11).

Durchführung der Knieblockanästhesie ↓

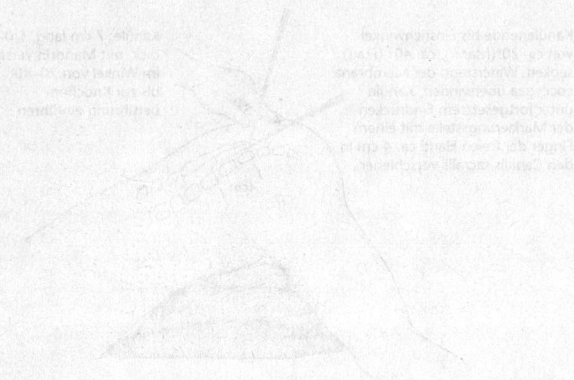

Abb. 4.12 Legende: ... Knieblockanästhesie und Infiltration [L157]

Technik

- Haut desinfizieren, chirurgisch steril abdecken.
- Hautquaddel und peristatische Flächeninfiltration setzen.
- Kanüle durch das Lig. sacrotuberosum in Richtung Sakralkanal einführen.
- Nach Hautwiderstand des Membranwiderstandes Kanüle ca. 4 cm weiter den Sakralkanal vorschieben. Vor der Kanüle muss sich ein Gummikeil wie die Dura bei 5 ... punktiert werden kann.
- Mandrin entfernen und nach negativer Aspiration Testdosis (3–5 ml ... injizieren, 5 Min. warten, ansonsten ...) Injektion des LA (ca. ...) auf LA 3 müssen.

Komplikationen entsprechend der PDA (→ 4.2.11).

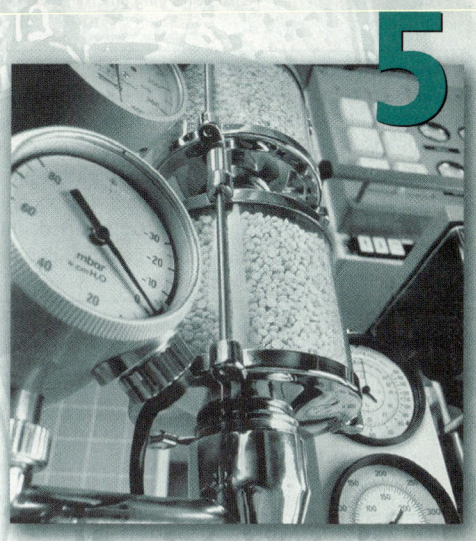

5

Narkoseeinleitung und Intubation, Narkoseausleitung und Extubation

Uwe Töpfer, Ulrike Hartmann, Maria Piltz, Martin Allgeier

Anatomie der oberen Atemwege

Der Kehlkopf (Larynx) besteht aus Knorpel- und Bindegewebe und liegt in Höhe des 4.–6. Halswirbels. Beim Erwachsenen stellt er die engste Stelle des Intubationsvorganges dar; beim Kind dagegen ist die engste Stelle der Ringknorpel (Cartilago cricoidea) unterhalb des Kehlkopfs.

Die *Epiglottis* (Kehldeckel) begrenzt den oberen Raum des Kehlkopfes.

Für die Intubation ist die Stimmritze von Bedeutung: Sie wird durch rechts und links liegende Stimmbänder gebildet, durch die beim Intubationsvorgang der Tubus geschoben wird

5.1   Vorbereitung des Intubationsbesteckes

5

Das Intubationsbesteck besteht aus:
- Laryngoskop nach McIntosh oder Miller
- Spatel
- Tubus
- 10 ml Blockerspritze, Cuffdruckmeßgerät und Klemme
- Ggf. Führungsstab
- Guedeltubus als Beißschutz
- Magill - Zange.

Übersicht über die Überprüfung des Intubationsbesteckes

Material	Vorbereitung und Überprüfung
Laryngoskop nach McIntosh oder Miller	Akku-Ladung oder Batterie-Leistung überprüfen
Spatel	Richtige Auswahl treffen (☞ 5.1.5) Laryngoskopgriff mit Spatel verbinden Lichtquelle auf Helligkeit überprüfen und griffbereit legen
Tubus je nach Eingriff	Cuffdichtigkeit prüfen (s.u.) Blockerspritze daneben legen Ersatztubus in größerer und kleinerer Ausführung bereithalten

Material	Vorbereitung und Überprüfung
10 ml Blockerspritze, Cuffdruckmeßgerät und Klemme	Anm: Luftdruckmeßgerät nur bei Low-Pressure-Cuffs verwendbar
Führungsstab	Richtige Länge? Material intakt? Metallspitze muß durch Plastiküberzug geschützt sein Führungsstab zurechtbiegen; ggf. mit Silikonspray einsprühen und in Tubus führen Spitze darf nicht über das Tubusende hinausragen Zur Fixierung am Ansatzstück rechtwinkelig biegen
Guedeltubus	Passende Größe bereitlegen (☞ 5.1.3)
Magill - Zange	Spitzen mit Pflaster oder Plastiküberzug geschützt?

5.1.1 Endotrachealtuben

Tubusgröße

Innerer Durchmesser

Der innere Durchmesser (ID) wird in mm angegeben und bestimmt den Atemwiderstand bei der Atmung und Beatmung. Zu klein gewählte Tuben führen zu einem erhöhten Atemwiderstand mit hohen Beatmungsdrücken.

Äußerer Umfang

Der äußere Umfang wird in Ch. (Charrière) oder Fr (French) angegeben und ist für den Durchtritt durch die Stimmritze und die Trachea entscheidend. Zu groß gewählte Tuben können Stimmritze und/oder Trachea verletzen.

Größenangaben des Tubus

- Angaben in mm geben den inneren Durchmesser an
- Angaben in Fr (French) oder Ch. (Charrière) geben den Umfang in mm an
  - 1 Charrière entspricht 1/3 mm.

Die Größenauswahl des Tubus richtet sich nach folgenden Kriterien:
- Alter des Patienten
- Geschlecht
- Konstitution
- Anatomische Besonderheiten z.B. durch Vorerkrankungen oder Voroperationen
- Art des Eingriffes, z.B. kleinerer Tubus bei OP im HNO-Bereich
- Art der Intubation (oral oder nasal).
- ✔ Je größer das Tubuslumen, desto geringer ist der Atemwegswiderstand und die Atemarbeit für den Patienten. ABER: Die Gefahr von Druckschäden der Trachealschleimhaut ist größer.
- Zur oralen Intubation ☞ 5.2.1, zur nasalen Intubation ☞ 5.2.2.

Tubusauswahl zur oralen Intubation
Richtwerte für die Tubusgröße zur oralen Intubation

Alter	Magill - Tubus ID in mm	Woodbridge - Tubus in Charrière	Oxford - Tubus ID in mm
0–1 J.	2,5–3,5	18	2,5–3,5
1 J.	4	18	4
2 J.	4,5	18	4,5
4 J.	5	20	5
6 J.	5,5	22	5,5
8 J.	6	24	6
10 J.	6,5	26	6,5
12 J.	7	28	7
14 J.	7,5	30	7
16 J.	8	32	8
Frau	7,5–8	32	8,0
Mann	8–9	34–36	9–10

✔ Bei Kindern orientiert man sich bei der Auswahl der Endotrachealtuben an der Dicke des kleinen Fingers.

Tubusauswahl zur nasalen Intubation

Die Tubusgröße für die nasale Intubation richtet sich nach der Indikation:

- Bei ITN
  - Kann relativ klein gehalten werden (um Choanen zu schonen), z.B. 6.0 mm ID. Wegen der Atemarbeit sollte der Patient nach der Ausleitung extubiert werden. Bei notwendiger Nachbeatmung ggf. Umintubation mit größerem Tubus
- Bei geplanter Langzeitbeatmung
  - Tubus mit High-Volume/Low-Pressure-Cuff wählen
  - Eher großlumigen Tubus wählen (Frauen: 6,5–7 mm ID; Männer: 7,7–7,5 mm ID).

Tubuslänge

Die Tubuslänge ist abhängig vom inneren Durchmesser.

- Bei Erwachsenen ist die Intubationstiefe zwischen 20–24 cm
- Nasale Tuben sind grundsätzlich länger
- ✔ Tubus nach Intubation nicht abschneiden, da er bei ggf. notwendiger Lagekorrektur nicht mehr tiefer geschoben werden kann!

———— Magill-Tubus

Am häufigsten verwendeter Tubus, meist aus PVC, ist leicht gebogen und eignet sich für die orale wie für die nasale Intubation.

Vorteile

Das seitliche Murphy-Auge soll bei möglicher Verlegung des Tubuslumens an der Spitze, z.B. durch Schleim, die Beatmung sichern.

Nachteile

Aufgrund des weichen Materials kann der Tubus abknicken.

Aufbau

- Pilot mit Prüfballon
- Konnektor für Beatmungsmöglichkeit
- Cuff zum Abdichten der Trachea
- Seitliche Markierung in cm.

Cuff

Aufblasbare Blockermanschette am unteren Ende des Tubus, die den Raum zwischen Tubuswand und Trachealschleimhaut abdichtet und damit vor Aspiration und Atemluftverlust schützt. Über einen Prüfballon in der Cuffzuleitung wird die Cuffdichtigkeit während der Intubation geprüft.

✔ Der Cuffdruck sollte nicht größer als 23 mmHg betragen, da bei größeren Werten der Kapillardruck überschritten → Folge: Durchblutungsstörungen der Trachealschleimhaut.

Niederdruck-Cuff (High-volume/Low-pressure): Das Cuffvolumen und die Auflagefläche auf die Trachealschleimhaut sind hoch. Der Auflagedruck bewegt sich zwischen 15–20 mmHg und ist damit gering wird → wird zunehmend als Standardtubus auf Intensivstationen eingesetzt.

Hochdruck-Cuff (Low-volume/High-pressure): Das Cuffvolumen (low-volume) und die Auflagefläche auf die Trachealwand sind gering, der Druck zur Luftentfaltung ist mit Drücken von 80–150 mmHg hoch (high-pressure). Dieser Druck führt zu einer Minderdurchblutung der Trachealschleimheut mit möglichen Schädigungen.

In der Anästhesie werden fast ausschließlich Tuben mit Hochdruck-Cuffs verwendet; nur falls eine längere Beatmung des Patienten von vornherein geplant ist, wird ein Tubus mit Niederdruck-Cuff gewählt.

Lachgasdiffusion

Durch die schnelle Diffusion von Lachgas in Hohlräume erhöht sich der Cuffdruck im Laufe der Narkose → Gefahr der Schleimhautschädigung. Deshalb muß der Cuffdruck während der Narkose regelmäßig mit dem Cuffdruckmeßgerät kontrolliert und ausgeglichen werden.

Cuffdichtigkeit überprüfen

Bei der Vorbereitung des Tubus muß der Cuff auf Dichtigkeit überprüft werden:

- Tubusverpackung am Pilotende aufreißen und in Verpackung belassen
- Cuff blocken. Dabei muß er sich rundherum vom Tubusschaft lösen
- Ballon über Verpackung fühlen: Cuff muß Luft noch nach 1 Min. halten
- Wenn dicht, wieder entblocken
- Cuff von Lasertuben mit NaCl 0,9 % blocken.

Woodbridge-Tubus

Ein sog. Spiraltubus zeichnet sich durch hohe Flexibilität durch eine innenliegende Metallspirale aus.

→ Dadurch ist die Abknickung des Tubus praktisch unmöglich

→ Aufgrund der Flexibilität ist die Intubation schwieriger als beim Magill-Tubus → zur Intubation ist ein Führungsstab notwendig

• **Einsatz:** Bei speziellen Lagerungen (z.B. Bauchlage), in der Neurochirurgie, Kiefer- und Gesichtschirurgie, bei Struma-OP

• Für orale und nasale Intubation geeignet

• Als Einmalartikel und wiederverwendbar (Aufbereitung ☞ 1.2.5)

• Wiederverwendbare Tuben nach Gebrauch in Desinfektionslösung legen (☞ 1.2.5 Hygiene)

✔ Tubus nie mit offenem Cuffventil in die Desinfektionslösung legen → die eindringende Lösung verklebt den Cuff

✔ Durch die Aufbereitung des Tubus kann der Cuff undicht werden

→ Deshalb Cuff sorgfältig prüfen; Ballon längere Zeit aufgeblasen liegen lassen.

Merke:
Bei der Ausleitung den Beißschutz im Mund des Patienten bis zur Extubation belassen. Beißt der Patient ohne Beißschutz zu, kann er das Tubuslumen verschließen → Hypoxiegefahr!

Cole-Tubus

Cole-Tuben bestehen aus weichem thermolabilen Material und sind speziell für die Intubation von Kindern vorgesehen. Das distale Ende ist zur Totraumverkleinerung verengt. Die Tubusspitze ist schwarz markiert und dient als Anhaltspunkt für die Tiefe der Intubation.

• Cole-Tuben ohne Cuff für Kinder unter 6–8 J.

• Cole-Tuben mit Cuff in kleinen Größen

• Intubationstiefe:
  - Neugeborene und Säuglinge: 2 cm
  - Kleinkinder: 3–4 cm
  - Schulkinder: 4 cm

✔ Cole-Tubus ist nicht für die nasale Intubation geeignet.

Lanz-Tubus

Der Lanz-Tubus ist durch seinen Niederdruck-Cuff speziell für die Langzeitbeatmung geeignet. Das Cuffventil, welches den eigentlichen Cuff mit
einem separaten luftgefüllten Ballon (am Ansatzstück) verbindet, ermöglicht einen kontinuierlichen Druckausgleich des Cuffs und hält den Druck
auf ca. 25 mmHg. Dadurch werden Schleimhautschäden reduziert.
- Geblockt wird mit einer 30 ml-Spritze
- Cuffdruckmessung ist nicht erforderlich; die Funktionsfähigkeit des
  Ventils sowie die Dichtigkeit des Cuffs müssen jedoch überprüft werden.

Oxford-Tubus

Sog. ,,Non-Kinking-Tubus", ein kurzer, rechtwinkelig gebogener Tubus.
→ Die Steifigkeit verhindert ein Abknicken des Tubus
→ Durch die kürzere Länge ist eine einseitige Intubation nahezu ausge-
  schlossen.
✔ Aufgrund seiner Biegung ist er nur für die orale Intubation geeignet
✔ Eignet sich nicht für die Langzeitintubation.

Laser-Tubus

Relativ teurer Stahltubus für die CO_2-Laser-Chirurgie im Kehlkopfbereich
(☞ 8.11).
- Material ist nicht entflammbar, gasdicht und rostfrei mit einer weichen
  Kunststoffspitze am distalen Ende und doppeltem Cuff
- Geblockt wird mit isotonischer Kochsalzlösung nach Gehör
- Größen 4,5–6,0 mm
✔ Cuff mit Kochsalzlösung probeblocken.

Masing-Tubus

Pneumatischer Nasentubus nach Masing zur Tamponade der Nasenhöhle
bei starkem Nasenbluten sowie zur doppelseitigen Stabilisierung der
Knochen und Knorpelstruktur nach Nasenfrakturen. Wird hauptsächlich
in der HNO eingesetzt.
- Tubus ist meist paarweise verpackt für linke und rechte Seite

✔ Tubus vor dem Einführen mit Gleitmittel versehen.

Größe von Masing-Tuben mit der notwendigen Füllmenge

Tubusgröße	Füllmenge
1	3 ml
2	6 ml
3	9 ml

5.1.2　Doppellumen-Tubus

Ein Doppellumentubus besteht aus 2 ineinander verschweißten Tuben, die jeweils die Beatmung eines Lungenflügels ermöglichen, und 2 Cuffs: einer tracheal (proximal) und einer bronchial (distal) (☞ Abb. 5.1). Die proximale Blockmanschette liegt in der Trachea und die distale Blockmanschette in einem Hauptbronchus.

✔ Der endobronchiale Cuff ist blau gekennzeichnet, wodurch die Zuordnung beim seitengetrennten Belüften erleichtert wird.

✔ **Indikatiosstellung:** Wenn möglich, wird immer ein Linksseitiger DLT genommen, da dieser leichter zu platzieren geht und die Gefahr der Dislokation geringer ist.

Rechtsseitige DLT nur bei strenger Indikation, z.B. Pneumektonie mit sorgfältiger Beachtung des Abganges re OL.

Tuben zur rechtsbronchialen Intubation
- Robertshaw-Tubus (ohne Carinahaken)
- White-Tubus („White wie right") mit Carinahaken links
- Bryce-Smith-Tubus.

Tuben zur linksbronchialen Intubation
- Robertshaw-Tubus (ohne Carinahaken)
- Carlens-Tubus (Carlens = left) mit Carinahaken rechts
- Bryce-Smith-Tubus

✔ Bei Verwendung von Tuben mit Carinasporn besteht die Verletzungsgefahr von Stimmbändern, Schleimhaut und der Carina (Perforation!). Deshalb werden diese Tuben kaum mehr verwendet.

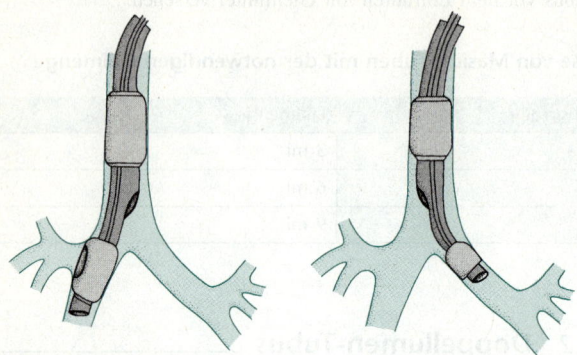

zur „Eine-Lunge-Beatmung" re   zur „Eine-Lunge-Beatmung" li

Abb. 5.1: Doppellumen-Tubus [L157]

Vorbereitung

- Doppellumentubus rechts oder links (DLT-Größen ab 26 CH/ 28/)
- 2 oder 5 ml Spritze zur Blockung des bronchialen Cuffs
- 10 ml Spritze zur Blockung des trachealen Cuffs
- Tubusansatzstück
- Die modernen DLT die Verwendung finden haben alle Rückschlagventile in den Cuffzuleitungen.
  Eine gummierte Klemme benötigt man dennoch um bei der auskultatorischen Lagekontrolle das, jeweils abgeklemmte Tubuslumen nicht zu beschädigen
- 2 gummierte kleine Klemmen, um Cuffzuleitungen abklemmen zu können
- Bronchoskop und Lichtquelle bereitstellen (☞ 5.2.3)
  - Sterile Handschuhe und Abdecktuch
  - Antibeschlagmittel
  - NaCl 0,9 % zum Durchspülen
- Absaugkatheter.

Überprüfung des Tubus

- Alle Blockmanschetten und Zuleitung nacheinander prüfen
- Evtl. Tubuslumen ausreichend mit Silikonspray einsprühen, um die bronchoskopische Lagekontrolle zu erleichtern

- Tubus mit Gleitmittel versehen und ggf. mit Führungsstab bestücken
- Kontinuierliche Überwachung der S_aO_2 und des endexspiratorischem CO_2 vorbereiten.

Intubation mit Doppellumentubus

Lagerung des Patienten ☞ 5.2.1.

- Tubus mit Carinahaken so einführen, daß der Haken Richtung Wirbelsäule zeigt. Nach der Kehlkopfpassage den Tubus um 90° drehen, damit er in den entsprechenden Bronchus gleitet
- Tuben ohne Carinahaken (z.B. Robertshaw-Tubus) werden so eingeführt, daß die Konkavität nach vorne (oben zeigt). Nach der Kehlkopfmassage den Tubus um 90° in gewünschte Richtung drehen, damit er beim weiteren Verschieben in den entsprechenden Bronchus gleitet.
- ✔ Trachealen Cuff nur mit 2–5 ml Luft blocken.
- ✔ Vor allem bei der rechtsseitigen Intubation ist eine exakte Plazierung nötig, da der rechte Oberlappenbronchus nahe der Carina aus dem rechten Hauptbronchus hervorgeht und mit der Blockmanschette verschlossen werden kann.

Überprüfung der Tubuslage

Ggf. wird die Tubuslage bronchoskopisch kontrolliert.

Tracheale Lage prüfen

Tracheale Manschette blocken und beatmen → Beide Lungen müssen belüftet sein.

- Klemme wieder entfernen
  - Tracheales Tubuslumen abklemmen und endobronchialen Cuff blocken → nur endobronchial intubierter Lungenflügel ist belüftet
  - Tracheales Tubuslumen öffnen, endobronchiales Tubuslumen abklemmen → nur über tracheales Tubuslumen versorgter Lungenflügel ist belüftet
  - Beide Lumen freigeben: Lungenflügel müssen seitengleich belüftet sein
- Bei der Auskultation beider Lungenflügel mit wechselndem Abklemmen der Lumen muß die Lunge seitengetrennt belüftet sein
- ✔ Alle Umlagerungen äußerst vorsichtig durchführen, um die korrekte Lage des Tubus nicht zu verändern
- ✔ Nach jeder Lageveränderung des Patienten muß die korrekte Tubuslage überprüft werden
- Tubusfixierung ☞ 5.2.1 orale Intubation.

Komplikationen durch Doppellumentuben

- Verletzungsgefahr von Stimmbändern und Schleimhaut durch Carinasporn
- Traumatisierung des Kehlkopfes
- Falsche Tubuslage → Belüftungsstörungen → Hypoxie
- Trachealruptur
- Bronchusruptur.
- Versehentliches Annähen durch Operateur möglich.

Combitubus®

Spezieller Doppellumentubus der Fa. Kendall: Ösophagusverschlußtubus und konventioneller Endotrachealtubus.

Indikationen

- Schwierige ITN
- Blinde ITN (z.B. keine Sicht durch starke Blutung, massives Erbrechen, Besonderheiten der Anatomie)
- Eingeklemmter Patient in der Notfallmedizin
- ✔ Anwendung nur möglich bei aufgehobenen Rachenreflexen und bei frei passierbarer Mundhöhle sowie frei passierbarem Pharynx!
- Vorteile:
  - Einfache, sichere Handhabung
  - Adäquate Ventilation (sowohl bei trachealer als auch bei ösophagealer Lage)
  - ITN seitlich stehend, ohne Laryngoskop und auch ohne Überstreckung des Kopfes möglich
  - Schutz vor Aspiration von Mageninhalt durch Abdichtung des Ösophagus.

Vorgehen bei der Intubation

- „Blind" orales Einführen (oder mit Laryngoskop)
- Zunge und Unterkiefer des Patienten mit Daumen und Zeigefinger fassen und mit anderer Hand Tubus vorschieben, bis sich die beiden schwarzen Ringmarken in Höhe der Zahnreihe befinden
- Pharyngealcuff (blauer Pilotballon) mit 85–100 ml blocken (dichtet Oropharynx ab und stabilisiert die Lage des Tubus)
- Distalen Cuff (weißer Pilotballon) mit 10–15 ml blocken

- Bei blinder ITN liegt der Tubus meist im Ösophagus:
  - Beatmung über blauen längeren Anschluß - Auskultation über der Lunge positiv (Atemluft über seitliche Perforationen in die Trachea)
- Wenn kein Atemgeräusch über der Lunge, Tubus belassen und über transparenten kürzeren Anschluß beatmen (Tubus liegt im Ösophagus).

Kontraindikationen
- Patienten unter 16 J. oder kleiner 150 cm Körpergröße
- Vorhandene Beiß- und Schluckreflexe
- Bekannte Ösophaguserkrankungen
- Ingestion korrosiver Substanzen
- Supra- und infraglottische Stenosen.
- ✔ Bei ösophagealer Lage keine endotracheale Absaugung möglich!

5.1.3 Nasopharyngeale Tuben _____

Guedeltubus
Nach der Anatomie der Zunge gebogener Tubus, der das Zurückfallen der Zunge beim bewußtlosen Patienten verhindert und somit die Atmung sichert, z.B. bei der Maskenbeatmung. Eingeführt wird er oral unter Drehung (☞ Abb. 5.2).
- Durch das starre Material wird das Zusammenbeißen der Zähne verhindert → sicherer Beißschutz
- ✔ Cave: richtige Größe beachten: Ein zu großer Tubus verursacht Druckstellen am Rachen, ein zu kleiner Druckstellen an der Zunge
- ✔ Bei wachen Patienten kann der Guedel-Tubus Husten und Brechreiz verursachen → erst einführen, wenn Patient in Narkose oder tief bewußtlos ist
- ✔ Ist der Guedeltubus zu klein gewählt, kann die Zunge trotzdem zurückfallen und die Atemwege verlegen.

Richtwerte der Guedeltubusgrößen

Alter	Größe
Neugeborene und Frühgeborene	000–00
Neugeborene und Säuglinge	0
Kleinkinder	1
Kinder	2
Frauen	3 oder 4
Männer	4, 5 oder 6

5

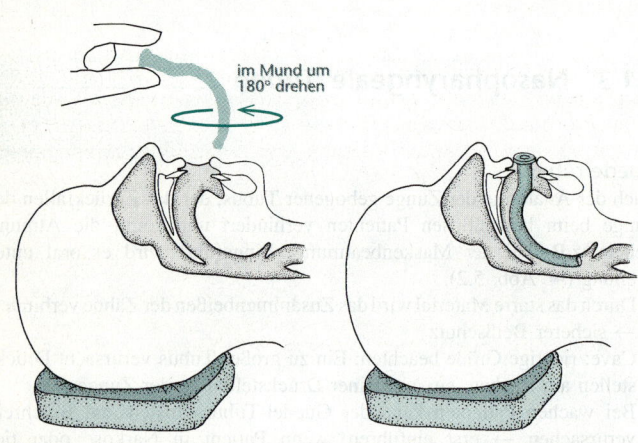

im Mund um 180° drehen

Abb. 5.2: Einlegen des Guedel-Tubus und dessen korrekte Lage [A300-L157]

Wendl-Tubus

Der Wendl-Tubus wird über die Nase eingeführt und hebt die Zunge von der Rachenwand ab. Im Vergleich zum Guedel-Tubus wird er auch von wachen Patienten gut toleriert.

Der Wendl-Tubus wird so weit vorgeschoben wie es dem Abstand Nase-Ohr des Patienten entspricht. Ist die Lage korrekt, hört man am Tubusende Luftströmgeräusch. Diese Lage kann man mit einem verstellbaren Gummiring sichern.

- Die Größe richtet sich nach dem
  - Alter
  - Geschlecht
  - Nasenlochgröße
- Tubus über Nasengang bis in den Hypopharynx einführen:
  - ✔ Cave: Verletzungsgefahr der Nasenschleimhaut mit Blutungen
  - ✔ Vor dem Einführen auf alle Fälle mit Gleitmittel versehen (z.B. Wasser oder Xylocain®-Gel 2 %)
- ✔ Wegen hohem Dekubitusrisiko sollte die Liegedauer möglichst kurz sein

5.1.4   Larynxmaske

Die Larynxmaske (Kehlkopfmaske) eignet sich als Ersatz für eine Maskennarkose oder als Methode zur notfallmäßigen Beatmung des Patienten bei Intubationsschwierigkeiten (☞ 5.2.4). Ein gedeckter Luftkissenring legt sich um den Eingang des Kehlkopfes und dichtet diesen gegen Mundhöhle, Pharynx und Ösophagus ab. Die Atemgase werden über einen Tubus in das Innere des Luftkissenringes geleitet und den Luftwegen zugeführt. (Zu Indikationen und Einführung ☞ 4.1.2)

- Zwei weitere Masken als Ersatz bereithalten (eine Nummer größer und eine Nummer kleiner)
- Luftkissen auf Dichtigkeit prüfen, danach Luftkissen vollständig entlüften und Gleitmittel (spez. Larynxmaskengel, NaCl 0,9 %) auftragen.

5.1.5   Laryngoskop und Spatel

Laryngoskop
Hilfsinstrument, mit dem der Kehlkopf eingestellt werden kann, um die Sicht auf die Stimmritze zu verbessern, z.B. zum Einführen von Tubus, Magensonde oder Temperatursonde.

- Im Laryngoskopgriff befindet sich die Stromquelle (Akku oder Batterie), bei Kaltlichtspateln zusätzlich die Lichtquelle
- Kaltlichtquelle befindet sich im Spatelgriff, Lichtleitfasern verlaufen im Spatelblatt → Lichtfortleitung ohne Wärmeentwicklung

- Für Erwachsene und Kinder gibt es Griffe wie auch Spatel in veschiedenen Größen
- ✔ Laryngoskope mit Akkus regelmäßig im Ladegerät aufladen → grünes Licht des Ladegerätes zeigt ausreichende Ladung an.

Spatel
Gebogener Spatel nach McIntosh
Anatomisch gebogen: Zunge kann damit nach links verschoben werden. Spatelspitze wird in die Falte zwischen Zungengrund u. Epiglottis positioniert (glosso-epiglottische Falte). Durch Zug des Laryngoskops nach fußwärts wird die Zungenbasis angehoben und somit die hängende Epiglottis aufgerichtet.
- Verletzung von Zähnen und Epiglottis sind gering
- Eher für Rechtshänder geeignet.

Richtwerte für die Größe von McIntosh-Spatel

Alter	Spatelgröße	Spatellänge
0	0	7,5 cm
1–3	1	9 cm
3–8	2 oder 3	13 cm
Erwachsene	3 (Überlange 4)	15,5 cm und länger

Gerader Spatel nach Miller
Gerade Spatel, z.B. Miller, Foregger, eignen sich hauptsächlich für die Intubation von Säuglingen und Kleinkindern, da deren Glottis nicht aufgerichtet werden kann. Hier wird die Epiglottis mit auf die Spatelspitze aufgeladen (☞ Abb. 5.3) und verbessert dadurch den Zugangsweg zur Epiglottis.
- ✔ Gefahren: Zahnschäden, Vagusreizung, Verletzung der Epiglottis.

McCoy-Spatel
Gebogener Spatel mit zusätzlich beweglicher Spitze
- Besonderheiten: Eine scharnierversehene Spatelspitze, die durch einen mit dem Griff verbundenen Hebel bewegt werden kann, ermöglicht ein Anheben der Epiglottis bei gleichzeitig geringerer Gesamtbewegung des Laryngoskops. Dreh- und Stützpunkt liegt tiefer im Pharynx
- Indikationen: Einsatz bei Intubationsschwierigkeiten mit herkömmlichen Spateln, wie Verlagerung des Larynx nach vorn, vorstehendem Ober-

kiefer-Frontzahnbereich, vergrößerter oder nach dorsal verlagerter Zunge, eingeschränkter Nackenbeweglichkeit, eingeschränkter Mundöffnung und Mikrognathie
- Größen: 1–4.

Bullard-Intubationsbesteck

Wenn eine nasale fiberoptische Intubation nicht in Frage kommt, besteht die Möglichkeit, oral statt mit dem Bronchoskop (was schwieriger ist als nasal) mit dem Bullard-Besteck (= spezieller Spatel auf normalem Kaltlicht-Handgriff) zu intubieren. Die Technik ist sehr gewöhnungsbedürftig und gehört deshalb nicht unbedingt zur Standardausrüstung einer Anästhesieabteilung. Vor dem indizierten Einsatz auf jeden Fall mind. 5–10 Intubationen am „normalen" Patienten nach i.v.-Narkoseeinleitung üben.

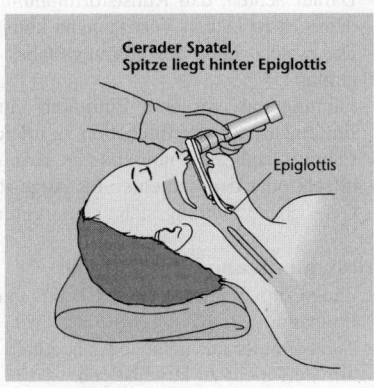

Abb. 5.3: Aufrichten der Glottis mit geradem Spatel [A115-L121]

Gerader Spatel, Spitze liegt hinter Epiglottis

Epiglottis

5.1.6 Intubationshilfen

Führungsstab

Führungsstäbe bestehen aus einem Metalldraht, der mit Kunststoff überzogen ist. Sie erleichtern die orale Intubation mit instabilen Tuben wie Einmaltuben und Woodbridge-Tuben.
- Stärke und Länge wird nach der Tubusgröße ausgewählt
  - Stärke nach Größe des Tubus auswählen, damit ausreichende Stabilität gewährleistet ist
  - Bei schwieriger Intubation sollte der Führungsstab 3 cm über die Tubusspitze hervorragen können **und** am Tubusende gesichert werden können

✔ Darauf achten, daß Kunststoffumhüllung v.a. an der Spitze intakt ist, damit es zu keinen Verletzungen kommt
• Das weiche Ende des Führungsstabes wird Richtung Tubusspitze eingeführt!
• Führungsstab vor dem Einführen mit Gleitmittel versehen, um das Entfernen nach der Intubation zu erleichtern
✔ Führungsstab am Tubusende so fixieren, daß er nicht in die Trachea rutscht oder dem Patienten ins Auge sticht
• Gebrochene Führungsstäbe aussortieren.

Intubationszange nach Magill
• Zange zum Vorschieben des Tubus in die Trachea, v.a. bei der nasalen Intubation
✔ Tubus immer nur unter- oder oberhalb des Cuffs mit der Zange fassen, um Cuff nicht zu beschädigen.

5

5.2 Narkoseeinleitung und Intubation

Einführung der Larynxmaske ☞ 4.1.2

✔ Bei jeder geplanten Intubation muß ein funktionstüchtiges Absauggerät mit angeschlossenen Absaugkatheter griffbereit stehen
✔ Monitoring so plazieren, daß der Anästhesist den Monitor einsehen kann. Am Monitoring Alarmgrenzen einstellen (EKG mit QRS-Ton, Pulsoximetrie, RR, Kapnometrie)
✔ Vor Beginn Intubationsbesteck auf Funktionstüchtigkeit überprüfen und aufgezogene Medikamente visuell auf Vollständigkeit sowie Beschriftung der Spritzen prüfen.
✔ Bei Übernahme eines vorbereiteten Narkosetisches ITN-Besteck und Medikamente prüfen.

Checkliste Intubation
- Vorbereiteter Tubus, ggf. mit Führungsstab und Gleitmittel versehen?
- Ersatztubus griffbereit?
- Blockerspritze 10 ml, evtl. Cuffdruckmesser
- Atraumatische Klemme (z.B. mit Gummi überzogen)
- Funktionstüchtiges Laryngoskop mit Spatel passender Größe?
- Ersatzspatel griffbereit?
- Magillzange (Spitzen mit Pflaster oder Kunststoff geschützt), bei nasaler Intubation
- Zahnschutz
- Evtl. steriles Tuch zur Ablage des Tubus
- Guedeltubus (Erwachsene Größe 3 oder 4) griffbereit?
- Einmal-Bakterienfilter
- Beatmungsmasken in gewünschter Größe
- Einmalhandschuhe
- Tubusfixierung: Mullbinde bzw. 2 schmale Pflasterstreifen (25 cm lang) schneiden
- Stethoskop zur Auskultation nach der Intubation
- Funktionstüchtige, überprüfte Absaugung mit passendem Absaugkatheter bestückt? Absauggerät mit Absaugkatheter auf Funktion überprüfen: Ende des Absaugschlauches zuhalten und vorhandenen Sog an der Manometeranzeige (mind. 0,6 bar) überprüfen.
- Funktionstüchtiges, überprüftes Beatmungsgerät mit Handbeatmungsbeutel
- Richtige Größe der Beatmungsmaske ☞ 4.1.1
- Beatmungsbeutel griffbereit
- Narkosemedikamente und Notfallmedikamente nach Absprache.

5.2.1 Orale Intubation

Indikation zur oralen Intubation ☞ 4.1.3

Vorgehen
✔ Patienten über Vorgehen informieren, persönliche Daten überprüfen, z.B. Name, Geburtsdatum, Gewicht, Art und Ort des Eingriffs, Allergien
✔ (Zahn-) Prothesen, Schmuck, Uhren und andere persönliche Gegenstände in Plastiktüte verpacken, mit den Patientendaten versehen und nur gegen Unterschrift an die Station abgeben (Nachweis über den Verbleib)

- Anästhesist (bzw. der Intubierende) steht hinter dem Kopf des Patienten, die Pflegeperson neben dem Patienten und dem Intubationswagen, auf den sie direkten Zugriff haben sollte, um Wege kurz zu halten und zügiges Arbeiten zu ermöglichen
- Kopf des Patienten auf Intubationskissen lagern („Schnüffelstellung")
- Medikamentenangabe und -dosierung des Anästhesisten deutlich wiederholen (um Hörfehler auszuschließen) und entsprechend verabreichen (☞ 4.1)
- Sobald Wirkung des Hypnotikums einsetzt (Bewußtlosigkeit, Ateminsuffizienz) lagert Anästhesist Kopf des Patienten in Jackson-Position: Kopf im Nakken überstrecken, Unterkiefer vorziehen (verbesserte Jackson-Position ☞ Abb. 5.4)
→ Puls des Patienten tasten, um Herzfrequenz und Pulsqualität (Auskunft über RR) zu kontrollieren. Bei Auffälligkeiten Anästhesist informieren

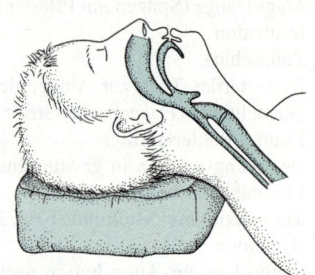

Abb. 5.4: Verbesserte Jackson-Position
[A300-L157]

- Oberen Thoraxbereich des Patienten aufdecken, damit der Arzt die Atembewegungen bei der Beatmung mit der Maske beurteilen kann
- Steriles Tuch auf die Brust des Patienten legen
- Laryngoskopgriff (Griff Richtung Fuß des Patienten) in die Hand des Intubateurs legen (meist in die linke Hand)
  - Soll Magensonde gelegt werden, diese nun anreichen (vorher Spitze mit Gleitmittel versehen). Zum Vorschieben Magillzange anreichen
- Tubus mit Gleitmittel versehen: Gleitmittel auf sterile Kompresse geben und Tubus durchziehen. Dabei aber nicht das Tubuslumen mit Gel füllen
- Tubus mit der Spitze vom Patienten weg, dem Intubateur in die (rechte) Hand geben
- Zur Verbesserung der Sicht ggf. rechten Mundwinkel des Patienten mit dem Finger etwas öffnen oder leichten Druck auf den Schildknorpel (Krikoid-Druck) ausüben
- Ggf. Magillzange anreichen
- Ggf. Absaugung anreichen
✔ Blick auf die Vitalwerte werfen und zwischendurch Puls fühlen
- Nach erfolgter Intubation Laryngoskop und ggf. Magillzange abnehmen

5

- Cuff nach Gehör blocken: soviel ml Luft insufflieren, bis Zischen der Luft aus der Trachea nicht hörbar ist (ca. 8–10 ml)
- Lagekontrolle (☞ unten)
  - ✔ Ggf. Cuffdruck messen: darf 23 mmHg nicht überschreiten, da sonst Druckulzera der Trachealschleimhaut auftreten können.

 Bei entsprechender Indikation wird bei oraler Intubation vorher die Magensonde gelegt. Da der Ösophagus unterhalb der Trachea liegt, ist die Magensonde vor der Intubation leichter vorzuschieben.

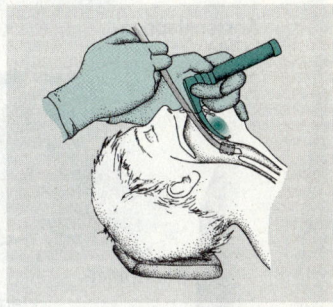

Abb. 5.5: Orale Intubation [A300-L157]

Lagekontrolle des Tubus

Die Lagekontrolle des Tubus erfolgt durch Auskultation beider Lungen. Da der rechte Hauptbronchus in einem steileren Winkel von der Trachea abgeht, gelangt der Tubus bei zu tiefer Intubation leicht in diesen.

→ Nach der Intubation dem Arzt Stethoskop reichen. Da der Arzt mit der einen Hand den Tubus festhält und mit der anderen Hand den Patienten beatmet, legt die Pflegekraft zur Auskultation das Stethoskop auf den Thorax in folgender Reihenfolge:

- Rechte Lungenspitze (hier sind, sofern der Tubus tracheal liegt, auch bei rechtsseitiger Intubation auf alle Fälle Ventilationsgeräusche zu hören)
- Linke Lungenspitze (falls hier keine Ventilationsgeräusche zu hören sind, wird der Tubus zurückgezogen, bis Ventilationsgeräusche zu hören sind)
- Rechter seitliche Lungenflügel
- Linker seitlicher Lungenflügel
- Magengrube (um sicher eine Tubuslage im Ösophagus auszuschließen).
- ✔ Ablesen der Intubationstiefe am Tubus im Bereich der Zahnreihe oder Mundwinkel
- ✔ Der Nachweis exspiratorischer CO_2-Anstiege mittels Kapnometrie ist ein relativ sicherer Beweis der intratrachealen Lage. Einseitige Intubationen werden damit jedoch nicht erkannt → Stethoskop ist das Diagnostikum der Wahl zur Tubuslagekontrolle.

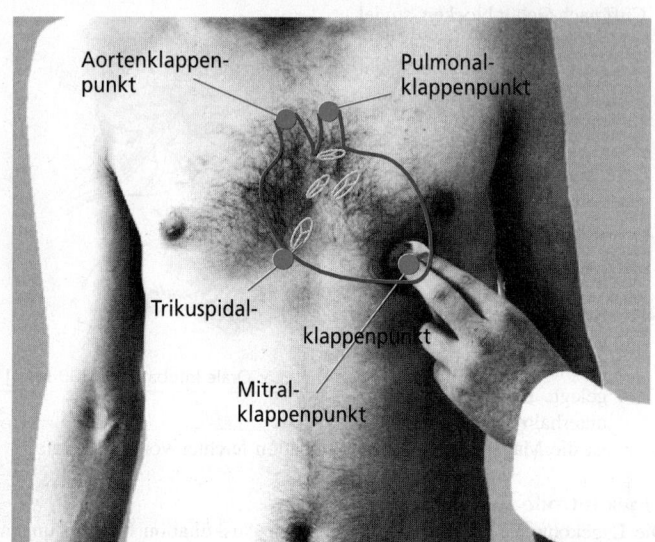

Abb. 5.6: Reihenfolge der Auskultation zur Überprüfung der korrekten Tubuslage [L157 + A400]

Tubusfixierung

- Ggf. Guedeltubus in richtiger Größe bzw. Beißschutz plazieren (nicht nötig bei nasaler Intubation)
- Tubus mit spezieller Tubusfixierung (Mullbinde) oder Pflaster (2 schmale Pflasterstreifen, 25 cm lang) fixieren:
  - Pflaster nicht über das Lippenrot kleben
  - Tubus nicht in den Mundwinkel ziehen, sondern 0,5 cm vor dem Mundwinkel fixieren (sonst Gefahr der Blasenbildung oder Sensibilitätsstörungen)
- Nach der Fixierung erneut auskultieren
- ✔ cm-Markierung am Tubus in Höhe der vorderen Zahnreihe im Narkoseprotokoll notieren, um Veränderungen der Lage zu erkennen.
- ✔ Richtwerte für die Entfernung Zahnreihe - Trachea:
  - Mann: 22–24 cm
  - Frau: 20–22 cm
  - Kinder: (Alter : 2) + 12 = Tubus in Tracheamitte in cm (Markierung anzeichnen).

5.2.2　Nasale Intubation

Zubehör

Wie orale Intubation, zusätzlich jedoch:

- Tubus zur nasalen Intubation (kleinere Größe als zur oralen Intubation, an der Größe des Nasenloches orientieren)
- Abschwellende Nasentropfen (z.B. Otriven®)
- Evtl. Intubationshilfen wie bewegliche Führungsstäbe, flexibles Laryngoskop oder Bronchoskop.

Tubusauswahl für nasale Intubation

Die Tubusgröße für die nasale Intubation richtet sich nach der Indikation (☞ 5.1.1):

- ITN
  - Kann relativ klein gehalten werden (um Choanen zu schonen), z.B. 6.0 mm ID. Wegen der Atemarbeit sollte der Patient nach der Ausleitung extubiert werden. Bei notwendiger Nachbeatmung ggf. Umintubation mit größerem Tubus
- Bei geplanter Langzeitbeatmung
  - Tubus mit High-Volume-Cuff wählen
  - Eher großlumigen Tubus wählen (Frauen: 6,5–7 mm ID; Männer: 7,7–7,5 mm ID um Atemwegswiderstände gering zu halten).

Vorgehen

- Lagerung des Patienten wie orale Intubation
- In beide Nasenlöcher abschwellende Nasentropfen, z.B. Otriven® geben
- Anästhesist untersucht Nasenöffnungen und wählt größeres aus
- ✔ Tubus (kleinere Größe als bei oraler Intubation!) ausreichend mit Gleitmittel versehen und den Cuff vollständig entblocken

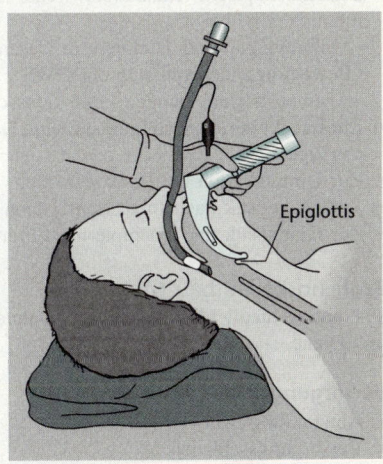

Epiglottis

Abb. 5.7: Nasale Intubation [L157]

- Tubus wird vorsichtig durch den unteren Nasengang eingeführt
- Laryngoskop zum Einstellen der Stimmritze anreichen
- Magillzange anreichen (Cuff dabei nicht mit der Zange fassen!)
  ✔ Blick auf die Vitalwerte werfen und Puls fühlen
- Magillzange und Laryngoskop abnehmen
- Cuff nach Gehör blocken
- Lagekontrolle (☞ unten) und Tubus fixieren.

Tubusfixierung
- Tubus mit vorgeschnittenem Pflaster fixieren, dabei nicht gewaltsam an den Nasenflügeln fixieren
- Nach der Fixierung erneut auskultieren
  ✔ cm-Markierung am Tubus am Nasenflügel im Narkoseprotokoll notieren, um Veränderungen der Lage zu erkennen.

5.2.3 Bronchoskopische (fiberoptische) Intubation

Indikation zur bronchoskopischen Intubation
- Bronchoskopische Intubation, wenn konventionelle Intubation nicht möglich, z.B. bei
  - Mißbildungen und Tumoren im Nasen-Rachen-Bereich
  - Bewegungseinschränkung der HWS
  - Anamnestisch bekannte Intubationsschwierigkeiten
- Zur Lagekontrolle nach Intubation mit Doppellumentubus in der Thoraxchirurgie
- Zur Umintubation bei Risikopatienten
- Zur Diagnostik nach Inhalationstrauma
- Zur Diagnostik und Therapie nach Fremdkörperaspiration.

Bronchoskopaufbau (Abb. 5.8)
Die unterschiedlichen Bronchoskope unterscheiden sich in ihrer Länge und Dicke.

Versorgungsteil
- Abwinklungshebel
- Versorgungsschlauch
- Versorgungsstecker

- Belüftungsventil
- Lichtleiter.

Einführungsteil

- Okular (blauer Okularring bedeutet wasserdicht)
- Biopsie- und Absaugventil
- Bedienungsteil
- Kontrollteil
- Einführungsschlauch
- Abwinkelungsteil.

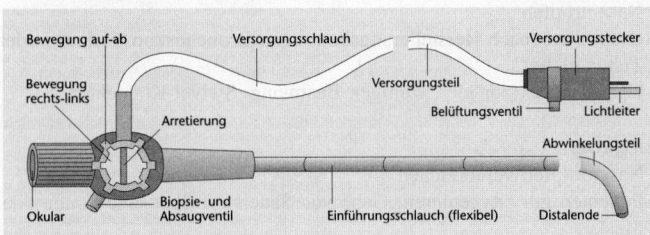

Abb. 5.8: Bronchoskop [A300–157]

Vorbereitung zur bronchoskopischen Intubation

Überwachung

- EKG- und Blutdruckmonitoring
- QRS-Ton hörbar stellen
- Pulsoximeter.

Medikamente

- Narkosemedikamente und Sufenta mite®
- Xylocain®-Gel für den Tubus und die Nase
- Xylocain®-Spray für den Rachen
- Xylocain® 4 % (4 x2 ml Spritze mit 1 ml Xylocain® 4 % und 1 ml Luft)
- O$_2$-Sonde mit Ansatzschlauch und Adapter
- NaCl 0,9 % zum Durchspülen des Bronchoskopes.

Material

- Bronchoskop und Lichtquelle auf Funktion prüfen: Lichtquelle funktionstüchtig? Sicht durch Bronchoskop gut? (durch die Aufbereitung können Glasfasern brechen und die Durchsicht verschlechtern)
- Ggf. spezielle Halterung für Bronchoskop verwenden, damit Lichtkabel nicht in Schublade eingeklemmt wird
- Tubus zur Intubation
- Absaugkatheter Ch. 18 (rot)
- Einmal-Swivelkonnektor
- Gleitmittel, Antibeschlagmittel
- Sterile Handschuhe
- Nasentropfen
- Gleitmittel (nach Herstellerangabe), damit Bronchoskop leichter in den Tubus gleitet
- Ggf. Y-Stück zur gleichzeitigen Beatmung. Swivel-Konnektor.

Vorgehen

- Nasentropfen verabreichen
- Patienten gut oxygenieren; Gabe von Sauerstoff über eine Sonde oder Maske
- Nasenrachenraum mit Xylocain®-Spray anästhesieren (Kontraindikationen beachten!
- Tubus über das mit Gleitmittel versehene Bronchoskop schieben und mit Pflaster fixieren
- Bronchoskop an die Lichtquelle und die Sekretabsaugung anschließen
  - ✔ Immer zweite Absaugung bereithalten
  - ✔ Gabe oder Sufenta® mite n.A.
- Bronchoskop dem Anästhesist anreichen
- Anästhesist schiebt Bronchoskop durch den Nasengang in den Hypopharynx vor, bis Darstellung des Kehlkopfeingangs mit Epiglottis und Stimmbändern möglich
  - ✔ Gabe von Xylocain® 4 % durch das Absaugventil, Absaugung dabei außer Funktion setzen verschieben, Wirkung abwarten
- Bis zur Carina vorspiegeln; evtl. weitere Gabe von Xylocain® 4 %
  - ✔ Höchstdosis 400 mg
- Fixierungspflaster entfernen und Tubus in die Trachea vorschieben
- Tubus n.A. blocken
- Bronchoskop entfernen und abnehmen
- Narkose einleiten
- Tubus fixieren.

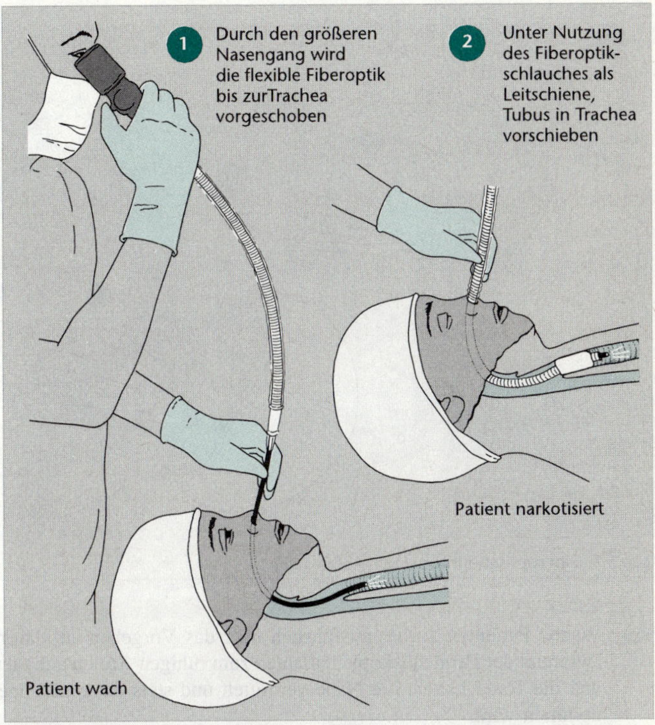

1 Durch den größeren Nasengang wird die flexible Fiberoptik bis zur Trachea vorgeschoben

2 Unter Nutzung des Fiberoptik-schlauches als Leitschiene, Tubus in Trachea vorschieben

Patient narkotisiert

Patient wach

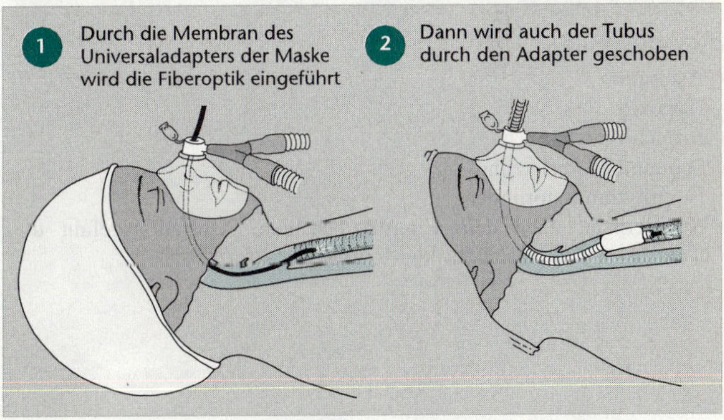

1 Durch die Membran des Universaladapters der Maske wird die Fiberoptik eingeführt

2 Dann wird auch der Tubus durch den Adapter geschoben

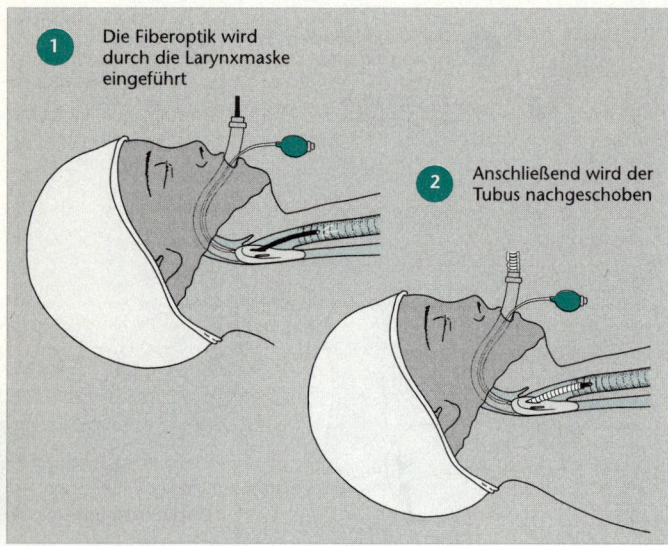

Abb. 5.9: Fiberoptische Intubation [A300–157]

 Wache Patienten vorher ausführlich über das Vorgehen aufklären. Während der Bronchoskopie Patienten zum ruhigen Atmen anhalten und die Hand halten, die Nähe vermittelt und stets dankend angenommen wird.

Komplikationen
- Aspiration
- Hypoxie
- Bronchospasmus
- Schleimhautverletzung
- Herzrhythmusstörungen
- ✔ Nüchternzeit nach dem Eingriff beachten, Aspirationsgefahr durch Anästhesie des Nasen-Rachen-Raums.

Reinigung des Bronchoskopes
- Nach jeder Spiegelung Bronchoskop mit Kochsalzlösung durchspülen
- Reinigung und Desinfektion in einer speziellen Endoskopwaschmaschine oder in der von der Hygienefachkraft empfohlenen Desinfektionslösung mit anschließender Wässerung in Aqua dest.
- Arbeitskanal mit 0,5 bar Druckluft trocknen
- Lagerung: staubfrei und trocken, **nicht knicken!**

5.2.4   Schwierige Intubation

Hinweise auf schwierige Intubation
Es gibt eine Reihe von Hinweisen auf eine schwierige Intubation.

Vorhersehbare Gründe
- Entzündliche Schwellung des Kehlkopfbereiches
- Verlagerung der Trachea bzw. des Kehlkopfes nach oben und hinten (sog. hohe Epiglottis), Struma, Carotisnachblutung
- Anatomische Veränderungen des Hals-, Rachenraumes:
  - Sog. ,,Wolfsrachen"
  - Erkrankungen der Wirbelsäule mit eingeschränkter Beweglichkeit des Kopfes, z.B. Morbus Bechterew
  - Tumore im Zahn-, Mund- und Halsbereich
  - Einzelne lockere Zähne, überstehende Frontzähne
  - Kleiner Mund, große Zunge
  - Unterkieferfehlbildung (fliehendes Kinn) oder geringe Beweglichkeit
  - Oberkieferfehlbildung
  - Kurzer, dicker Hals, z.B. bei Adipositas
- Vorhergehende Operationen im Hals-Rachen-Bereich mit Narbenbildung, z.B. nach HNO-OP, Struma-OP, Verbrennungen, Gesichts-, Hals-, Kopfverletzungen.

Unvorhersehbare Gründe
- Schwierige Lagerungen
- Notintubation in der Notfallmedizin, z.B. bei eingeklemmten Patienten
- In Bauchlage ist eine Intubation fast unmöglich
- Zustand nach versehentlicher Extubation

- Laryngo- bzw. Bronchospasmus in der Einleitungsphase
- Blockade der Luftwege durch Schleim oder Fremdkörper, z.B. Zahnteile, Spielzeug.

Möglichkeiten bei schwieriger Intubation
- Alternative Anästhesieverfahren wählen:
  - Regionalanästhesie
  - Maskennarkose, wenn kurze OP-Dauer
  - Larynxmaske
  - I.v.-Narkose mit Ketanest®
- Fiberoptische Intubation, ggf. Wachintubation (☞ 5.2.3)
- Geplante Tracheotomie, Koniotomie bei entsprechender Indikationsstellung
- Perkutane Tracheostomie
- Blind-nasale statt orale Intubation: jedoch nur durch sehr erfahrenen Anästhesisten bei strenger Indikationsstellung.

5 Vorbereitung bei schwieriger Intubation
✔ Schwierigkeiten während einer Intubation sind meist unvorhersehbar und stellen alle Beteiligten unter hohen psychischen Druck.
→ Ggf. erfahrenen Kollegen hinzuziehen bzw. Oberarzt informieren
→ Ruhe bewahren und nicht in Hektik verfallen.

Material
- Übliches Intubationsbesteck (☞ 5.1) zusätzlich
  - Spezialtuben
  - Speziallaryngoskope wie McCoy, Bullard
  - Bronchoskop
  - Nottracheotomieset, Notkoniotomieset
  - Zubehör für retrograde Intubation.
- Medikamente je nach gewählter Vorgehensweise in Absprache mit dem Anästhesisten: Ggf. Wiederholungsdosis vorbereiten
- Ggf. Bronchoskop-Tisch richten
- Tuben in nächst größerer und kleinerer Größe
- Unterschiedlich große Spatelblätter
- Besonders langen Führungsstab
  - Überstehen lassen, um eine Leitlinie für den Tubus zu haben
- Zahnschutz
- Cook-Intubator (wie langer Mandrin, ca. 90 cm). Über das innere Tubuslumen kann Jet-Ventilation erfolgen.
- Pulsoximeter
- pCO_2 - Messung („Easy-Cap®" = CO_2-Induktionspapier)

- Larynxmasken verschiedener Größen
- Magensonde und Magillzange
- Ggf. Zungenfaßzange und Mundsperrer
- Drahtschere bei ausgehängtem Ober- oder Unterkiefer.

> Es empfiehlt sich, einen Koffer/Notfallwagen mit den Utensilien zur schwierigen Intubation in der Abteilung bereit zu halten (Regelmäßig überprüfen!).

Notfallwagen für schwierige Intubation

In jeder Anästhesieabteilung sollte ein Notfallwagen für eine schwierige Intubation mit folgender Ausrüstung bereitstehen:

- Bronchoskop
- Spezielle Spatel:
  - Hebellaryngoskop nach McCoy
  - Spatel mit Fiberoptik zur direkten Laryngoskopie nach Bullard
- Retromolares Fiberskop nach Bonfils (Führungsstab mit Optik)
- Ggf. Larynxmasken
- Combitube®: Spezieller Doppellumentubus der Fa. Kendall bestehend aus Ösophagusverschlußtubus und konventionellem Endotrachealtubus (☞ Abb. 5.1)
- Koniotomiebesteck.

Intubation unter Sicht

- Kopf des Patienten optimal lagern
- Gut oxygenieren
- Hypnotikum, z.B. Trapanal®, niedrig dosieren
- Anästhesist versucht, Kehlkopf einzustellen
- → Ggf. Kehlkopf von außen seitwärts schieben → BURP-Manöver (s.u.)
- → Wenn möglich: Narkose vertiefen und Intubation wie üblich
- → Wenn nicht möglich: Patienten mit Maske beatmen, aufwachen lassen und bronchoskopisch intubieren
- ✔ Relaxantien erst injizieren, wenn die Maskenbeatmung sicher durchführbar ist.

BURP-Manöver

Das BURP-Manöver schafft bessere Intubationsbedingungen in bis zu 90 % aller Fälle.

Kehlkopf von außen nach
- hinten(**b**ackward)
- oben(**u**pward) ca. 2 cm
- rechts(**r**ight) ca. 1,5 cm
- drücken(**p**ressure).

Bei Intubation ohne direkte Sichtmöglichkeit

- Intubation über einen langen, ggf. an der weichen Spitze besonders gebogenen Führungsstab: Führungsstab wird blind über die Stimmritze vorgeschoben
- Intubation über Glasfiberlaryngoskop, Bronchoskop
- Blind nasale Intubation möglichst in Spontanatmung unter Inhalationsnarkose
- Larynxmaske einführen und darüber einen dünnen Tubus intubieren. Die Larynxmaske liegen lassen und über den Tubus beatmen.

Retrograde Intubation als Ultima ratio

- Punktion des Ligamentum conicum zwischen Schild- und Ringknorpel
- Durch die Punktionskanüle wird ein dünner (ZVK-)Katheter oder weicher Seldingerdraht retrograd durch den Mund gezogen
- Diese Leitschiene wird zur Intubation verwendet
- Tubus bis in die gewünschte Lage vorschieben
- Liegt der Tubus sicher hinter der Stimmritze, wird die Leitschiene über den Tubus herausgezogen.

5.2.5 Komplikationen bei der Intubation

Komplikationen aufgrund falscher Technik

Technische Ursachen liegen meistens im fehlerhaften oder fehlenden Zubehör, z.B. defektes Laryngoskop, undichter Cuff, Cuffhernie
→ Deshalb immer vor Beginn der Intubation Intubationsbesteck prüfen! (s.o.)

Tubusfehllagen

✔ Sichere Intubationszeichen
- – Nachweis von endexspiratorischem CO_2
- – Bronschoskopische Sicht
• Einseitige Intubation des rechten Hauptbronchus
→ Tubus entblocken, zurückziehen, erneut auskultieren
• Intubation des Ösophagus
→ Tubus sofort entfernen, Zwischenbeatmung mit der Maske, erneuter Versuch.

Verletzungen des Patienten

• Verletzungen von Schleimhaut in Mund oder Nase, Zunge, Trachea, Stimmbändern, Kehlkopf, Nasenmuscheln (Choanen) durch unsensibles Vorgehen
• Lippenverletzungen bei unsachgemäßen Tubusfixierung
→ Pflaster nie auf Lippenrot kleben
• Druckulzera an Nasenflügeln
→ Druck und Zug am Tubus vermeiden (bei Lagekorrekturen Tubus entblocken)
• Druckulzera der Trachealschleimhaut
→ Vor allem bei langen OP's intraoperativ Cuffdruck prüfen
• Barotrauma durch zu hohe Beatmungsdrücke, z.B. bei zu flacher Narkose aufgrund der Gegenatmung, Fehlfunktion des Beatmungsgerätes
• Tubusobstruktion z.B. durch Abknicken oder durch Verlegung mit Sekret
• **Zahnschäden** treten v.a. durch Hebeln mit dem Laryngoskop auf. Risikofaktoren sind z.B. vorgeschädigte Zähne, z.B. durch Karies, Parodontose, schwierige Intubationsverhältnisse (☞ 5.2.4), vorstehende Zähne.
→ Zahnstatus präoperativ sorgfältig erheben
→ Bei vorgeschädigten Zähnen evtl. Zahnschutz verwenden (,ggf. fiber-optische Intubation in Erwägung ziehen)
→ Bei der Intubation ausreichenden Abstand zwischen oberer Zahnreihe und Laryngoskop einhalten, nicht hebeln.

Vorgehen bei Zahnschäden

- Abgebrochenen Zahn oder Zahnstück sofort entfernen, um Gefahr der Aspiration zu minimieren
- Kopf, Hals, Thorax und Abdomen röntgen, wenn der Zahn nicht gefunden wird
- Zahn vorsichtig mit NaCl 0,9 % spülen und in feuchtem Tupfer für mögliche spätere Reimplantation verwahren
- Postoperativ so schnell wie möglich zahnärztliches bzw. kieferchirurgisches Konsil.

Reflexbedingte Reaktionen

- Erbrechen mit Aspiration von Mageninhalt ☞ 7.1.2
- Kreislaufreaktionen, z.B. Vagusreiz (Bradykardie, Blutdruckabfall), Tachykardie
- Laryngospasmus (☞ 7.1.1), Bronchospasmus (☞ 7.1.1).

Folgen der Intubation

- Halsschmerzen und Heiserkeit nach Extubation
- Infektion bei unhygienischer Arbeitsweise und mangelhaft desinfizierten Materialien.

5.3 Beatmung

5.3.1 Physiologie der Atmung

Ventilation

Ventilation (Belüftung) ist der zyklische Vorgang von Inspiration und Exspiration zur Sicherung der Sauerstoffversorgung des Organismus. Entscheidend für die Luftströmung ist ein Druckgefälle zwischen Außenluft und Lunge, durch das es zu einem Gasaustausch kommt.

Spontanatmung

Am Ende der Exspiration strömt keine Luft in die Atemwege, weil der Druck in den Alveolen genau so groß ist wie im Mund-Nasen-Raum (Druck entspricht dem Atmosphärendruck). Soll nun Luft in die Alveolen einströmen, muß der intraalveoläre Druck mittels Kontraktion der Inspirationsmuskulatur erniedrigt werden.

Inspirationsmuskulatur kontrahiert → Thorax erweitert sich, Druck in den Alveolen sinkt → dadurch wird ein Sog erzeugt → Luft strömt ein.

Am Ende einer Inspiration erschlafft die Atemmuskulatur → Thorax und Lunge kehren in ihre Ausgangslage zurück → der intraalveoläre Druck steigt an → Luft strömt wieder aus.

Parameter der Atmung

* Atemfrequenz = Atemzüge/Min.
  - Erwachsene: 14–20 Atemzüge pro Minute
* I : E Verhältnis = Verhältnis Inspirationszeit zu Exspirationszeit
  - Erwachsene 1 : 2
  - Kinder 1 : 1
* Perfusion = Durchblutung der Lunge
* Ventilation = Belüftung der Lunge
* Ventilation und Perfusion müssen im richtigen Verhältnis zueinander stehen, um eine ausreichende Sauerstoffversorgung zu gewährleisten.

Atemvolumina (Abb. 5.10)

* **AMV** = Atemminutenvolumen: AZV x Frequenz = ml/Min. = Atemminutenvolumen, ca. 5000 ml
* **AZV** = Atemzugvolumen (Luftvolumen pro Atemzug): 7 ml/kg KG → ca. 500 ml; davon ca. 150 ml Totraum (bei Beatmung entspricht dies dem Atemhubvolumen)
* **Totraum**: anatomischer wie nichtanatomischer Raum, der nicht am Gasaustausch beteiligt ist, z.B. Nasen-Rachen-Raum, Tubus und Beatmungsschläuche = 2 ml/kg KG, entspricht 30 % des AZV
* **IRV** = Inspiratorisches Reservevolumen: Volumen das bei maximaler Einatmung noch zusätzlich eingeatmet werden kann, ca. 2400 ml
* **ERV** = Exspiratorisches Reservevolumen: maximales Luftvolumen, welches nach einer normalen Ausatmung noch zusätzlich ausgeatmet werden kann, ca. 1800 ml
* **VC** = Vitalkapazität = AZV + IRV + ERV: Luftvolumen, welches nach maximaler Inspiration maximal ausgeatmet wird, 4700 ml
* **RV** = Residualvolumen: Luftvolumen, welches sich nach maximaler Exspiration in der Lunge befindet, ca. 1200 ml

- **FRC** = Funktionelle Residualkapazität = RV + ERV: Luftvolumen, welches sich nach normaler Exspiration noch in der Lunge befindet, 3000 ml
- **TC** = Totalkapazität der Lunge: Lungenvolumina, das sich nach maximaler Inspiration in der Lunge befinden, TC = VC + RV, ca. 5900 ml.

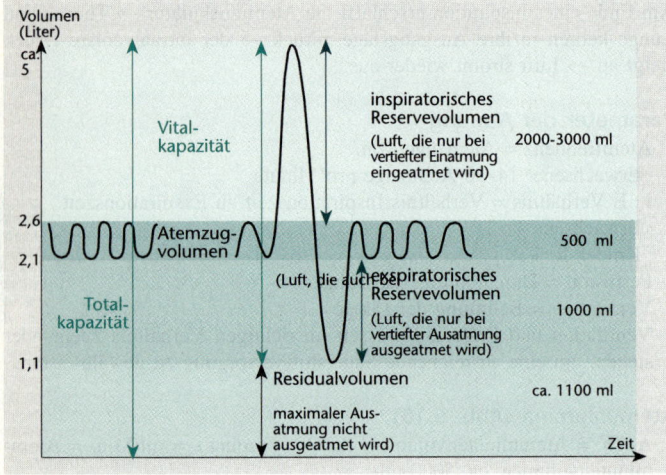

Abb. 5.10: Atemvolumina [A300–L157]

Grundeinstellung der Beatmung

Aus den oben aufgeführten physiologischen Atemparametern ergeben sich folgende Beatmungsparameter:

Atemfrequenz	10 /Min
AZV	8–10 ml/kg KG
I : E	1 : 2
Flow	40 l/Min.
FiO₂	35 % = 0,35

5.3.2 Beatmungsformen

Maschinelle Beatmung

Zu Beginn wird der Druck in der Lunge (intraalveolärer Druck) nicht erniedrigt, sondern der Druck in den oberen Atemwegen wird über den Atmosphärendruck erhöht. So entsteht ein Druckgefälle und die Luft strömt in die Lunge ein. Dieses Verfahren ist das Prinzip der Überdruckbeatmung. Eine normale Unterdruckatmung ist der maschinellen Beatmung überlegen, weil sie ein natürlicher Vorgang ist und nicht, wie die maschinelle Beatmung, mit unerwünschten Wirkungen auf den Organismus einhergeht.

Indikation
- Schwere respiratorische Insuffizienz (jedwelcher Ursache)
- Ausschaltung des natürlichen Atemantriebes durch folgende Ursachen:
  - Dämpfung des Atemzentrums, z.B. durch Gabe von Opiaten, Anästhetika und Barbituraten
  - Verminderung des Atemreizes durch Erniedrigung des pCO_2 (Hyperventilation)
  - Lähmung der Atemmuskulatur durch Muskelrelaxanzien.

Kontrollierte Beatmung
Alle Atemphasen werden automatisch vom Respirator durchgeführt. Der Atemantrieb des Patienten muß weitgehend aufgehoben sein (Narkose und ausreichende Relaxierung).

IPPV
Der Grundtyp der maschinellen Beatmung ist die IPPV („intermittent positive pressure ventilation") - Überdruckbeatmung. Hierbei wird intermittierend ein Überdruck auf die Atemwege des Patienten ausgeübt. Durch den Überdruck strömt die Luft in die Lunge des Patienten ein. Um die Atemluft in der Lunge gleichmäßig zu verteilen, wird der Druck bzw. das Volumen am Ende der Inspiration für kurze Zeit gehalten (endinspiratorisches Plateau). Während der Exspiration wird kein Druck ausgeübt, so daß die eingeatmete Luft passiv aus der Lunge strömt.

SIMV („synchronized intermittent mandatory ventilation")
Kombinierte Form von maschineller Beatmung und Spontanatmung des Patienten, wobei die kontrollierte Beatmung durch eine vorgewählte

Frequenz (Mindesthübe/Min.) bestimmt wird. Der Patient kann in der Exspirationsphase des Respirators spontan atmen. Die kontrollierten Beatmungshübe werden jeweils durch eine Inspirationsbewegung des Patienten ausgelöst, um zu verhindern, daß Patient und Respirator gegeneinander atmen.

PEEP („positive endexspiratory pressure")
Verbessert den pulmonalen Gasaustausch. Gegen Ende der Exspiration wird ein einstellbarer positiver Druck im Beatmungssystem (und Atemwegen) aufrechterhalten; auch in der exspiratorischen Pause bleibt dieser positive Druck erhalten, typische Werte um 5–10 cmH$_2$O
→ Wiedereröffnung atelektatischer Bezirke
→ Zunahme der funktionellen Residualkapazität (FRC)
→ Bessere Atemgasverteilung
→ Verbesserung des pulmonalen Gasaustausches
→ Vergrößerung der Diffusionsoberfläche.

Kontraindikation
• Asthma-Anfall: durch Bronchiolenkonstriktion wird die Luft „gefangen" (air-trapping) → intrathorakaler Druck steigt
• Hypovolämischer Schock
• Lungenembolie
• Thoraxtrauma
• Erhöhter Hirndruck.

Assistierte Beatmung
In der Anästhesie haben assistierte Beatmungsformen nur wenig Bedeutung (meistens wird der Patient in der Ausleitungsphase manuell mit Hilfe des Beatmungsbeutels assistiert beatmet).
Der Patient gibt durch einen aktiven Atemantrieb dem Respirator den Impuls für die Beatmung. Die Empfindlichkeit des Respirators, mit der er auf die Atemarbeit des Patienten reagiert, wird über den Trigger eingestellt. Der Patient erzeugt durch seine aktive Atemarbeit einen Unterdruck, auf den das Gerät reagiert. Ist ein definierter Unterdruck erreicht ,z.B. 2 mbar (→ Drucktrigger) oder eine Flowgröße, z.B. 40 ml (→ Flowtrigger), springt der Respirator ein und beatmet den Patienten mit Überdruck.

——— **Manuelle Beatmung**

Beatmen mit Beatmungsmaske und -beutel

Zur kurzfristigen Beatmung: Notfall, Kurznarkosen, Narkoseeinleitung, Präoxygenierung z.B. vor der Intubation.

Handbeatmungsbeutel mit

- ISO-Anschluß 15 mm ID/22 mm OD
- O_2-Zufuhr
- Reservoir-Beutel für O_2-Beatmung, evtl. Demand-Ventil, z.B. Oxidem® 2000 (Fa. Dräger)
  ✔ Verwendung eines Demand-Ventils ist einzige Möglichkeit einen F_iO_2 von 100 % zu erreichen, bei Reservoir-Beutel (Flow 15 l O_2/Min.) beträgt der $F_iO_2 \approx 0,7$-$0,8$
- PEEP-Ventil.

Umgang mit Beatmungsbeutel und Maske

- Die beste Position für die manuelle Beatmung ist hinter dem Patienten zu stehen
- Einmal-Bakterienfilter zwischen Maske und Beatmungsbeutel
- Gesichtsmaske in passender Größe wählen ☞ 4.2.1
- Atemwege überprüfen und ggf. freimachen (Zahnprothese entfernt?)
- Kopf leicht erhöht lagern und überstrecken
- Maske über Mund und Nase legen und mit Daumen und Zeigefinger fest andrücken, während die übrigen Finger den Unterkiefer nach vorne ziehen (C-Griff ☞ Abb. 5.11). Die Maske muß dicht abschließen, damit beim Beatmen keine Luft vorbeiströmt
- Mit der anderen Hand Beutel langsam und kontinuierlich komprimieren, Frequenz 10–16 /Min., Beutel aber nicht zu kräftig ausdrücken, um Lungenüberblähung zu vermeiden
- ✔ Evtl. Überdruckventil des Beatmungsbeutels auf 20–25 mmHg einstellen, damit Ösophagus-Verschlußdruck nicht überschritten und der Magen aufgebläht wird, wodurch die Aspirationsgefahr steigt.
- → Thoraxbewegungen beobachten, Brustkorb hebt sich beim Komprimieren des Beatmungsbeutels sichtbar
- → Akren hinsichtlich Zyanose beobachten.

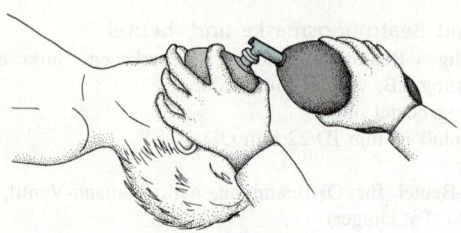

Abb. 5.11: Beatmen mit Beatmungsbeutel im C-Griff [A300-L157]

Komplikationen

- Mangelhafte Technik bei der Maskenbeatmung kann zur Hypoventilation und damit zur Hypoxie des Patienten führen
- → Wichtig ist die korrekte Auswahl der Maske, mehrere Größen bereitlegen
- Gefahr des Barotraumas bei zu hohem Beatmungsdruck
- Durch zu hohe Beatmungsdrücke und Beatmungsvolumina wird Luft in den Magen gepumpt, die Gefahr des Erbrechens steigt
- Aspirationsgefahr, besonders die „stille Aspiration" bei Relaxation (Regurgitation)
- Laryngospasmus, Bronchospasmus ☞ 7.1.1
- Verletzungen von Schleimhaut und Zähnen durch fehlerhaftes Einbringen von Guedel- oder Wendl-Tubus (☞ Abb. 5.2).

Überwachung der Beatmung ☞ 6.1.5

5.3.3   Endotracheales Absaugen und Bronchiallavage

Endotracheales Absaugen

Endotracheales Absaugen während der Narkose oder in der Nachbeatmungsphase ist häufig bei Rauchern oder Patienten mit chronisch obstruktiven Atemwegserkrankungen (COPD, COLD) notwendig.

Vorbereitung

Zum Präoxygenieren F_iO_2 auf 1,0 stellen.

Material

- Funktionstüchtige Absaugeinheit, zum Nachspülen NaCl 0,9 % verwenden
- Absaugkatheter der Größe 16–20 Ch.
- Unsterile Einmalhandschuhe
- Steriler Einmalhandschuh
- Ggf. Gleitmittel für den Absaugkatheter, z.B. NaCl 0,9 %.

Vorgehen

✔ Hände vor dem endotrachealen Absaugen desinfizieren
- Unsterile Handschuhe überstreifen
- Absaugkatheter und Absauganlage vorbereiten
- Ggf. vorher Mund - Nasen - Rachenraum absaugen, Magensonde ableiten, ggf. absaugen
- Verpackung des Absaugkatheters aufreißen und an Absaugung anschließen
- Sterilen Handschuh über die Hand ziehen, die den Absaugkatheter einführt
- Absaugschlauch mit sterilem Absaugkatheter verbinden
- Ggf. Swivel-Konnektor lösen und auf der sterilen Innenseite des Handschuhpapiers ablegen
- Katheter unter kontinuierlichem Sog einführen (Sog nicht über 0,4 mbar)
- Bei Widerstand den Katheter ca. 1 cm zurückziehen
- Unter drehenden Bewegungen und kontinuierlichem Sog den Katheter zurückziehen

✔ Absaugvorgang sollte nicht länger als 5–10 Sek. dauern
- Nach erfolgtem Absaugen Beatmungsschlauch sofort wieder an den Respirator anschließen
- Handschuh über Katheter stülpen und beides entsorgen
- Ggf. nach einer Erholungspause Absaugvorgang wiederholen
- Ggf. Beatmungsparameter in die Ausgangsposition zurückstellen
- Kontrolle der Tubuslage → Patient auskultieren
- Cuffdruck kontrollieren, am endinspiratorischen Druck orientieren.

Komplikationen

- Mikroatelektasenbildung
- Hämodynamische Veränderungen, akute Bradykardie (Vagusreiz!)
- Akute Hypoxie

- Infektionen der Atemwege/Lunge, z.B. Infiltrate, Pneumonie
- Sekretstau, Lumenverlegung durch Borken und Sekret.

─────── **Bronchiallavage**

Verflüssigung von zähem Bronchialsekret und Lösung möglicher Verkrustierungen bei erhaltenem Hustenreflex. Verfahren wie bei der endotrachealen Absaugung.

Material
Wie bei der endotrachealen Absaugung, zusätzlich:
- 10 ml NaCl 0,9 %
- Sterile Einmalspritze 10 ml
- Ggf. Doppellumenkatheter.

Vorgehen
- Wie bei der endotrachealen Absaugung
- Vor Einführung des Absaugkatheters unter Sog Gabe von NaCl 0,9 % Spülflüssigkeit über den Tubus
- Bei Verwendung eines Doppellumenkatheters:
  - Den Katheter während konnektierter Beatmung über den Swivel-Konnektor einführen
  - Die Spüllösung über Injektionslumen instillieren
  - Sekret sofort absaugen.
- Bei starker Sekretion erneut absaugen
- Patient wieder an den Respirator anschließen.

Komplikationen
- Mikroatelektasenbildung
- Hämodynamische Veränderungen, akute Bradykardie (Vagusreiz!)
- Akute Hypoxie
- Infektionen der Atemwege/Lunge, z.B. Infiltrate, Pneumonie
- Sekretstau, Lumenverlegung durch Borken und Sekret.

5.4 Narkoseausleitung und Extubation

5.4.1 Narkoseausleitung

Die Narkoseausleitung ist eine relativ instabile Phase der Narkose und darum komplikationsträchtig, bedingt durch die unterschiedliche Verstoffwechselung von Medikamenten und deren Auswirkungen auf das Herz-Kreislauf-System.

Das Operationsende ist meist nicht sicher bestimmbar, sondern nur abzuschätzen.

Reduktion von Narkosekomponenten

Wenn der Patient aufwachen und extubiert werden soll, sollte ca. 30–60 Min. vor dem voraussichtlichen Operationsende kein Opiat oder Muskelrelaxans i.v. verabreicht werden:
- Wirkung von Muskelrelaxantien über den Myotest (☞ 6.1.8) überprüfen:
  - Operateure brauchen zum Verschluß des Peritoneums noch ausreichende Relaxierung
  - Ggf. Antagonisierung mit z.B. Prostigmin®
  - Individuelle Wirkzeit beachten
- Beurteilung der Opiatwirkung über Pupillengröße und -reaktion
  - Antagonisierung, z.B. Narcanti®
- ✔ Inhalationsnarkotika werden ca. 15 Min. vor dem voraussichtlichen Operationsende abgestellt
- ✔ Lachgas wird mit Ende der Hautnaht abgestellt.

⚡ Lachgasdiffusionshypoxie

Nach Abstellen des Lachgases besteht Gefahr der Lachgasdiffusionshypoxie: Dabei strömt Lachgas - im Verhältnis zum Sauerstoff - in großer Menge in die Alveolen zurück, wodurch der Sauerstoffanteil im Blut bedrohlich abnimmt, wenn der Sauerstoffgehalt in den Alveolen unter 21 % abfällt.

→ Nach Abstellen des Lachgases immer mind. 5 Min. mit 100 % Sauerstoff und kurzzeitig assistiert beatmen.

5.4.2 Extubation

Voraussetzung
Vor der Extubation des Patienten müssen folgende Kriterien erfüllt sein:
- Sind Opiat und Muskelrelaxans ausreichend abgebaut oder ist Antagonisierung notwendig?
- Suffiziente Spontanatmung
  - Atemfrequenz ≤ 35/Min.
  - AZV ≥ 250 ml
  - Regelmäßiger Atemrhythmus
- Patienten muß auf Anweisung Hände „relativ" kräftig drücken können und den Kopf anheben, um Relaxansüberhang auszuschließen
- Schutzreflexe (Husten und Schlucken) intakt
- Stabile Herz- und Kreislaufparameter
- Körpertemperatur im Normbereich
- Wenn BGA-Kontrolle möglich: BGA (pCO$_2$ ≤ 45 mmHg, pO$_2$ ≥ 70 mmHg).

Merke
Vor einer Extubation immer das Zubehör für eine Reintubation griffbereit halten:
- ✔ Maske des Patienten von der Intubation
- ✔ Passender Tubus
- ✔ Führungsstab
- ✔ Gleitmittel
- ✔ Blockerspritze
- ✔ Medikamente: Atropin aufgezogen, ggf. Antagonisierung, Hypnotika und Relaxantien griffbereit halten
- ✔ Laryngoskop mit Spatelblatt
- ✔ Absauggerät prüfen und Absaugkatheter (12–14 Ch.) zum oralen Absaugen anschließen (Absaugkatheter 16–20 Ch. zum endotrachealen Absaugen bereithalten).

Vorbereitung zur Extubation
- Werden sterile OP - Tücher entfernt, aufpassen, daß der Tubus, Zugänge, Kabel etc. nicht versehentlich entfernt werden
- Magenbeutel, Redonflaschen, Robinsonbeutel gehören nicht auf den Boden!

Material vorbereiten

- Antagonisten aufziehen und n.A. applizieren: Naloxon®, Mestinon®, Anexate®
  - Bei Relaxansüberhang: 0,25–0,5 mg Atropin® (vermindert die parasympathischen Nebenwirkungen von Mestinon®) und 1–3 mg Mestinon® (Pyridostigmin) oder 0,5–1 mg Prostigmin® (Neostigmin)
  - Bei Opiatüberhang wird Narcanti® fraktioniert (0,04 mg) angeordnet. 1 Amp. (= 0,4 mg) in 2 ml-Spritze aufziehen
- Narkosetisch möglichst nahe an den Patienten fahren, um Arbeitswege kurz zu halten und schnell eingreifen zu können, z.B. zur Reintubation
- Saugung und Absaugkatheter (12–14 Ch. und 16–20 Ch.), Beatmungsmaske, Blockerspritze bereithalten.

Patienten vorbereiten

- Auch den noch schläfrigen Patienten von dem Vorgehen informieren
- Hautzustand des Patienten hinsichtlich Druckstellen, Verbrennungen, Wundliegen beurteilen
- Ruhige Umgebung schaffen und Intimsphäre des Patienten wahren. Wenn möglich, den Patienten mit warmen Tüchern zudecken (in der Regel sind die Patienten ausgekühlt)
- Augensalbe mit Kompresse vor dem Wachwerden des Patienten vorsichtig entfernen, um die Pupillengröße und damit das Narkosestadium beurteilen zu können, zur kontinuierlichen Überwachung evtl. nichttrübende Augensalbe verwenden
- Patienten in angenehme Aufwachposition bringen, z.B. Oberkörper des Patienten nach abdominellen Eingriffen hochlagern, um das Atmen zu erleichtern. Cave: Handgelenksverletzungen bei zu steiler Oberkörperhochlage mit noch fixierten Händen
- ✔ Arme des Patienten fixiert lassen, damit er sich nicht selbst extubiert.

Merke:
✔ Bei Intubation mit einem Woodbridge-Tubus den Beißschutz im Mund des Patienten bis zur Extubation lassen. Beißt der Patient ohne Beißschutz zu, kann er das Tubuslumen verschließen und erhält keine Atemluft → Hypoxiegefahr!

Extubationsvorgang

✔ Nicht in der Exzitationsphase extubieren
✔ Hygienebewußte Arbeitsweise beim Extubieren
- Einmalhandschuhe anziehen

- Unmittelbar vor der Extubation saugt Arzt liegende Magensonde ab und entfernt sie ggf.
- Mund und Rachenraum absaugen
→ Pflaster des Tubus lösen: Entweder in noch ausreichender Narkosetiefe oder direkt vor Extubation.

Extubation unter endotrachealer Absaugung

Wird bei Kindern und Asthmatikern nicht angewandt, weil die Methode einen Bronchospasmus auslösen kann
- Anästhesist führt sterilen Absaugkatheter in Tubus ein
→ Blockerspritze ansetzen und nach Ansage Tubus entblocken (dies auch dem Anästhesisten mitteilen)
- Entblockten Tubus unter Sog entfernen
→ Tubus entsorgen
→ Maske anreichen, damit Patient O_2 atmet, und Narkosegase weiterhin abfluten
- Patienten ansprechen, zum Abhusten und tiefem Durchatmen anhalten.

Extubieren unter Blähen

Die Extubation unter Blähen der Lunge wird v.a. bei Kindern in Narkose vor dem Exzitationsstadium angewandt, da das endotracheale Absaugen in der Aufwachphase häufig einen Laryngo- oder Bronchospasmus auslöst.
- Überdruckventil auf ca. 20 mbar einstellen
- Rachenraum gründlich absaugen
- Anästhesit bläht Lunge mit Atembeutel
→ Unter Beibehaltung der Inspiration nach Ansage des Anästhesiten Cuff entblocken
- Tubus wird in der Exspirationsphase zügig herausgezogen
→ Tubus entsorgen
→ Maske anreichen, damit Patient/Kind Sauerstoff atmet
- Patienten ruhig aufwachen lassen. Wenn der Patient wach ist, zum Abhusten auffordern.

Nach der Extubation

→ Patienten zum tiefen Durchatmen auffordern. Bei Bedarf Wendl- oder Guedeltubus einführen und Oberkörper erhöht lagern (bessere Ventilation)
→ Fixierung der Arme lösen und Patienten über Maßnahmen informieren, die ihn z.B. beim Atmen behindern, wie tamponierte Nase, verdrahteter Unterkiefer usw.
- Patienten Orientierungshilfe geben, z.B. ,,Die Operation ist vorbei. Sie werden nun in den Aufwachraum gefahren".

Ausleitung und Verlegung des beatmeten Patienten

✔ Intensiv- oder Aufwachstation bereits vor der Ausleitung rechtzeitig verständigen, damit dort Vorbereitungen zur Übernahme des Patienten getroffen werden können, z.B. Pulmonaliskatheter, Arterie, Perfusoren®, Cell-Saver® etc. (☞ 9.1.2)

• Vorsicht beim Abbau der sterilen Tücher: Redonflaschen; Robinsondrainagebeutel ggf. sichern

• Funktion von Transportmonitor und -beatmungsgerät prüfen

✔ Ist O_2-Menge ausreichend für den Transport?

• Monitor und Oxylog® sicher am OP-Tisch befestigen

• Ggf. Perfusoren® und endobronchiale Absaugung für den Transport bereitstellen

• Anästhesist nach gewünschter Sedierung und notwendigen Medikamenten fragen und diese vorbereiten

• Patienten auf dem OP-Tisch sichern

• Unterlagen auf Vollständigkeit prüfen: Narkoseprotokoll, Rö-Bilder, Krankenblatt. Nicht verbrauchte EK's, FFP's, gerichtete Perfusoren® usw. mit auf die Intensivstation geben, ggf. auch Patienteneigentum gegen Unterschrift

• Patienten während des Transportes beobachten und Vitalfunktionen sicherstellen: Pulskontrolle, Zyanose, Nachblutungen, Bewußtsein, Krampfanfälle etc.

• Bei dem Patienten bleiben, bis Übergabe an das Intensivfachpflegepersonal erfolgt ist.

5.4.3　Übergabe des Patienten

Ggf. Transportmonitor bereitstellen

Versorgung von Zugängen und Drainagen
Periphervenöse Zugänge
- Nicht benötigte periphere Zugänge direkt - ohne Dreiwegehahn - mit Verschlußstopfen versehen und ggf. mit Pflaster sichern
- Infusion zum Transport abdrehen und sicher auf den Patienten legen.

Cavakatheter
- An mehrlumigen Kathetern Zweit- und Drittlumen verschließen
- Periphere Zugänge reduzieren und als Minimum Cavakatheter offenhalten
- Infusionen abdrehen und für den Transport sicher auf den Patienten lagern.

Arterielle Druckmessung
- Dreiwegehahn mit **roten** Verschlußstopfen versehen
- Spülsystem abdrehen, damit beim Transport keine Luft in das Meßsystem gelangt, und sicher auf den Patienten legen
✔ Bei kreislaufinstabilen Patienten Druckmessung zur Überwachung an Transportmonitor anschließen.

Magensonde
Magensondenbeutel sicher auf den Patienten lagern, nicht auf den Boden!

Thoraxdrainage
Thoraxdrainagen mit Heimlichventil versehen.

Abbau der Überwachung
- Kabel der Überwachung nach Rücksprache mit dem Anästhesisten vom Patienten entfernen
✔ Pulsoximetrie bis kurz vor dem Herausfahren aus dem OP-Saal belassen
- Je nach Klinikstandard bleiben EKG-Kabel und Blutdruckmanschette für AWR am Patienten
- Nicht verbrauchte EK's, FFP's, gerichtete Perfusoren® usw. in den AWR mitgeben
- Unterlagen (Narkoseprotokoll Rö-Bilder, Journal, Krankenblatt) auf Vollständigkeit prüfen und mitnehmen; ggf. auch Patienteneigentum, z.B. Stofftiere, Kleidung.

✔ Bei Narkosemittelüberhang mit Atemdepression noch im OP-Saal bleiben bzw. das nächste Narkosegerät anfahren. (OP-Saal; Ausleitungs- raum; AWR) bzw. für einen längeren Transport muß ein Handbeat- mungsbeutel (Ambu®) mit Maske mitgeführt werden.

Umlagern des Patienten

✔ Umlagern/ Umbetten primär mit Schleusensystem bzw. ggf. Rollboards® durchführen. Das Umlagern im Team ist aus gesundheitlicher und technischer Sicht nicht notwendig und zu vermeiden!
• Den Patienten nur im Team (je nach OP und Gewicht des Patienten mind. zu dritt) umlagern
• Vor dem Umlagern alle Drainagen, Magensondenbeutel, Urinbeutel und Infusionsflasche auf den Patienten legen, um versehentliche Diskonnek- tion oder Entfernen zu verhindern
• Der Anästhesist übernimmt den Kopf des Patienten und das Kommando
• Nach OP's an den Extremitäten sollte eine Person alleine die betroffene Extremität bei der Umlagerung halten
• Auf Extremitäten des Patienten achten: nicht durchhängen lassen, nicht zerren
• Prinzipien der rückenschonenden Arbeitsweise beachten.

Kriterien für die Übergabe ☞ 9.1.2.

5.4.4　Transport beatmeter Patienten

Richtlinien für den Transport von Patienten
• Intensivstation bzw. AWR rechtzeitig informieren
• Transport des Patienten gut planen und in Ruhe, aber zügig durchführen
• Wenigstens eine qualifizierte Pflegekraft und ein qualifizierter ärztlicher Mitarbeiter begleiten den Patienten
• Während des Transportes kontinuierlich Vitalwerte kontrollieren und eine genaue Krankenbeobachtung durchführen
• Erschütterungen und Zeitverluste vermeiden.

Checkliste

✔ Aufzugschlüssel?

✔ Transportables Monitoring: EKG, Blutdruck (invasiv/nicht-invasiv), Pulsoximetrie, eventuell CO_2-Überwachung

✔ Notfallkoffer mit
  - Notfallmedikamenten, Sedativa/Hypnotika, Sympatomimetika, Antihypotonika, Antihypertonika, Aerosolspray, Vasodilatator
  - Intubationszubehör: Tubus 7,0/7,5 mm ID, Laryngoskop mit Spatel, Führungsdraht, 10 ml Blockerspritze, Guedeltubus Gr. 3/4
  - Handbeatmungsbeutel mit Sauerstoffanschluß, Beatmungsmasken verschiedene Größen
  - Verschiedene Spritzengrößen, Aufziehkanülen, Venenverweilkanülen, Stauschlauch, Blutdruckmanschette, Stethoskop, Absaugkatheter (verschiedene Größen), Pflaster

✔ Transportable Beatmungseinheit
  - Gefüllte Sauerstoffflasche mit funktionstüchtiger Beatmungseinheit, z.B. Oxylog® (Fa. Dräger)
  - Funktionstüchtige Absaugung
  - Sauerstoffmaske für spontanatmende Patienten

✔ Zugänge und Drainagen
  - Nur die notwendigsten, am Patienten befindlichen Perfusoren® mitnehmen (nach Absprache mit dem verantwortlichen Anästhesist). Gleiches gilt auch für Infusionslösungen
  - Zugänge und Drainagen am Patienten sichern, z.B. Fixierungen für ZVK, Tubus, Trachealkanüle, Magensonde überprüfen. Thoraxdrainagen mit Drainageklemmen abklemmen

✔ Patientenunterlagen: Narkoseprotokoll, Patientenkurve, Pflegedokumentation, Röntgen- und CT-Bilder, Befundmappe.

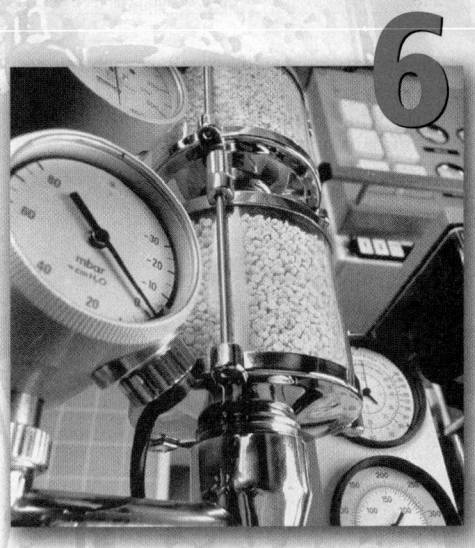

6

Überwachung während der Narkose

Andrea Scharnowski

Zur intraoperativen **Routineüberwachung** des Patienten gehören:
- EKG
- Unblutige Blutdruckmessung
- Pulsoximetrie
- Kapnometrie
- Atmung und Beatmung
- Narkosetiefe
- Myotest
- Nierenfunktion
- Temperatur (bei langen OP's).

Zur **speziellen** intraoperativen Überwachung des Patienten zählen:
- ZVD
- Pulmonalarteriendruck
- Blutgasanalyse
- Intrakranieller Druck.

6.1   Routinemonitoring

6

Ein Monitor ist ein Überwachungsinstrument, das Puls, Blutdruck, Atmung, Temperatur, Volumenaufnahme- und Verteilung, Blutgase, elektrische Aktivitäten des Herzens, des Gehirns und der Muskeln aufzeichnen kann. Das Monitoring darf **niemals** die direkte Überwachung und Beurteilung durch den Anästhesisten oder Anästhesiepflegepersonal ersetzen, sondern kann wichtige Informationen nur erfassen und wiedergeben.

6.1.1   Elektrokardiogramm (EKG)

Indikation
- Überwachung der elektrischen Herzaktivität (Summe der Aktionspotentiale aller Herzmuskelfasern während der Herzaktion)
- Erkennung von Arrhythmien und Überleitungsstörungen
- Beurteilung der kardialen Effekte von Anästhetika, Herzmedikamenten (Digitalis, Chinidin) und Elektrolyten (K^+, Ca^{2+}).

Anlegen der Elektroden

- Kontinuierliches 3-Kanal-EKG (2 Pole + Erdung) wird über Brustwand-elektroden abgeleitet
- Elektroden mit Kleberingen und nichttrocknendem Elektrodengel auf dem Thorax anbringen
  - ✔ Bei Klebeelektroden auf Verfallsdatum und ausreichende Feuchtigkeit achten
  - ✔ Nach Entnahme Packung wieder verschließen, um Austrocknen zu vermeiden
- **R**ote (**r**echte) und **g**elbe (**l**inke) Elektrode müssen immer mit der elektrischen Herzachse übereinstimmen
- Je nach Operation (z.B. Struma, Mamma-OP, Tracheotomie, Thorax-OP) werden die Elektroden 1 (rot) und 2 (gelb) auf den Rücken plaziert. Bei Thorax-OP's kann die Elektrode 3 (schwarz oder grün) auf der Außenseite des Oberarms angebracht werden.

Besonderheiten

- Üblicherweise wird die Ableitung II gewählt
- Ableitungsstörungen durch Elektrokauter können zu Artefakten führen
- Patienten nicht auf die Kabelzuleitungen legen → Gefahr von Druck-nekrosen

- Bei sehr behaarten Patienten vor Anbringen der EKG-Elektroden Haare entfernen; Patienten zuvor um Erlaubnis fragen und Notwendigkeit erklären
- Bei Kindern spezielle (kleinere) Elektroden benutzen.

Artefakte im Rahmen des EKG-Monitorings
Schwankende Null-Linie

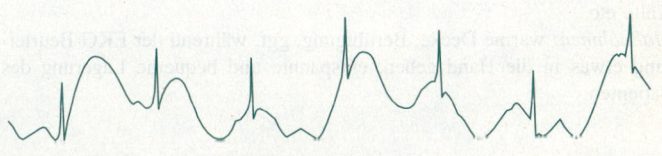

Abb. 6.1: Schwankende Null-Linie [A300-V229]

Ursachen: lockere oder ausgetrocknete Elektroden.
Maßnahmen: neue Elektroden aufkleben, ggf. andere Ableitung wählen.

Elektrische Störung

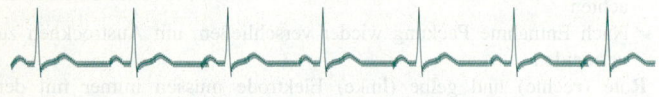

Abb. 6.2: Wechselstrom-Störung [A300-V229]

Ursachen: Überlagerung durch Wechselstrom z.B. in der Nähe elektrischer Leitungen oder Geräte.
Maßnahmen: Erdung, Filter und Elektrokabel überprüfen, Kabel möglichst fern von Wechselstromleitungen führen, Elektroden nach Hautentfettung tauschen.

Muskelzittern

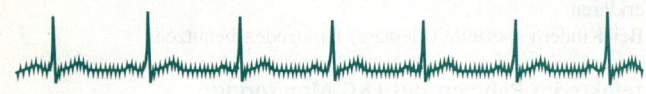

Abb. 6.3: Muskelzittern [A300-V229]

Ursachen: Zittern oder Schütteln des Patienten durch Angst, M. Parkinson, Kälte etc.
Maßnahmen: warme Decke, Beruhigung, ggf. während der EKG-Beurteilung etwas in die Hand geben, entspannte und bequeme Lagerung des Patienten.

6.1.2   Unblutige Blutdruckmessung

Die gebräuchlichste Form ist die Methode nach **R**iva-**R**occi (RR).

Prinzip
- Auf die Gefäße wird ein starker meß- und dosierbarer Gegendruck ausgeübt, bis die pulsatorische Blutströmung (Blutdruck) überwunden ist
- Kompression mittels einer Oberarmdruckmanschette
- Bei automatischer RR-Messung Werte am Monitor ablesen
- Ablesen des Wertes auf einem Manometer bei Auskultation der Korotkofftöne mittels Stethoskop.

Vorteil
- Schnelle, einfache Methode
- Keine schmerzhafte Belastung für den Patienten
- Kein invasiver Eingriff.

Nachteil
- Bei Patienten im Schock oft nicht oder nur ganz schwach zu messen
- Falsche Manschettengröße → falsch hohe oder falsch niedrige Werte
- Bei Kindern bis zu ca. 12 Mon. nicht anwendbar.

Besonderheiten
- Auf eine exakte Anpassung der Manschette achten (Breite sollte dem 1,5-fachen Durchmesser des Oberarms entsprechen oder Markierung auf der Manschette beachten)
- Messung am Oberschenkel, wenn an den oberen Extremitäten operiert wird
- Keine Messung an einem Shuntarm
- Keine seitengleiche Messung nach Mamma-Ablatio mit axillärer Lymphadenektomie (Lymphstau!)
- Bei Messungen am „Infusionsarm" Rückschlagventil im Infusionssystem verwenden, damit kein Blut im Infusionsschlauch hochsteigt (Hygiene)
- Bei narkotisierten Patienten auf Durchblutung an der Extremität achten, um eine zu lange Messung bzw. mangelhafte Abstauung zu erkennen.

6.1.3   Pulsoxymetrie (S_aO_2)

Nichtinvasives Verfahren zur kontinuierlichen Messung der arteriellen Sauerstoffsättigung und der peripheren Pulsfrequenz.

Prinzip

Licht zweier verschiedener Wellenlängen (660 und 940 nm) wird im Gewebe absorbiert und pulssynchron moduliert. Das restliche Licht wird von einem Detektor in elektronische Impulse umgewandelt, aus denen die O_2 - Sättigung errechnet wird (oxygeniertes Hb absorbiert weniger Licht im roten Bereich als desoxygeniertes). Der angezeigte Wert weicht nur um 2–3 % von der tatsächlichen S_aO_2 ab.

Normwert S_aO_2: 95–100 %.

✔ Bei Werten ≤ 70 % S_aO_2 wird die Pulsoximetrie ungenau.

Die Meßwerte entsprechen nicht dem arteriellen p_aO_2, lassen jedoch Rückschlüsse auf diesen zu. So entspricht eine S_aO_2 von 97 % einem p_aO_2 von ca. 80 mmHg (☞ Abb. 7.6).

Meßorte

- Finger, Ohrläppchen, Stirn, Nase, Zehen
- Bei Neugeborenen und Kleinkindern: Fuß, Hand, Wangen
- Bei langen OP's Meßort wegen Dekubitusgefahr häufiger wechseln!

Fehlerquellen

- Zentralisierter Patient
- Unterkühlter Patient
- Artefakte bei unruhigen Patienten (z.B. Muskelzittern, Bewegungen), ggf. Klebesensor verwenden
- Hohe CO- oder Methämoglobin-Konzentration
- Patienten mit Bilirubinerhöhung
- Starke Umgebungshelligkeit (Xenon-Lichtröhre, zu lockerer Sitz)
- Zu fester Sitz des Aufnehmers (fehlende lokale Hämoperfusion)
- RR-Messung und Pulsoximetrie nicht am gleichen Arm ausführen → Fehlalarm
- Enge Alarmgrenzen einstellen in Abhängigkeit des Ausgangs - S_aO_2
- Bei Arrhythmien ggf. Alarm abstellen (peripheres Pulsdefizit).

6.1.4 Kapnometrie

Nichtinvasive Bestimmung der endexspiratorischen Kohlendioxidkonzentration (ETCO$_2$) bei intubierten Patienten. Sie entspricht der alveolären CO$_2$-Konzentration und damit auch dem arteriellen pCO$_2$.

Prinzip
Die Bestimmung des CO$_2$ erfolgt mittels Infrarotmessung über eine Küvette (oder an einem Beatmungsfilter), die zwischen Tubus und Y-Stück eingesetzt wird. An der Küvette (Filter) ist der Meßaufnehmer angeschlossen. Am Monitor werden die Werte digital, analog und/oder mittels einer Verlaufskurve (Kapnogramm) dargestellt.
Normwerte ETCO$_2$: 4,6–5,4 Vol%, bzw. 35–45 mmHg.

Zweck
- Kontinuierliche Kontrolle der Beatmung
- Beurteilung der CO$_2$-Produktion (Abfall/Anstieg)
- Alarmfunktion, z.B. Diskonnektion am Tubus, Lungenembolie.

Legende:

1	Gasanteil des Atemzugs ohne Beteiligung an der Atmung → ohne CO$_2$
2	Mischung aus Totraum- und Alveolargas → CO$_2$-Konzentration steigt
3–4	Plateauphase
4	Endexspiratorische CO$_2$-Konzentration
4–5	Einatmung → rascher Abfall der CO$_2$-Konzentration

Fehlerquellen
- Falsche Küvettengröße (Erwachsener/Kind)
- Fehlender Nullabgleich
- Artefakte durch Koagulationsstrom
- „Blinde" Küvette durch falsches Desinfektionsmittel
- Bruchstelle in der Küvette oder im Schlauchsystem.

Meßwertveränderungen und deren Interpretation
- Plötzlicher pCO$_2$ - Abfall
  - Exspiratorische Stenose (z.B. Cuffhernie, Obstruktion)
  - Diskonnektion Tubus/Respirator

- Defekte oder feuchte Küvette
- Lungenembolie
- Gerätedefekt.
- Plötzliche Abweichung der Nullinie
  - Falscher Nullabgleich
  - Verbrauchter Atemkalk
  - Feuchte Küvette.
- Exponentieller pCO_2 - Abfall
  - Immer ein Hinweis auf Störungen der Ventilation und Zirkulation, z.B. Herz- Kreislauf-Stillstand, Lungenembolie, plötzlicher RR-Abfall
  - Hyperventilation.
- Allmählicher pCO_2 - Anstieg
  - Resorption von CO_2, z.B. bei Laparoskopien
  - Hypoventilation
  - Vermehrte CO_2-Produktion (z.B. Temperatur $\uparrow$, maligne Hyperthermie).

6.1.5 Atmung und Beatmung

6

✔ Störungen der Atmung gehören zu den häufigsten Ursachen von Narkosezwischenfällen!

Jede Narkose führt durch Gabe von Barbituraten, Opiaten und Muskelrelaxantien zu Änderungen der Lungenfunktion mit Verschlechterung des pulmonalen Sauerstofftransportes.

Überwachungsmöglichkeiten
Zur Überwachung und Kontrolle der Effektivität der Beatmung dienen Beobachtung des Patienten, Beatmungsparameter, Laborparameter sowie die Erfahrung der Pflegenden und der Ärzte.
- Pulsoximetrie ☞ 6.1.3
- Kapnometrie ☞ 6.1.4.

Beobachtung
- Beurteilung der Oxygenierung anhand der Farbe des Kapillarbetts der Finger, der Haut und der Lippen (nur grober Aufschluß)
- Auskultation mittels Stethoskop, visuelle Einschätzung der Thoraxbewegungen

Beobachtung des beatmeten Patienten

Hinweis auf korrekte Beatmung	Hinweis auf mangelnde Beatmung
Rosige Lippen	Zyanotische Lippen
Rosiges Nagelbett	Blaues, farbloses Nagelbett
Trockene, rosige Haut	Feuchte, blasse Haut
Normale Puls und RR-Werte	Puls ↑ ; RR ↑ ?
Hellrotes arterielles Blut	Dunkelrotes arterielles Blut
Seitengleiche Thoraxbewegungen	Auffällige oder fehlende Thoraxbewegungen
Seitengleiche Belüftung	Fehlende Atemgeräusche

Beatmungsparameter

- Atemvolumen (V_T)
- Atemfrequenz (AF)
- Atemminutenvolumen: Volumeter®/PM 8030–60® (Fa. Dräger) mißt das endexspiratorische Volumen/Min.
- Inspiratorische O_2-Konzentration (F_iO_2) 0,4–0,6
- Atemzeitverhältnis (I:E) 1 : 2
- Inspirationsdruck ≤ 40 mbar
  – Beatmungsdruckmesser (Precom®/Barolog®/PM 8030–60®, Fa. Dräger) zeigt den Widerstandsdruck in den gesamten Atemwegen an (Tubus, Trachea, Bronchialsystem); wird mechanisch (Precom®/Barolog®) oder elektronisch gemessen (PM 8030–60®)
✔ Obere und untere Alarmgrenzen des Beatmungsdruckmessers unbedingt einstellen, Alarmobergrenze ca. 10–15 mbar über dem Spitzendruck.
- Flow 40–60 l/Min.
- F_iO_2 (Inspiratorische Sauerstoffkonzentration)
- PEEP 5–15 mmHg.

Atemparameter des Erwachsenen in Narkose

Atemfrequenz (AF)	10–12/Min.
Atemzugvolumen (AZV)	7 ml/kg KG (ca. 500 ml bei 70 kg schweren Patienten)
Atemminutenvolumen (AMV)	AF x AZV (z.B. 12 x 500 = 6000 ml)

Laborparameter
- BGA (☞ 6.2.3)
- Hb je nach Erkrankung ≥ 9 g/dl
- Andere Laborparameter spielen häufig eine untergeordnete Rolle, es sei denn, sie sind exzessiv verändert, wie z.B. ein stark erhöhter oder erniedrigter BZ. Diese Parameter verändern die Atmung durch metabolische Prozesse.

6.1.6 Temperatur

Die Messung der Körpertemperatur ist bei Operationen über 2 Std. indiziert. Obligat ist sie bei Neugeborenen und Kleinkindern (Wärmeverlust durch relativ große Körperoberfläche, Gefahr der Malignen Hyperthermie

Methoden
- Nasal, oral, ösophageal, rektal
- Am Trommelfell (Infrarotohrthermometer)
- Über Blasenkatheter mit Temperatursensor
- Hauttemperatursonde (relativ ungenau)
- Über den Pulmonaliskatheter (☞ 6.2.2)
- ✔ In der Anästhesie nur elektronische Meßfühler für eine kontinuierliche Überwachung anwenden (keine Thermometer) → Ursachen für Temperaturabweichungen.

Hyperthermie
- Maligne Hyperthermie (☞ 7.3.3)
- Infektion, Sepsis
- Hyperthyreose (thyreotoxische Krise)
- Wärmestau
- Temperaturdysregulation.

 Schwitzen kann ein Zeichen zu flacher Narkose sein.

Hypothermie
- Kalte Infusionen
- Massivtransfusionen
- Auskühlen durch lange OP- Zeiten
- Medikamenten- und Alkoholintoxikation

- Hypothyreose
- Hypophyseninsuffizienz
- Addison-Krise
- ✔ Maßnahmen abhängig von der Ursache, nach Rücksprache mit dem Arzt:
- → Zufuhr von angewärmten Infusionslösungen und Transfusionen
- → Wärmematten, -decken, -lampe anwenden
- → Warme Tücher auf Patienten legen, je nach Zugangsmöglichkeit.

6.1.7 Überwachung der Nierenfunktion

Die Niere ist das wichtigste Organ zur Kontrolle des Wasser und Elektrolythaushaltes und kontrolliert die extrazelluläre Flüssigkeit. Das Volumen des extrazellulären Raumes (EZR), etwa 20 % des Körpergewichtes (~ 14 l bei 70 kg KG) wird ca. 15 x am Tag filtriert.
✔ Normwert der Urinausscheidung: 1 ml/kg KG/Std.

Parameter zur Beurteilung der Nierenfunktion
- Urinausscheidung
- Serumwerte: Harnstoff, Kreatinin, Rest-N, Kalium, Natrium
- RR-Abfall.

Ursachen von Oligurie oder Anurie während der Narkose
- Blasenkatheter verstopft oder abgeklemmt
- RR zu niedrig
- Volumenmangel (durch Nahrungskarenz, Blutverluste)
- Wirkung von Anästhetika
- Abdrücken der unteren Hohlvene durch chirurgische Manipulation oder OP-Technik.

 Die Ursache einer Oligurie oder Anurie muß immer geklärt werden!

Maßnahmen
- Katheterkontrolle und Stundenurin messen
- Volumenzufuhr erhöhen
- Evtl. Dopamingabe in „Nierendosis": 2–4 µg/kg KG/Min. Dopamin®
- Evtl. Diuretika geben (Lasix®)
- Wenn möglich, chirurgische Blockade aufheben.

6.1.8 Myotest (Relaxometrie)

Die Einschätzung der neuromuskulären Blockade (Relaxation) wird nicht nur klinisch überwacht (Entspannung der Bauchmuskulatur, thorakale Compliance, Bewegungen des Patienten), sondern auch durch die Anwendung eines peripheren Nervenstimulators.

Begriffsbestimmung

- Anschlagzeit: Zeit von der Injektion bis zur vollständigen Muskelerschlaffung
- Erholungszeit: Zeit von der Vollrelaxierung bis zur Wiederkehr der Muskelkraft (in %)
- Vollerholung: Zeit von der vollständigen Muskelerschlaffung bis zur Wiederkehr von mind. 90 % Muskelkraft.

Prinzip

Zwei Hautelektroden (Stimulationselektroden) werden über dem Versorgungsgebiet des N. ulnaris im Bereich des Handgelenks angebracht und über zwei Kabel an einen Nervenstimulator angeschlossen.

Reizmuster

- **Einzelreize:** 1 Reiz/Sek.
- **Tetanische Stimulation:** 50 Reize/Sek. für 5 Sek.
- **Viererreizserie** („train of four", TOF, T4): 4 Reize im Abstand von 0,5 Sek. (☞ Abb. 6.4)

Für die intraoperative Überwachung ist besonders der T4/TOF geeignet. Neben dem Relaxationsgrad wird zwischen verschiedenen neuromuskulären Blockadeformen unterschieden.

- T4 beim nicht relaxierten Patienten: alle 4 Anschläge gleich hoch
- T4 beim Depolarisationsblock (z.B. durch Lysthenon®): gleichbleibende, niedrige Reizantwort
- T4 beim kompetitiven Block (z.B. durch Alloferin®, Norcuron®, Pancuronium®, Tracrium®, Esmeron®): abnehmende Reizantwort.

 Ein kompetetiver Block kann auch bei hohen Dosen von Succinylcholin in Form eines sog. Dualblocks auftreten.

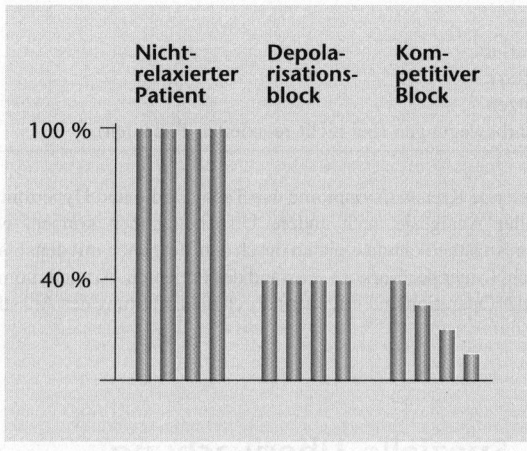

Abb. 6.4: Muskelreaktion bei „train of four" Stimulation: a) nicht relaxierter Patient; b) Depolarisationsblock (ca. 40 % Muskelkraft), c) Kompetitiver Block (ca. 40 % Muskelkraft) [L157]

 Die Reize bei der Relaxometrie sind sehr schmerzhaft! Deshalb keine Messung am wachen Patienten.

6.1.9 Narkosetiefe

Die Narkosetiefe, d.h. ein ausreichender Grad an Analgesie und Amnesie, ist mit einfachen Mitteln **nicht** meß- oder überprüfbar. Relativ exakte Angaben geben ein **E**lektro-**E**nzephalo-**G**ramm (EEG) und/oder **A**kustisch-**E**vozierte-**P**otenziale (AEP). Diese Verfahren sind apparativ sehr aufwendig, so daß sie für den täglichen Gebrauch meist nicht einsetzbar sind. Üblicherweise dient zur Abschätzung der Narkosetiefe die Beurteilung vegetativer und motorischer Reaktionen auf Schmerzreize.

Hinweise für eine zu flache Narkose

- HF ↑
- RR ↑
- Tränenfluß
- Lidreflexe
- Schwitzen
- Abwehrbewegungen (bei nicht relaxierten Patienten).

Da auftretende Kreislaufsymptome wie Tachykardie und Hypertonie neben mangelnder Analgesie auch andere Ursachen haben können, wird der Bedarf an Anästhetika und Opiaten durch den Vergleich mit dem bisherigen Verbrauch, Dauer der Narkose, Zustand des Patienten, Art und momentaner Verlauf der Operation und vor allem durch die Erfahrung des Anästhesisten ermittelt.

6.2 Spezielle Überwachung

6.2.1 ZVD

Zentral-venöser Druck (ZVD) ist der Druck, der im oberen und unteren klappenfreien Hohlvenensystem herrscht. Ermöglicht Aussagen über vorhandenes intravasales Volumen und deren Verteilung. Läßt Rückschlüsse auf die Leistung des rechten Ventrikels zu. (Anlage ZVK ☞ 3.1.2).
Normalwerte: 5–12 cm H_2O oder 4–8 mmHg
Umrechnung: 1 mmHg = 1,36 cmH_2O

Technik und Messung
Über ZVD-System
- Referenzpunkt (Nullpunkt) mit Thoraxschublehre am Patienten festlegen.
- Meßpunkt am Thorax mit wasserfestem Filzschreiber kennzeichnen
- ZVD-System mit NaCl 0,9 % füllen
- Meßlatte am Infusionsständer (am OP-Tisch) anbringen
- Nullpunkt der Meßlatte mit Referenzpunkt am Patienten abstimmen
- ZVD-System am ZVK des Patienten anschließen (auf Luftblasen achten).

- Patienten möglichst in waagerechte Position bringen (bei manchen Operationen nicht möglich, als Verlaufskontrolle nehmen). Blauen Dreiwegehahn so stellen, daß Patient und ZVD-System eine geschlossene Verbindung darstellen
- Wassersäule soll sich atemsynchron bewegen: Wert in der Expirationsphase ablesen
- ZVD-System schließen, Infusion wieder anstellen.

Elektronische Messung über Druckwandler

- ZVD-Messung über den Druckwandlerdorn
- Blauen Dreiwegehahn mit langem, **starrem** Plastikschlauch mit dem ZVK und dem Druckaufnehmer verbinden
- Geeigneten Referenzbereich am Druckeinschub des Monitors wählen. Amplitudenhöhe zwischen 20 und 300 mmHg wählbar
- Erneuten Nullabgleich vornehmen ☞ ZVD
- Meßergebnis des ZVD am Monitor (Mitteldruck) ablesen
- Die Messung ist korrekt, wenn eine typische ZVD-Kurve auf dem Monitor erscheint (☞ Abb. 6.5).

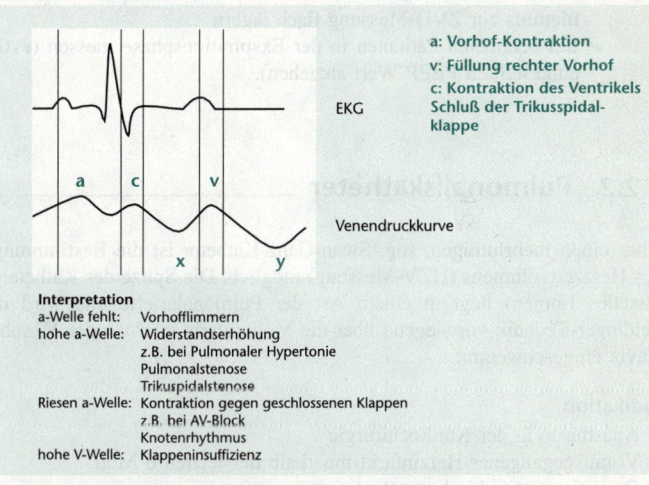

EKG

a: Vorhof-Kontraktion
v: Füllung rechter Vorhof
c: Kontraktion des Ventrikels
Schluß der Trikusspidalklappe

Venendruckkurve

Interpretation

a-Welle fehlt:	Vorhofflimmern
hohe a-Welle:	Widerstandserhöhung
	z.B. bei Pulmonaler Hypertonie
	Pulmonalstenose
	Trikuspidalstenose
Riesen a-Welle:	Kontraktion gegen geschlossenen Klappen
	z.B. bei AV-Block
	Knotenrhythmus
hohe V-Welle:	Klappeninsuffizienz

Abb. 6.5: Venendruckkurve [A300-L157]

Meßwert - Interpretation
ZVD erhöht bei
- Hypervolämie
- Rechtsherzinsuffizienz
- Lungenembolie
- Luftembolie im rechten Herzen
- Herzklappenfehlern
- Herzbeuteltamponade.

ZVD erniedrigt bei
- Hypovolämie, Schock.

Fehler bei der Messung
- Luft im System
- Falscher Referenzpunkt
- Falscher Nullabgleich
- Geschlossene Dreiwegehähne
- Abgeknickte Leitungen.

✔ Patienten mit erhöhtem Hirndruck oder erhöhter Aspirationsgefahr **niemals** zur ZVD-Messung flach lagern
✔ Bei beatmeten Patienten in der Exspirationsphase messen (evtl. eingestellten PEEP-Wert abziehen).

6.2.2 Pulmonaliskatheter

Über einen mehrlumigen, sog. Swan-Ganz-Katheter ist die Bestimmung des Herzzeitvolumens (HZV-Messung) möglich. Die Spitze des Katheters (distales Lumen) liegt in einem Ast der Pulmonalarterie und wird in Seldinger-Technik vorwiegend über die V. jugularis interna oder V. subclavia eingeschwemmt.

Indikation
- Anästhesie in der Kardiochirurgie
- Vorausgegangener Herzinfarkt innerhalb der letzten 6 Mon.
- Operationen an der Aorta (bedingt)
- Anästhesie bei Patienten mit manifester Herzinsuffizienz
- Sepsis (bedingt)
- Polytrauma mit Schocksymptomatik

- Lungenversagen (ARDS)
- Operationen in sitzender Position.

Meßgrößen
- ZVD bzw. rechter Vorhofdruck (= RAP)
- Pulmonalarteriendruck (= PAP), diastolisch, systolisch, Mitteldruck
- Lungenkapillarverschlußdruck (Wedge-Druck = PCWP)
- Herzzeitvolumen → HZV in l/Min. nur bei HZV-Computer möglich
- Gemischt venöser Sauerstoffpartialdruck (SvO_2 in %)
- Körperkerntemperatur.

Zugangswege
- V. jugularis interna
- V. subclavia
- V. cephalica.

Komplikationen
- Extrasystolen
- Supraventrikuläre und ventrikuläre Arrhythmien
- Sepsis
- Embolie
- Ballonruptur
- Gefäßruptur
- Thrombenbildung
- Lungeninfarkt
- Herzklappenschädigung.

Anlage des Katheters

Vorbereitung

Der Swan-Ganz-Katheter ist ein ca. 100 cm langer, 4-lumiger-Katheter. An seiner Spitze (distal) befindet sich eine Öffnung und ein Ballon (für die Messung des Wedge-Druckes und zum Einschwemmen). 5 cm proximal liegt der Thermistor (Temperaturfühler). Die erste Markierung liegt bei 10 cm, die zweite bei 20 cm und die dritte bei 30 cm. Dort befindet sich die zweite Öffnung für die ZVD-Messung und zum Injizieren von NaCl 0,9 % für die HZV-Messung. Die vierte Markierung ist die 100cm-Marke. **Größen der Schleusen:** Zum Legen eines Pulmonaliskatheters sind Schleusen der Größen 8,5 F notwendig.

Vorbereitung zur Anlage des Katheters
Material

Steriles Material	Unsteriles Material
• Pulmonaliskatheter nach Angabe des Arztes • Druckleitung zum Transducer • Einführungsbesteck (Schleuse F 8 oder F8,5) • Loch- und Abdecktücher • Handschuhe und Kittel für den Arzt 10 ml Spritzen, Dreiwege-hähne • Material zur Lokalanästhesie • Stichskalpell (Nr. 11) • Material zur Annaht • Material zum Verband • NaCl 0,9 % • Tupfer, Kompressen	• Beistelltisch für sterile Ablage • Einmalunterlagen, Einmalrasierer • Mundschutz, OP-Haube • Desinfektionsmittel • Monitoreinschub für Pulmonlisdrücke und HZV-Modul mit Zubehör • Transducer mit Spülsystem • 250 oder 500 ml NaCl 0,9 %-Beutel ggf. mit Heparinzusatz • Druckmanschette • Halterung für Transducer

Durchführung

6

✔ Die Vorbereitung und das Legen des Katheters wird unter streng aseptischen Bedingungen vorgenommen
• Aufbau des Druckaufnehmersystems (Spülbeutel, Druckmanschette, Transducer)
• Katheter vorbereiten und testen
  – Je ein blauer Dreiwegehahn wird am distalen bzw. proximalen Anschluß konnektiert (ggf. schon vorgefertigt → je nach Katheterset)
  – Sorgfältiges Entlüften des gesamten Systems, Ballon am distalen Ende mit Spezialspritze (2 ml Spritze im Set) prüfen (max. 1,5 ml Luft/CO$_2$) dabei Ballon in NaCl-Schale halten → Dichtigkeitskontrolle
  – Übergabe des distalen Anschlusses an die Pflegekraft
  – An den Druckaufnehmer anschließen und Nullabgleich durchführen.
• Punktionsstelle großzügig desinfizieren
• Patienten mit sterilen Tüchern abdecken
• Schleuse nach Seldinger-Technik einführen
• Katheter unter Druckmessung (über das distale Lumen) langsam durch die Schleuse vorschieben. Bei Erreichen des *rechten Vorhofes* wird der Ballon des Katheters aufgeblasen (2 ml Spritze) und somit das Ein-schwemmen des Katheters in die A. pulmonalis erleichtert. (Hierbei können Extrasystolen auftreten!)
• Bei Erreichen der Pulmonalarterie erscheint auf dem Monitor die Wedge-Kurve, Ballon *sofort* entblocken.

Nachsorge

- Dem Arzt Verbandmaterial anreichen, damit er mit sterilen Handschuhen den Katheter steril verbindet
- Katheterlumen übersichtlich anordnen
- Alarmgrenzen einstellen.

Tips, Tricks und Fallen

- Schutzhülle um den Katheter nicht mit Pflaster bekleben, sonst wird diese bei Einreißen der Hülle unsteril
- Auf kontinuierliche Darstellung der Pulmonaliskurve achten → Gefahr des unbeabsichtigten Vorschwemmens in Wedgeposition → Gefahr eines Lungeninfarktes durch Verlegung einer Lungenstrombahn
- Keine Injektionen und Infusionen über das Pulmonalislumen verabreichen
- Die Liegedauer des Katheters sollte 72 Std. möglichst nicht überschreiten. Entfernung des Katheters nur durch den Arzt (Knotenbildung und schwere Herzrhythmusstörungen beim Zurückziehen möglich).

_____ ## Technik der HZV - Messung

Die HZV-Messung ist von der Verwendung des jeweiligen Monitors abhängig. Nach der Thermodilutionsmethode ist sie Grundlage für die Errechnung des Herzindex und des systemischen Widerstandes.

- PAK an den HZV-Computer anschließen. Körpergewicht, Größe, Katheterkennung eingeben
- Starttaste drücken. Nach Ertönen eines Signals über den proximalen Schenkel des Katheters rasch 10 ml *kaltes* NaCl 0,9% oder kalte Glukose 5 %-Lösung als Bolus injizieren. Kalte Flüssigkeit wird mit dem Blut im rechten Vorhof verdünnt und zum Thermistor geschwemmt. Anhand der Temperaturdifferenz nach der Injektion errechnet der Computer folgende Werte:
  - Herzzeitvolumen (HZV in l/Min)
  - Herzindex (CI; l/Min./m² Körperoberfläche)
  - Gefäßwiderstände im großen und kleinen Kreislauf (errechneter Wert: SVR, PVR)
  - Schlagvolumen (SV; ml/Herzschlag)
- Messung dreimal wiederholen, um einen Mittelwert zu erhalten.

ZVD - Messung über PAK

Die ZVD-Messung erfolgt über die proximale Öffnung des PAK im oberen, klappenlosen Hohlvenensystem.

- Verbindung zwischen proximalem Schenkel des PAK und Druckdom herstellen (per Dreiwegehahn)
- Durch Umstellen der Dreiwegehähne wird über den Druckdom ZVD und PAP bzw. PCWP gemessen
- Der Nullpunkt für alle Druckmessungen liegt auf Höhe des rechten Vorhofes.

Normwerte und pathologische hämodynamische Befunde

Meßort	Meßwert	Normwert	Interpretation
Rechter Vorhof	mittel	4-5 mmHg	Erhöhung: Rechtsherz-versagen (sekundär nach Linksherzversagen, Rechts-herzinfarkt, Lungenembolie, pulmonaler Hypertonus bei Lungenerkrankung, Trikus-pidalinsuffizienz, Perikard-tamponade); Erniedrigung: Hypovolämie
Rechter Ventrikel	systolisch enddiastolisch	15–30 mmHg 3–12 mmHg	Erniedrigung: Hypovolämie
A. pulmo-nalis	systolisch diastolisch mittel	15–30 mmHg 3–12 mmHg 9–16 mmHg	Erhöhung: Lungenembolie, COLD, VSD, PCWP-Erhöhung Erniedrigung: Hypovolämie
PCWP	mittel	8–12 mmHg	Erhöhung: Linksherzinfarkt, kardiogener Schock, Links-herzinsuffizienz Überwässe-rung, Mitralvitium, Perikard-tamponade Erniedrigung: Hypovolämie Bei PCPW = 20 mmHg Belastungsdyspnoe; 30–40 mmHg Lungenödem
HZV		6–8 l/Min	Erhöhung: Anämie, Sepsis, Fieber, Hyperthyreose Erniedrigung: Hypovolämie, kardiogener Schock, Herzinsuffizienz
CI		> 2,5 l/Min/m^2	Bei Herzindex: 2,0–2,2 l/Min/m^2 Müdigkeit und Schwäche 1,5–2,0 l/Min/m^2 kardiogener Schock < 1,5 l/Min/m^2 Tod

6.2.3   **Blutgasanalyse (BGA)**

Die Analyse der Blutgase hat einen festen Platz in der klinischen Diagnostik. Sie gibt Aufschluß über aktuelle Partialdrücke der Atemgase und den Säure-Basen-Haushalt.

Indikation
- Beatmungsverlaufskontrollen (Intensiv/Anästhesie)
- Respiratorische Insuffizienz
- Diagnostik von Lungenerkrankungen
- Entwöhnung vom Respirator
- Störungen im Säure-Basen-Haushalt.

Entnahmeorte
- Direkte arterielle Punktion (A. radialis, A. femoralis)
- Aus liegender arterieller Kanüle (exakte Werte)
- Aus liegenden peripheren Zugängen (entspricht einer venösen BGA; hat keine optimale Aussagekraft und gibt nur Anhaltswerte)
- Aus ZVK.

Material und Durchführung
- Fertiges BGA - Röhrchen oder heparinisierte 2 ml Spritze (Konus der Spritze mit Heparin füllen, Stempel anziehen und Spritze entleeren)
- Bei Abnahme aus ZVK oder arterieller Kanüle 5–10 ml Spritze für „Verwerfblut"
- Bei direkter Abnahme aus der Arterie
  - Desinfektionsmittel, sterile Tupfer, sterile Handschuhe, Verbandmaterial
  - Kanüle (18 G)
  - Heparinisierte Spritze.

 Das BGA-Röhrchen nach der Blutentnahme **immer** sofort luftdicht verschließen und direkt (im Kühlkissen) zur Auswertung weiterleiten, da es sonst zu verfälschten Ergebnissen kommt.

Normwerte der BGA

pO_2	70 – 100 mmHg
pCO_2	36 – 44 mmHg
pH_{art}	7,35 – 7,45
Standardbikarbonat	22 – 26 mmol/l
Aktuelles Bikarbonat	22 – 26 mmol/l
Pufferbasen (BB)	44 – 48 mmol/l
Basenexzess (BE)	± 2,5 mmol/l
p_vO_2	35 – 40 mmHg
p_vCO_2	41 – 51 mmHg
pH_v (gem. venös)	7,31 – 7,41

Störungen des Säure-Basen-Status

Respiratorische Azidose

Anhäufung von CO_2 infolge nicht ausreichender alveolärer Ventilation (Hypoventilation) → Anstieg des art. pCO_2.

Ursachen sind z.B. Verlegung der Atemwege, zentrale Atemdepression, neurologische oder neuromuskuläre Erkrankungen oder falsche Einstellung des Beatmungsgerätes (AMV zu gering).

- BGA
  - pH ≤ 7,35, z.B. 7,20
  - p_aCO_2 ≥ 45 mmHg, z.B. 72 mmHg
  - BE 0 mmol/l.

Respiratorische Alkalose

Vermehrtes Abatmen von CO_2 im Verhältnis zur CO_2-Produktion infolge alveolärer Hyperventilation → Abfall des art. pCO_2.

Ursachen sind z.B. Hyperventilation bei Lungenerkrankungen, kontrollierte Hyperventilation, falsche Einstellung des Beatmungsgerätes, SHT, Angst.

- BGA
  - pH ≥ 7,45, z.B. 7,60
  - pCO_2 ≤ 36 mmHG, z.B. 22 mmHg
  - BE 0 mmol/l.

Metabolische Azidose

Durch Anstieg starker Säuren (z.B. beim Nierenversagen, diabetische Azidose, Alkoholvergiftung) oder Verlust an Bikarbonat (z.B. durch Durchfall, Pankreas- oder Dünndarmdrainagen, Verdünnungsazidose) im Extrazellulärraum kommt es zum Mangel an Bikarbonat und zu einer negativen Basenabweichung.

- BGA
  - pH $\leq$ 7,35, z.B. 7,20
  - pCO_2 40 mmHg
  - BE $\leq$ - 2 mmol/l, z.B. - 11 mmol/l
  - Standardbikarbonat $\leq$ 21 mmol/l.

Metabolische Alkalose

Verliert der Körper Wasserstoffionen (in Form von Säuren) oder kommt es zur Anhäufung von Bikarbonat im Extrazellulärraum resultiert hieraus eine metabolische Alkalose.

Ursachen sind Erbrechen oder Ableitung von Magensaft, starker Kaliummangel, Diuretikatherapie, unkontrollierte Pufferung.

- BGA
  - pH $\geq$ 7,45, z.B. 7,60
  - pCO_2 40 mmHg
  - BE $\geq$ + 2 mmol/l, z.B. + 16 mmol/l
  - Standardbikarbonat $\geq$ 25 mmol/l.

Auswirkungen

Azidosen

→ Herzrhythmusstörungen bis hin zum Herzstillstand bei Hyperkaliämie
→ Rechtsverschiebung der O_2-Bindungskurve
→ Verminderung der Kontraktionskraft des Herzens (negativ inotrope Wirkung)
→ Verminderte Empfindlichkeit der Gefäßmuskelzellen auf Adrenalin und Noradrenalin trotz erhöhter Ausschüttung dieser Katecholamine. Verminderung des peripheren Widerstandes.

Alkalosen

→ Hypokaliämie
→ Linksverschiebung der O_2-Dissoziationskurve
→ Tetanie durch Verminderung des ionisierten Calcium
→ Zerebrale Vasokonstriktion bei respiratorischer Alkalose.

6.2.4 Intrakranieller Druck

Die Messung des ICP (☞ Abb. 6.6) gehört primär nicht zur anästhesiologischen Überwachung, ist aber im Rahmen der Versorgung von polytraumatisierten Patients mitunter notwendig.

Der ICP wird über eine Hirndrucksonde im Epiduralraum, Subduralraum oder Hirnventrikel gemessen. Die kontinuierliche Hirndruckkurve ähnelt einer arteriellen Blutdruckkurve und schwankt atem- und blutdruckabhängig.

- A-Wellen (Plateau-Wellen) entstehen durch kurzfristigen ICP-Anstieg (50–100 mmHg), für ca. 15–20 Min.
- B-Wellen als kleine rhythmische Wellen bis ca. 50 mmHg treten durch Veränderungen der Atmung auf
- C-Wellen als kleine rhythmische Wellen bis zu 20 mmHg sind vom RR abhängig.

ICP-Messung im Epiduralraum
Über ein Bohrloch wird ein Druckabnehmer zwischen Dura mater und Schädelknochen eingelegt.
Vorteil: einfache Methode.
Nachteil: Liquorabnahme nicht möglich.

ICP-Messung im Subduralraum
Mit einer Schraube verbundener Druckabnehmer wird in den Subarachnoidalraum gelegt.
Vorteil: Direkte Messung des Liquordruckes ohne Ventrikelpunktion.
Nachteil: Meßstörung bei hohen Drücken, Liquorabnahme nicht möglich.

ICP-Messung im Ventrikel
Über eine Bohrlochtrepanation wird operativ ein Katheter im Vorderhorn eines Seitenventrikels plaziert oder sog. Duisburger-Nadel über vordere Fontanelle eingeführt.
Vorteil: Ablassen von Liquor möglich, Liquorentnahme zu diagnostischen (Bakteriologie) und therapeutischen Zwecken, Gabe von Antibiotika in die Ventrikel.
Nachteil: Erhöhte Infektionsgefahr durch die Drainage im Ventrikel, Meßungenauigkeit durch Verlegung des Katheters durch Gewebe und Blut.

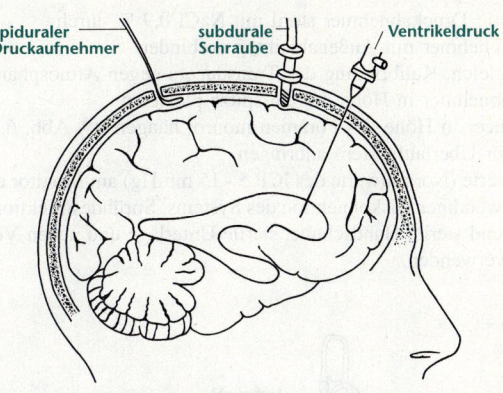

epiduraler Druckaufnehmer   subdurale Schraube   Ventrikeldruck

Abb. 6.6: Möglichkeiten der Hirndruckmessung [A300-L157]

Umgang mit externen Ventrikeldrainagen

Bei Übernahme des Patienten beachten

- Wo liegt die Drainage und in welcher Höhe sollte sie liegen? (normal 15 cm)
- Soll Drainage offen oder geschlossen sein?
- Ab welchen Werten ist sie zu öffnen?
- Durchgängigkeit der Drainage prüfen
- Schwankt Liquorspiegel puls- und atemsynchron? (Zeichen für Durchgängigkeit der Drainage)
- Liquor auf Menge, Farbe und Konsistenz beobachten.

Anschließen an den Monitor

Material

- Sterile Handschuhe für den Arzt
- 10 ml NaCl 0,9 %
- Steril verpacktes Druckkabel
- Spritze, Kanüle, Desinfektionsmittel zum Sprühen
- Moduleinschub für Monitor
- Halterung für Druckabnehmer.

Durchführung

- Arzt spült Druckabnehmer steril mit NaCl 0,9 % durch
- Druckabnehmer mit Außenableitung verbinden
- Nullabgleich, Kalibrierung des Transducers gegen Atmosphärendruck
- Druckabnehmer in Höhe der Ohrspitze plazieren
- Transducer in Höhe des Foramen monroi hängen (☞ Abb. 6.7)
- Filter für Überlaufsystem anbringen
- Grenzwerte (Normalwerte des ICP 5 - 15 mmHg) am Monitor einstellen
- ✔ Bei notwendiger Diskonnektion des Systems: Sprühdesinfektion, Mundschutz und sterile Handschuhe, sterile Unterlage und neuen Verschlußkonus verwenden.

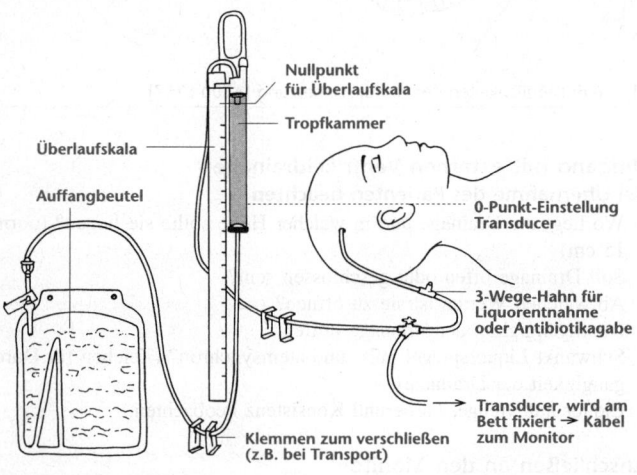

Abb. 6.7: Aufbau einer externen Ventrikeldrainage [A300-L157]

Umgang mit einer Ventrikeldrainage beim Transport

- Drainage nach Rücksprache mit dem Arzt schließen
- Zur Überwachung an Transportmonitor anschließen
- Tropfkammer nie offen unter Ventrikelniveau hängen, um ein „Auslaufen" des Liquors zu vermeiden
- Nach dem Transport den Filter der Tropfkammer erneuern.

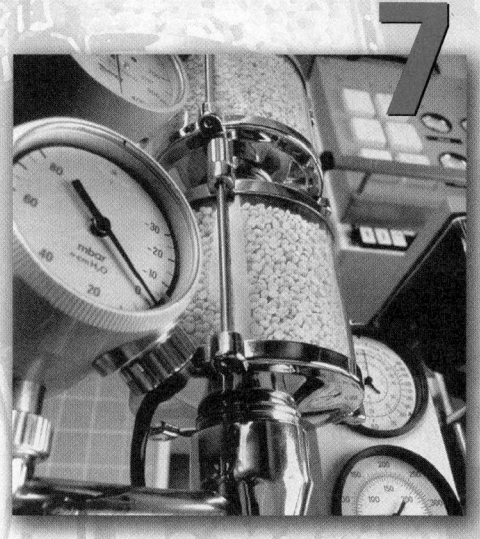

7

Komplikationen während der Anästhesie

Anna-Maria Schoppmeyer

7.1   Respiratorische Komplikationen

7.1.1   Laryngo-, Bronchospasmus ─────────────

─────── Laryngospasmus

Reflexartige Kontraktion der Kehlkopfmuskulatur, die durch Reizung des N. laryngeus superior hervorgerufen wird. Der Kehlkopf verschließt sich, so daß nicht genügend O_2 in die Lungen gelangt. Kinder sind stärker gefährdet als Erwachsene.

Ursachen
Die Gefahr eines Laryngospasmus ist insbesondere im flachen Narkosestadium vorhanden. Auslöser sind:
- Intubation in zu flacher Narkose
- Extubation im Exzitationsstadium
- Manipulationen am Kehlkopf, z.B. bei Laryngoskopie
- Einsetzen eines Guedel- oder Wendl-Tubus
- Sekret, Blut, Mageninhalt in Rachenraum oder Trachea
- Schmerzen, insbesondere schmerzhafte vagale Stimuli, z.B. Peritoneumreizung, Dilatation des Rektums
- Anaphylaktische/anaphylaktoide Reaktion.

Symptome
- Bei inkomplettem Verschluß Stridor
- Bei komplettem Verschluß paradoxe Atembewegungen, kein Atemgeräusch zu auskultieren, Beatmung nicht möglich (Beatmungsdruck steigt)
- Zunehmende Hypoxie mit Zyanose, Tachykardie, Blutdruckanstieg; später Bradykardie, Arrhythmien, Blutdruckabfall, Herz-Kreislauf-Stillstand, zerebrale Schäden.

Maßnahmen
- Ruhe bewahren
- 100 % O_2 über Maske geben
- Atemwege freihalten mit Esmarch-Handgriff

- Auslösende Stimuli beseitigen, z.B. vorsichtiges Absaugen von Sekret und Blut, Guedel- oder Wendl-Tubus entfernen
- Durch positiven Beatmungsdruck versuchen, Spasmus zu durchbrechen (*Cave*: Magenüberblähung)
- Narkose vertiefen, z.B. mit Trapanal®, Hypnomidate®
- Bei fortbestehendem Laryngospasmus 10–20 mg Lysthenon® i.v. geben, um die Kehlkopfmuskulatur zu relaxieren
- Zubehör zur Reintubation bereithalten.

_____ **Bronchospasmus**

Akute reflektorische Verengung der Bronchien mit nachfolgendem Anstieg des Atemwegswiderstandes.

Ursachen
- Mechanische Reizung des Rachenraumes oder der Trachea (☞ Laryngospasmus)
- Anaphylaktische/anaphylaktoide Reaktion
- Chronische Lungenerkrankungen.

Risikopatienten
- Asthmatiker
- Patienten mit chronischer Bronchitis
- Raucher
- Allergiker.

Symptome
- Exspiratorisches Giemen
- Abgeschwächtes Atemgeräusch
- Bei spontan atmenden Patienten: Dyspnoe mit verlängertem Exspirium, Tachypnoe, Zyanose
- Bei intubierten Patienten: Beatmungsdruck ↑
- Hypoxie, Hyperkapnie, Rechtsherzinsuffizienz, in schweren Fällen Herz-Kreislauf-Stillstand.

Maßnahmen
- Tubus kontrollieren
- Mit 100 % O_2 beatmen
- Narkose vertiefen, bevorzugt mit Halothan® wegen zusätzlicher bronchodilatatorischer Wirkung

- 3–4 mg/kg KG Euphyllin® i.v. langsam (über min. 20 Min.!) injizieren wegen Gefahr von Tachyarrhythmien
- Ggf. Kortikosteroide, z.B. 150–500 mg Solu-Decortin®H i.v.
- Bei Anaphylaxie Suprarenin® geben (☞7.4).

 Differentialdiagnose Erhöhter Beatmungsdruck

Weitere Ursachen eines erhöhten Beatmungsdruckes bei intubierten Patienten sind:
- Pneumothorax
- Abgeknickter Tubus
- Cuffhernie, abgelöste Tubusinnenwand
- Sekret oder getrocknetes Blut im Tubuslumen
- Gerätedefekt, z.B. abgeknickter Beatmungsschlauch, defektes Ventil.

7.1.2 Aspiration

Mageninhalt, Blut oder Fremdkörper treten in Atemwege oder Lunge ein. Eine Aspiration kommt bei verminderten oder aufgehobenen Schutzreflexen vor.

Werden mehr als 25 ml saurer Magensaft (pH ≤ 2,5) aspiriert, kommt es zur chemischen Schädigung der Alveolen mit der Folge eines Lungenödems (Mendelson-Syndrom).

Unterscheidung
- **Regurgitation:** Passiv bei erhöhtem Magendruck
- **Erbrechen:** Aktiv durch koordinierte Muskelkontraktionen.

Risikopatienten
- Patienten mit Ileus
- Jeder nicht nüchterne Patienten, z.B. Notfallpatienten
- Erhöhtes Nüchternsekret, z.B. bei Nahrungskarenz > 14 Std.
- Schwangere ab dem 2. Trimenon
- Patienten mit Erkrankungen des Magen-Darm-Traktes und verzögerter Magenentleerung: Magenausgangsstenose, Ösophagusdivertikel, Gastrointestinalblutung, Rückstau von Gallensaft
- Patienten mit erhöhtem intraabdominellen Druck, z.B. bei Geburtswehen, Druck durch intraabdominellen Tumor, Aszites

- Patienten mit HNO-Blutungen und Gesichtstraumen
- Patienten mit Intoxikationen
- Patienten mit Hirndruck
- Extrem adipöse Patienten.

Risikosituationen

In der Anästhesie tritt eine Aspiration insbesondere während der Einleitung und während der Ausleitung der Narkose auf. Folgende Situationen begünstigen eine Aspiration zusätzlich:

- Druck auf den Magen durch den Operateur
- Verschlucktes Blut bei Blutungen und Operationen im Nasen-Rachen-Raum oder oberen Magen-Darm-Trakt
- Abbrechen und nachfolgende Aspiration von Zahn(teilen) bei Intubation
- Umintubation
- Bei Maskennarkose durch zu hohen Beatmungsdruck.

Symptome

- Klinisch oft stumm
- Zyanose, feuchte und trockene Rasselgeräusche
- Hypoxämie, Hyperkapnie, Azidose
- Bronchospasmus
- Bei Aspiration von festem Material: Verlegung der Atemwege, Atelektasen, vermindertes oder aufgehobenes Atemgeräusch, paradoxe Atmung.

 Tiefe Inspiration, Schlucken und Würgen sind häufige Frühsymptome einer bevorstehenden Regurgitation.

Maßnahmen

Aspiration während der Einleitung

- Aspiriert der Patient während der Intubation, Tubus vor der Beatmung zunächst über Absaugkatheter absaugen, um eine Verteilung des Aspirats in die Alveolen zu vermeiden.

Aspiration während der Operation

- Operateur informieren
- Kopf tief lagern
- Nasen-Rachen-Raum sofort digital ausräumen und endotracheal unter laryngoskopischer Sicht absaugen. Ggf. gezielt bronchoskopisch absaugen

- Bei festsitzendem Material mit 10 ml NaCl 0,9 % spülen; bei flüssigem Material möglichst nicht spülen, da Aspirat sich in die Peripherie ausbreitet
- Endotracheale Intubation, mit 100 % O_2 und PEEP beatmen
- Blutgase und Kreislauffunktionen engmaschig kontrollieren
- Postoperativ Patienten immer auf Intensivstation verlegen und für 48 Std. überwachen
- Bei Bronchospasmus ggf. Gabe von Kortikoiden und Bronchodilatatoren (z.B. 3–4 mg/kg KG Euphyllin® i.v.).

Prophylaxe
- Sorgfältige Anamnese bezüglich Sodbrennen, Magenausgangsstenose, Nüchternheit etc. erheben, um Aspirationsrisiko einschätzen zu können
- Bei nicht nüchternen Patienten grundsätzlich Ileuseinleitung (☞ 4.1.4)
- Bei intubierten Patienten muß der Tubus ausreichend geblockt sein. Es darf keine am Tubus vorbeistreichende Luft zu hören sein. Kontrolle: Stethoskop an den Mund des Patienten halten
- Bei längeren OP's: Mund- und Rachenraum regelmäßig absaugen
- Bei HNO- und kieferchirurgischen OP's: Tamponade von Mund- und Rachenraum.

7.1.3 Pneumothorax

Eindringen von Luft in den Pleuraraum mit nachfolgendem Lungenkollaps durch Verlust des negativen intrapleuralen Druckes.
Beim lebensbedrohlichen Spannungspneumothorax gelangt mit jeder Inspiration Luft in den Pleuraspalt, die bei der Exspiration nicht entweichen kann. Die gesunde Lungenhälfte wird komprimiert und der venöse Rückstrom zum Herzen behindert.

Ursachen
- Rippenfrakturen, z.B. nach externer Herzdruckmassage
- Äußere Verletzungen, z.B. Stich-, Schußwunden
- Spontanpneumothorax bei bestehenden Lungenerkrankungen (z.B. Tbc, Lungenfibrose, Lungenemphysem); bevorzugt auch bei jungen Männern nach körperlicher Anstrengung.

Risikosituationen

- Anlage eines ZVK über Punktion der V. subclavia, V. jugularis interna
- Supraklavikuläre Plexusblockade, Blockade des Ganglion stellatum, interkostale Nervenblockade (☞ 4.2)
- Pleurapunktion, Leberpunktion
- Überdruckbeatmung mit hohem PEEP
- Hoher F_iO_2 über längeren Zeitraum
- OP's, bei denen die Pleura eröffnet wird oder das Zwerchfell verletzt werden kann.

Symptome

Beim wachen Patienten

- Tachykardie
- Dyspnoe, Tachypnoe, Zyanose
- Heftige, stechende Brustschmerzen auf der betroffenen Seite, strahlen evtl. in Schulter aus
- Haut- oder Mediastinalemphysem, wenn Pleura parietalis verletzt ist
- Auskultation und Perkussion der betroffenen Region: Aufgehobenes oder abgeschwächtes Atemgeräusch, exspiratorisches Giemen, hypersonorer Klopfschall, Stimmfremitus vermindert (Seitenvergleich!).

Beim beatmeten Patienten

Schwierig zu diagnostizieren; Spannungspneumothorax kann sich schnell entwickeln

- Tachykardie, Blutdruckabfall
- Beatmungsdruck ↑
- Hypoxie, Hyperkapnie, Zyanose
- ZVD ↑
- Subkutanes Emphysem („Knistern" beim Eindrücken der Haut)
- Auskultation und Perkussion der betroffenen Region: Aufgehobenes oder abgeschwächtes Atemgeräusch, exspiratorisches Giemen, hypersonorer Klopfschall, Stimmfremitus vermindert.

Maßnahmen

- Thoraxdrainage legen, wenn Symptome auftreten; bei kleinem Pneumothorax u. U. Kontrolle und Bettruhe
- Spannungspneumothorax schnell entlasten, dicklumige Kanülen (14G, 16G) in 2. oder 3. ICR medioclaviculär legen
- Lachgasbeatmung unterbrechen, hohe Beatmungsdrücke vermeiden.

7.1.4   Hypoxie, Hyperkapnie

Hypoxie

$P_aO_2 \leq 60$ mmHg.

Ursachen
- Defekt am Narkosegerät, Beatmungsschläuche nicht korrekt verbunden, F_iO_2 zu niedrig eingestellt
- Einseitige Intubation (meist des rechten Hauptbronchus), Intubation des Ösophagus, Cuffhernie, abgeknickter Tubus, Sekret oder getrocknetes Blut im Tubuslumen
- Endotracheales Absaugen führt je nach Dauer meist zu einem drei- bis vierminütigen Abfall des pO_2
- Verlegte Atemwege, häufig durch die Zunge des Patienten
- Aspiration
- Laryngo- oder Bronchospasmus
- Pneumothorax (bei beatmeten Patienten)
- Maligne Hyperthermie (☞ 7.3.3)
- Lungenembolie, Lungenödem.

Symptome
- Anfangs Tachykardie, Blutdruckanstieg; bei zunehmender Hypoxie treten Bradykardie, Blutdruckabfall, Herz-Kreislauf-Stillstand auf
- Zyanose (O_2-Sättigung im arteriellen Blut < 85 %), meist schwierig zu erkennen
- Dunkelrotes Blut im Operationsfeld
- Pulsoximetrische O_2-Sättigung erniedrigt
- pO_2 in kapillärer und arterieller BGA erniedrigt.

Maßnahmen
- 100 % O_2 verabreichen
- Intubationsverhältnisse überprüfen
- Narkosegerät, seine Einstellungen und Verbindungsschläuche kontrollieren
- Ursächliche Therapie.

Hyperkapnie

$P_aCO_2 \geq 45$ mmHg; sie tritt auf, wenn die CO_2-Produktion die CO_2-Abatmung übertrifft.

Ursachen
- Verminderte CO_2-Produktion, z.B. bei maligner Hyperthermie, thyreotoxischer Krise, Sepsis
- Verminderte alveoläre Ventilation, z.B. Atelektasen, Lungenödem, Laryngo-/Bronchospasmus, Aspiration
- Luftembolie
- Hypoventilation beim spontan atmenden, anästhesierten Patienten, z.B. aufgrund ungünstiger Lagerung
- Pneumothorax beim beatmeten Patienten
- Atemregulationsstörung, z.B. bei SHT.

Symptome
Die Hyperkapnie wird in der arteriellen BGA erkannt. Symptome können - insbesondere beim Patienten in Vollnarkose - auch bei schwerer Hyperkapnie vollständig fehlen. Unter Umständen können beobachtet werden:
- Tachykardie, Herzrhythmusstörungen
- Hypertonie
- Tachypnoe
- Schwitzen, gerötete Haut.

Maßnahmen
- Narkose abflachen und so das Atemminutenvolumen erhöhen
- Beim beatmeten Patienten Atemfrequenz anpassen
- Ursächliche Therapie.

7.2　Kardiovaskuläre Komplikationen

7.2.1　Hypotonie

Systolischer Blutdruck < 100 mmHg. Abfall des systolischen Blutdrucks um mehr als 30 % gegenüber den präoperativen Werten, bei Herzkranken ist ein Abfall um 20 % ausreichend.

Ursachen

• Hypovolämie
  – Blutverlust
  – Enterale Verluste, z.B. Diarrhoe, Erbrechen
  – Verluste über die Haut, z.B. Fieber, Schwitzen, Verbrennungen
  – Verluste in den „3. Flüssigkeitsraum", z.B. bei Ileus, Peritonitis, Pankreatitis
  – Renale Verluste, z.B. Diuretikatherapie
• Myokardinfarkt, Herzinsuffizienz, Herzrhythmusstörungen
• Anaphylaktische und anaphylaktoide Reaktion.

Anästhesiebedingte Ursachen

• Dilatation von Arteriolen und Venen aufgrund von Inhalationsnarkotika
• Negative Inotropie bei Barbituraten, volatilen Anästhetika, Inhalationsanästhetika
• Nebenwirkung des PEEP
• Behinderung des venösen Blutrückflusses aufgrund der OP (Vena-cava-Kompressionssyndrom ☞ 8.6.1)
• Plötzlicher Lagewechsel des Patienten.

Symptome

• Kalte Extremitäten, blasse Haut
• Zyanose
• Abgeschwächter peripherer Puls
• Tachykardie.

　Akute Blutverluste < 1000 ml werden meist kompensiert, bei größeren Verlusten besteht Schockgefahr.

Maßnahmen
- Wenn möglich, Ursache direkt therapieren
- Volumenzufuhr erhöhen, ggf. Gabe von Humanalbumin
- Arterielle RR-Messung zur differenzierten Überwachung anlegen
- Zufuhr blutdrucksenkender Medikamente nach Möglichkeit stoppen
- Medikamentöse Therapie streng nach Wirkung und nur mit gleichzeitiger Flüssigkeitszufuhr, z.B. Akrinor®

7.2.2 Hypertonie

Blutdruck ≥ 160/95 mmHg. Anstieg des systolischen Blutdrucks um mehr als 30 % gegenüber dem präoperativen Werten, bei Herzkranken ist ein Anstieg um 20 % ausreichend.

Ursachen
- Bei herzgesunden Patienten meist aufgrund von Streß, Angst, Schmerzen in der präoperativen Phase; weitere Auslöser sind Laryngoskopie, Intubation oder initialer Hautschnitt bei unzureichender Narkosetiefe
- Vorbestehende, nicht bekannte oder schlecht eingestellte Hypertonie:
  - Essentielle Hypertonie
  - Chronische Niereninsuffizienz, Nierenarterienstenose
  - Phäochromozytom, Hyperthyreose, Cushing-Syndrom, Conn-Syndrom, AGS
  - Aortenisthmusstenose
- EPH-Gestose bei schwangeren Patientinnen
- Nebenwirkung von Anästhetika: Atropin, Pancuronium®
- Exzessive intraoperative Flüssigkeitszufuhr, gefüllte oder überdehnte Harnblase
- Hypoxämie, Hyperkapnie
- Maligne Hyperthermie (☞ 7.3.3)
- Hirndruck.

Symptome
- Perioperative hypertensive Krisen können zerebrale Ischämien, myokardiale Dekompensation und Koronarinsuffizienz hervorrufen.

Bei folgenden OP's muß ein Blutdruckanstieg unbedingt vermieden werden:
✔ Zerebrales Aneurysma
✔ Aortenaneurysma
✔ Koronarer Bypass
✔ Periphere Gefäß-OP.

Maßnahmen und Prophylaxe
- Patienten mit bekannter Hypertonie müssen bei Wahleingriffen *vor* der Operation optimal eingestellt werden (*Cave*: Antihypertonika und Anästhetika, insbesondere Inhalationsanästhetika, können sich in ihrer blutdrucksenkenden und negativ inotropen Wirkung addieren)
- Blutige RR-Messung bei gefährdeten Patienten
- Flüssigkeitszufuhr kontrollieren, Blasenkatheter legen
- Ausreichende Sedierung präoperativ, insbesondere bei ängstlichen Patienten (z.B. Benzodiazepine)
- Ausreichende Schmerzmedikation
- Narkose vertiefen, O_2-Gabe
- Medikamentöse Therapie: Inhalationsnarkotika, Nitroglyzerin, nipruss®, Nepresol®, Hypertonalum®, Ebrantil®, Adalat®.

7.2.3 Myokardischämie

Verschluß eines Koronargefäßes mit Unterversorgung des von ihm abhängigen Herzmuskelgewebes.

Risikopatienten und Risikosituationen
- Häufig betroffen sind Patienten mit vorbestehender KHK, vorausgegangenen Myokardinfarkten, Diabetes mellitus oder arterieller Hypertonie
- Häufigeres Auftreten bei Operationen im Thorax, z.B. Lungenoperationen, und oberen Abdomen, z.B. Gallenoperation
- Hypoxie.

Symptome

- Klassische Symptome wie retrosternale Schmerzen, Schweißausbruch, Übelkeit und Dyspnoe werden häufig durch die Wirkungen der Narkose maskiert
- Herzrhythmusstörungen, ventrikuläre Extrasystolen
- Blutdruckabfall
- Symptome der Linksherzinsuffizienz, feuchte Rasselgeräusche über den basalen Lungenabschnitten.

Diagnose

Eine Myokardischämie ist schwierig zu diagnostizieren, da die Symptome eine Vielzahl verschiedener Ursachen haben können.
- EKG, am sensitivsten ist die Ableitung V_5: Ventrikuläre Extrasystolen, Bigeminus, Hebung oder Senkung der ST-Strecke, neu auftretende Q-Zacken
- Spezifische Laborparameter bestimmen: CK-MB, Troponin T und Troponin I
- Bei Risikopatienten 12-Kanal-EKG postoperativ wiederholen; die meisten Myokardinfarkte ereignen sich während der ersten sechs Tage postoperativ mit Gipfel am 3. Tag.

Multifaktorieller kardialer Risikoindex nach Goldman für nicht-kardiochirurgische Operationen	
Risikoparameter	**Punkte**
Alter > 70 Jahre	5
Herzinfarkt in den letzten 6 Monaten	10
3. Herzton, Jugularvenenstauung, Galopprhythmus	11
hochgradige Aortenklappenstenose	3
SVES, kein Sinusrhythmus im präoperativen EKG	7
mehr als 5 VES/Min.	7
pO_2 < 60 mmHg oder pCO_2 > 50 mmHg K^+ < 3 mmol/l oder HCO_3^- < 20 mmol/l Harnstoff > 50 mg/dl oder Kreatinin > 3 mg/dl Zeichen chronischer Lebererkrankung Bettlägerigkeit aus nichtkardialer Ursache	3
Intraperitonealer, intrathorakaler, aortaler Eingriff	3
Notoperation	4
Maximum	53

Auswertung		
Punkte	**Lebensbedrohliche kardiale Komplikationen**	**Herztod**
0–5	0,7 %	0,2 %
6–12	5 %	2 %
13–25	11 %	2 %
> 26	22 %	56 %

Maßnahmen

- Operation so schnell wie möglich beenden
- Volumendefizite, Säure-Basen-Haushalt, Elektrolytveränderungen korrigieren
- Mit 100 % O_2 beatmen
- Bei Blutdruckabfall 250 mg Dobutrex® auf 50 ml mit 2–12 ml/Std.
- Bei Herzinsuffizienz schnell wirksames Diuretikum, z.B. 20–80 mg Lasix® i.v., nur wirksam bei RR_{sys} > 100 mmHg
- Monitoring erweitern, z.B. blutige RR-Messung, ZVK, Pulmonaliskatheter.

Prophylaxe

- Präoperativ bestehende antianginöse und antiarrhythmische Therapie intraoperativ fortsetzen
- Präoperativ gut sedieren, um Streßreaktionen zu vermeiden (z.B. Benzodiazepine)
- Narkose mit Medikamenten einleiten, die das Herzzeitvolumen nicht senken, z.B. Etomidat®
- Balancierte Anästhesie (☞ 4.1.7) einsetzen, vermeiden von Blutdruckschwankungen, Tachykardien, Arrhythmien
- Volumendefizite vermeiden
- Ausgedehntes Monitoring, z.B. blutige RR-Messung, ZVK, Pulmonaliskatheter.

7.2.4   Herzrhythmusstörungen

Sinusbradykardie

Herzfrequenz < 60/Min.

Ursachen
- Hypoxie
- Hypothermie mit verlangsamten Stoffwechsel
- Intrakranielle Drucksteigerung
- Kardiale Vorerkrankungen, z.B. AV-Block, Sick-Sinus-Syndrom
- Physiologisch: Junge und alte Menschen, Sportler, erhöhter Vagotonus.

Nebenwirkung von Medikamenten
- β-Blocker
- Lysthenon®
- Cholinesterasehemmer
- Fentanyl®
- Tiefe Halothannarkose
- Amiodaron®.

Reflektorisch
- Intraoperativer Zug am Mesenterium
- Zervixdilatation
- Druck auf Carotis-Sinus bei OP am Hals
- Intrakranieller Druckanstieg bei neurochirurgischen Eingriffen
- Okulokardialer Reflex bei OP am Auge.

Symptome
Bei plötzlicher Bradykardie können hämodynamische Probleme auftreten: Blutdruckabfall, verminderte Auswurfleistung des Herzens, ventrikuläre Extrasystolen. Folge kann in schweren Fällen ein Herz-Kreislauf-Stillstand sein.

Maßnahmen
- Solange der Kreislauf stabil ist, braucht eine Bradykardie nicht behandelt zu werden. Treten hämodynamische Probleme auf, muß die Ursache beseitigt werden, z.B. bei Hypoxie 100 % O_2 geben.

- Medikamentöse Therapie:
  - Atropin bei reflektorischer Bradykardie oder bei NW von Succinylcholin, Cholinesterasehemmer, β-Blocker
  - β-Sympatomimetika bei NW von Amiodaron®, β-Blocker
- Evtl. Schrittmacher legen
- ✔ Vor Intubationsnarkosen bei Kindern prophylaktisch Atropin geben.

Sinustachykardie

Herzfrequenz > 100/Min.

Ursachen
- Physiologische Reaktion auf Blutdruckabfall, Hypovolämie (☞ 3.2.3)
- Flache Narkose
- Hypoxie, Hyperkapnie
- Sepsis
- Maligne Hyperthermie
- Myokardischämie, Lungenembolie
- Nebenwirkung von Medikamenten: Pancuronium®, Atropin, Isofluran® u.a.
- Endokrinologische Vorerkrankungen: Phäochromozytom, Hyperthyreose, Nebenniereninsuffizienz
- Kardiologische Vorerkrankungen: KHK, Herzinsuffizienz, Mitralklappenprolaps, WPW-Syndrom u.a.

Symptome
- Bei Patienten mit Herzinsuffizienz oder KHK kann das Herzzeitvolumen so stark sinken, daß ein kardiogener Schock mit Mangeldurchblutung des Gehirns auftritt.

Maßnahmen
- Bestehende kardiologische und endokrinologische Erkrankungen *vor* einem Wahleingriff optimal behandeln
- Beatmungsverhältnisse und pO_2 überprüfen
- Wenn möglich Therapie der Ursache
- Medikamente: 5 mg Isoptin® i.v. über 10 Min. unter EKG-Kontrolle, β-Blocker.

7.3   Komplikationen der Temperatur-regulation

7.3.1   Hypothermie

Körperkerntemperatur $\leq 35\ ^{\circ}\text{C}$.

Risikopatienten

Besonders gefährdet sind Kinder aufgrund ihrer größeren Wärmeaustausch-fläche sowie alte Menschen aufgrund ihres insgesamt herabgesetzten Metabolismus.

Risikosituationen

- Laparatomien, da über das Peritoneum viel Flüssigkeit verdunstet und es so zu Wärmeverlusten kommt
- Kalter Operationssaal, klimatisierter Operationssaal mit kalter Luftströ-mung
- Kalter Operationstisch
- Großflächige Anwendung von Desinfektionsmitteln
- Kalte Infusionslösungen, kalte Transfusionen, kalte Spülflüssigkeiten
- Lange Operationsdauer.

Symptome

- Periphere Vasokonstriktion, Haut blaß und kalt
- ✔ *Cave*: Fehlfunktion der Pulsoximetrie
- Herzrhythmusstörungen
- Blutdruckveränderungen
- Verlangsamter Abbau von Narkotika und daher Gefahr der relativen Überdosierung
- Postoperatives Kältezittern.

Prophylaxe

Die Auskühlung des Patienten kann durch entsprechende prophylaktische Maßnahmen vermieden werden:

- Temperatur im Operationssaal sollte $\geq 25{,}5\ ^{\circ}\text{C}$ für Neugeborene, $\geq 24{,}5\ ^{\circ}\text{C}$ für Säuglinge und $\geq 21\ ^{\circ}\text{C}$ für Erwachsene betragen, solange der Patient nicht ausreichend mit Tüchern abgedeckt ist

- Patienten schon vor Narkoseeinleitung mit warmen Tüchern oder Wärmeschutzisolierung bedecken
- Infusionslösungen, Blutprodukte und Spülflüssigkeiten anwärmen
- Bei gefährdeten Patienten Monitoring der Körpertemperatur.

7.3.2 Hyperthermie

Körperkerntemperatur ≥ 38,5 °C.

Ursachen
- Bakteriämie, Sepsis
- Anaphylaktische oder anaphylaktoide Reaktion, z.B. auf Blutprodukte
- Maligne Hyperthermie
- Thyreotoxische Krise
- Phäochromozytom
- Malignes neuroleptisches Syndrom
- Wärmeexposition, besonders Kinder.

Symptome
- Schwitzen
- Feuchte, warme, gerötete Haut
- Tachykardie
- Bei ≥ 40 °C Krampfanfälle, während Muskelrelaxation jedoch nicht zu beobachten
- Bei ≥ 42 °C irreversible Gewebeschädigungen und Tod.

Maßnahmen
- Wenn möglich Therapie der Ursache
- Physikalische Maßnahmen wie Wadenwickel, Kühlkissen anwenden
- Antipyretika geben, z.B. Aspirin®, ben-u-ron®, Novalgin
- Flüssigkeits- und Elektrolytverluste ausgleichen.

7.3.3   Maligne Hyperthermie

Lebensbedrohliche Stoffwechselentgleisung mit Anstieg der Körpertemperatur bis zu 43 °C. Die Mortalität beträgt etwa 53 %. Kinder sind mit 1 : 14.000 Fällen häufiger betroffen als Erwachsene mit 1 : 52.000 Fällen.

Ätiologie
- Die maligne Hyperthermie wird wahrscheinlich autosomal dominant über mehrere Gene vererbt. Die Ausprägung ist unterschiedlich.
- Bestimmte Triggersubstanzen steigern den Ca^{2+}-Spiegel im Myoplasma der Muskelzellen. Ca^{2+} aktiviert zahlreiche Enzymsysteme (u.a. Phosphorylase, Myosin-ATPase). Es kommt zu einer exzessiven Steigerung des Stoffwechsels, Anstieg des Sauerstoffverbrauches und der Kohlendioxidproduktion.

Risikopatienten
- Personen, in deren Familie die maligne Hyperthermie bereits aufgetreten ist
- Personen mit neuromuskulären Erkrankungen oder Auffälligkeiten (häufige Muskelkrämpfe, Muskelschwäche, CK im Serum ↑)
- Anstieg der Körpertemperatur nach körperlicher Anstrengung oder Aufregung
- Myoglobinurie bei Anstrengung.

Triggersubstanzen
- Alle volatilen Inhalationsanästhetika: Halothan®, Methoxyfluran®, Enfluran®, Isofluran®, Sevofluran®, Chloroform, Äther
- Lysthenon®
- Präoperativer Streß.

Sichere Substanzen
- Barbiturate
- Opiate
- Benzodiazepine, z.B. Valium®, Dormicum®
- Etomidat®
- Propofol®
- Nichtdepolarisierende Muskelrelaxantien
- Dehydrobenzperidol®
- Cholinesterasehemmer
- Esterartige Lokalanästhetika.

- Ketanest®
- Amid-und Esterlokalanästhetika
- Katccholamine, z.B. Dopamin®, Dobutrex®
- Digitalispräparate, z.B. Digimerck®, Lanitop®
- Calcium.

Symptome
Frühsymptome
- Muskeltonus erhöht, oft zuerst an den Extremitäten, am Kiefer und Thorax festzustellen; Intubation aufgrund der Rigidität des M. masseter erschwert; bei 20 % der Patienten ist keine Muskelrigidität vorhanden
- Tachykardie, ventrikuläre Herzrhythmusstörungen, Blutdruckveränderungen
- Tachypnoe beim spontan atmenden Patienten
- Hypoxie, Hyperkapnie, Zyanose
- Hautmarmorierung.

 Die Maligne Hyperthermie kann Minuten nach der Narkoseinduktion auftreten, sie kann sich verzögert nach mehreren Stunden zeigen oder – in seltenen Fällen – bis zu 24 Std. später.

Spätsymptome
- Körpertemperatur steigt aufgrund der metabolischen Entgleisung auf bis zu 43 °C an, ausgeprägtes Schwitzen, Erwärmung des CO_2-Absorberbehälters
- Verbrauchskoagulopathie
- Linksherzinsuffizienz mit Lungenödem
- Akutes Nierenversagen.

Laborbefunde
- pCO_2 ↑, pO_2 ↓
- Respiratorische und metabolische Azidose, pH ↓↓
- Ca^{2+} ↑, K^+ ↑
- CK ↑, LDH ↑, Myoglobin im Blut ↑
- Glukose ↑, Lactat ↑, Pyruvat ↑
- Myoglobinurie, Oligurie.

Maßnahmen
- Zufuhr aller Triggersubstanzen stoppen
- Operateur informieren, Eingriff so schnell wie möglich beenden, evtl. in Neuroleptanästhesie ☞ 4.1.5

- Hyperventilation mit 100 % O_2 (AMV verdreifachen, Anpassung an erhöhten O_2-Verbrauch und CO_2-Anfall)
- 2,5 mg/kg KG Dantrolen® als Schnellinfusion (Dantrolen® hemmt die Freisetzung von Ca^{2+} aus dem Sarkoplasmatischen Retikulum der Muskelzellen); Therapie solange fortsetzen, bis alle Symptome verschwunden sind
- Patienten kühlen:
  - Gekühlte Lösungen infundieren
  - Operationsgebiet kühlen
  - Oberflächenkühlung, z.B. mit Eispacks in Achseln und Leisten
  - Lavage des Magens mit eiskaltem Wasser
  - Kühlung bei 38 °C beenden
- Neues Narkosegerät einsetzen, mindestens neuer Atemkalk und ungebrauchte Beatmungsschläuche (Gummi absorbiert z.B. Halothan® und setzt dieses verzögert wieder frei)
- Azidose entsprechend der BGA mit Natriumbikarbonat puffern, bis zum Ergebnis der ersten BGA mit 2 mmol/kg KG
- Bei ventrikulären Rhythmusstörungen 100 mg Xylocain® i.v., geben evtl. Kardioversion
- Bei Hyperkaliämie Insulin und Glukose geben
- Mehrere venöse Zugänge legen, intraarterielle Kanüle, ZVK
- Forcierte Diurese, Blasenkatheter legen
- Erweitertes Monitoring: Pulsoximetrie, Kapnometrie, Temperatursonde
- Heparinisierung mit 70 IE/kg KG i.v., um einer Verbrauchskoagulopathie vorzubeugen
- Für mindestens 24 Std. auf der Intensivstation überwachen.

Ein „Rund-um-die-Uhr"-Informationsdienst bei Notfällen steht an folgenden Kliniken zur Verfügung:

- Klinik für Anästhesie und operative Intensivmedizin, Städtisches Krankenhaus Heilbronn, Am Gesundbrunnen 20, 74024 Heilbronn, Tel. 07131/482850, ✆ 07131/910849
- Institut für Anästhesiologie der Universität Würzburg, Josef-Schneider-Str. 2, 97080 Würzburg, Tel. 0931/2013359, ✆ 0931/2013444
- Institut für angewandte Physiologie der Universität Ulm, Albert-Einstein-Allee 11, 98081 Ulm, Tel. 0731/5023251, ✆ 0731/5023260
- Abteilung für Anästhesiologie Universitätskrankenhaus Eppendorf, Martinistr. 52, 20251 Hamburg, Tel. 040/47174604, ✆ 040/47174963
- Klinik für Anästhesiologie und Intensivtherapie des Bereichs Medizin der Universität Leipzig, Liebig-Str. 20a, 04347 Leipzig, Tel. 0341/397329, ✆ 0341/297329.

Prophylaxe

- Bei gefährdeten Patienten sollte ein Halothan®-Koffein-Kontrakturtest durchgeführt werden, mit dem eine maligne Hyperthermie diagnostiziert werden kann.
- Operativer Eingriff bei gefährdeten Personen wenn möglich in Regionalanästhesie durchführen; Lokalanästhetika vom Estertyp verwenden. Falls dies nicht möglich ist:
- Unbenutzten Narkoserespirator und frische Atemschläuche verwenden
- Streßfreie Anästhesie, auf Narkosemittel mit bekannter Triggerpotenz verzichten:
  - – Sedierende Prämedikation mit 5–10 mg Dormicum®
  - – Einleitung mit Barbiturat oder Etomidat®
  - – Aufrechterhaltung mit Fentanyl® und Dormicum®
  - – Relaxierung mit Vecuronium®
- Dantrolenprophylaxe
- Patienten sorgfältig überwachen: EKG, Blutdruck, Pulsoximetrie, Kapnometrie, kontinuierliche Temperaturmessung, arterielle und möglichst auch zentralvenöse Blutgase
- Elektrolyte und Muskelenzyme (CK, LDH, GOT) vor Beginn und am Ende der OP kontrollieren
- Narkose streßfrei ausleiten.

Wegen der Gefahr der Malignen Hyperthermie sollten immer griffbereit sein:

- Dantrolen®, Aqua dest. und Spritzen zum Aufziehen
- Lasix®
- Natriumbikarbonat
- Xylocain®
- Insulin, Glukose
- Foley-Katheter für Magenspülung, Eiswasser
- Utensilien für Oberflächenkühlung
- Unbenutzter Narkoserespirator und frische Atemschläuche.

Klinikinterner Standort für Dantrolen

7.4   Anaphylaktische und anaphylaktoide Reaktion

Anaphylaktische Reaktion: IgE-vermittelte Aktivierung von Mastzellen und basophilen Granulozyten mit Freisetzung vasodilatatorischer und bron-chokonstriktorischer Substanzen (u.a. Histamin) → akute, lebensbedroh-liche Situation.

Anaphylaktoide Reaktion: Nicht IgE-vermittelte pseudoallergische Reaktion, Auftreten bereits beim ersten Kontakt mit der auslösenden Substanz möglich, klinisch nicht von anaphylaktischer Reaktion zu unterscheiden.

Auslösende Substanzen

Nahezu alle Medikamente und Substanzen können anaphylaktische oder anaphylaktoide Reaktionen auslösen. In der Anästhesie von Bedeutung sind:

- Lokalanästhetika, insbesondere Aminoester wie Tetracain, Procain, Chlorpromazin durch ihr Abbauprodukt Paraaminobenzoesäure
- Blutbestandteile
- Kolloide (Dextran®)
- Muskelrelaxantien
- Antibiotika (Penicillin®, Cephalosporine, Sulfonamide)
- Analgetika

- Opioide
- Röntgenkontrastmittel
- Knochenzement (Palacos®).

Bluttransfusionen rufen in 3 % der Fälle milde allergische Reaktionen hervor. Schwere hämolytische Sofortreaktionen werden meist durch Fehltransfusionen ausgelöst, z.B. Verwechslung von Blutkonserve und Empfänger (☞ 3.3.6).

Symptome
Es werden vier Schweregrade unterschieden:
- **Schweregrad I**
  - Hautreaktion wie Juckreiz, Flush, Urtikaria
  - Allgemeinsymptome wie Schwindel, Kopfschmerzen
- **Schweregrad II**
  - Zusätzlich Blutdruckabfall, Tachykardie
- **Schweregrad III**
  - Zusätzlich Bronchospasmus
  - Larynxödem mit inspiratorischem Stridor
  - Beginnender Schock
- **Schweregrad IV**
  - Atem-, Herz-Kreislauf-Stillstand.

Maßnahmen
- Allergenzufuhr sofort stoppen
- Volumenzufuhr über Kolloide und Kristalloide erhöhen
- ✔ *Cave*: Kolloide können jedoch selbst allergische Reaktion auslösen
- Falls noch nicht vorhanden, großlumige i.v.-Zugänge legen
- 100 % O_2 geben
- Suprarenin® in Verdünnung 1 : 10 (1 mg Suprarenin® + 9 ml NaCl 0,9 %), in 0,5 ml Schritten i.v. geben
- Glukokortikoide, z.B. 250–1000 mg Solu-Decortin®H i.v. geben
- ✔ *Cave:* Verzögerter Wirkungseintritt, daher erst Adrenalin geben
- Histaminantagonisten: H_1-Antagonisten (z.B. Fenistil® 4–8 mg i.v.) geben
- Bei Bronchospasmus: 3–4 mg/kg KG Euphyllin® langsam (über min. 20 Min.) i.v. geben
- Bei andauerndem Schock Dopamin® geben.

Prophylaxe

- Bei Übernahme des Patienten auf Patientenanamnese hinsichtlich Allergien und Medikamentenunverträglichkeiten achten und Patienten diesbezüglich genau befragen
- Verdächtige Medikamente vermeiden
- Bei Risikopatienten präoperativ prophylaktisch Histaminantagonisten in therapeutischer Dosierung geben, bei früheren Reaktionen Schweregrad III oder IV 250–1000 mg Solu-Decortin®H i.v. präoperativ
- Promit® vor Dextraninfusion geben
- Durch frühzeitige Eigenblutspende Fremdbluttransfusionen vermeiden, Fremdblut-sparende Verfahren (☞ 3.3.7).

———— Latexallergie

Mittlerweile die zweithäufigste Ursache intraoperativer anaphylaktischer Reaktionen (an 1. Stelle stehen: Muskelrelaxantien).

Latex wird aus dem Milchsaft des Kautschukbaumes gewonnen und befindet sich in zahlreichen medizinischen Hilfsmitteln. Es kann Kontaktekzeme auslösen. In schweren Fällen kommt es zu anaphylaktischen Reaktionen.

Latex-Proteine = Allergie-auslösende Antigene

Hauptallergen = „rubber elongation factor"

Auslösung: perkutan-hämatogen, mucosal-hämatogen, inhalativ, wahrscheinlich auch parenteral.

Risikopatienten

- Personen mit häufigem Latex-Kontakt in der Anamnese
- Patienten mit Spina bifida (Dauerkatheter, häufige operative Eingriffe im frühen Lebensalter)
- Patienten mit angeborenen Anomalien des Urogenitaltraktes (Dauerkatheter)
- Medizinisches und zahnmedizinisches Personal (Handschuhe)
- Atopiker
- Bekannte Allergien auf u.a. Bananen, Kastanien, Kiwi und Avocado (Kreuzreaktionen).

Symptome

- Mediatorfreisetzung führt zu Hypotonie, Tachykardie, Hypoxämie, Bronchospasmus, Ödembildung, Erythem
- Letale Verläufe sind beschrieben.

Prophylaxe

- Bei elektiven Eingriffen und V.a. Latexallergie präoperativ allergologische Diagnostik
  (*Cave:* Auslösung anaphylaktischer Reaktionen; evtl. β-Blocker und ACE-Hemmer vorher absetzen)
- Bei Verdacht bzw. bekannter Latexallergie entsprechende Prämedikation mit H_1-Blockern und Kortikoiden sowie konsequenter Verzicht auf latexhaltige Materialien
- Set latexfreier Produkte für Notfälle bereithalten.

Liste latexfreier Produkte für die Anästhesie (Beispiele, ohne Gewähr)	
Braunülen	Abbocath, Venflow/Ohmeda, Arrow
Arterienpunktionsbesteck	Arrow
Zentrale Zugänge	Arrow (Cave: Membrane der Zuspritzkappen, Hämostaseventil der Drahteinführungsspritze u. Dichtung der Spritzenstempel enthalten Latex!), Epicutaneo-Cava-Katheter nach Shaw
Infusionsleitungen	Infusomatleitungen, Systeme ohne Zuspritzschlauch
Infusionslösungen	Glasflaschen (Verschluß kann Latex enthalten!)
Handschuhe	Neolon/Becton-Dickinson, Manex neoderm/Beiersdorf, Laerdal
Masken	Silikonmasken von Rüsch, Laerdal
Larynxmaske	Logomed
Tuben	Lo contour/Mallinckrodt, Woodbridge/Mallinckrodt, Doppellumen/Mallinckrodt
Guedel-Tuben	Rüsch
Beatmungsbeutel	durchsichtige aus Silikon von Rüsch
Beatmungsschläuche	durchsichtige aus Silikon von Rüsch, IPS
Ambu-Beutel	aus Silikon von Laerdal
Absaugkatheter	Contraplast
Pflaster	Leukoderm, Leukosilk/Beiersdorf, Transpore
Perfusorleitungen	Braun Melsungen

7

Liste latexfreier Produkte für die Anästhesie (Beispiele, ohne Gewähr)	
Periduralkatheter	Set Epistar CSE/Medimex, Set Epilong/Pajunk
EKG-Elektroden	Lang-Leonhardt, Kontron, Red-Dot/3M
RR-Messung	Dinamap Criticon Soft/Johnson-Johnson, RR-Handmeßgerät mit schwarzem Ball u. transparentem RR-Manschettenpolster von ERKA
Art. Druckmessung	art. Druckleitung von Ohmeda, Transducer und Dohm von Ohmeda
Pulsoximetrie	Fingerclip DS 100a/Nellcor, Klebesensoren D25, D20, R15/Nellcor
Magensonden	Päd. Magensonde/Mallinckrodt

Maßnahmen

Bei intraoperativem Verdacht auf Latexallergie:
- Entfernung bzw. Austausch aller Latexteile
- Entsprechende medikamentöse Therapie der Anaphylaxie (☞ oben)
- Evtl. OP abbrechen!

7.5   Luftembolie

Eindringen von Luft in das Gefäßsystem mit Verlegung des abhängigen Kapillargebietes und entsprechenden Funktionsstörungen der betroffenen Organe.

Risikosituationen

Venöse Luftembolie

- OP's oberhalb des rechten Herzvorhofes, z.B. Hysterektomie, Kaiserschnitt-OP, Hüftendoprothese, Strumektomie, Neck dissection, Ablatio mammae
- Neurochirurgische OP's in sitzender Position: Eingriffe an der hinteren Schädelgrube und HWS
- Kanülierung großer Venen, z.B. Anlage oder Wechsel eines ZVK, venovenöse Hämofiltration, Hämodialyse
- OP's, bei denen eine Herz-Lungen-Maschine eingesetzt wird

- Offene Verletzungen des Thorax, offene Verletzungen im Hals- und Kopfbereich
- Eingriffe, bei denen Gas oder Flüssigkeit insuffliert wird, z.B. Arthroskopie, Laparoskopie, transurethrale Prostataresektion, Angiographie.

Arterielle Luftembolie
- Luft tritt direkt in Arterien ein, z.B. Bypass-OP
- Paradoxe Luftembolie: Venöser Luftembolus gelangt über einen bestehenden Rechts-Links-Shunt ins arterielle Gefäßsystem, z.B. offenes Foramen ovale.

Symptome
Symptome sind abhängig von Größe und Anzahl der Embolie.

Venöse Luftembolie
- Akute Rechtsherzbelastung mit Cor pulmonale und Blutdruckabfall
- Herzrhythmusstörungen
- Tachypnoe, Hypoxie, Hyperkapnie
- Herzauskultation: „Mühlradgeräusch" bei großer Luftembolie.

Arterielle Luftembolie
- Koronare Luftembolie: Myokardinfarkt
- Zerebrale Luftembolie: Neurologische Ausfälle, z.B. asymmetrische Multiplegie, Sehstörungen, sensorische Funktionsstörungen.

Diagnose
- Präkordial- oder Ösophagusstethoskop („Mühlradgeräusch")
- Doppler-Sonographie:
  - Über dem rechten Herzen anlegen (3.–6. ICR rechts parasternal) und Strömungsgeräusch ableiten, verändert sich ab ca. 0,1 ml Luftbeimischung
- Transösophageale Echokardiographie
- Kapnometrie (ETCO$_2$ ↓)
- ZVK zum sofortigen Absaugen in den rechten Vorhof vorschieben
- EKG-Veränderung ab ca. 30 ml Luft
- Kontinuierliche invasive arterielle Blutdruckmessung
- Blutgasanalyse.

Maßnahmen

- Operateur informieren
- Verhindern weiterer Luftembolien: Lufteintrittsstelle sofort verschließen, OP-Gebiet mit NaCl fluten, wenn möglich OP-Gebiet unter Herzhöhe absenken
- Lachgaszufuhr sofort stoppen, 100 % O_2 geben
- Jugularvenen komprimieren, um Druck in Venen zu erhöhen
  Cave: Bradykardie bei vorbestehender Karotisstenose, Stimulation des Carotis-Sinus
- Luft über einen ZVK oder Pulmonaliskatheter aspirieren
- Mit PEEP beatmen
- ZVD erhöhen; zusätzliche Flüssigkeit i.v. geben
- Arterielle RR-Messung, BGA-Kontrolle
- Bei massiver, lebensbedrohlicher Luftembolie Linksseitenlage des Patienten, Kopf tief lagern
- Ggf. Patient reanimieren.

Überwachung zum rechtzeitigen Erkennen einer Luftembolie

Sofortmaßnahmen bei Luftembolie während der OP

- ✔ Sofort N_2O-Zufuhr stoppen (Vergrößerung der Luftblasen)
- ✔ Sofort in die Linksseitenlage bringen
- 100 % Sauerstoffbeatmung
- Venae jugulares kurzzeitig komprimieren
- Luft über den ZVK absaugen
- Evtl. Kardiopulmonale Reanimation.

7.6 Zentrales anticholinerges Syndrom

Das zentrale anticholinerge Syndrom (ZAS) wird durch einen relativen oder absoluten Acetylcholinmangel an den Synapsen hervorgerufen.

Risikosituationen

- Nach Prämedikation
- Unter Regionalanästhesie
- In der Aufwachphase

- In der Intensivmedizin, wenn Sedativa und Analgetika in hoher Dosierung eingesetzt werden, z.B. bei beatmeten Patienten
- Bei Vergiftungen mit anticholinergen Stoffen.

Auslösende Substanzen

- Medikamente mit direkter Wirkung auf cholinerge Rezeptoren
  - Belladonna-Alkaloide (Atropin, Scopolamin)
  - Trizyklische Antidepressiva
  - Neuroleptika
  - Antihistaminika
  - Antiparkinsonmittel
  - Pflanzengifte, z.B. von Tollkirsche, Stechapfel, Fliegenpilz, Pantherpilz.
- Medikamente, die indirekt anticholinerg wirken
  - Inhalationsanästhetika
  - Lokalanästhetika
  - Opioide
  - Benzodiazepine
  - Halluzinogene
  - Alkohol.

Symptome

- Es werden zwei Formen des ZAS mit verschiedenen zentralen Symptomen unterschieden:
- **Ruhige Form:** Schläfrigkeit, Bewußtseinsstörungen bis zu Wahnvorstellungen, Sprachschwierigkeiten aufgrund einer gestörten motorischen Koordination, bei Fortschreiten Stupor mit Atemdepression
- **Unruhige Form:** Halluzinationen, Verwirrtheit, Zwangsbewegungen, aggressives Verhalten
- Periphere Symptome treten bei beiden Formen auf: Hyperthermie, trockene, gerötete Haut, Mundtrockenheit, Mydriasis, Akkomodationsstörungen, Schweißsekretion ↓, Sinustachykardie, verwaschene Sprache, intestinale Motilität ↓, Miktionsstörungen.

Für die Diagnose müssen ein zentrales und zwei periphere Symptome vorliegen.

Maßnahmen

- Vor Therapiebeginn müssen ausgeschlossen werden: Narkotika- oder Relaxantienüberhang, Hypoxie, Hypotonie, Hyperkapnie, Hypokapnie, Störungen des Wasser- und Elektrolythaushaltes
- Zufuhr aller verdächtigen Medikamente stoppen
- Vitalfunktionen und Blutgase überwachen.

Gabe von Physostigmin

Um anticholinerge Substanzen vom Rezeptor zu verdrängen, wird durch Gabe von Anticholium® die Acetylcholinkonzentration im synaptischen Spalt erhöht.

- 0,03–0,04 mg/kg KG Anticholium® i.v., Höchstdosis von 2 mg nicht überschreiten; Wirkungseintritt nach 0,5–5 Min.
- → Führt die Dosis zu keinem Erfolg, kann ein ZAS nach 15 Min. ausgeschlossen werden
- Treten die Symptome erneut auf, Hälfte der Initialdosis Anticholium® injizieren
- Wird Anticholium® langsam injiziert, sind intestinale und kardiale Nebenwirkungen selten: Erbrechen, Übelkeit, Speichelfluß ↑, Bronchosekretion ↑, selten Bronchokonstriktion, Miosis, Stuhl- und Harninkontinenz, Bradykardie, Krampfanfälle
  - ✔ Antidot: Atropin, 1/2 der Anticholium®-Dosis
- Vitalfunktionen, insbesondere Kreislauffunktionen und Blutgase überwachen
- **Kontraindikation** für Anticholium® : Geschlossenes SHT, Intoxikation mit cholinergen Substanzen oder Barbituraten, myotone Dystrophie, bei Schwangeren strenge Indikationsstellung.

Lagerungsschäden ☞ 3.1.1

Transfusionszwischenfälle ☞ 3.3.6

Komplikationen der Regionalanästhesie ☞ 4.2

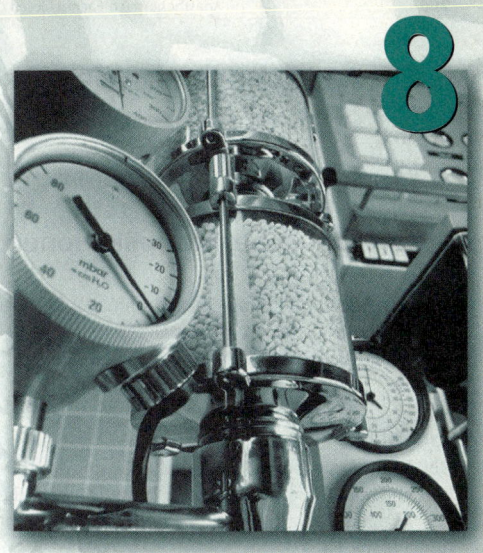

8

Anästhesie nach Fachgebieten

Ulrike Hartmann
unter Mitarbeit von , Albrecht Lindner, Maria Piltz, Andrea Scharnowski

8.1 Anästhesie in der Abdominal- und Allgemeinchirurgie

8.1.1 Mögliche Komplikationen und Probleme

Aufgrund der Bedeutung der abdominalen Operationen wird im folgenden nur auf diese Probleme eingegangen. Anästhesiologische Besonderheiten bei Operationen an der Nebenniere und der Schilddrüse sind direkt unter Kap. 8.1.3 erwähnt.

Aspiration
Bei Patienten in der Abdominalchirurgie ist die eingehaltene Nahrungskarenz keine Garantie für einen leeren Magen, da z.B. die Entleerungszeit des Magens verlängert ist. Deshalb besteht immer eine erhöhte Aspirationsgefahr bei:
- Ileus, mechanisch oder paralytisch
- Verminderter Verschlußdruck des unteren Ösophagussphinkters, z.B. Hiatushernie
- Ösophagusstenose, -tumor, Zenker-Divertikel
- Pylorusstenose, Magenausgangsstenose
- GIT-Blutungen oder Blutung in Mund-Rachen-Raum
- Erhöhter intraabdomineller Druck, z.B. bei Tumoren, Aszites, Schwangerschaft.

→ Aufgrund der nicht sicheren Nüchternheit sollte bei allen o.g. abdominellen Operationen eine Ileuseinleitung (☞ 4.1.4) erfolgen.
→ Großlumige Magensonde legen und Magensaft ableiten oder absaugen: Magensonde vor der Narkoseeinleitung entfernen, da diese als Leitschiene für aufsteigenden Magensaft dienen kann
→ Keine Gabe von Anticholinergika, z.B. Atropin®, da sie den Verschlußdruck des unteren Ösophagussphinkters erniedrigen.

Aspirationsprophylaxe (umstritten)
- Gabe von Antazida, um Magensaftmenge zu reduzieren und pH-Wert anzuheben
  - I.v.-Antazida: z.B. 50 mg Sastril® i.v. am Vorabend und am OP-Tag ca. 20 Min. vor OP-Beginn
  - Orale Antazida: z.B. 30 ml Natriumzitrat p.o., 2 x 150 mg Sastril® p.o.

• Antiemetika: 10–20 mg Paspertin® i.v. → erhöht den Verschlußdruck des unteren Ösophagussphinkters
  ✔ Cave: nicht bei mechanischem Ileus, Kindern, extrapyramidalen Störungen, z.B. M. Parkinson.

Erbrechen während der Extubation
✔ Ebenso häufig wie bei der Einleitung kann Erbrechen bei der Extubation auftreten. Deshalb muß der Patient vor der Extubation unbedingt wach und ansprechbar sein; Schutzreflexe müssen ausreichend vorhanden sein, um die Gefahr eines Laryngospasmus und der Aspiration gering zu halten
✔ Pharynx vor Extubation gründlich absaugen.

Elektrolytstörungen
Hypokaliämie ist die häufigste Elektrolytstörung bei abdominalchirurgischen Patienten, z.B. durch Erbrechen, Durchfälle, Pankreas- oder Darmfisteln. Weitere Elektrolytverschiebungen sind durch Flüssigkeitsverluste über das Peritoneum bedingt. Durch ausgedehnte präoperative Darmspülungen kommt es ebenfalls zu Störungen im Elektrolythaushalt.
➔ E'lyte und Gerinnungsparameter kurz vor OP-Beginn kontrollieren.

Blutdruck- und Temperaturabfall
Durch abdominelle Volumenverluste, präoperative Darmspülungen oder Verluste in den „dritten Raum" (z.B. bei Ileus, Aszites) sind bei der Narkoseeinleitung und intraoperativ schwere Blutdruckabfälle möglich (besonders bei großen Eingriffen). Je nach Ausmaß muß noch präoperativ der Volumenmangel ausgeglichen werden, z.B. mit Kristalloiden, Plasmaexpander o.ä.
Über die eröffnete Bauchhöhle kommt es zum Wärmeverlust mit Temperaturabfall.
➔ Je nach Eingriff evtl. mehrere großlumige Zugänge, ZVK, arterielle Kanüle legen
➔ Dauerkatheter bei Eingriffen > 2 Std. legen
➔ Flüssigkeitshaushalt anhand der Halsvenenfüllung, und Hautturgor abschätzen, ZVD
➔ Hohen Volumenbedarf - unter ZVD-Kontrolle - über kristalloide oder evtl. kolloidale Infusionslösungen decken, z.B. 5–15 ml/kg KG HAES-steril® 6%
➔ Kardiale Leistungsfähigkeit kann durch Herzinsuffizienz, Hypertonus oder Arrhythmien eingeschränkt sein.

Blutverluste

Bei OP's an der Leber und der Milz ist mit größeren Blutverlusten zu rechnen

➜ Großlumigen, ggf. 2. Zugang zur Volumensubstitution legen.

8.1.2 Überwachung und Narkoseführung ────

Die **Intubationsnarkose** (☞ 4.1.3) ist die Methode der Wahl bei abdominellen Eingriffen, da sie gut steuerbar ist und eine ausreichende Relaxierung ermöglicht.

✔ N_2O wird meist eingeschränkt verabreicht, da es durch seine Diffusion in gasgefüllte Hohlräume z.B. Darmschlingen voluminös auftreiben kann und damit die Operationsbedingungen verschlechtert werden.

• Bei allen intraabdominellen Eingriffen ist eine gute Muskelrelaxierung notwendig

• Meist Gabe von Antibiotika nach Anweisung des Operateurs.

Leitungsanästhesien in Form von Spinal- und Periduralanästhesie werden nur bei Eingriffen im Unterbauch, z.B. bei konventionellen Leistenhernien oder endoskopischen Eingriffen an Anus und Rektum vorgenommen.

Eine **Kombination von Intubationsnarkose und Periduralanästhesie** ist bei großen Eingriffen angezeigt. Die Möglichkeit der postoperativen Schmerztherapie erleichtert die Mobilisation der Patienten und senkt postoperative Komplikationen wie z.B. Pneumonien. Ein weiterer Vorteil ist die Einsparung von Anästhetika während der Narkose, wodurch die Patienten postoperativ schneller mobilisierbar sind.

8

Basismonitoring

✔ Bei jungen, gesunden Patienten:

• EKG, Blutdruck

• S_aO_2

• Kapnometrie.

Erweitertes Monitoring

✔ Bei Patienten mit mäßigen bis hohen Risikofaktoren, speziellem intraoperativen Vorgehen oder langer Operationsdauer (z.B. Whipple-OP, Leberresektion, Ösophagusresektion):

• Art. RR-Messung, auch zur BGA-Kontrolle

• ZVK zur ZVD-Messung

- DK, ggf. mit Stundenurinmeter
- Temperaturmessung.

Besonderheiten bei der Narkoseausleitung

- Einsatzbereite Absaugung, Laryngoskop und Ersatztuben griffbereit halten
- Patienten evtl. in Kopftieflage oder Seitenlage legen
- Ggf. Dekurarisierung am Narkoseende, z.B. mit Prostigmin® oder Mestinon®
- Durch Restflüssigkeiten im Magen-Darm-Trakt besteht bei Erbrechen Aspirationsgefahr → Patient vor Extubation über die Magensonde gründlich absaugen.

Besonderheiten bei Ileus und akutem Abdomen

Ileus

Eine paralytische Lähmung oder ein mechanischer Verschluß des Darmes führen zum massiven Einstrom von Flüssigkeit in die Darmwand und ins Darmlumen. Folge ist eine Dehydration mit Beeinträchtigung des Herz-Kreislauf-Systems sowie ggf. eine Hypochlorämie, Hypokaliämie, Hyponatriämie und Hypalbuminämie. Die gestörte Mikrozirkulation führt zusätzlich zur metabolische Azidose.

Volumendefizite in erheblichem Ausmaß führen zu Schockzuständen. Ein Narkosebeginn im Schock ist nur unter Reanimationsbedingungen erlaubt. Auch bei akutem Abdomen muß die Narkosefähigkeit geklärt werden.

Präoperativ müssen die Laborparameter BB, E'lyte, Kreatinin, Harnstoff, Gesamteiweiß und BGA bestimmt sein, Volumen- und – falls die Zeit es zuläßt – Eiweißdefizite ausgeglichen werden.

Einleitung

✔ Absolute Indikation zur Ileuseinleitung (☞ 4.1.4)
- **Monitoring**
  - Zusätzlich ZVK
  - Evtl. art. Kanüle
  - Evtl. DK
- Dicklumige Magensonde zum Absaugen des Mageninhaltes legen.

Narkoseführung und Extubation
- Wegen Gefahr der Überdehnung der mit Luft gefüllten Darmabschnitte kein N_2O verwenden
- Auf großzügige Volumenzufuhr achten
- Evtl. Kaliumsubstitution
- Extubation nur beim wachen Patienten vornehmen. Je nach Ausdehnung der OP ist eine Nachbeatmung erforderlich.

Akutes Abdomen
Je nach Ursache kann eine Hypovolämie (ggf. mit Schockzeichen), Elektrolytstörungen (Hypokaliämie, Hypernatriämie), meistens eine metabolische Azidose, ggf. eine eingeschränkte Nierenfunktion oder gar ein septischer Schock vorliegen.

Präoperativ sollten die Laborparameter BB, Gerinnung, E'lyte, Gesamteiweiß, Kreatinin, Harnstoff und BGA vorhanden sein.

Narkoseführung und Extubation
- Ileuseinleitung (☞ 4.1.4), da es sich meist um einen Notfall handelt
- Evtl. auf N_2O bei vermehrter Gasansammlung in den Darmschlingen verzichten
- Volumenersatz durch Kristalloide: bis zu 10–15 ml/kg KG/Std. z.B. Jonosteril®
- Extubation erst nach Rückkehr aller Schutzreflexe (großzügige Indikation zur Nachbeatmung).

8 | 8.1.3   Spezielle abdominelle Operationen

Im folgenden kann nur eine Auswahl an Operationen genannt werden. Postoperative Störungen ☞ 9.4.1.

Ösophagusoperationen

Divertikel
Echte Ösophagusdivertikel sind Ausstülpungen der Ösophaguswand; bei Pseudodivertikeln ist nur die Mukosa und Submukosa ausgestülpt. Typischerweise sind Divertikel an den physiologischen Engstellen lokalisiert.

Operativ werden die Divertikel abgetragen und eine Myotomie vorgenommen.

Je nach Lage des Divertikels ist eine Rückenlagerung oder eine Seitenlagerung notwendig.
→ Ileuseinleitung (☞ 4.1.4), da die Patienten als nicht nüchtern gelten.

Ösophagusresektion

Die Ösophagusresektion, z.B. bei Ösophaguskarzinom, erfolgt über eine Laparatomie und der rechtsseitigen Thorakotomie und stellt damit einen Zweihöhlen-Eingriff mit seinen Komplikationen dar (große Flüssigkeits- und Wärmeverluste). Die Operationstechnik bedingt u.U. Herz- und Gefäßkompressionen, Läsionen des N. phrenicus und Pleuraverletzungen.

Häufig haben die Patienten mit Ösophaguserkrankungen einen chronischen Alkoholabusus. Deshalb ist ihr Allgemeinzustand oft reduziert (Kachexie → Dekubitusgefahr ↑).
✔ Postoperativ kann ein Entzugsdelir auftreten
✔ Hohe Mortalität durch krankheitsbedingt schlechten AZ.

Lagerung: Seitenlagerung links (☞ 3.1.4).

Einleitung
* **Erweitertes Monitoring**
  - ZVK (Plazierung auf der rechten Halsseite)
  - Art. Zugang zur BGA und RR-Messung (links)
  - Wegen langer OP-Dauer Temperaturmessung (rektal)
* Intubation mit Doppel-Lumen-Tubus (☞ 5.1.2) zur Ein-Lungen-Ventilation
* Ggf. PDK zur Durchführung der Anästhesie und der p.o.- Schmerztherapie
* Großlumige Venenzugänge zur Volumensubstitution legen.

Narkoseführung und Extubation
* Bevorzugt Inhalationsanästhesie, z.B. Isofluran®, Halothan®
* Geringe Dosen Fentanyl, Rapifen®
* Geringe Dosen Relaxantien (z.B. Pancuronium®)
* BGA
* Nachbeatmung und Intensivtherapie sind häufig erforderlich → bei Verwendung eines Doppel-Lumen-Tubus Umintubation.

Magenoperationen

Häufige Operationen:
- Magenteilresektion: Zweidrittelresektion des Magens mit Gastroduodenostomie (Billroth I)
- Gastrojejunostomie (Billroth II)
- Gastrektomie, z.B. bei Magenkarzinom
- Selektiv-proximale Vagotomie: Durchtrennung der Äste des N. vagus an der kleinen Kurvatur des Magens bei gastroduodenaler Ulkuskrankheit.

Die Narkoseeinleitung und -führung richtet sich nach der jeweiligen OP. Als Anästhesieverfahren wird häufig eine **Kombinationsanästhesie** mit **PDK** zur postoperativen Analgesie gewählt.

Lagerung: Rücken oder auf der rechten oder linken Seite für thorakalen Zugang.

Einleitung und Narkoseführung
- **Erweitertes Monitoring** (abhängig von OP und zu erwartenden Blutverlusten)
  - ZVK
  - Ggf. art. Zugang
- Zweiter peripherer Zugang
- Bei vorbestehender Stenose Ileuseinleitung (☞ 4.1.4)
- Je nach Operationsdauer (> 2 Std.) evtl. DK
- ✔ Kontrollieren, ob bestellte EK's bereit stehen
- Ggf. Nachbeatmung.

8

Laparoskopie

Laparoskopisch werden in der Abdominalchirurgie häufig Appendektomien, Cholezystektomien und Herniotomien durchgeführt. Durch Insufflation von CO_2 wird ein Pneumoperitoneum hergestellt. Dadurch kommt es zum Anstieg des intraabdominellen Druckes und Beeinträchtigung der Atmung. Insgesamt kann es zum Abfall des Herzminutenvolumens kommen.

Operationsbedingte Komplikationen treten in Form von Verletzungen von Gefäßen und Nerven auf, beim Einstechen der Trokare können zudem Magen und Darm verletzt werden.

Lagerung: Rücken.

Einleitung
- **Erweitertes Monitoring**
  - ZVK
  - Ggf. art. RR-Messung
- Präkordiales Stethoskop, da eine versehentliche intravasale Luftinsufflation Gasembolien verursachen kann
- Bei längerer Operationsdauer evtl. Blasenkatheter legen.

Narkoseführung
- Evtl. Ileuseinleitung (☞ 4.1.4)
- Vor dem Einstechen der Trokare Magensonde absaugen, um Verletzung von Organen zu vermeiden
- Beeinträchtigung der Atmung durch eingeschränkte Zwerchfellbeweglichkeit, Kopftieflage → PEEP von 5 cmH$_2$O (Hämodynamik des Patienten beobachten)
- ✔ Herzrhythmusstörungen können durch Vagusreflex hervorgerufen werden
- Da ein Teil des insufflierten CO$_2$ auch in die Blutbahn resorbiert wird, kommt es zum Anstieg des pCO$_2$ → AMV anhand des ETCO$_2$ anpassen
- **Extubation** nur bei wachen Patienten. Vor der Ausleitung Magensonde absaugen.

Postoperative Überwachung ☞ 10.6.1.

─── Eingriffe an der Leber

Operative Eingriffe an der Leber fallen z.B. in Form von Lebersegmentresektionen, Lobektomien, Hemihepatektomien, Wedge-Exzisionen (Ausschälung kleinerer Lebertumoren) oder Lebertransplantationen an.
Aufgrund der meist präoperativ vorliegenden Leberfunktionsstörungen müssen präoperativ die Parameter für die Beurteilung der Leberfunktion vorliegen: Serum-Bilirubin, Quick-Wert, Albumin, Cholinesterase, GOT, GPT, LDH, AP.

Lagerung: Rücken.

Einleitung und Narkoseführung
- **Erweitertes Monitoring**
  - ZVK
  - Art. RR-Messung
  - Ggf. Pulmonaliskatheter
  - DK
- Magensonde legen
- 1–3 großlumige Zugänge für adäquaten Volumenausgleich legen, da es intraoperativ zu massiven Blutungen kommen kann
- Prüfen, ob bestellte Blutkonserven bzw. FFP vorhanden sind
- Bei längeren Eingriffen werden ggf. intraoperativ die Gerinnungsparameter kontrolliert. Gabe von Gerinnungspräparaten ☞ 3.3.4
- ✔ Patienten kommen meistens auf die Intensivstation zur p.o.-Überwachung.

Pringel-Manöver
Um den Blutverlust bei Leberoperationen zu minimieren wird ggf. der Leberhilus abgeklemmt (damit wird die arterielle und portale Blutzufuhr unterbrochen). Die Abklemmungszeit sollte 60 Min. nicht überschreiten. Nach Öffnen der Klemme kommt es zur Reperfusion der Leber mit der Gefahr des RR-Abfalls.

Phäochromozytom

Die Entfernung eines Phäochromozytoms stellt aufgrund der möglichen Ausschüttung von Katecholaminen durch die operative Manipulation am Tumor eine OP mit Risiken dar. Zu Krankheitsbild und weiteren anästhesiologischen Besonderheiten ☞ 2.4.5.
Es wird meistens eine balancierte Anästhesie mit Opiaten gewählt.

Lagerung: Rücken, ggf. beide Arme auslagern.

Einleitung
- **Erweitertes Monitoring**
  - Art. RR-Messung
  - ZVK
  - Magensonde
  - Temperatursonde

- **Medikamente** in Bereitschaft
  - Nipruss®
  - Dopaminperfusor (200 mg/50 ml NaCl)
  - Alupent® (0,5 mg/10 ml NaCl)
  - Adalat®-Perfusor
- Großlumige Zugänge legen
- Kontrollieren, ob bestellte EK's bereit stehen.

Hämorrhoiden/Analfistel

Die OP-Indikation für Hämorrhoiden ist im Stadium III (treten beim Pressen hervor, bilden sich nicht spontan zurück) und IV (sind dauernd sichtbar, thrombosiert, inkarzeriert) gegeben, sowie bei Inkarzeration.

Analfisteln sind röhrenförmige Verbindungen des Anus nach außen, z.B. bei Spontanperforation eines Abszesses oder als Folge von Colitis ulcerosa, Morbus Crohn.
- Die OP ist von kurzer Dauer. Sie kann deshalb bei nüchternen Patienten in Maskennarkose (ggf. Larynxmaske) erfolgen oder in SPA erfolgen
- *Lagerung:* Steinschnittlage
- Basismonitoring mit EKG, unblutiger RR-Messung, S_aO_2 ist ausreichend. CO_2-Messung.

Darmoperationen

Bei ausgedehnten Darmoperationen sind meistens größere Blutverluste durch Verletzung von Gefäßen sowie Wärme- und Flüssigkeitsverluste durch die eröffnete Bauchhöhle zu erwarten.

Aufgrund der präoperativ notwendigen Darmspülungen sind Störungen des Elektrolyt- und Säure-Basen-Haushaltes häufig. Deshalb auf Laborparameter achten: BB, E'lyte, Kreatinin, Harnstoff, Gesamteiweiß, BGA.

✔ Cave: Hypokaliämie und Hypovolämie!

Falls möglich, werden präoperativ Volumen- und Eiweißdefizite ausgeglichen und Kalium substituiert.

Lagerung: Rücken, bei Rektumresektionen Steinschnittlage und intraoperative Umlagerung erforderlich.

Einleitung
- **Erweitertes Monitoring**
  - ZVK
  - Evtl. art. RR-Messung
  - Temperatursonde
  - DK
- Magensonde vor Intubation legen.

Narkoseführung
- Intubationsnarkose, evtl. zusätzlich PDK
- Volumendefizite ausgleichen
- Je nach Ausdehnung der OP Nachbeatmung und Intensivtherapie notwendig.

Strumektomie

Indikationen für Operationen an der Schilddrüse sind große Strumen, die umliegende Organe (z.B. Trachea) verdrängen und komprimieren, autonome Adenome, Karzinome und eine medikamentös therapieresistente Schilddrüsenautonomie (Hyperthyreose, Komplikationen ☞ 2.4.5).

Mögliche OP-Verfahren sind:
- Enukleation: ein isolierter Knoten, z.B. Zyste oder Adenom, wird herausgeschält
- Hemithyreoidektomie: totale Entfernung **eines** Schilddrüsenlappens
- Subtotale Resektion: ein- oder beidseitige Resektion der Schilddrüse; ein kleiner Geweberest wird belassen
- Thyreodektomie: Entfernung der gesamten Schilddrüse.

Als Anästhesieverfahren kommen eine Neuroleptanästhesie (Dehydrobenzperidol® und Fentanyl) oder eine TIVA in Betracht.

Besonderheiten beim Zubehör
- Intubation mit Spiraltubus
- Tubusverlängerung
- Gerades Y-Stück
- Blutdruckmanschette für Oberschenkel
- Augen mit Augenklappen schützen.

Einleitung
- Basismonitoring: EKG, RR, S_aO_2, $ETCO_2$
- RR-Manschette an Oberschenkel anlegen, da Arm nicht mehr zugänglich ist
- Wegen Gefahr starker Blutungen (die Schilddrüse ist sehr gut durchblutet!) zwei großlumige Zugänge legen.

Intubation
Es ist mit Intubationsschwierigkeiten (☞ 5.2.4) zu rechnen
→ Spiraltubus in kleinerer Größe bereithalten
→ Ggf. ist eine bronchoskopische Intubation (☞ 5.2.3) erforderlich.

Fixierung des Tubus
Aufgrund der OP-Lagerung muß der Tubus über die Stirn hin abgeleitet und besonders sorgfältig fixiert werden.
- Nach der Intubation Augensalbe in die Augen geben, mit Augenklappen abdecken und diese mit Pflaster fixieren
- Verlängerung an den Tubus anbringen
- Schaumstoff auf die Stirn des Patienten legen und Tubus darauf fixieren
- Anschließend Schaumstoff mit Tubus über zirkuläre Rundtouren um den Kopf mit Pflaster fixieren
- ✔ Ohrläppchen müssen unter der OP-Haube sichtbar sein. Sie dienen dem Operateur als Orientierung bei der Schnittführung
- ✔ Ohren dürfen nicht durch das Pflaster abgeschnürt werden (Dekubitusgefahr!)

Lagerung
Der Patient wird auf dem Rücken gelagert, der Kopf überstreckt. Die Halsregion ist der höchste Punkt auf dem OP-Tisch. Beide Arme werden angelagert.

→ Zugang des Kopfes ist während der OP nicht mehr möglich (→ sog. Narcose-à-distance)
→ Für die Ableitung der Beatmungsschläuche ist oft ein gerades Y-Stück notwendig
→ Tubus, Y-Stück und Beatmungsschläuche mit Pflaster vor Diskonnektion schützen
→ Augen mit Augenklappen schützen, um Druckschäden durch den Operateur zu vermeiden
→ Periphere Zugänge mit Verlängerung versehen, da Arme angelagert sind!
→ Bei Öffnung großer Gefäße besteht Gefahr der Luftembolie (☞ 7.5).

Extubation
- Extubiert wird unter Sicht, um die Funktion der Stimmbänder zu überprüfen (Rekurrenslähmung?)
- Patient nach Extubation mit erhöhtem Oberkörper lagern
- ✔ Kopf nicht nach hinten fallen lassen, um OP-Naht nicht zu gefährden.

Postoperative Pflege ☞ 9.4.2

8.2 Anästhesie in der Orthopädie und Knochenchirurgie

8.2.1 Mögliche Probleme und Komplikationen

Altersstruktur
Unter den Patienten finden sich Säuglinge und Kleinkinder mit knöchernen Mißbildungen oder Mißbildungen von Weichteilen ebenso, wie sehr alte, multimorbide Patienten mit erhöhtem Narkose- und Operationsrisiko.

Orthopädische Begleiterkrankungen
Typische Begleiterkrankungen wie z.B. Arthritis, Rheuma oder M. Bechterew führen durch eine veränderte Anatomie und Deformierung des Bewegungsapparates relativ häufig zu Schwierigkeiten bei der Intubation und der Durchführung von Regionalanästhesien.

Vorgehen bei Intubationsschwierigkeiten ☞ 5.2.4

Psychische Belastungen des Patienten
- „Einmal Orthopädie – immer Orthopädie!" Die Sanierung erworbener oder angeborener orthopädischer Krankheitsbilder erfordert oft über Jahre hinweg eine Vielzahl von Folgeoperationen und Einschränkungen der Lebensplanung
- Viele Patienten leben schon lange mit erheblichen Schmerzen. Dabei sinkt häufig die Hoffnung auf Besserung der Beschwerden und die Ängste vor der Operation wachsen

- Durch eine maximale Auslastung in orthopädischen Fachkliniken entstehen oft Wartezeiten von mehreren Monaten bis zum OP-Termin. Dies stellt den Patienten vor eine weitere Geduldsprobe.

OP-Dauer

Operationen mit kurzer OP-Dauer sind eher selten (z.B. Arthroskopien, Metallentfernungen), meist dauern sie mehrere Stunden.

Hygiene

Das Operieren an Knochen und das Eröffnen von Gelenken stellt besondere Anforderungen an die Asepsis im OP. Obwohl steriles Arbeiten am OP-Gebiet in erster Linie Operateur und OP-Schwestern betrifft, hat es auch Auswirkungen auf die Tätigkeiten des Anästhesiepersonals. Das strenge Einhalten der Hygienerichtlinien (☞ 1.2) ist zwingend erforderlich.

——— Reinraumkabinen

Dienen der Verringerung der Keimzahl in der OP-Raumluft.
- Mikrofilter filtern Staub und Schwebeteilchen nahezu vollständig aus der Raumluft.
- Ein besonderes Belüftungssystem sorgt für einen gleichmäßigen Luftstrom von der Decke zum Boden (Laminar-Air-Flow). Turbulenzen entstehen nur durch Hindernisse (Gegenstände, Menschen). Spezielle OP-Lampen sind so konstruiert, daß ca. 70 cm unter ihnen wieder ein gleichmäßiger Luftstrom herrscht. Herkömmliche OP-Lampen sind so einzustellen, daß der Laminar-Air-Flow in Patientenhöhe unbeeinträchtigt ist
→ Mindestabstand von 30 cm zu sterilen Tüchern einhalten. Ab dieser Entfernung ist wieder ein Laminar-Air-Flow gewährleistet. Besondere Vorsicht bei Einfahrt des OP-Tisches in die Kabine und bei Handhabung des Bildwandlers
- Unterschiedliche Luftdrücke (stufenweise fallend: Sterilbox, OP-Saal, Ein-/Ausleitungen, Flur) bewirken, daß keine mit Staubpartikeln beladene Luft zum Patienten gelangt
- → Luft entweicht an der höchsten, zum OP-Saal hin offenen Stelle aus der Box: beim Patienten. Die Folge ist eine erhöhte Auskühlung des Patienten durch Zugluft.

Pflegeprobleme

Durch stark erhöhten Luftstrom kühlt der Patient schnell aus
➜ Patient mit warmen Tüchern abdecken, bzw. „einpacken" und somit vor Zugluft schützen
➜ Bei länger dauernden Operationen Patientenwärmesysteme verwenden. Beheizbare Tischauflagen sind ungünstig, da aufsteigende Wärme zu Turbulenzen im OP-Gebiet führen kann. → Besser ist das Zuführen warmer Luft, z.B. durch Bair-Hugger® oder Warmtouch®
➜ Evtl. Temperaturüberwachung, z.B. ösophageale Temperatursonde
➜ Vorgewärmte Infusionslösungen oder besser Infusionswärmer verwenden, z.B. Astotherm®

Zugang zum Patienten ist erschwert, da er bis zum Kopf, evtl. sogar komplett in der Kabine liegt
➜ Maskennarkosen nur erschwert möglich
➜ Intraoperative Intubation nur unter schwierigen Bedingungen möglich. Deshalb sollten Regionalanästhesien bei Patienten mit zu erwartenden Intubationsschwierigkeiten vermieden werden (relative Kontraindikation), da eine Notfallintubation in der Kabine nahezu unmöglich wäre
➜ Alle Leitungen, die intraoperativ nicht mehr oder nur schwer erreichbar sind, gut sichern, z.B. Blasen-DK, Venenzugänge, Infusionsleitungen, EKG-Kabel.

Geplante Operationen

In der Orthopädie finden fast ausschließlich geplante Operationen statt (Ausnahme: traumatologische Notfälle).

Vorteil

- Es besteht die Möglichkeit zur Eigenblutspende
- Um das Operations- und Narkoserisiko zu senken, können internistische Vorerkrankungen abgeklärt und behandelt werden.

———— Knochenzement

Verschiedene Prothesen werden mit Knochenzement in den Knochenhöhlen fixiert, z.B. Palacos® 2-Komponentenkleber, der beim Vermischen polymerisiert.

Auswirkungen

- Wärmeentwicklung führt zur Denaturierung der umliegenden Proteine
- Teile des Knochenzementes gelangen beim Eindrücken der Prothese in die Markhöhle, aber auch in eröffnete Gefäße → Einschwemmung in den Kreislauf (erhöhte Gefahr der Mikroembolie bei zu frühem Einbringen des Zements)
- Mikrolungenembolien durch Fett und Knochenmarkgewebe, die ebenfalls in die Gefäße gedrückt werden können
- Luftembolie, wenn Luft in den Knochen und damit auch in die Gefäße gedrückt wird
- Allergisch-toxische Reaktionen: chemische Bestandteile (Monomere) führen zu einer peripheren Vasodilatation und wirken myokarddepressiv.

Folgen

Kardiozirkulatorische und respiratorische Komplikationen wie Blutdruckabfall, Abfall des endexpiratorischen CO_2 bei Zunahme des pCO_2 (durch Shuntbildung in der Lunge) und Abfall der arteriellen Sauerstoffsättigung, evtl. auch noch Stunden nach der Operation.

———— Blutverluste

Orthopädische Operationen gehen häufig mit einem hohen Blutverlust einher, z.B. bei Hüftprothesenwechsel, Femurschaftfrakturen oder großen Eingriffen an der Wirbelsäule. Dies erfordert Massivtransfusionen, deshalb ist die Anwendung fremdblutsparender Maßnahmen unbedingt notwendig und wird auch höchstrichterlich (BGH-Urteile) gefordert (☞ 3.3.7 Fremdblutsparende Verfahren).

Erwünschte Anzahl von Eigenblutkonserven für orthopädische Operationen (entspricht der Anzahl an Fremdblutkonserven, die zur OP bereitgestellt werden sollen)		
Hüftgelenksersatz bei Prothesenwechsel	4 EK 6 EK	2 FFP 4 FFP
Kniegelenksersatz	2 EK	
Skolioseoperation	4 EK	2 FFP
Beckenknochenoperation	4 EK	2 FFP
Bandscheibenoperation	2 EK	
Umstellungsosteotomien	2 EK	

(EK: Erythrozytenkonzentrat, FFP: Frisch gefrorenes Plasma)

Dazu gehören:
- Eigenblutspende (☞ 3.3.7)
- Maschinell autologe Transfusion: aus dem OP-Gebiet abgesaugtes Blut wird nach Filtern und Waschen dem Patienten als Erythrozytenkonzentrat zurückgeführt, z.B. Cellsaver®, C.A.T.S®
- Unmittelbar präoperative isovolämische Hämodilution
- Plasmaphorese zur Gewinnung von patienteneigenen FFP-Konserven
- Medikamentöse Maßnahmen (Aprotinin, Erythropoetin) präoperativ
- Kontrollierte Hypotension
- OP-Technik, ggf. Blutsperre.

⚠ Hohe Blutverluste erfordern ein erweitertes Monitoring (☞ 6.2)

- ZVK
- Zugang zur direkten arteriellen Druckmessung
- Ausscheidung (Nierenfunktion?), → DK legen
- Körpertemperatur, z.B. ösophageale Temperatursonde.

——— **Arterielle Blutsperre**

Die arterielle Blutsperre ist eine in der Orthopädie sehr häufig angewandte Methode, den intraoperativen Blutverlust zu verringern oder unter blutfreien Sichtverhältnissen zu operieren. Nach dem Auswickeln der zu operierenden Extremität mit einer elastischen Binde wird eine Manschette ca. 50–100 mmHg über den systolischen Blutdruck aufgeblasen (max. 300 mmHg am Oberarm und 500 mmHg am Oberschenkel). Die maximale Dauer der Blutsperre liegt abhängig vom Alter des Patienten bei ca. 1–2 Std..

Kontraindikationen

✔ Bei „alten" Patienten an häufige Begleiterkrankungen denken, z.B. AVK, Herzinsuffizienz, art. Hypertonus
• Operationen in Lokalanästhesie
• Verletzliche Weichteilverhältnisse
• Relative Kontraindikationen: ausgeprägte Varikosis, gestörte Blutgerinnung.

Mögliche Komplikationen

Komplikationen treten sehr selten auf, können aber unter Umständen lebensbedrohliche Folgen haben. Eine genaue Patientenbeobachtung ist daher dringend erforderlich.
• Kreislaufprobleme beim Anlegen der Blutsperre: RR ↑, ZVD ↑, da relativ mehr Volumen im Körper (Autotransfusion)
• Kreislaufprobleme beim Abnehmen der Blutsperre:
  – RR ↓, ZVD ↓, da akut relativ weniger Volumen infolge der Durchblutung der Extremität im Körper
  – Die Extremität wird nach dem Anlegen der Blutleere ischämisch, saure Stoffwechselprodukte werden nicht abtransportiert. Nach dem Öffnen der Blutleere kann es vorübergehend zu einer metabolischen Azidose, Kalium– und Laktatanstieg kommen
  – Mikroembolien: Fibrinteile werden in den Kreislauf eingeschwemmt, was ebenfalls zu Kreislaufproblemen bis hin zu Herzrhythmusstörungen und zum Kreislaufstillstand führen kann → EKG- und RR-Monitoring bis nach dem Öffnen der Blutsperre belassen, ggf. kurze RR-Meßintervalle.

8.2.2   Überwachung und Narkoseführung

Lagerung

Um den Zugang zum OP-Gebiet bei orthopädischen Eingriffen zu ermöglichen, ist eine Vielzahl von Lagerungen möglich:

- Rückenlage: z.B. Hüft- und Kniegelenkersatz, Umstellungsosteotomie am Bein oder Becken, OP an der oberen Extremität
- Bauchlage: z.B. Eingriffe an der Wirbelsäule, Bandscheiben-OP
- Seitenlage: z.B. Hüftgelenkersatz, OP am oberen Sprunggelenk, Eingriffe an der Brustwirbelsäule mit transthorakalem Zugang
- Sitzende bzw. halbsitzende Position: z.B. Schulteroperationen, Eingriffe an der Halswirbelsäule
- Individuelle Speziallagerungen: z.B. für Bandscheiben-OP, M. Bechterew.

Nicht selten kommt es zu unbeabsichtigten Veränderungen der Lagerung während der OP (z.B. durch Ziehen an einer Extremität zur Reposition)

- Korrekte Lagerung ggf. intraoperativ mehrmals überprüfen
- Patienten sicher auf dem OP-Tisch fixieren
- Tubus und alle Zu- und Ableitungen sicher fixieren, z.B. Infusion, arterieller Zugang, Blasendauerkatheter.

Regionalanästhesien

Einen sehr hohen Anteil der Anästhesien in der Orthopädie nehmen Regionalverfahren ein (☞ 4.2). Da Operationen am Knochen durch die Verletzung des Periost sehr schmerzhaft sind, wird häufig eine Regionalanästhesie gewählt. Hier ist der Vorteil, daß die Analgesie meist noch in der ersten postoperativen Phase (ca. 2–3 Std.) anhält.

Spinalanästhesie

Bei allen Operationen an den unteren Extremitäten und im Bereich der Hüfte.

Periduralanästhesie

- Wie Spinalanästhesie
- Nachteil: 20–30 Min. bis zum vollen Wirkungseintritt
- Oft keine ausreichende motorische Blockade.

Kombination Spinal-/Periduralanästhesie

Bei Operationen an den unteren Extremitäten, wenn postoperativ sehr starke Schmerzen zu erwarten sind (Periduralkatheter), z.B. Kniegelenksprothesen.

Kombination Peridural-/Allgemeinanästhesie

- Postoperative Analgesie deutlich verbessert
- Verminderung von Nebenwirkungen durch kombinierte Verfahren
- Senken der Thromboembolierate durch rückenmarksnahe Verfahren (Sympatikolyse)
- Frühere Mobilisation möglich.

Plexusanästhesie

- Bei Eingriffen an der oberen Extremität (bis zur Schulter)
- Postoperativ keine Nüchternheitsgrenze nötig.

Monitoring und Überwachung

Da orthopädische Patienten aus extremen Altersgruppen entstammen, meist sehr junges oder sehr hohes Alter und häufig Begleiterkrankungen vorliegen wird in vielen Fällen ein erweitertes Monitoring (☞ 6.2) notwendig.

Basismonitoring

- RR-Manschette
- EKG
- S_aO_2
- Kapnometrie (bei Intubationsnarkose)

Erweitertes Monitoring

Empfohlenes invasives Management bei speziellen orthopädischen Eingriffen				
Operation	DK	ZVK	ARR	PDK
Hüftgelenksersatz	X	X	X	X
Kniegelenksersatz	X		X	X
Bandscheiben-OP	X	(X)	(X)	
Skoliose-OP	X	X	X	
Becken-OP	X	X	X	X
OP an großen Röhrenknochen	X	(X)	(X)	X

DK: Blasendauerkatheter
ZVK: zentralvenöser Katheter
ARR: arterielle Blutdruckmessung
PDK: peridurale Katheteranalgesie (bes. zur p.o. Analgesie)
(X) nicht bei jungen, gesunden Patienten

8.2.3   Spezielle orthopädische Operationen

Hüftendoprothese (Hüft-TEP)

8

Indikation bei Coxarthrose, Hüftkopf- und Schenkelhalsfrakturen. Entfernen des proximalen Femur mit Femurkopf und Ersatz durch eine fest einzementierte Endoprothese. Neuerdings auch ohne Einzementierung als CLS-TEP (cementless TEP) möglich.

- Allgemeinanästhesie, evtl. Spinalanästhesie
- Bei CLS-TEP ist wegen der Seitenlagerung eine Intubationsnarkose zu empfehlen
- PDA kann wegen der z.T. unzureichenden Muskelrelaxatation Probleme bereiten
- An präoperative Eigenblutspende denken, evtl. Cell-Saver® (☞ 3.3.7) verwenden
- Wird der Patient mit Cell-Saver® in den Aufwachraum verlegt, dies rechtzeitig telefonisch bekanntgeben.

Knieendoprothese (Knie-TEP)

Indikation bei Gonarthrose, komplizierte Frakturen im Kniegelenksbereich bei evtl. vorbestehender Arthrose.
- Allgemein- oder Spinalanästhesie
- Auch bei Knie-TEP mit hohem Blutverlust rechnen.

Wirbelsäulenoperationen

Häufige Indikation sind Frakturen und Tumoren der Wirbelsäule. Je nach Durchführung der Wirbelsäulenversteifung als ventrale und dorsale Spondylodese bezeichnet.
- Allgemeinanästhesie
- Komplikationen: hohe Blutverluste, Auskühlung.

Beckenknochenoperationen

Indikation: meist traumatische Läsionen im Beckenbereich, z.B. Azetabulumfrakturen, Symphysensprengung.
- Allgemeinanästhesie
- Genügend Blutkonserven bereitstellen! Blutverlust nicht unterschätzen
- Ggf. sehr komplizierte Lagerung → mit dem Operateur absprechen!

8.3   Anästhesie in der Gefäßchirurgie

8.3.1   Mögliche Komplikationen und Probleme

Vorerkrankungen der Patienten
Patienten in der Gefäßchirurgie weisen häufig Risikofaktoren in der Anamnese auf wie KHK, Hypertonus, Herzinsuffizienz, zerebrovaskuläre Insuffizienz (Apoplex, TIA, PRIND), Niereninsuffizienz.

Erhöht werden die intra- und postoperativen Komplikationen durch Begleiterkrankungen wie Nikotinabusus, pulmonale Vorerkrankungen (z.B. COLD) oder Stoffwechselstörungen (z.B. Diabetes mellitus, Hypercholesterinämie, Hyperurikämie).

✔ Respiratorische Probleme in der unmittelbar postoperativen Phase sind häufig:

➜ Meist Nachbeatmung notwendig.

Herz-Kreislauf-Labilität

Die oben erwähnten Risikofaktoren bzw. Erkrankungen des Herz-Kreislauf-Systems führen zu

- Herabgesetzter Ischämietoleranz lebenswichtiger Organe, z.B. Gehirn bei Thrombendarteriektomie
- Hypertensiven Krisen: dadurch kann das Abklemmen eines Gefäßes zur plötzlichen Herzinsuffizienz oder zur Gefäßruptur führen
- Gefahr des starken Blutdruckabfalls durch periphere Vasodilatation bei Einleitung

➜ Barbiturate und Opiate bei der Einleitung langsam injizieren.

Abklemmen der Gefäße

Bei gefäßchirurgischen Operationen ist das Abklemmen bestimmter Gefäße notwendig. Bei der Gabe von Heparin und Vasokonstriktoren ist die genaue Absprache zwischen Operateur und Anästhesist erforderlich, um kardiovaskuläre Komplikationen zu vermeiden.

- Die Abklemmzeit muß genau überwacht werden (z.B. mit Stoppuhr), da sie begrenzt ist → Operateur über Ischämiezeiten informieren
- Im Ischämiegebiet können sich Thromben bilden

➜ Geringe Heparinisierung der abgeklemmten Blutgefäßbezirke notwendig, z.B. 100 IE/kg KG Liquemin®N

- Das Abklemmen von Gefäßen hat durch die Verminderung des zirkulierenden Volumens hämodynamische Auswirkungen

➜ Vasodilatatoren bereithalten, z.B. Nitrolingual®, Nipruss®

- Die Konstanthaltung eines adäquaten Blutdrucks begünstigt Kollateralkreisläufe
- Um die Nieren zu schützen, wird ggf. vor der Abklemmphase die Volumenzufuhr erhöht und ggf. Diuretika verabreicht.

Folgen der Reperfusion

Wird die Gefäßklemme geöffnet, sind die Gefäße im Ischämiegebiet maximal weit gestellt. Damit besteht die Gefahr von:

- Blutdruckabfall, da das Blut in der Peripherie versackt

- Metabolischer Azidose, da vasoaktive Substanzen, z.B. saure Metabolite und Kalium, in den Kreislauf eingeschwemmt werden
- Hypovolämie durch ungenügenden Volumenersatz während der Abklemmzeit und gleichzeitigem Blutverlust aus Nahtstellen, die nicht durch Fibrin abgedichtet sind.

Postoperative Komplikationen

Postoperativ sind die Patienten aufgrund der Herz-Kreislauf-Instabilität und des geschädigten Gefäßsystems durch folgende Komplikationen gefährdet:

- Schmerzbedingte Hypertonie mit Gefahr der Herz-Kreislauf-Überlastung und des Infarktes
- Neurologische Komplikationen, z.B. Apoplex
- Nachblutungen aufgrund geschädigter Gefäße bzw. operationstechnisch bedingt.

8.3.2 Überwachung und Narkoseführung ——

Die Kunst der Anästhesie bei gefäßchirurgischen Patienten besteht darin, zum einen auf notwendige chirurgische Maßnahmen, z.B. intermittierendes Abklemmen großer Gefäße, und gleichzeitig auf bestehende Kreislaufinstabilität entsprechend zu reagieren.

Bevorzugt wird die **Inhalationsanästhesie** mit niedriger Dosierung volatiler Anästhetika und evtl. Gabe von kleinen Dosen Opiaten. Die **Kombination mit einem Periduralkatheter** verringert den Anästhetikaverbrauch und ermöglicht eine bessere postoperative Schmerztherapie.

✔ Bei der Einleitung Blutdruck an beiden Armen messen (häufig besteht eine Differenz!)
✔ Wegen möglicher großer Blutverluste großlumige periphere Zugänge und ggf. ZVK legen
→ Nicht in die Venen legen, über die Blut aus dem OP-Gebiet abfließt.

Monitoring

Abhängig von den Vorerkrankungen des Patienten und dem Umfang der OP ist bei gefäßchirurgischen Patienten ein **erweitertes Monitoring** notwendig.

- EKG: evtl. Ableitungen II und V_5 zur Erkennung intraoperativer Infarkte

- S_aO_2
- Kapnometrie
- Art. RR-Messung nicht in das Gefäßgebiet legen, das während der Operation abgeklemmt wird
- Pulmonaliskatheter bei entsprechender Indikation, z.B. bei Linksherzinsuffizienz
- Ggf. Rechtsherzkatheter
- Temperatursonde
- DK.

Besonderheiten bei der Überwachung

- BGA alle 15–30 Min.
- Temperatur kontinuierlich überwachen:
  - Leichte Hypothermie (33–34 °C) ist meist erwünscht
  - Ggf. Wärmematten, Warmluft, angewärmte Infusionen/Transfusionen, angewärmtes Atemgas
- Evtl. präkordiales oder Ösophagusstethoskop zur Erkennung von Luftembolien (☞ 7.5)
- Je nach Klinik Überwachung der zerebralen Funktionen bei Eingriffen an Arterien der Hirnversorgung: EEG, SSEP (somatosensorisch evozierte Potentiale).

8.3.3 Spezielle gefäßchirurgische Operationen

8

Carotis-Thrombendarteriektomie

Die „Carotis-OP" ist eine relativ häufige Operation, bei der aus der Intima der A. carotis Plaques entfernt werden. Indiziert ist sie bei häufiger auftretenden transitorischen ischämischen Attacken (TIA), verursacht durch die Lösung von Plaques.

Intraoperative Komplikationen liegen in der Verletzung von Gefäßen und Nerven (bis hin zu massiven Blutungen), der Embolisation bei Shunteinlage und Bradykardien durch Manipulationen am Sinus caroticus.

Je nach Vorerkrankung und Zustand des Patienten wird eine Inhalationsanästhesie mit Isofluran (beeinflußt günstig den zerebralen Blutfluß, zerebroprotektive Wirkung, eine Neuroleptanästhesie oder eine balancierte Anästhesie gewählt.

✔ Aufgrund ihrer Vorerkrankungen können die Patienten verwirrt und verlangsamt sein → auf keinen Fall alleine im Einleitungsraum lassen. Patienten das Vorgehen genau erklären, Geduld bewahren.

Lagerung: seitlich mit leicht deflektiertem Kopf.

Einleitung
- **Erweitertes Monitoring**
  - Monitoring auf die gegenüberliegende Operationsseite legen
  - Art. RR-Messung
  - ZVK (selten)
  - Evtl. EEG, somatosensorisch evozierte Potentiale, um rechtzeitig Minderdurchblutung des Gehirns und Embolien zu erkennen
- **Intubation**
  - Intubation ggf. mit Spiraltubus: diesen sicher fixieren, da Kopf nicht zugänglich ist
  - Ggf. Lokalanästhesie der Rachenhinterwand bzw. des Kehlkopfes, z.B. mit Xylocain®-Spray, um Blutdruckanstieg durch Reizung der Rachenhinterwand zu vermeiden
- Barbiturate und Opiate langsam injizieren, um Blutdruckabfall zu vermeiden
- ✔ Vorsicht: Eine Hypotension vermindert den zerebralen Perfusionsdruck
- Heparin (10 000 IE Liquemin®N in 10 ml NaCl 0,9 %) und Protamin® vorbereiten
- Überprüfen, ob bestellte EK's in Bereitschaft gehalten werden.

Komplikationen während der OP
- Bei der Oberkörperhochlagerung (je nach Operateur) kommt es fast regelmäßig zum Blutdruckabfall → je nach Grad der bestehenden Herzinsuffizienz wird vorher prophylaktisch Volumen (z.B. 250–500 ml HAES-steril® 6 %) verabreicht oder Vasopressoren (z.B. 0,3–0,7 ml Akrinor® bzw. 2–4 µg/kg KG/Min. Dopamin®) eingesetzt
- Vor dem Abklemmen der A.carotis evtl. 4–5 mg/kg KG Trapanal® i.v. (senkt den zerebralen O_2-Verbrauch erheblich)
- Bei Abklemmen der A. carotis (je nach Methode für 0,5–5 Min.) können sich Plaques lösen, die die zerebrale Durchblutung beeinträchtigen → Einstellen des F_iO_2 auf 1,0 bzw. $S_aO_2 \geq 98$ %

- Manipulationen im Bereich des Karotissinus führen zu Hypotonie und Bradykardie → Gabe von 0,5–1 mg Atropin® i.v.
- Antagonisierung der Heparinwirkung mit Protamin® kann mitunter zu unerwartetem Blutdruckabfall führen → bei Abfall bis um 20 % des Ausgangswertes zügige Infusion von 500 ml kristalloider Infusionslösung, darüber z.B. 3–6 µg/kg KG/Min. Dopamin® einsetzen
- Bei der **Extubation** muß starkes Husten des Patienten, welches zum Blutdruckanstieg und damit zur Belastung der Gefäße führt, unbedingt vermieden werden.

Besonderheiten bei der postoperativen Überwachung ☞ 10.6.3.

_____ **Aortenaneurysma**

Umschriebene Aussackung der Aorta (Thorakale Aneurysmen ☞ 8.4). Operativ wird ein Interponat oder ein Bypass angelegt. Je nach Form des Aneurysmas besteht die Gefahr der Ruptur mit möglicherweise letalem Ausgang. Die Patienten weisen häufig Durchblutungsstörungen der unteren Extremitäten durch Embolien aus dem Aneurysma auf.

Allgemeinnarkose (Isofluran®, Ethrane®, NLA, balancierte Anästhesie), evtl. in Kombination mit PDK. Die Intubation erfolgt in tiefer Narkose und ausreichender Relaxierung, um Intubationsstreß mit Blutdruckanstieg und Husten zu vermeiden.

Lagerung: Rücken.

Einleitung
- **Erweitertes Monitoring**
  - S_aO_2
  - $ETCO_2$
  - EKG (II, V_5)
  - Art. RR-Messung; auch zur BGA
  - Temperatur
  - Magensonde
  - ZVK
  - Evtl. Pulmonalis-Katheter
  - DK
- Mehrere großlumige Zugänge legen → ggf. 8F-Schleuse
- Präkordiales Stethoskop zur Früherkennung von Luftembolien
- ✔ Prüfen, ob ausreichend EK's bereitgestellt sind (10–12)
- ✔ Cell-Saver® vorbereiten (☞ 3.3.7).

Narkoseführung

- Blutdruckspitzen müssen unbedingt vermieden werden (RR_{syst} < 120 mmHg) durch kontrollierte Hypotension mit 0,25–1,5 µg/kg KG/Min. Nitrolingual® i.v., 0,25–1,5 µg/kg KG/Min. nipruss® oder 0,1–0,3 mg/kg KG/Min. Brevibloc® i.v.
- Nach dem **Abklemmen der Aorta** kommt es zur Unterbrechung der peripheren Blutversorgung, z.B. Niere, Darm, und Verkleinerung des Gefäßbettes. Damit steigt der periphere Widerstand (Nachlast) und der arterielle Blutdruck. → Belastung des linken Herzens durch Anstieg der Nachlast → Gefahr der kardialen Insuffizienz → Narkose vertiefen, z.B. mit 0,25–5 µg/kg KG/Min. nipruss® i.v.
  - Bei Linksherzdekompensation: 0,25–7,5 µg/kg KG/Min. Nitrolingual® i.v., 2–10 µg/kg KG/Min. Dopamin® i.v.
- Nach dem Öffnen der Abklemmung kommt es zur peripheren Vasodilatation, einer reaktiven Hyperämie und Blutdruckabfall → 0,25–1 ml Akrinor® i.v., 2–10 µg/kg KG/Min. Dopamin® i.v.
- ✔ Ausreichenden Volumenersatz gewährleisten.

Postoperativ

Die Patienten werden intubiert und beatmet in stabilen Kreislaufverhältnissen auf die Intensivstation gebracht.

Bauchaortenaneurysma (BAA)

Das BAA wird über ein Aorteninterponat oder einen aorto-biiliakalen Bypass operiert. Die Patienten weisen, meist dem höheren Alter entsprechend, typische Erkrankungen auf.

Lagerung: Rückenlage; beide Arme werden ausgelagert.

Einleitung

- **Erweitertes Monitoring**
- ✔ Monitoring ist nur bei elektiven Eingriffen in vollen Umfang möglich
  (☞ Aortenaneurysma allgemein)
  - Art. RR-Messung
  - ZVK (3-lumig)
  - Ggf. Pulmonaliskatheter
- Magensonde
- Großlumige periphere Zugänge legen
- Ggf. Schleuse 8,0F
- ✔ Cell-Saver® bereitstellen
- ✔ Prüfen, ob bestellte EK's (10–12) bereitstehen

- Hypertensive Phasen während der Narkoseeinleitung wegen der Gefahr der Ruptur des Aneurysmas vermeiden
- Maßnahmen zum Schutz der Nieren, z.B. Volumengabe, Diuretika
- Bei Y-Prothese der Aorta abdominalis und A. iliaca werden drei Abklemmzeiten angegeben:
  - 1. Abklemmen der Aorta und beider Aa. iliacae
  - 2. Öffnen der Aorta und einer A. iliaca
  - 3. Öffnen der zweiten A. iliaca.

 Notfallmäßige Operation bei rupturierendem Bauchaortenaneurysma

Eine freie Ruptur eines Aortenaneurysmas geht immer mit einem schweren hämorrhagischen Schock einher. Bei durchlaufenem Schock besteht eine hohe Mortalitätsrate → keine Verzögerung des OP-Beginns durch übertriebene anästhesiologische Maßnahmen.

Wegen der Dringlichkeit ist meistens nur ein Minimum an Vorbereitungen möglich
- ✔ Erfahrenen Kollegen hinzuziehen!
- ✔ Trotz Eile Ruhe bewahren
- EKG-Monitor
- Mehrere, großlumige Venenkanülen (ggf. 8F-Schleuse) und sofortige Flüssigkeitssubstitution
- Blutdruckmanschette anlegen
- DK legen
- Anästhesiebeginn im OP-Saal bei bereits operationsbereiten Chirurgen
- Minimale Dosen von Trapanal® oder Hypnomidate®
- Ileuseinleitung (☞ 4.1.4)
- Cell-Saver® vorbereiten und sofort einsetzen (☞ 3.3.7)
- Nach Beherrschung der Blutung weitere invasive Maßnahmen und Volumenersatz
- Meist postoperative Nachbeatmung notwendig.

8

Bypass-Operationen

Bypass-Operationen sind bei Patienten mit peripher arterieller Verschluß-krankheit (pAVK) indiziert. Diese Patienten weisen entsprechende Risiko-faktoren auf, wie Nikotinabusus, Hypertonie, Diabetes mellitus und/oder Hyperlipidämie.

Durch eine Patch-Plastik oder einen Bypass wird operativ versucht, eine Revaskularisation des oder der Gefäße herbeizuführen. Die Bezeichnung des Bypasses richtet sich nach den jeweiligen Gefäßanschlüssen:
- Femoro-poplitealer Bypass = Bypass zwischen A. femoralis und A. po-plitea
- Aorto-femoraler Bypass (Y-Prothese): Bypass von der infrarenalen Bauchaorta zu einer oder beiden Femoralarterien.

Einleitung
- **Monitoring**
  - Ggf. art. RR-Messung (zur BGA)
  - ZVK
  - Magensonde
  - DK
- Wegen möglicher Blutverluste 2 periphere Zugänge legen
- Heparin (10 000 IE Liquemin®N in 10 ml NaCl 0,9 %) und Protamin® (2 Amp. und 100 ml NaCl 0,9 %) vorbereiten
- Überprüfen, ob bestellte EK's bereit sind.

Narkoseführung
Hämodynamisch besteht eine kritische Phase nach Öffnen der Gefäßklem-men durch:
- Blutungsgefahr
- Hypovolämie durch Umverteilung des Blutes in ischämiebedingt erwei-terte Gefäße der unteren Extremitäten
- Hyperkaliämie → Nach Öffnen K⁺-Kontrolle und evtl. Glukose/Insulin infundieren.

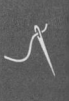

―――――　# Varizen-OP (Stripping)

Varizen werden über die Technik des Strippings (nach Babcock) entfernt, zunehmend auch durch mikroinvasive endoskopische Techniken. Als Anästhesieverfahren kommen Allgemeinanästhesieverfahren als auch SPA oder PDA in Betracht. Da die OP in Seiten- oder Bauchlagerung (☞ 3.1.4 u. 3.1.5) erfolgt, gelten bezüglich Tubusfixierung und Magensonde deren Besonderheiten.

―――――　# Arterio-venöser Shunt

Indikation für eine Shunt-Anlage (Verbindung zwischen Arterie und Vene) ist bei dialysepflichtigen Patienten gegeben.

Lagerung: Rückenlage

✔ Auf Kalium-Wert achten
✔ Aufgrund der OP-Indikation (Dialysepflicht!) kaliumfreie Infusionslösung (NaCl 0,9 %) vorbereiten und Durchflußrate langsam stellen!
• Beim Legen des venösen Zuganges auf die zu operierende Seite achten. Diese wird dann ausgelagert
• Heparin (10 000 IE Liquemin®N in 10 ml NaCl 0,9 %) und Protamin® vorbereiten.

8

8.4   Thoraxchirurgie

Im folgenden Kapitel wird das anästhesiologische Vorgehen in der Thoraxchirurgie behandelt. Herzchirurgische Eingriffe werden in einem gesonderten Kapitel besprochen (☞ 8.5).

8.4.1   Mögliche Probleme und Komplikationen

Veränderung von Ventilation und Perfusion

Durch die Eröffnung des Thorax und die notwendige Seitenlagerung verschlechtert sich insgesamt der Gasaustausch. Thoraxeröffnung und Beatmung steigern die Belüftung der oben liegenden Lunge und vermindern die der unten liegenden Lungenabschnitte → Verschiebung des Ventilations-/Perforationsverhältnisses. Zusätzlich drückt das Mediastinum auf die unten liegende Lunge:

- Gefahr der Atelektasenbildung in der unteren Lunge
- Rechts-Links-Shunt vergrößert sich → paO_2 sinkt
- Insgesamt Abnahme des Lungenvolumens, besonders im unteren Lungenflügel.

 Durch die Seitenlagerung und die Knickung des OP-Tisches ist mit einer weiteren Abnahme der funktionellen Residualkapazität (FRC) und der Compliance zu rechnen.

Folgen für die Beatmung

→ Beatmung mit möglichst sauerstoffreichem Gasgemisch, mind. 50 % O_2
→ Beatmung mit geringem PEEP von ca. +5 cmH_2O
→ Trachealsekret und Bronchien regelmäßig absaugen, um Ventilation zu gewährleisten
→ Bei Verschluß des Thorax immer PEEP-Beatmung.

Abnahme des HZV

Folgende Faktoren haben einen negativen Einfluß auf das Herz-Kreislauf-System:

- Chirurgische Manipulationen wie z.B. Kompression des Herzens und der großen Gefäße
- Die Beatmung verursacht einen erhöhten intrathorakalen Druck
- Oft schon vorbestehende eingeschränkte Lungen- und Herzfunktionen.

Dadurch vermindert sich der venöse Rückfluß zum Herzen mit Abnahme des HZV.

Volumenverluste

Volumenverluste sind durch großflächige Verdunstung, z.B. bei unkomplizierter Thorakotomie ca. 500 ml, und ca. 300 ml Blutverlust bedingt.

Vorerkrankungen der Patienten

Patienten in der Thoraxchirurgie weisen häufig Vorerkrankungen auf, die das operative Risiko erhöhen.

Bei Operationen an der Lunge

Die Patienten zeigen häufig pulmonale Vorerkrankungen auf, die zu Komplikationen bei der Beatmung oder beim Weaning (Abtrainieren von der Beatmung) führen können.

- Nikotinabusus → erhöhte Komplikationsrate beim Weaning, Pneumoniegefahr ↑↑
- Tuberkulose → erhöhte Infektanfälligkeit und Infektionsrisiko.

Bei Operationen am Ösophagus

Die Patienten weisen häufig einen Alkoholabusus mit den damit verbundenen Folgeerkrankungen und Komplikationen auf: Ösophagusvarizen, Blutungen des oberen GI-Trakts, Aspirationspneumonien.

→ Postoperativ an Entzugssyndrom denken
→ Gerinnungsparameter beachten, ggf. sind intraoperativ FFP und Gerinnungspräparate notwendig.

8.4.2 Anästhesieverfahren und Überwachung

Mögliche Anästhesieverfahren sind TIVA mit Disoprivan®, balancierte Anästhesie mit Opioiden; ggf. wird zur postoperativen Schmerztherapie ein thorakaler PDK gelegt.

Basismonitoring

✔ Bei jungen, gesunden Patienten
- EKG, RR
- S_aO_2
- Kapnometrie.

Erweitertes Monitoring

Bei Patienten mit mäßigen Risikofaktoren oder speziellem intraoperativen Vorgehen:
- Arterielle RR-Messung
- ZVK zur ZVD-Messung
- DK
- Arterielle und venöse BGA

✔ Bei Patienten mit hohen Risikofaktoren: maximales Monitoring, z.B. Pulmonaliskatheter.

Überwachung

Bei den modernen Narkosegeräten besteht die Möglichkeit, intraoperativ die Lungenfunktion über die Parameter der Compliance und Resistance auf dem Monitor darzustellen.

Resistance (R)

Beurteilung der Resistance, also des Atem(wegs)widerstandes; gemessen wird der Druck (in kPa), der aufgewendet werden muß, um bei zugeklemmter Nase im Mund eine Atemströmung von 1 l Luft pro Sek. zu erreichen. Obere Normgrenze der totalen Resistance (R_t): 0,35 kPa/l/s

Compliance (C)

Messung der Dehnbarkeit des Lungen-Thorax-Systems als Maß für die Steifigkeit des Gewebes, gemessen wird die Volumenänderung der Lunge pro Einheit der transpulmonalen Druckdifferenz (Messung im Ösophagus) zu Beginn und Ende der Inspiration; Normbereich 0,03–0,05 l/kPa.

―――― **Beatmung bei Thoraxeingriffen**

Ein-Lungen-Anästhesie
Bei thoraxchirurgischen Eingriffen ist es häufig aus operationstechnischen
Gründen notwendig, daß eine Lunge „ruhiggestellt" ist, also nicht beatmet
wird. Voraussetzung dafür ist die einseitige Beatmung, die anhand von
Doppellumen-Tuben möglich ist (☞ 5.1.2).
- Längere Absaugkatheter notwendig!
- Bei Lungenabzessen wird meistens mit einem Doppellumentubus intu-
  biert, um die Keimverschleppung von einer Lunge in die andere zu
  verhindern.

Die einseitige Beatmung vergrößert den Rechts-Links-Shunt, da das Blut
aus der nicht beatmeten Lunge ungesättigt zum linken Herzen zurückfließt
✔ p_aO_2 sinkt, Gefahr der Hypoxie
→ Häufige Kontrolle der BGA notwendig.

Indikationen
- Pneumektomie, Lobektomie
- Ösophagusresektion
- Thorakales Aortenaneurysma
- Notwendige Isolierung einer Lunge, z.B. bei Infektion (Verschleppung
  von Keimen wird verhindert) oder Blutung
- Einseitige große Zysten, die bei Ruptur zu einem Pneumothorax führen
  würden
- Thrombendarteriektomie der Pulmonalarterien.

Vorgehen
Vor der Eröffnung des Thorax wird auf die seitengetrennte Ventilation
übergegangen, damit die obere Lunge kollabiert
→ Endobronchialen Cuff blocken
→ Beatmung am proximalen endotrachealen Tubusansatz (je nach Tubus)
→ Endotracheales Lumen öffnen, damit die Lunge kollabiert.

Ist der direkte chirurgische Eingriff an der Lunge beendet, wird wieder
beidseitig beatmet.
→ Abgeklemmtes Tubusende an die Beatmung anschließen
→ Vollständige Lungenentfaltung kontrollieren
→ BGA-Kontrolle.

Apnoische Ventilation

Wird aus operationstechnischen Gründen (z.B. bei Trachearesektion, Bronchusmanschettenresektion) vorübergehend ein bewegungsfreies Operationsgebiet benötigt, muß die Beatmung vollständig abgestellt werden. Dabei wird ein dünner (2–6 mm ID) Endotrachealkatheter unter fiberoptischer Sicht in den Tubus eingeführt. Über diesen wird ein niedriger O_2-Gasfluß aufrechterhalten. Die Beatmung sollte nicht länger als für 10 Min. unterbrochen werden, um eine Hypoxie zu vermeiden.

Postoperative Überwachung ☞ 9.4.4.

8.4.3   Spezielle thoraxchirurgische Operationen

Lungenresektionen

Möglichkeiten von Lungenresektionen sind
- Enukleation: Ausschälung kleiner Rundherde
- Keilresektion oder Klemmenresektion: orientiert sich an den Segmentgrenzen
- Segmentresektion: Entfernung eines gesamten Segmentes
- Lobektomie: Resektion eines Lungenlappens
- Bilobektomie: Resektion von zwei Lungenlappen rechts
- Pneumektomie: Resektion eines Lungenflügels.

Indikationen für die Operationen sind z.B. Abszesse, Tumore, Tuberkuloseherde.
Patienten auf der Seite lagern, um den Zugang über eine antero- oder post-laterale Thorakotomie zu ermöglichen.

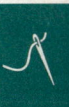

Monitoring

Ausweitung des Monitorings ist abhängig von dem Zustand des Patienten und der Ausdehnung der OP.

Einleitung und Narkoseführung

- Je nach Ausdehnung der OP Intubation mit Spiral- oder Doppellumentubus (☞ 5.1.1 u. 5.1.2)
- Um die p.o. Schmerztherapie (zur Vermeidung von Atelektasen und zur Pneumonieprophylaxe) optimal gestalten zu können, wird ggf. ein thorakaler PDK gelegt oder eine Interkostalnervenblockade vorgenommen
- Es wird eine möglichst frühzeitige Extubation angestrebt, da dies die geringste Belastung der Bronchialnähte darstellt.

 Sog nach Pneumektomien

Der Sog nach einer Pneumektomie muß auf max. 5 cmH$_2$O begrenzt werden; ansonsten besteht die Gefahr der Mediastinalverlagerung.

Eingriffe bei speziellen Indikationen

Bronchopulmonale Fistel

Ursachen einer bronchopulmonalen Fistel können eine Nahtinsuffizienz nach einer Lungenresektion oder Folge von zu hohen Beatmungsdrücken sein. Kleine Fisteln werden über eine Thoraxdrainage therapiert; größere müssen operativ verschlossen werden.

Besonderheiten

Es besteht die Gefahr eines großen Blutverlustes
→ Großlumige Zugänge zur schnellen Volumenzufuhr legen
✔ Bei Gefahr eines Spannungspneumothorax (Notfall!) zügig handeln!

Thorakale Aortenaneurysmen

Echtes Aneurysma: Aussackung der gesamten Gefäßwand. *Aortendissektion:* Durch einen Riß in der Intima dringt Blut zwischen Intima und Media, z.B. durch Arteriosklerose oder stumpfes Trauma. Es besteht Rupturgefahr mit letalem Ausgang. Operativ wird das erkrankte Gefäßsegment entfernt und durch eine Gefäßprothese ersetzt.

8

Einleitung

Lagerung und Intubation bei Aortenersatz

Eingriff	Lagerung	Tubus
Aorta descendens	Seitenlage rechts (90°)	Doppellumentubus
Aorta ascendens	Rücken	Einlumentubus
Aortenbogen	Rücken	Einlumentubus

Die Operation der Aorta ascendens sowie der Ersatz des Aortenbogens erfordert den Einsatz der Herz-Lungen-Maschine (☞ 8.5.4)

- **Erweitertes Monitoring**
  - Art. RR-Messung (wird vor der Einleitung gelegt)
  - ZVK
  - Ggf. Pulmonaliskatheter
  - Temperatursonde
  - DK
- ✔ Bei der Einleitung Blutdruckspitzen vermeiden, Druck soll nicht über 110 mmHg systolisch steigen
- 2–3 großlumige Zugänge zur schnellen Volumensubstitution legen; ggf. 8F-Schleuse
- Blutkonserven bereitstellen (6–10), FFP's und Thrombozytenkonzentrate
- Ggf. n.A. Antihypertensiva vorbereiten, z.B. Nipruss®-Perfusor, Adalat®-Perfusor, Nepresol®-Perfusor, β-Blocker-Perfusor
- Heparin (10 000 IE Liquemin®N/10 ml NaCl) und Protamin® vorbereiten
- ✔ Cell-Saver® bereitstellen

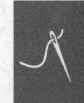

Narkoseführung

- ✔ Gefahren beim Abklemmen der Aorta
  - Hypertonie der oberen Körperhälfte mit drohendem Linksherzversagen → ggf. Gabe von nipruss®
  - Hypotonie der unteren Körperhälfte mit hypoxischer Schädigung des Rückenmarks, des GI-Trakts sowie des Urogenitaltrakts
- Beim Öffnen der Aorta Gefahr des Volumenmangels → Volumensubstitution, ggf. Gabe von Katecholaminen, z.B. Arterenol®
- Der Patient ist in jedem Fall intensivpflichtig, wird meist noch intubiert und beatmet auf die Intensivstation verlegt
- → Tubus zur Umintubation bereithalten.

Trachealresektion

Trachelresektionen werden notwendig bei Lumeneinengung der Trachea durch einen Tumor oder ein Trauma.

Besonderheiten
- ✔ Ggf. zweites Beatmungsgerät einsatzbereit vorbereiten
- Erweitertes Monitoring notwendig
- Meistens Tubus kleinerer Größe notwendig
- Der Tubus wird nur bis kurz über das geplante OP-Gebiet eingeführt
- Der Operateur benötigt sterile Tuben incl. Beatmungsschläuche, die er in die Trachea oder die Hauptbronchen zur zeitweiligen Beatmung einsetzt
- Es wird eine möglichst frühzeitige Extubation angestrebt, da die Spontanatmung den Atemwegsdruck mindert und so die Nähte schont
- ✔ Bei einer proximalen Trachearesektion ist ein zweiter Tubus erforderlich, den der Operateur zur Beatmung in die distale Trachea schiebt. Nach der Resektion des proximalen Tracheasegmentes wird der erste Tubus zur Beatmung bis über die Anastomose vorgeschoben und der distale Tubus wieder entfernt.

 Es ist vorteilhaft, mit mehreren Respiratoren zu arbeiten, die abwechselnd in enger Zusammenarbeit mit dem Chirurgen betrieben werden. Hier ist eine optimale Zusammenarbeit des Anästhesieteams mit dem Chirurgenteam unabdingbar.

Komplikation
Versehentliches Annähen des Tubus durch den Operateur!

Mediastinoskopie

Die Spiegelung des Mediastinums erfolgt entweder zur präoperativen Untersuchung vor einer Thorakotomie oder zur Diagnostik, z.B. zur Biopsieentnahme. Das Mediastinoskop wird oberhalb des Jugulums eingeführt. Um die Reflexreaktionen ausreichend zu dämpfen, ist eine tiefe Narkose notwendig.
- ✔ Hustet der Patient, besteht Verletzungsgefahr von Mediastinalorganen.

Komplikationen

Pneumothorax, Luftembolie durch Eröffnung großer venöser Gefäße, Kompression der Trachea, Verletzung der Mediastinalorgane.

Postoperativ können Hämato-, Chylo-, Pneumothorax oder ein Lungenemphysem auftreten
→ Ggf. Intensivüberwachung erforderlich.

Überwachung und Monitoring

Basismonitoring reicht aus mit
- EKG
- Unblutige RR-Messung
- Präkordiales Stethoskop wegen Gefahr der Luftembolie (☞ 7.5) bei Eröffnung großer Gefäße
- S_aO_2, ETCO$_2$
✔ S_aO_2 an rechte Hand anlegen, um eine Kompression der A. anonyma durch das Mediastinoskop rechtzeitig zu erkennen.

Besonderheiten bei der Narkoseführung

- Gefahr der Verletzung großer Gefäße oder des Tracheobronchialsystems:
→ Notthorakotomie muß jederzeit möglich sein
→ Großvolumigen Venenzugang zum Volumenausgleich legen
→ Maschinelle Autotransfusions-Systeme und gekreuzte Blutkonserven in Bereitschaft halten
- Kopf ist in der Regel nicht zur klinischen Beobachtung zugänglich:
→ Spiraltubus verwenden
→ Tubus und Beatmungsschläuche sicher fixieren, um Diskonnektion zu vermeiden
→ Augen vor möglichen Verletzungen schützen.

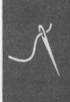

──── Bronchoskopie

Bronchoskopische Intubation ☞ 5.2.3.

Die diagnostische und therapeutische Bronchoskopie kann entweder über ein starres oder ein flexibles Bronchoskop erfolgen:

- **Starre Bronchoskope** ermöglichen eine bessere Sicht, bessere Blutstillung, bessere Absaugmöglichkeiten. Es ist immer eine Vollnarkose notwendig
- **Flexible Bronchoskope** gewähren die Einsicht bis in die sonst unerreichbaren Oberlappen, Hindernisse wie progredientes Tumorwachstum können umfahren werden. Je nach Zustand und Kooperation des Patienten reicht auch eine Lokalanästhesie.

Indikation

- Direkte Inspektion der oberen Luftwege
- Beurteilung pathologischer Veränderungen (Tumor, Pneumonie, Fremdkörper)
- Bronchoalveoläre Lavage
- Gewebeproben entnehmen, Sekret gewinnen, Absaugen
- Blutungen lokalisieren und behandeln.

Material und Methode
☞ 5.2.3

Komplikationen

- Aspiration
- Hypoxie
- Bronchospasmus
- Schleimhautverletzung
- Herzrhythmusstörungen
- ✔ Nach dem Eingriff muß der Patient zunächst nüchtern bleiben, da wegen der Anästhesie des Nasen-Rachen-Raums Aspirationsgefahr besteht.

8

8.5   Anästhesie in der Herzchirurgie

Alle Narkosetechniken (inkl. Beatmung) beeinflussen das Herz-Kreislauf-System. Deshalb müssen bei der Narkoseführung gerade bei kardial vorgeschädigten Patienten die hämodynamischen Wirkungen berücksichtigt werden.

8.5.1   Anatomie und Physiologie des Herzens

Autoregulation der Koronardurchblutung

Die Funktion des Herzens - und damit die Sauerstoffversorgung des Organismus - ist von einer adäquaten Durchblutung der Koronarien (myokardiales Sauerstoffangebot) abhängig, die physiologisch durch eine Autoregulation gewährleistet ist:

- Steigt der Sauerstoffbedarf des Herzens, nimmt die Koronardurchblutung zu
- Sinkt der Sauerstoffbedarf, nimmt die Koronardurchblutung ab.

Diese Autoregulation ist vom koronaren Perfusionsdruck unabhängig: koronarer Perfusionsdruck = diastolischer Aortendruck - linksventrikulärer enddiastolischer Druck. Die Durchblutung findet dabei während der Diastole statt.

→ Wird ein kritischer Perfusionsdruck unterschritten, kommt es zur Minderdurchblutung des Myokards → Ischämie!

Sauerstoffbedarf des Herzens

Der eigentliche Sauerstoffbedarf (myokardiale Sauerstoffbedarf) des Herzens ist abhängig von:

Herzfrequenz

- Die Herzfrequenz wird über den Sympathikus und Parasympathikus reguliert
- Tachykardie erhöht den Sauerstoffbedarf, Bradykardie senkt ihn.

Kontraktilität (Inotropie)

- Entspricht der Kraft und der Geschwindigkeit der Ventrikelwand, sich zu kontrahieren
- Eine hohe Kontraktilität steigert den Sauerstoffbedarf des Herzens.

Wandspannung des Myokards

Die Wandspannung des Myokards wird von der Vorlast (Preload) und Nachlast (Afterload) bestimmt.

- Steigt das Füllungsvolumen (Preload) und der Druck im Ventrikel, nimmt die Wandspannung zu
- Parameter für die Einschätzung der Wandspannung sind das endsystolische Volumen (ESV) und der linksventrikuläre enddiastolische Druck (LVEDP)
- Eine große Wandspannung steigert den Sauerstoffbedarf.

Vorlast (Preload)

Die Vorlast ist die passive Vorspannung der Herzmuskelfasern in der Diastole. Nur wenn diese durch optimale Füllung gewährleistet ist, kann der Herzmuskel seine maximale Kontraktionskraft erreichen.

Nachlast (Afterload)

Die Nachlast ist der Widerstand, gegen den das Herz das Blut auswerfen muß. Sie entspricht dem diastolischen Aortendruck oder dem systemischen Widerstand der Gefäße.

Normalwerte des gesunden Herzes

Füllung des LV	enddiastolisch	70–95 ml/m^2
	endsystolisch	24–36 ml/m^2
Funktion	Herzindex	2,5–4,2 l/Min./m^2
	Schlagindex	40–60 ml/m^2
	Ejektionsfraktion	0,65–0,75 %

8.5.2 Medikamente zur Unterstützung des Herz-Kreislauf-Systems

- Bereits vor der Einleitung für die Anästhesie des herzchirurgischen Patienten Notfallmedikamente bereitstellen
- Es werden nur Medikamente mit einer kurzen Wirkzeit verwendet, die damit gut steuerbar sind
- Häufig haben die verwendeten Medikamente kombinierte Effekte
- Kontraktilitätssteigernde Pharmaka und Vasopressoren erhöhen den Sauerstoffverbrauch des Herzens.

Steigerung der Kontraktilität
Durch Steigerung der Myokardkontraktilität wird die Myokardfunktion verbessert, z.B. durch

Katecholamine
Sie wirken als Sympatikomimetika an α_1-, β-, β_1-, β_2- und dopaminergen Rezeptoren und verursachen sympatikoadrenerge Reaktionen.
- Die Besetzung der β_1-Rezeptoren am Herzen führt zur Synthese von cAMP (zyklisches Adenosinmonophosphat), welches die Ca^{2+} - Konzentration und damit die Kontraktilität erhöht
- Die Besetzung der α- Rezeptoren des Gefäßsystems führt zur Gefäßverengung ($\rightarrow$ Nachlast $\uparrow$); die Besetzung der β_2-Rezeptoren des Gefäßsystems führt zur Gefäßerweiterung
- Die Besetzung der Dopaminrezeptoren der Nieren verursacht eine Erweiterung der Nierengefäße und steigert so die Diurese.

Adrenalin
- In niedriger Dosierung positiv inotrope Wirkung durch Stimulation der β-Rezeptoren
- Steigert die Herzfrequenz
- In höherer Dosierung zunehmende Wirkung der α-Rezeptoren $\rightarrow$ Vasokonstriktion mit Erhöhung des Nachlast.

Noradrenalin (Arterenol®)
- In niedriger Dosierung überwiegt die Stimulation der α-Rezeptoren $\rightarrow$ Vasokonstriktion mit Erhöhung des Afterloads
- Geringe Stimulation der β-Rezeptoren.

Dopamin®

- In niedriger Dosierung Verbesserung der Nierendurchblutung durch Stimulation dopaminerger Rezeptoren
- In höherer Dosierung steigert es die Herzfrequenz (β-Rezeptoren) und erhöht die Nachlast (α-Rezeptoren) → Sauerstoffbedarf ↑.

Dobutamin (Dobutrex®)

Durch Stimulation der β_1- Rezeptoren steigt die Herzfrequenz ↑, durch Stimulation der β_2-Rezeptoren die Vasodilatation (→ Nachlast ↓).

Phosphodiesterasehemmer (z.B. Wincoram®, Corotrop®)

Steigert durch Hemmung der Phosphodiesterase die Konzentration von cAMP in der Zelle (baut cAMP ab). Damit hat es den gleichen Effekt wie Adrenalin (Erhöhung der cAMP und Ca^{2+}-Konzentration → Kontraktilität ↑).

Indiziert sind Phosphodiesterasehemmer bei einem Low cardiac output während des Abgangs von der HLM.

Beeinflussung des Ventrikelvolumens

Durch venöse oder arterielle Vasodilatatoren oder Vasopressoren wird der kardiale Füllungszustand (Vorlast = Preload) und der systemische Gefäßwiderstand (Nachlast = Afterload) beeinflußt.

Glyceroltrinitrat (Nitrolingual®, Nitro Pohl®)

Senkt den Blutdruck durch direkte Vasodilatation des venösen Gefäßsystems.

Nitroprussid-Natrium (nipruss®)

- Senkt den Blutdruck durch direkte Wirkung auf die glatte Gefäßmuskulatur → Dilatation sowohl der Arteriolen als auch den Venen
- Gilt als stärkster Vasodilatator.

Behandlung von Rhythmusstörungen

Herzrhythmusstörungen treten bei herzchirurgischen Eingriffen relativ häufig auf.

Lidocain (Xylocain®)

- Verlangsamt die ventrikuläre Erregungsausbreitung
- Aufgrund seiner sehr kurzen Halbwertzeit ist es das Mittel der Wahl bei *ventrikulären Arrhythmien*.

Verapamil (Isoptin®)

- Als Calcium-Antagonist blockiert es die Calcium-Kanäle → verlangsamt die Depolarisation und verzögert die Erregungsüberleitung vom Vorhof auf die Kammer
- Indiziert ist es bei *supraventrikulären Arrhythmien.*

8.5.3 Mögliche Komplikationen und Probleme

Zu den negativen Auswirkungen der Eröffnung des Thorax ☞ 8.4.

Pharmakologische Wirkung von Anästhetika

Alle Anästhetika beeinflussen die kardiovaskuläre Funktion. Bei Patienten mit bereits eingeschränkter Herzfunktion sind deshalb genaue Kenntnisse der Hämodynamik und der Wirkungsweise der verwendeten Anästhetika von entscheidender Bedeutung für die Narkoseführung.

Die Auswirkungen auf Herz und Kreislauf sind:
- Dosisabhängig
- Von der hämodynamischen Ausgangssituation abhängig
- Veränderlich, je nach laufender Therapie mit kreislaufwirksamen Medikamenten, z.B. β-Blockern, Kalziumantagonisten, Antihypertensiva
- Von Patient zu Patient verschieden.

Um die ungünstigen Kreislaufwirkungen von Anästhetika rechtzeitig zu erkennen und zu minimieren, gilt folgendes:
→ Invasive Überwachungstechnik
→ Anästhetika langsam spritzen und dabei Patienten und Monitor (EKG, RR, S_aO_2) beobachten
→ Narkoseführung als i.v.-Kombinationsanästhesie mit Benzodiazepinen und Opiaten
→ Auf Barbiturate, Inhalationsanästhetika und Lachgas verzichten, da diese negativ auf das Herz-Kreislauf-System wirken.

Kardiovaskuläre Wirkungen von Anästhetika

Hypnomidate®

Etomidat zeigt die wenigsten Nebenwirkungen auf das Herz-Kreislauf-System unter allen Anästhetika. HZV und Koronardurchblutung nehmen leicht zu; Herzfrequenz, mittlerer Aortendruck, Schlagvolumen und Kontraktilität bleiben praktisch unverändert.

Benzodiazepine

Diazepam (Valium®), Flunitrazepam (Rohypnol®) und Midazolam (Dormicum®) führen nur zum leichten Abfall von arteriellen Blutdruck und HZV.

Barbiturate (Trapanal®)

Barbiturate, z.B. Thiopental (Trapanal®), wirken negativ inotrop und führen dosisabhängig zum Abfall von Blutdruck und HZV. Gleichzeitig führen sie zum Anstieg der Herzfrequenz und zum Anstieg des peripheren Widerstandes → Sauerstoffbedarf des Herzens nimmt zu.

➜ Besonders bei herzkranken Patienten Barbiturate langsam i.v. spritzen.

Opiate

In den üblichen Dosierungen und bei entsprechend langsamer Injektionsgeschwindigkeit können Opiate (Sufenta®, Rapifen®, Fentanyl, Morphin) einen geringen Blutdruckabfall und eine gewisse Bradykardie zur Folge haben.

Propofol (Disoprivan®)

Propofol zeigt starke kardiovaskuläre Wirkungen:
• Starker Blutdruckabfall bei herzkranken und/oder alten Patienten
• Ggf. können Bradykardien auftreten
• Kontraktionskraft des Herzens nimmt ab
• Schlagvolumen und HZV fallen ab.

Ketamin (Ketanest®)

• Anstieg von Herzfrequenz und Blutdruck
• Schlagvolumen nimmt ab, HZV bleibt unverändert
• Sauerstoffverbrauch und Koronardurchblutung sind stark erhöht.

Muskelrelaxantien

• Vecuronium (Norcuron®) hat die geringsten kardiovaskulären Nebenwirkungen
• Succinylcholin (Lysthenon®) führt evtl. zur Bradykardie

- Pancuronium® steigert die Herzfrequenz und das HZV; ggf. auch Anstieg des Blutdrucks.

Inhalationsanästhetika

Alle Inhalationsanästhetika haben dosisabhängig einen negativen Einfluß auf das Herz-Kreislauf-System:

- HZV und Schlagvolumen nehmen ab → Abfall des Aortendrucks, jedoch ohne Änderung des peripheren Widerstandes → Sauerstoffverbrauch des Herzens nimmt ab und damit auch die Koronardurchblutung
- Isofluran zeigt weniger stark ausgeprägte Wirkungen wie Enfluran und Halothan

Lachgas (N$_2$O)

Besonders bei herzkranken Patienten kann Lachgas stark negativ inotrop wirken.

 Injektion von Anästhetika bei herzkranken Patienten

Da die meisten Anästhetika negative Auswirkungen auf das Herz-Kreislauf-System haben, müssen sie langsam und unter Beobachtung von EKG, Blutdruck und S$_a$O$_2$ injiziert werden.

8.5.4 Herz-Lungen-Maschine (HLM)

Für die meisten Operationen am Herzen ist ein kardiopulmonaler Bypass (CPB → EKZ = extrakorporale Zirkulation) notwendig, um optimale Operationsbedingungen zu schaffen. Die Herz-Lungen-Maschine (HLM) übernimmt dabei die Pumpfunktion des Herzens und oxygeniert das Blut über einen Membranoxygenator. Zusätzlich ist ein Wärmetausch (Kühlung und Erwärmung) des Blutes möglich.

Es gibt verschiedene Möglichkeiten für einen CPB:

- Linksherzbypass: Kanülierung des linken Vorhofes und der Aorta
- Rechtsherzbypass: Kanülierung des rechten Vorhofes und der A. pulmonalis
- Partieller Bypass: Kanülierung des rechten Vorhofes und der Aorta, wobei die venösen Kanülen im rechten Vorhof liegen und dadurch das venöse Blut zum Teil in die HLM fließt und zum anderen Teil über den rechten Ventrikel in die Lunge (daher *partiell*). Die Oxygenierung erfolgt z.T. über den Oxygenator der HLM und z.T. über die Lunge

- Totaler Bypass: Kanülierung des rechten Vorhofes und der Aorta. Die venösen Kanülen werden in die obere und untere Hohlvene vorgeschoben und mit einem Bändchen ligiert, so daß kein Blut mehr in den rechten Vorhof fließen kann. Die Oxygenierung erfolgt ausschließlich durch den Oxygenator.

Partieller Bypass
Indikationen für einen partiellen Bypass
- Aortenklappenersatz
- Perikardektomie bei Pericarditis constrictiva
- OP an der Aorta ascendens und am Aortenbogen
- Angeborene herznahe Gefäßanomalien
- Einfache traumatische Herzläsionen, z.B. Stichverletzungen ohne Beteiligung von Koronararterien, Herzklappen oder -septen
- Postoperativ zur partiellen Unterstützung des linken Herzens bei Linksherzversagen.

Totaler Bypass
Indikationen totaler Bypass
- Alle offenen Herzoperationen zur Korrektur erworbener oder angeborener Herzfehler, z.B.
  - Herzklappenrekonstruktionen und –ersatz
  - Verschluß eines Vorhofseptumdefektes (ASD) oder Ventrikelseptumdefektes (VSD)
  - Korrektur komplizierter angeborener Vitien
  - Zentrale Lungenembolie
- Operationen an den Koronararterien (Grund für den totalen Bypass ist das für die Operation notwendige ruhige Operationsfeld, obwohl die Herzhöhle geschlossen bleibt). Herzstillstand durch Kardioplegie oder Flimmern.

 Während des totalen Bypass müssen zentralvenöse Zugänge überprüft werden. Bei Fehllage hinter der Unterbindung gelangt die Infusionslösung anstatt in den Körperkreislauf in den rechten Vorhof. Es ist besser, wenn alle Medikamente über die HLM verabreicht werden.

Kreislaufstillstand
Manche Operationen erfordern einen Kreislaufstillstand des Patienten, z.B. OP's an der Aorta ascendens oder am Aortenbogen (z.B. thorakales Aortenaneurysma).

Nach Anlegen des totalen Bypasses den Patienten über die HLM und mit Hilfe von Coolpacks auf 16 °C abkühlen. Anschließend wird der Blutfluß der HLM abgestellt.

Die Ischämietoleranz des Gehirnes bei diesen Temperaturen liegt bei 30–45 Min. Danach steigt der Grad der zerebralen Schädigung exponentiell an. Anästhesiologisch wichtig ist: externe Kühlung des Kopfes (Coolpack), vor Kreislaufstillstand ausreichende Relaxierung und Sedierung, um den Gesamtkörperstoffwechsel zu reduzieren. Ggf. Gabe von Mannit und Glukokortikoiden.

Phasen des CPB

Die Phasen des CPB und das notwendige anästhesiologische Vorgehen wird unter 8.5.3 erläutert.

Besonderheiten während der CPB

Überwachung während der HLM

- EKG: während der Ischämiezeit Nullinien-EKG
- RR-MAP: soll zwischen 60–100 mmHg liegen; bei besonderen vaskulären (Carotisstenose) oder renalen Erkrankungen in Absprache mit dem Kardiotechniker einen höheren MAP anstreben
- ZVD: ein Ansteigen des ZVD kann einen verminderten Abfluß des Blutes aus dem Kopf/obere Körperhälfte anzeigen und sollte dem Operateur für die Korrektur der venösen Kanüle angesagt werden, ansonsten kommt es zu einem Anstieg des intrakraniellen Druckes und einer Verminderung des zerebralen Blutflusses
- Temperatur: periphere und zentrale Temperaturveränderungen geben ein Maß für die Qualität der regionalen Durchblutung
- Diurese: angestrebt sind mindesten 1 ml/kg/Std. Urinproduktion in Abhängigkeit von der Körpertemperatur
- ACT- 400 Sek.
- Blutgaskontrollen inkl. IIb und BZ.

Anästhetika während der Hypothermiephase

Durch einen stark verzögerten Abbau sind Repetitionsdosen von Anästhetika meist erst in der Aufwärmphase notwendig.

EKG

- Herzrhythmus, -frequenz
- Ischämiezeichen vor und nach der Kardioplegie
- Asystolischer Herzstillstand während der Kardioplegie.

Zentralvenendruck und Pulmonalarteriendruck

- Normaler ZVD während der EKZ ist Null
- Bei Erhöhung, Abknicken oder ungünstiger Lage der Entnahmekanüle
  → Gefahr der venösen Hirnstauung mit Hirndruckanstieg
- Anstieg des Pulmonalarteriendrucks bei geschlossenem rechten Herzen
  → Unvollständige Entlastung des linken Vorhofs mit Gefahr der Linksherzüberdehnung.

Oxygenatorfunktionskontrollen

- Kontrolle durch die BGA: arterieller pO_2 90–150 mmHg
- Einstellung des Respirators je nach Phase der EKZ.

Überwachung

- Temperatur
- Urinausscheidung
- Laborkontrollen: ACT, Elektrolyte, Hb, BGA.

Probleme während der EKZ

Hämodilution

Durch die Zufuhr der sog. Prime-Lösung, meist Glukose-Elektrolytlösung, kommt es zur Blutverdünnung:

- Abfall des Hämatokrit bis. max.:
  - 26 % in Hypothermie
  - 30 % in Normothermie
- Abnahme der Sauerstofftransportkapazität
- Abnahme der Blutviskosität durch Albuminverdünnung
- → Verbesserte Fließeigenschaften
- → Neigung zu Verlusten ins Interstitium mit Ödemneigung
- Verdünnungseffekt auf Thrombozyten, Gerinnungsfaktoren und Elektrolyte
- Einsparung von Blutkonserven durch Verlust von verdünntem Blut
- Geringere Bluttraumatisierung.

Hypothermie

Auswirkungen auf Herzkreislauf, Atmung, Gehirnfunktionen.

Bluttraumatisierung

Die mechanische Förderung des Blutes durch die HLM hat folgende Konsequenzen:

- Neigung zu Thrombosen durch Aktivierung der Blutgerinnung durch Blutkontakt mit Fremdoberflächen
- Hämolyse durch direkten Blut-Gas-Kontakt im Bubbleoxygenator (heute meist Membranoxygenatoren) und durch mechanische Schädigung des Blutes durch den Kardiotomiesauger.

Konstanter Blutfluß der HLM

Im Gegensatz zum physiologischen Blutfluß mit Systole und Diastole ist unter der HLM ein konstanter Blutfluß in den Gefäßen gegeben. Folgen sind:

- Freisetzung vasoaktiver Substanzen → Gefahr von Thrombenbildung
- Anstieg des systemischen Widerstandes → Belastung des Herzens.

8.5.5 Anästhesieverfahren und Überwachung

Prämedikation

Folgende Befunde müssen spätestens zum Zeitpunkt der Prämedikation vorliegen: Herzkatheterbefund, EKG, Röntgenthorax, Carotis-Dopplersonographie, Lungenfunktion, evtl. Body-Plethysmographie, BGA, übliche Standardwerte.

Die Patienten sind meistens sehr stark prämediziert, um Angst und Aufregung bestmöglich zu dämpfen.

Anästhesieverfahren

Üblicherweise wird eine balancierte Anästhesie mit Etomidat, ggf. mit Benzodiazepin (z.B. Dormicum®), einem langwirkenden Muskelrelaxans (z.B. Pancuronium® oder Norcuron®) und einem starken Opiat (z.B. Sufenta®, Fentanyl) eingeleitet.

———— Material vorbereiten

- Peripherer Zugang: Braunüle® links
- Arterieller Zugang (in der Regel links)
- Zentrale Zugänge
  - Dreilumenkatheter
  - Schleuse 8,5F
  - Pulmonaliskatheter
- Infusionen
  - Für den peripheren Zugang Infusionssystem mit Dreiwegehahn und Heidelberger-Verlängerung
  - Für die Schleuse Infusionssystem mit Hahnenbank
- Drei Druckaufnehmer (Arterie, Pulmonalis, ZVD) an der Halteplatte befestigen
- Zwei Temperatursonden: rektal und oral
- Dauerkatheter
- Magensonde
- Medikamente laut Plan/Anordnung
- Perfusoren laut Plan
- Heparin (z.B. Liquemin®N) und Protamin® nach Gewicht
- Blutkonserven in der Blutbank bereitstellen lassen.

 Besonderheit
- Bei reinen Laser - OP 's Doppellumentubus 37 oder 39 links bereitlegen. Patient kommt in Seitenlage, bronchoskopische Lagekontrolle des Tubus
- Bei allen Laser - OP's bekommen die Patienten vor der Einleitung Zantic®, Tavegil® und 250 mg Urbason®.

8

——— Patienten vorbereiten

Allgemeine Vorbereitungen ☞ 2

- 6 EKG - Elektroden auf dem Rücken befestigen
- Neutrale Elektrode unter die linke Schulter kleben
- Peripheren Zugang links legen
- Halteplatte mit Druckaufnehmer am Infusionsständer links hinter dem Narkosebügel befestigen
- Blutentnahmen:
  - ACT (nicht-heparinisierte Spritze)
  - BGA, Hb, BZ, E'lyte (heparinisierte Spritze)
- Beide Arme mit Watte einpacken und am Körper anlagern
- Narkoseeinleitung
  - Tubusgröße: Frauen 7,5/Männer 8,0
- Antibiotika nach Einleitung verabreichen
- Legen des Dreilumenkatheters, der Schleuse und des Pulmonaliskatheters
- Legen des Dauerkatheters und der rektalen Temperatursonde
- Patienten in den Saal fahren und an den Respirator anschließen
- Modulbox mit Kabel austauschen
- Patient an den Monitor anschließen
- Synchrones Defi-Kabel anschließen
- Nullabgleich der arteriellen Druckmessung durchführen
- Infusion mit Hahnenbank am distalen Ende des Dreilumenkatheters befestigen, Hahnenbank am Kopfende festkleben
- Perfusoren anschließen
- Orale Temperatursonde einlegen
- S_aO_2-Meßfühler an der rechten Hand befestigen
- Magensonde legen
- Weitere Druckaufnehmer anschließen und Nullabgleich durchführen
  - ZVD am proximalen Ende des Dreilumenkatheters
  - PAD am distalen Ende des Pulmonaliskatheters
- Blutabnahme für das Labor
- ACT 1–2 Min. nach Heparingabe wiederholen
- Heizgerät in der Aufwärmphase anstellen
- Nach Öffnen des Thorax Defi-Paddel gegen Löffel austauschen
- Schrittmacher bereitlegen.

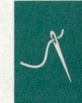

Monitoring und Überwachung

Die Vorbereitung der Narkose in der Herzchirurgie ist aufwendig; man sollte ausreichend Zeit dafür einplanen und den Arbeitsplatz im Einleitungsraum gut vorbereiten.
Alle Medikamente aufziehen und beschriften. Perfusor®-Medikamente mit der jeweiligen Verdünnung beschriften.

✔ Die Patienten sind meist sehr stark prämediziert, um den Einleitungsstreß möglichst zu dämpfen.

Medikamente
Einleitung erfolgt entweder mit hohen Dosen Dormicum® (15 mg) und Fentanylgaben (auf Vorrat 2 Amp. Fentanyl bereitlegen) oder Sufenta® mite.

Medikamente

NaCl 0,9 %	2 x 20 ml Spritzen
Sufenta® mite	10 ml 50 µg
Hypnomidate®	20 mg = 10 ml = 2 mg/ml
Pancuronium®	8 mg/8 ml; 1 mg/ml 2 mal
Calcium	10 ml 10 %
Nitrolingual® 1 : 10	1 mg/ml + 9 ml NaCl = 0,1 mg/ml
Xylocain® 1 %	10 ml = 1 Amp. Xylocain 2 %/5 ml + 5 ml NaCl 0,9 %
Arterenol® 1 : 10	1 ml Art. 1 : 1000 + 9 ml NaCl 0,9 %
Arterenol® 1 : 100	1 ml der o.g. Mischung (1 : 10) + 9 ml NaCl
Suprarenin® 1 : 10	1 ml Supra 1 : 1000 + 9 ml NaCl
Suprarenin® 1 : 100	1 ml der o.g. Mischung (1 : 10) + 9 ml NaCl

Notfallmedikamente (Beispiel)
✔ Alle Spritzen aufziehen und ggf. mit der jeweiligen Verdünnung beschriften
• Suprarenin® 1 mg/ml (aufgezogen in 10 ml-Spritzen: 1 : 10, 1 : 100/ml)
• Arterenol® 1 mg/ml (aufgezogen in 10 ml-Spritzen: 1 : 10, 1 : 100/ml)
• Nitrolingual® 1 mg/ml (aufgezogen in 10 ml-Spritze: 1 : 10/ml)

- Xylocain® 100 mg in 10 ml Spritze
- Calciumchlorid 10 % 10 ml
- Natriumbicarbonat 8,4 % 100 ml
- Alupent® 1 mg/ml
- 3–5 EK's und 3–5 FFP's bereitstellen.

Ausrüstung zur Einleitung („Perfusorbaum")

✔ Alle Spritzen ggf. mit der jeweiligen Verdünnung beschriften. Ggf. auch Perfusorleitungen gesondert beschriften
- Nitrolingual® (50 mg/50 ml)
- Kaliumchlorid (50 mval/50 ml)
- Ggf. auf Anordnung Dopamin (250 mg/50 ml)
- Ggf. auf Anordnung (1000 mg/50 ml)
- Drei freie Perfusoren.

Perfusorbereitstellung (Beispiel)

Medikament	Auflösung	Klinikeigener Standard
Bei jeder Herz-OP:		
Nitrolingual	1 mg/ml	
Kalium	1 mmol/ml	
Sufenta®	1 Amp. 5 ml + 45 ml NaCl 0,9 % = 5ug/ml	
Disoprivan®	50 ml	
Nach Anordnung:		
Xylocain® 2 %	50 ml 2 %	
Suprarenin®	10 ml 1 : 1000 + 40 ml NaCl	
Arterenol®	10 ml 1 : 1000 + 40 ml NaCl	
Dobutrex®	250 mg + 50 ml NaCl	
Alupent®	10 mg (20 ml) + 30 ml NaCl	
Adalat®	50 ml pur in schwarze Spritze	
Wincoram®	50 ml pur	
Sotalex®	80 mg + 42 ml NaCl	
Isoptin®	50 mg/20 ml + 30 ml NaCl	
Cordarex®	450 mg/3 Amp. + 41 ml G 5 %	

Medikament	Auflösung	Klinikeigener Standard
Glukose-Insulin	50 ml Glucose 50 % + 36 I.E. Altinsulin	
Nipruss®	1 Amp. = 60 mg + 50 ml G 5 %	
Corotrop®	1 Amp. = 10 mg + 40 ml G 5 % oder 40 ml NaCl 0,9 %	
Ugurol®	4 Amp. = 2 g = 20 ml	
Dilzem® 100	1 Amp. + 50 ml NaCl	

Zubehör

- Ein großlumiger periphervenöser Zugang (16G), bei angelagerten Armen ggf. mit Verlängerung
- Lokalanästhesie zum Legen des peripheren Zuganges
- Arterieller Zugang
- ZVK 2-lumig oder 3-lumig (7 Fr = 2 x 16 Ch; 8 Fr = 2 x 14 Ch) mit System vorbereiten (Möglichkeit der kontinuierlichen ZVD-Messung sowie Gabe hochpotenter Kardiotherapeutika)
- Infusionen
- Magensonde vorbereiten
- Temperatursonde rektal oder ösophageal
- DK, ggf. mit Temperaturfühler
- Präkordial- oder Ösophagusstethoskop
- Evtl. Transösophageale Echokardiographie (TEE)
- Rachenanästhesie bereithalten, um Blutdruckspitzen zur vermeiden, da die Intubation ein starker Reiz ist.

Monitoring

In der Herzchirurgie ein 5-Pol-EKG (Ableitungen I-III, aVF, aVL, aVR, V_5) anlegen. Dieses ermöglicht es, über Ableitung V_5 Myokardischämien der Seitenwand und über die Ableitung II Ischämien der Hinterwand zu erkennen (ST-Strecken-Veränderungen).

Zu den Standardkabeln rot, gelb und grün kommen eine weiße und eine schwarze Elektrode hinzu.
- Weiße Elektrode auf Position V_5 (vordere Axillarlinie, 5. ICR)
  - Blutdruckmanschette anlegen, falls invasive RR-Messung ausfällt
  - Pulsoximetrie
- Art. RR-Messung vorbereiten

✔ Primär Kanülierung der A. radialis, linke Femoralarterie für Herzkatheter oder IABP freihalten
- Ggf. Pulmonaliskatheter bereitlegen, z.B. bei:
  - Linksherzinsuffizienz
  - Z.n. Re-Infarkt
  - Kombinierte Herzerkrankungen
  - Pulmonale Hypertonie (PAP > 50 mmHg)

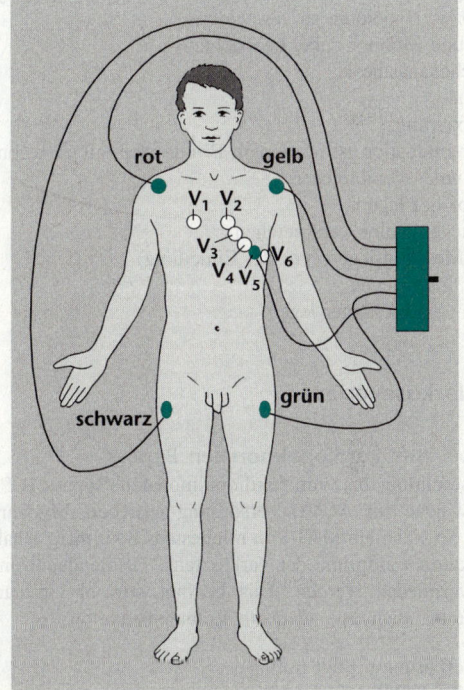

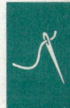

Abb. 8.1: Anlegen des 5-Kanal-EKG's bei herzchirugischen Patienten [L157]

Kontrollen
- Nach der Einleitung prüfen, ob bestellte EK's bereitstehen
- Externer Schrittmacher mit Kabelzubehör sollte vorhanden sein.

Ablauf der Narkoseeinleitung

Für eine ruhige Atmosphäre sorgen:
→ Türen schließen
→ Ohne Hast arbeiten
→ Keine Lärmkulisse dulden
• Präoxigenierung
• Ggf. Präkurarisierung
• Einleitungsmedikamente n.A. langsam injizieren, um Tachykardie und Hyper- bzw. Hypotonie zu vermeiden
  – Patient und Monitor dabei beobachten
• Ggf. Rachenanästhesie
• Intubation
• Nachrelaxierung
• Nach der Intubation ist mit einem Blutdruckabfall zu rechnen:
→ Ggf. Volumen verabreichen
→ Ggf. Kopf tief lagern
→ N.A. Katecholamine verabreichen
• Art. RR-Messung legen (vor der Einleitung)
• Schleuse, ZVK legen
• Ggf. Pulmonaliskatheter legen.

Narkoseverlauf

Narkose bis zum kardiopulmonalen Bypass

Die Narkoseführung bis zum kardiopulmonalen Bypass (CPB) soll bei Patienten, welche zur ACVB-Versorgung anstehen, Myokardischämien verhindern. So sollte ein MAP von mindestens 80 mmHg erhalten werden und Tachykardien aufgrund der verkürzten Diastolendauer und Koronarperfusion vermieden werden. Das bedingt sowohl eine ausreichende Narkosetiefe als auch eine adäquate Volumensituation.

Die Narkoseführung erfolgt mit:
• 0,5–1 µg/kg KG/Std. Sufenta®
• AIR/O_2 Gemisch (N_2O wirkt kardiodepressiv)
• Inhalationsanästhetika (Isofluran®, Ethrane®)
• Relaxierung mit Pancuronium®
• 20–30 ml/Std. Disoprivan®
✔ Vor der Sternotomie und Präparation großer Gefäße Analgetika geben

8

Die Überwachung beinhaltet:
- Hämodynamik: EKG, RR, PA-Drücke, HZV, Körpertemperatur
- Respiration: AF, AMV, S_aO_2, $ETCO_2$ (angestrebt: Normoventilation), BGA.

Narkose bei Anschluß an die HLM
- F_iO_2 1,0
- Inhalationsanästhetika werden abgestellt

Anschluß des partiellen Bypasses
- Nach Eröffnung des Perikards und vor der Kanülierung der beiden Hohlvenen und der Aorta ist eine Heparingabe in den ZVK notwendig (mit NaCl 0,9 % nachspülen)
- Nach Anschluß an den partiellen Bypass schlägt das Herz noch und der Lungenkreislauf ist offen; Blut fließt über die HLM.

Beginn der Abkühlung
- Kardioplegielösung → Herzstillstand; Aorta ist abgeklemmt, kein Blut fließt in den rechten Vorhof; die HLM pumpt das gesamte venöse Blutvolumen unter Umgehung des Herzens in die arterielle Kanüle der Aorta ascendens
  - Moderate Hypothermie: 30–32 °C
  - Tiefe Hypothermie 24–26 °C.

Anschluß des totalen Bypasses
Das Herz beginnt zu flimmern (durch die kalte Kardioplegielösung), die Aorta wird abgeklemmt. Damit fließt kein Blut mehr durch das Herz und die Lungen. Die HLM übernimmt deren Funktion, die sog. Aortic clamping time (AOC), die Ischämiezeit des Herzens und der Lunge, beginnt.

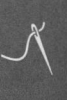

→ Beatmung abstellen
→ Lunge mit PEEP +5 cmH_2O blähen
→ Infusionen abstellen, die Volumen- und Medikamentengabe erfolgt über die HLM
→ Während der Hypothermiephase ist der Medikamentenbedarf sehr viel geringer
- Nach Abklemmen der Aorta erfolgen Maßnahmen der Myokardprotektion durch den Operateur und den Kardiotechniker.

Narkose während des Bypasses

Während des Bypasses erfolgt die Narkosesteuerung mit Bolusgaben von Fentanyl, Dormicum®, Pancuronium®, ggf. Inhalationsanästhetika über die HLM. Ebenso werden über die HLM EK's, FFP, Infusionslösungen etc. verabreicht.

Überwachung während der HLM

Der Anästhesist übernimmt die Überwachung von:

- EKG - während der Ischämiezeit Nullinien-EKG
- RR-MAP sollte zwischen 60–100 mmHg liegen; bei besonderen vaskulären (Carotisstenose) oder renalen Erkrankungen in Absprache mit dem Kardiotechniker einen höheren MAP anstreben
- ZVD: ein Ansteigen des ZVD kann einen verminderten Abfluß des Blutes aus dem Kopf/obere Körperhälfte anzeigen und muß dem Operateur für die Korrektur der venösen Kanüle angesagt werden, ansonsten kommt es zu einem Anstieg des intrakraniellen Druckes und einer Verminderung des zerebralen Blutflusses
- Temperatur: periphere und zentrale Temperaturveränderungen geben ein Maß für die Qualität der regionalen Durchblutung
- Diurese: angestrebt sind mind. 1 ml/kg KG/Std. Urinproduktion in Abhängigkeit von der Körpertemperatur
- Pupillengröße, in tiefer Hypothermie etwas erweitert (nicht unbedingt bei Opioidgabe)
- ACT- 400 Sek.
  - Während des CPB ist eine Heparinisierung des Blutes notwendig, um die Thrombenbildung zu vermeiden. Sie wird mittels der Activated Clotting Time (ACT) gesteuert:
  - Der Kardiotechniker übernimmt die Bestimmung der ACT alle 20–30 Min. (Normwert 80–120 Sek.; vor Anschluß an die HLM sollte sie 400–600 Sek. betragen)
- Labor: alle 20–30 Min. BGA, Hkt, Elektrolyte, BZ, ACT.

Abgang vom CPB

Ist der Eingriff am Herzen beendet, wird die Aorta wiedereröffnet (sog. Aortic declamping). Damit beginnt die Reperfusion des ischämischen Herzens und der Lunge. Das Herz beginnt wieder zu schlagen, ggf. muß intern defibrilliert werden. Nach Erreichen einer peripheren (rektalen) Körpertemperatur von 36 °C kann von der HLM abtrainiert werden.

Überprüfen

- Beatmung suffizient?
- Medikamente aufgezogen?
- Perfusoren an?
- Evtl. Bereitstellung von EK und ggf. FFP?
- ✔ Anästhesieschwester bzw. -pfleger sollte in der Nähe sein, insbesondere bei Risikopatienten, da der Anästhesist seine Aufmerksamkeit auf den Patienten und nicht auf das Bereitstellen von Medikamenten und Infusionen richten soll.

Narkose während des Abgehens von der HLM

Voraussetzungen für den Abgang von der HLM sind eine Körpertemperatur von mind. 36 °C und Blutgaswerte und Serumelektrolytwerte im Normbereich. Die Entwöhnung von der HLM beginnt zunächst mit einem partiellen Bypass. Dies dauert je nach Herzfunktion einige Minuten bis Stunden.

- → Für die Heparinantagonisierung Protamin® zur Infusion entsprechend der gegebenen Heparinmenge bereithalten (1–1,3 mg Protamin® neutralisieren 100 IE Heparin)
- Beginnt das Herz bei der Öffnung der Aorta zu flimmern, defibrilliert der Operateur intern
- Während des partiellen Bypasses F_iO_2 1,0.

Der Kardiotechniker vermindert nun den Blutfluß über die Aorta und führt dem Herzen durch eine Verminderung des venösen Abflusses vermehrt Blut zu. Bei funktionstüchtigem Myokard unter evtl. Gabe von Inotropika kommt es zu einem zunehmenden Auswurf des Herzen. Nachdem die HLM steht, primär die venöse Kanüle entfernen und fehlendes Volumen über die Aortenkanüle zuführen.

Bei stabilen Kreislaufverhältnissen die Heparinwirkung durch die Gabe von Protamin® in einem Verhältnis 1 : 1–1,3 antagonisieren. Den Effekt über ACT kontrollieren (vermindert sich auf Normwert).

Es erfolgt nun die weitere kardiopulmonale Stabilisierung und Blutstillung. Nach Verschluß des Thorax solange im OP-Saal warten, bis der Kreislauf stabilisiert und keine größere Blutung aus den Drainagen aufgetreten ist.

Gefahren und Komplikationen

Um die folgenden Gefahren zu erkennen, läßt man das Patientenherz bei noch liegenden EKZ-Kanülen über eine gewisse Zeit spontan schlagen. Dabei können folgende Komplikationen auftreten:

– Schlechte Ventrikelfunktion (präoperativ, intraoperativer Myokardinfarkt)

– Rhythmusstörungen (Kammerflimmern, absolute Arrhythmie, Blockformen)

– Elektrolytentgleisungen

– Luft in den Koronararterien

– Rezidivierendes Kammerflimmern, ventrikuläre Tachykardie

→ Defibrillation durch den Operateur mit 10–30 J

→ Blutgase und Elektrolyte (K$^+$-Wert!) kontrollieren

→ Ggf. Gabe von Xylocain®

– Extreme oder therapieresistente Bradykardie

→ Schrittmacher

– Hypotone Blutdrucklage

→ ZVD kontrollieren

→ Ggf. Volumen geben

→ Ggf. Kalzium i.v. geben

– Cardiac-Low-Output

→ Ggf. verlängerte Nachperfusion

→ Ggf. Katecholamine notwendig

→ Ggf. IABP.

8.5.6   Spezielle herzchirurgische Operationen

Koronare Bypass-Operation

Operative Koronarrevaskularisation bei typischer Hauptstammstenose der linken Koronararterie, symptomatische 2- oder 3-Gefäßerkrankung. OP-Technik:

- Aortokoronarer Venenbypass (ACVB)
- Überbrückung der Stenose mittels der A. mammaria interna (IMA-Bypass)
- Biocompound-Graft
- Koronare Endarteriektomie.

Aufgrund des ischämischen Myokards und der fehlenden Anpassung des myokardialen Sauerstoffverbrauchs an Belastungs- und Streßsituationen sind Patienten mit symptomatischen Koronarstenosen während der gesamten Narkose besonders gefährdet. Mögliche Komplikationen: Hypertonie, Hypotonie, Tachykardie, Herzrhythmusstörungen.

- Bei schlechter Ventrikelfunktion, Low-Cardiac-Output-Syndrom oder nach frischem Herzinfarkt an die Möglichkeit des präoperativen Einsatzes der IABP denken
- Langsame Einleitung mit wiederholenden Dosen von Fentanyl, Dormicum® und oder Hypnomidate®. Relaxierung eher mit Norcuron® (Bradykardie) als mit Pancuronium® (Tachykardie)
- Intubation nach Prüfen der Narkosetiefe und Kreislaufstabilität
- Hypertension (je nach Ausgangslage) trotz ausreichender Narkosetiefe und Normovolämie (ZVD) mit Nitrolingual®-Perfusor senken
- Hypotension mit niedrigen Füllungsdrücken: zunächst Volumen geben (gleichzeitig Inhalationsanästhetika stoppen). Dann Katecholamine einsetzen (Dopamin in mittlerer Dosierung, z.B. 4–6 µg/kg KG/Min.)
- Tachykardie: vertiefen der Narkose, wenn die Narkose zu flach ist. Gabe eines kurzwirksamen β-Blockers, z.B. Brevibloc®

——— Herzschrittmacherimplantation

Nach Hautschnitt erfolgt die Direktpunktion eines venösen Gefäßes, z.B. V. subclavia, Elektrodenplazierung je nach System unter Durchleuchtung des rechten Vorhofs/Ventrikel. Schrittmacher wird nach erfolgter Elektrodenplazierung subkutan implantiert.

- Narkoseverfahren: aufgrund der kardialen Vorerkrankungen meistens in Lokalanästhesie, evtl. in Allgemeinanästhesie
- Komplikationen: Luftembolie, Pneumothorax, Myokardverletzungen, Elektrodendislokation
- Venöser Zugang: den der Schrittmacherimplantationsstelle gegenüberliegenden Arm verwenden
- Präoperativ sollten zusätzlich folgende Untersuchungen vorliegen: Serumkalium, Serumkreatinin, Blutzucker, Blutbild, EKG, Röntgenthorax
- Vorbereiten von Antiarrhythmika: z.B. 1 mg Atropin®, 100 mg Xylocain®.

——— Aortenklappenstenose

Verkleinerung der Öffnungsfläche der Aortenklappe, z.B. durch narbige Verformungen. Ist die Öffnungsfläche (normal > 2,5 cm²) um mehr als 1/3 eingeengt, kommt es zu hämodynamischer Beeinträchtigung. Folgen: Druckbelastung des linken Ventrikels → Erhöhung des linksventrikulären enddiastolischen Drucks → linksventrikuläre Hypertrophie → Pulmonale Hypertonie → Myokardischämie.

- Anstieg der Herzfrequenz führt zum Abfall des Schlagvolumens
- Inhalationsanästhetika wegen ihrer negativ inotropen Wirkung zurückhaltend einsetzen → Fentanyl und Hypnomidate® werden gut vertragen
- Ventrikuläre Tachykardien vermeiden (Achtung: Pulmonaliskatheter). Bei supraventrikulärer Tachykardie kardiovertieren, Bradykardien vermeiden (Abfall des HZV). Ebenso Blutdruckanstiege (Intubation, Hautschnitt, Sternotomie) und RR-Abfälle (Myokardischämie, zerebrale Ischämie) vermeiden
- ✔ Vorsicht mit Vasodilatatoren: Abfall des diastolischen Drucks droht, damit Abfall der Koronardurchblutung. Gabe erst nach Klappenersatz.

Aortenklappeninsuffizienz

Meist erworbene Insuffizienz der Aortenklappe mit Blutrückfluß in den linken Ventrikel während der Diastole → Volumenbelastung des linken Ventrikel → Dilatation und Hypertrophie des linken Ventrikel, Aufdehnung des Mitralklappenringes, Hypertrophie des linken Vorhofes → Erhöhung des linksventrikulären enddiastolischen Drucks und des linken Vorhofdrucks. OP-Technik: Klappenersatz.

- Bradykardien unbedingt vermeiden → optimale Herzfrequenz zwischen 100–120/Min.
- Inhalationsanästhetika sollten wegen ihrer negativ inotropen Wirkung zurückhaltend eingesetzt werden → Fentanyl und Hypnomidate® werden gut vertragen.

Mitralklappenstenose

Verkleinerung der Öffnungsfläche mit Behinderung der Füllung des linken Ventrikels → Zunahme des Drucks im linken Vorhof mit Vorhofdilatation und –hypertrophie, Vorhofflimmern → Pulmonal-venöse Druckerhöhung → Stauungslunge → u.U. Lungenödem → pulmonaler Hochdruck → Hypertrophie des rechten Ventrikels bei persistierendem Low-Output des linken Ventrikels.

- Vorsicht beim Einleiten: Vasodilatation und Hypotension gefährlich für das ohnehin reduzierte HZV
- Vorsicht mit Volumengabe
- Tachykardien vermeiden: Diastolenverkürzung erhöht Druckgradienten und steigert den linken Vorhofdruck → evtl. Isoptin® oder β-Blocker.

Mitralklappeninsuffizienz

Blutrückstrom vom linken Ventrikel in den linken Vorhof während der Systole → Volumenüberlastung des linken Ventrikels → Anstieg des linksventrikulären enddiastolischen Volumens und Dilatation des linken Ventrikels

- Bradykardie unbedingt vermeiden → optimale Herzfrequenz zwischen 90–110/Min. (Verminderung des Blutrückstroms in den linken Vorhof durch Verringerung der Systole)

- Pulmonaliskatheter zur Messung von SVR, HZV, Regurgitationsvolumen (v-Welle der PCWP-Kurve)
- Anstieg des peripheren Widerstands erhöht Blutrückstrom → Vasopressoren, z.B. Akrinor®, meiden, Vorlast ggf. mit Nitrolingual® senken.

Hypertrophe obstruktive Kardiomyopathie (HOCM)

Idiopathische Hypertrophie des linken Ventrikels (Septumbereich) mit Obstruktion der linksventrikulären Ausflußbahn → verminderte Dehnbarkeit des linken Ventrikels.

- Volumen-/Druckmonitoring über Pulmonaliskatheter
- Hypovolämie vermeiden (vermindert venösen Rückstrom, erhöht Druckgradienten, steigert Herzfrequenz). Achtung: Vasodilatatoren und positiv inotrope Substanzen steigern den Druckgradienten
- Relative Hypervolämie steigert systemischen RR und linksventrikuläres Volumen, senkt Herzfrequenz (günstig)
- Vasopressoren, β-Blocker können eingesetzt werden
- Arrhythmien vermeiden (gute Vorhofkontraktion bei steifem Ventrikel notwendig), ebenso Tachykardien (verkürzte Diastole)
- Hohen Beatmungsdruck vermeiden (Behinderung des venösen Rückflusses).

8.5.7 Postoperative Probleme

8

Postoperative Unterstützung des Herz-Kreislauf-Systems

Voraussetzung für die Anwendung medikamentöser oder mechanischer Maßnahmen zur Kreislaufunterstützung ist die vorherige oder gleichzeitige Behandlung nicht-kardialer Ursachen, wie z.B.:

- Hypovolämie
- Hypothermie
- Hypoxie
- Anämie

- Elektrolytstörungen
- Störungen im Säure-Basen-Haushalt.

_____ **Transport auf Intensivstation**

Der Transport auf die Intensivstation erfolgt in Narkose. Evtl. vor Transport vertiefen, um vegetative Reaktionen (Hypertonie) zu vermeiden. Die Überwachung während des Transportes beinhaltet mind. EKG und invasive RR-Messung.

- Transporthilfsmittel bereitstellen:
  - Transportmonitor
  - Transportrespirator
  - Defibrillator
  - Notfallmedikamente
- Restliche Blutkonserven mitnehmen
- Anästhesist und Anästhesiepflegepersonal begleiten den Transport auf die Intensivstation:
  - Übergabe des Anästhesisten an den Intensivarzt
  - Übergabe der Anästhesiepflegekraft an die Intensivpflegekraft.

8.6　Anästhesie in der Gynäkologie

8.6.1　Mögliche Probleme und Komplikationen

Anästhesiologische Schwierigkeiten können als Folge bekannter Grunderkrankungen, z.B. Diabetes mellitus oder arterieller Hypertonus, auftreten. Bei älteren Patientinnen können Begleiterkrankungen wie z.B. des Herz-Kreislauf-Systems, der Atmung, oder der Nieren zu einem erhöhtem Risiko führen. Narkosezwischenfälle stehen mit 20 % an dritter Stelle der Todesursachen der Müttersterblichkeit.

Auswirkung der Lagerung

Durch die Steinschnittlage bei gynäkologischen Operationen ist mit folgenden Veränderungen zu rechnen (☞ 3.2):

- Abnahme von Compliance und Vitalkapazität durch Beeinträchtigung der Zwerchfellbeweglichkeit
- Autotransfusion von bis zu 1500 ml Blut durch Hochlagerung der Beine
- Hypotonie und Bradykardie durch rasches postoperatives Absenken der unteren Extremitäten.

Umgang mit der Patientin

Insbesondere Patientinnen vor einer Hysterektomie oder einer Brustresektion stehen unter großem psychischen Druck und haben Angst. Hier ist Einfühlungsvermögen gefragt und Zeit für das persönliche Gespräch.

8.6.2 Überwachung und Narkoseeinleitung ——

In der Gynäkologie kommen im Rahmen der operativen Tumortherapie häufig ausgedehnte abdominelle Operationen vor, die ein entsprechend erweitertes Monitoring mit ZVK und arterieller RR-Messung verlangen, z.B. bei vorderer oder hinterer Exenteration (Teilentfernung des Darmes und der Blase), OP nach Wertheim-Meigs (Entfernung des Uterus, der Parametrien, oberes Scheidendrittel, Beckenlymphknoten). Ggf. wird zur postoperativen Schmerztherapie ein PDK gelegt.

Postoperative Überwachung ☞ 9.4.6.

8.6.3 Spezielle gynäkologische Operationen ——

Abrasio, Curettage

Mit Dilatatoren (Hegar-Stiften) wird die Zervix uteri schrittweise erweitert und anschließend das Cavum uteri ausgeschabt. Indikationen sind z.B. inkompletter Abort, inkomplette Plazentalösung, Postmenopausenblutung.

- Durchführung in Allgemeinanästhesie, als Maskennarkose, evtl. i.v.-Anästhesie

- Evtl. auch als Regionalanästhesie möglich, z.B. Spinal-, Periduralanästhesie oder Pudendusblock
- Ein peripherer Zugang.
- Basis-Monitoring mit: EKG, RR, S_aO_2.

Interruptio
Unterbrechung einer Schwangerschaft aus medizinischer oder sozialer Indikation.
- < 12. SSW: Allgemeinanästhesie
- > 12. SSW: Analgesie über PDK; anschließend Wehenauslösung mit Prostaglandinen. Bei ungenügender Analgesie (ggf. auch aus psychologischen Gründen) Ergänzung durch Allgemeinanästhesie zur Entwicklung des Feten sowie zur Nachkürettage.

    Auch wenn man persönlich ggf. einer Interruptio ablehnend gegenüber steht, steht es dem pflegerischen und medizinischen Personal nicht zu, der Patientin wertend gegenüberzutreten. Für jede Frau stellt dieser Eingriff eine schwere psychische Belastung dar. Eine Pflegekraft kann jedoch nicht gezwungen werden, in Arbeitsbereichen zu arbeiten, in denen eine Interruptio durchgeführt wird, wenn sie dies aus ethischen Überlegungen heraus ablehnt.

Hysterektomie, Adnektomie
Transvaginale oder transabdominale Entfernung des Uterus und ggf. der Adnexen, z.B. bei Uterus myomatosus, anderen benignen oder malignen Tumoren, Descensus uteri, Inkontinenz.

- Narkose der Wahl ist die Allgemeinanästhesie
- Die transvaginale Hysterektomie erfolgt in Steinschnittlage; die abdominale in Rückenlage.

Basis-Monitoring mit
- EKG
- RR
- S_aO_2
- 1 peripherer Zugang.

Bei ausgedehnten Hysterektomien, z.B. Wertheim-Meigs:
- Ggf. ZVK
- Magensonde
- Evtl. Bereitstellung von EK's.

Mammakarzinom

OP-Indikation bei Karzinomverdacht der Mamma. Durchführbar je nach Karzinomart als: Ablatio mammae (Entfernung der weiblichen Brustdrüse) oder als Wide-exzision, bei kleinen, nicht infiltrierenden Tumoren.

- Allgemeinanästhesie
- ✔ Peripheren Zugang nicht am zu operierenden Arm anlegen
- ✔ Häufig lange Wartezeiten bei Schnellschnittdiagnostik
- ✔ Keine Relaxierung bei axillärer Lymphknotenausräumung zur intraoperativen Differenzierung der Nerven.

 Sind die Lymphknoten bereits entfernt, darf am betroffen Arm weder ein venöser Zugang oder eine arterielle Kanüle gelegt werden, noch die Blutdruckmanschette angelegt werden.

8.7 Anästhesie während der Schwangerschaft und in der Geburtshilfe

8.7.1 Mögliche Probleme und Komplikationen

Narkosemedikamente in der Schwangerschaft

- Barbiturate (z.B. Trapanal®)
  - Wegen fetaler Depression nur als Einleitungsnarkotika bei Sectio caesarea
- Opioide (z.B. Morphin, Dolantin®)
  - In hoher Dosierung reduzierte Wehentätigkeit und verzögerter Geburtsfortschritt. Klinisch-analgetische Dosen haben meist keinen Einfluß. Bei Fortral® soll es zu einer erhöhten Wehentätigkeit kommen
  - Einengung der Beat-to-Beat-Variabilität der fetalen Herzfrequenz, Atemdepression des Neugeborenen, Beeinträchtigung des neurologischen Status

- Ketanest®
  - Potente Analgesie bei der Gebärenden ohne Bewußtseinsverlust durch intermittierende i.v.-Applikation (jeweils 10–15 mg)
  - ✔ Zur Ergänzung bei inkompletter Regionalanästhesie.

Allgemeine Gefahren

Bei Operationen und Narkosen während der Schwangerschaft ist das Risiko für Aborte und frühzeitige Wehentätigkeit erhöht. Folgende Gefahren bestehen dadurch für Mutter und Kind:

- RR-Abfall
- Verminderte uteroplazentare Durchblutung
- Hypoxie
- Hypoventilation
- Hyperkapnie
- Auswirkung der plazentagängigen Medikamente.

Konsequenzen

→ Elektive Eingriffe werden bis nach der Entbindung verschoben

→ Dringliche operative Eingriffe werden möglichst auf das 2. oder letzte Trimenon verlegt

→ Notfallmäßige Operationen im 1. Trimenon werden nach Möglichkeit in SPA oder PDA durchgeführt

→ Bei Operationen in der Frühschwangerschaft wird die Pharmakonzufuhr auf ein Minimum beschränkt und es werden nur Medikamente verwendet, die in der Positivliste zugelassen sind

→ Nach der 16. SSW ist ein fetales Monitoring (Kardiotokographie) notwendig

→ Wenn Allgemeinanästhesie erforderlich, dann immer endotracheale Intubation (Aspirationsgefahr!). Einleitung mit Barbituraten (z.B. Trapanal®), Aufrechterhaltung der Narkose mit Opiaten und O_2/N_2O oder O_2/Air, Lachgaskonzentration < 50 % (Mitosehemmung!), Muskelrelaxantien bei Bedarf, intraoperative Hypotonie vermeiden und ggf. sofort therapieren (Volumenzufuhr, Kopftieflage, Akrinor®).

Komplikationen durch physiologische Veränderungen in der Schwangerschaft

Aufgrund der physiologischen Veränderungen während der Schwangerschaft ergeben sich eine Reihe von möglichen Komplikationen, die bei der Anästhesieführung berücksichtigt werden müssen.

Respiratorische Veränderungen

- Ab dem 1. Trimenon sind die Schleimhäute der oberen Luftwege vermehrt durchblutet und geschwollen
- → Vorsichtige Intubation wegen erhöhter Verletzungsgefahr
- Ab der 10.– 12. SSW ist das AMV um 50 % erhöht (Atemzugvolumen 40 % ↑, Atemfrequenz 15 % ↑)
- → Alveoläre Ventilation nimmt zu und volatile Anästhetika fluten schneller an und ab
- Es besteht eine physiologische Hyperventilation (p_aO_2 100–110 mmHg, p_aCO_2 32–33 mmHg)
- Durch den Zwerchfellhochstand ist die Residualkapazität um 12–20 % verringert
- Der O_2-Bedarf steigt um 20–25 %
- → Präoperativ mehrere Minuten mit reinem Sauerstoff präoxygenieren, da p_aO_2 in der apnoischen Phase schnell auf hypoxische Werte um 50 mmHg abfallen kann
- → Kein Intubationsversuch sollte länger als 30 Sek. dauern. Bei Fehlintubation erneute Intubation erst nach ausreichender Reoxigenierung.

Veränderungen des Herz-Kreislauf-Systems

- Das mütterliche Blutvolumen steigt zwischen der 8.– 12. SSW (Maximum 30.– 34. SSW), als Anpassung an die erhöhte Mehrdurchblutung des Gefäßsystems (Uterus, Mammae, Nieren, Skelettmuskeln, Haut)
- Vermeintliche Schwangerschaftsanämie durch überproportionalen Anstieg des Plasmavolumens (Plasmavolumen steigt um ca. 45 % , Erythrozytenvolumen um ca. 20 %) → Hämodilution (Hk-Verminderung um 10–15 %, Blutviskositätsverminderung um 12 %)
- Die Plasmaalbuminkonzentration sinkt (Grenzwert 4,4 g/dl) als Folge der Hämodilution → Ödemneigung im letzten Schwangerschaftsdrittel
- Ab der 8. SSW steigt das HMV → Schlagvolumen 30 % ↑, Herzfrequenz ↑
- Durch Rückgang des peripheren Widerstands sinkt der RR leicht ab
- Die Aktivität des Gerinnungssystems nimmt zu (Hyperkoagulabilität)
- → Erhöhtes Risiko thromboembolischer Komplikationen → Thromboseprophylaxe: am Abend vor OP 5000–7500 IE Liquemin®N s.c., peri- und postoperativ 2 x 5000–7500 IE Liquemin®N s.c. tägl.

Blutdruckabfall bei Regionalanästhesie

Reaktionen des Herz-Kreislauf-Systems auf eine Regionalanästhesie sind während der Schwangerschaft verstärkt durch:
- Abschwächung des Gefäßtonus
- Vermehrte Blutansammlung im anästhesierten Körperbereich

• Venöses Pooling → verstärkte Auswirkung eines Vena-Cava-Kompressionssyndroms.

▓ Komplikationen

Der Blutdruckabfall (systolischer RR < 100 mmHg) führt zu einer Minderdurchblutung der utero-plazentaren Einheit und damit zu einer fetalen Asphyxie.

Prophylaxe

• Erhöhung des intravasalen Volumens: 20 Min. vor Injektion des Lokalanästhetikums Infusion von 500–1000 ml Elektrolytlösung
✔ Bei hoher Periduralanästhesie (bis Th4) sind eher größere Mengen bis 1000 ml nötig, bei niedriger PDA (bis Th10) sind Infusionsmengen bis 500 ml ausreichend
• Vermeidung des Vena-Cava-Kompressionssyndroms: konsequente Linksseitenlagerung oder Linkswärtsschieben des Unterleibs mit der flachen Hand
• Hochlagern der Beine nach Injektion des Lokalanästhetikums.

Therapie

• Infusionsgeschwindigkeit steigern
• Evtl. Beine hochlagern (Autotransfusion)
• Bei Erfolglosigkeit z.B. 1/2–1 Amp. Akrinor® langsam i.v. (ca. 1 ml/Min.).

Erhöhte Aspirationsgefahr

Der intraabdominelle Druck ist erhöht und der Tonus des unteren Ösophagussphinkters vermindert.

→ Magensaftreflux (→ Sodbrennen) bei ca. 70 % aller Schwangeren und damit Gefahr des pulmonalen Aspiration (☞ 7.1.2).
✔ Schwangere ab der 16. SSW gelten als nicht nüchtern → deshalb immer Ileuseinleitung (☞ 4.1.4) bei einer ITN.

Vena-Cava-Kompressionssyndrom

Bei 10 % der Schwangeren (ab 20. SSW) kommt es durch den vergrößerten Uterus in Rückenlage zu einer Kompression der V. cava inferior: Der venöse Rückfluß aus der unteren Körperhälfte wird deutlich vermindert, Herzzeitvolumen und arterieller Blutdruck fallen ab. Klinisches Bild: Blutdruckabfall, Tachykardie, Übelkeit, Schwitzen, Kollaps.

Klinisches Bild

✔ Rasches Handeln erforderlich!
- Patientin in Linksseitenlage bringen (Kippen des OP-Tisches um ca. 15° nach links)
- Bei Erfolglosigkeit: Volumengabe, evtl. Vasopressoren, z.B. 1/2–1 Amp. Akrinor® langsam i.v. (ca. 1 ml/Min.).

Präeklampsie und Eklampsie

Schwerste Formen der schwangerschaftbedingten Erkrankungen (Gestosen) mit Gefahren für Mutter und Kind. Perioperative Probleme: Hypoventilation, Ödeme, Hypertonie, Herzinsuffizienz, Lungenödem, Krampfanfälle, Aspirationsgefahr, Hypoproteinämie, Oligurie mit drohendem Nierenversagen, Gerinnungsstörungen.

✔ Bestmögliche präoperative Einstellung reduziert die Komplikationen
- Allgemeinanästhesie mit Trapanal® in reduzierter Form (Mittel der Wahl zur Durchbrechung von Krampfanfällen bzw. Verhinderung bei krampfbereiten Patienten)
- Antikonvulsiva: 2 g Magnorbin® i.v., evtl. 5–10 mg Valium® i.v.
- Hypertonus: 10–25 mg Nepresol® i.v., danach über Perfusor, hierzu werden 2 Amp. à 25 mg auf 50 ml NaCl 0,9 % aufgezogen, davon 4–10 mg/Std. = 4–10 ml/Std.
- Postoperative Überwachung auf der Intensivstation.

8.7.2 Überwachung und Narkoseeinleitung

8

Monitoring und Überwachung

Wegen der Gefahren für Mutter und Kind wird bei Eingriffen in der Schwangerschaft ein erweitertes Monitoring notwendig.

Basismonitoring
- RR-Manschette
- EKG
- Pulsoximetrie.

Erweitertes Monitoring
- Kapnometrie
- CTG

✔ Bei langen Operationen zusätzlich:

- Intraarterielle RR-Messung
- ZVD-Messung
- DK.

Anästhesieverfahren während der Schwangerschaft

Für die **Allgemeinanästhesie** gilt aufgrund der möglichen Schädigung des ungeborenen Kindes durch Anästhetika eine strenge Indikationsstellung:
- Ab der 13. SSW immer Intubationsnarkose mit Ileuseinleitung (☞ 4.1.4)
- Narkoseeinleitung mit Trapanal® oder Ketanest®. Dabei hohe Dosen vermeiden, da diese Wehen hervorrufen können
- ✔ Wegen möglicher Fehlbildungen beim Kind darf kein Hypnomidate® (Etomidat) und Disoprivan® (Propofol) verwendet werden

Falls möglich sollten Regionalanästhesien, z.B. PDA oder SPA, bevorzugt werden.
Postoperative Überwachung ☞ 9.4.6.

8.7.3   Geburtshilfliche Eingriffe

Kaiserschnitt (Sectio caesarea)

Je nach Dringlichkeit erfolgt der Eingriff als primäre Sectio oder Not-Sectio. Letzterer Eingriff wird immer in Allgemeinanästhesie mit endotrachealer Intubation durchgeführt.

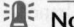 **Notfall-Sectio**

Bei einer Not-Sectio darf keine Zeit für die Vorbereitung verloren gehen, deshalb muß das Zubehör für die Narkose immer griffbereit sein:
- Narkosewagen mit
  - Ketanest®
  - Trapanal®
  - Muskelrelaxans, z.B. Lysthenon®
  - Atropin
- Dicklumigen Absaugkatheter einsatzbereit zur Absaugung legen
- Narkosegerät mit Beatmungsschläuchen bestücken und eingesteckt lassen, damit ein Schnellstart möglich ist.

Sectio in Allgemeinanästhesie

- Aspirationsprophylaxe (☞ 8.1.2)
- Thromboseprophylaxe, z.B. 5000 IE Liquemin®N s.c.
- Großlumiger Venenzugang und ausreichende Volumensubstitution vor Narkoseeinleitung
- Lagerung der Patientin in Linksseitenlage (OP-Tisch um 15° nach links kippen oder Keil unter die rechte Gesäßhälfte legen
- Präoxigenierung der noch wachen Patientin über 5 Min. mit 100 % O_2
- Narkosebeginn nach Absprache mit dem Operateur
- Präkurarisierung mit nichtdepolarisierendem Muskelrelaxans, z.B. 0,025–0,05 mg/kg KG Alloferin® i.v., 0,06–0,1 mg/kg KG Pancuronium® i.v., 0,08–0,1 mg/kg KG Norcuron® i.v.
- Werden die Augenlider der Patientin schwer, Einleitungshypnotikum zügig spritzen, z.B. 3–5 mg/kg KG Trapanal® i.v., 0,15–0,3 mg/kg KG Hypnomidate® i.v.
- ✔ Nach Narkosebeginn keine Maskenbeatmung (Aspirationsgefahr)
- Sofortige Relaxierung mit 1 mg/kg KG Lysthenon® i.v.
- Nach Atemstillstand rasche Intubation unter Krikoiddruck und sofortige Blockung des Tubus
- Operateur über die erfolgreiche Intubation verständigen, Schnitt erst nach Intubation!
- Bis zur Entwicklung des Kindes keine Opiate (→ fetale Depression), Narkoseunterhaltung mit 50 % O_2/50 % N_2O, volatile Inhalationsanästhetika in reduzierter Form (Ethrane® bis 1,0 Vol.%, Ferone® bis 0,75 Vol.%). Cave: pCO_2 < 25 mmHg führen zu mütterlicher Alkalose und fetaler Hypoxie mit metabolischer Azidose → Hyperventilation vermeiden!
- ✔ Ab Uterusinzision 100 % O_2, keine volatilen Anästhetika. Bei Wachwerden der Patientin Gabe eines Einleitungshypnotikums, z.B. 3–5 mg/kg KG Trapanal® i.v., 0,15–0,3 mg/kg KG Hypnomidate® i.v.
- Nach Abnabeln des Kindes Weiterführen der Narkose wie bei bauchchirurgischen Eingriffen (☞ 8.1.2)
- Hebamme, Pädiater oder zweiter Anästhesist übernehmen das Kind
- Nach Vorgabe des Operateurs evtl. Medikament zur Uteruskontraktion, z.B. 5-10 IE Syntocinon® sehr langsam i.v.
- Narkose nach Beendigung der OP ausleiten, Patientin erst nach Rückkehr der Schutzreflexe bzw. im Wachzustand extubieren.

Sectio in Regionalanästhesie

Periduralanästhesie (PDA)

✔ Übliche Vorbereitung des OP-Saals (Möglichkeit zur Allgemeinanästhesie als Ileuseinleitung muß zu jedem Zeitpunkt gegeben sein!)
• Großlumiger Venenzugang und präoperative Volumensubstitution von 500–1000 ml Vollelektrolytlösung
• 2 l/Min. O_2 über Nasensonde oder Sauerstoffbrille
• Punktion bei L_2/L_3 – L_3/L_4
• Als Testdosis 3,5–5 ml Carbostesin® 0,5 % injizieren, anschließend 10–15 ml Carbostesin® im Abstand von 10 Min. bis zur erforderlichen Anästhesiehöhe Th_4/Th_5 injizieren. Injektion nur im wehenfreien Intervall
• Kombination von Fentanyl/Carbostesin® potenziert die intraoperative Analgesie und senkt die Gesamtmenge an Carbostesin®, z.B. 0,05–0,1 mg Fentanyl in 5 ml Carbostesin® 0,5 % nach den ersten 10 ml Carbostesin®
✔ Operationsbeginn nach 20–30 Min.
✔ Kontinuierlich RR, HF und CTG überwachen
✔ Bei ungenügender Analgesie (Schmerz beim Hautschnitt) → Intubationsnarkose.

Spinalanästhesie

• Punktion in Linksseitenlage bei L_3/L_4
✔ Wegen erhöhtem intraabdominellen Druck nur 50–75 % der üblichen Dosierung injizieren
• 10–15 mg Carbostesin® 0,5 %
✔ Reduzierte Dosis bei Injektion in Seitenlage, insbesondere bei Rechtsseitenlage
✔ Erhöhte Gefahr von starken Blutdruckabfällen.

8.8 Anästhesie in der Urologie

8.8.1 Mögliche Probleme und Komplikationen

Großes Altersspektrum

Etwa 40 % der Patienten sind älter als 60 J., etwa 10 % jünger als 5 J. Ein großes Problem bei urologischen OP's sind die typischen Begleiterkrankungen älterer Patienten:

- Herz-Kreislauf-System: arterieller Hypertonus, Herzinsuffizienz, koronare Herzkrankheit, arterielle Verschlußkrankheit
- Urogenitaltrakt: eingeschränkte glomeruläre Filtrationsrate, erhöhtes Risiko eines perioperativen Nierenversagens, verzögerte Medikamentenausscheidung
- Sonstige wichtige Begleiterkrankungen: chronische Bronchitis, zerebrovaskuläre Insuffizienz, Diabetes mellitus, Querschnittslähmung.

Besondere Genauigkeit werden deshalb an die präoperative Diagnostik und die Überwachung während der OP gestellt.

→ Intraoperativ Elektrolyte kontrollieren
→ Perioperative Hypertonie und Hypotonie möglichst vermeiden
→ Medikamentendosis individuell an die glomeruläre Filtrationsrate und Herz-Kreislauf-Situation anpassen.
✔ Bei Kindern an die Möglichkeit einer Latexallergie denken (☞ 7.4).

Gefahren durch die Lagerung

Steinschnittlagerung

Flachlagerung des Patienten mit Anheben und Beugung der Beine im Hüft- und Kniegelenk, häufig bei transurethraler Resektion der Prostata bzw. Blase (☞ auch 3.1.3)

- Abnahme der Zwerchfellbeweglichkeit, Compliance und Vitalkapazität
- Erhöhung des venösen Rückstroms durch Hochlagerung der Beine (Autotransfusion) → Gefahr der akuten Herzinsuffizienz bei entsprechend vorbelasteten Patienten
- Erhöhte Luftemboliegefahr wegen Lage des Operationsgebiets über der Herzebene

→ Vor und nach der Lagerung laufende Blutdruck- und Herzfrequenzkontrollen

→ Maßnahmen zur Luftembolieerkennung: präkordiale Dopplersonographie, präkordiales Stethoskop, endexspiratorische CO_2-Messung während der Operation (☞ 7.5).

Seitliche Taschenmesserlage ("Nierenlage")
Seitenlage mit abgeknicktem Operationstisch und Unterpolsterung der lumbalen Flanken mit dem sog. Nierenbänkchen. Hauptsächliche Verwendung bei Nephrektomie.

• Störung des Ventilations-Perfusions-Verhältnisses → Gefahr der Hypoxämie
• Abfall von HZV und RR durch Pooling des Blutes in den unten liegenden Körperpartien sowie durch Kompression der V. cava inferior.

Trendelenburg-Lagerung (☞ 3.1.3)

TUR-Syndrom
☞ **T**rans**u**rethrale **R**esektion unter 8.8.3.

Postoperative Komplikationen
• Hypoxämie: Hypoventilation durch Schonatmung, zu straff gewickelte Verbände, Übergewicht, zentrale und periphere Atemdepression
• Hypotonie: Volumenmangel (häufig), Verlust durch Drainagen und Sonden
• Hypertonie: Schmerzen (häufig), Hypoxämie, Hypervolämie
• Rhythmusstörungen: Elektrolytstörungen, pH-Verschiebung, Hypoxämie/Hyperkapnie.

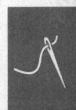

8.8.2 Überwachung und Narkoseführung

Da urologische OP's häufig an aus dem Lumbal- oder Sakralmark sensibel innervierten Organen wie z.B. Penis, Skrotum, Urethra und Prostata durchgeführt werden, bieten sich als Regionalanästhesieverfahren besonders Peridural-, Spinal- oder Lokalanästhesie an.

Erforderliche Anästhesieausdehnung für urologische Eingriffe

Operationsart	Dermatomhöhe
OP im Bereich Niere, Ureter	Th_6-Th_8
Transurethrale Resektion (Blase, Prostata)	Th_{10}
OP im Bereich Penis, Skrotum, Harnröhre	Th_{12}-L_1

Monitoring und Überwachung

Wegen des meist hohen Alters der Patienten und häufigen Begleiterkrankungen wird ein erweitertes Monitoring notwendig.

Basismonitoring bei Loc-Stand-By

- RR-Manschette
- EKG
- Pulsoximetrie.

Erweitertes Monitoring bei Allgemeinanästhesie

- EKG
- RR-Manschette
- Pulsoximetrie
- Kapnometrie
- Präkordiales Stethoskop zur Früherkennung von Luftembolien.

Bei Risikopatienten oder langen OP's zusätzlich:

- Temperatursonde
- Intraarterielle Blutdruckmessung
- ZVD-Messung
- Bei perkutaner Litholapaxie und TUR-Prostata wegen der häufigen Komplikationen Anlage eines ZVK.

8

8.8.3   Spezielle urologische Operationen

Endourologische Operationen

Transurethrale Resektion (TUR) und Ablation (TULA)

TUR-Prostata

Indiziert bei Prostataadenomen und Prostatakarzinom. In Steinschnittlage wird mittels einer elektrischen Schlinge der hypertrophierte Prostatamittellappen abgetragen. Nachteil: Gefahr des TUR-Syndrom (hypertone Hyperhydratation durch Flüssigkeitseinschwemmung in den Kreislauf). Bei der TULA-P erfolgt die Resektion mittels Laser. Vorteil: nur geringe Flüssigkeitseinschwemmung in den Kreislauf.

Narkoseverfahren: Eine Allgemeinanästhesie ist wegen des Pressens bei der Ausleitung nicht geeignet. Narkoseverfahren der Wahl ist die Spinalanästhesie mit einer Ausbreitungshöhe Th9-Th10. Zusätzlicher Vorteil ist die Möglichkeit der postoperativen Analgesie.

TUR-Blase

Die TUR-B findet bei benignen und malignen Blasentumoren Anwendung. **Narkoseverfahren** der Wahl ist die Spinalanästhesie mit einer Ausbreitungshöhe Th9-Th10.

- Bei Lokalisation des Tumors an der Blasenseitenwand kann evtl. eine Obturatoriusblockade notwendig sein. Durch Elektrostimulation der Nn. obturatorii und ausgelöstem Obturatoriusreflex besteht bei heftigen Patientenbewegungen die Gefahr der Blasenperforation
- **Komplikationen:** Blasenperforation, Reizung der Nn. obturatorii durch Koagulationsstrom.

🔔 **TUR-Syndrom**

Für die transurethralen Elektroresektionen muß (zur Vermeidung von Elektrolysevorgängen) elektrolytfreie Spülflüssigkeit verwendet werden; bei Eröffnung größerer Gefäße kann durch Absorption von Spülflüssigkeit in den Körperkreislauf ein sog. **TUR-Syndrom** entstehen: Nach anfänglicher Hypertonie und ZVD-Erhöhung kommt es dabei nach etwa 30 Min. zum RR- und ZVD-Abfall, zunehmender Bradykardie und Bewußtseinstrübung. In der Folge drohen Herzinsuffizienz, Lungenödem, Gerinnungsstörungen und Niereninsuffizienz. Zur Früherkennung ist deshalb eine entsprechende engmaschige Überwachung erforderlich.

Einschwemmung von Spülflüssigkeit in eröffnete venöse Gefäße → Volumenüberlastung → hypotone Hyperhydratation → Hyponatriämie, Hypokaliämie, metabolische Azidose.

Vermeidung einer Einschwemmungsreaktion
- Resektionszeit möglichst kurz halten < 60 Min.
- Aufhänghöhe der Spülflüssigkeit nicht mehr als 60 cm über Patientenniveau (hydrostatischer Druck)
- Klinische Zeichen: Hypertonie, zunehmende Bradykardie, Extrasystolen bis hin zu ventrikulären Tachykardien, Kammerflimmern; ZVD-Abfall; Hyponatriämie, Hypokaliämie
- Beim wachen Patienten als Frühzeichen: häufiges Gähnen, Unruhe, Erregung, Verwirrung, Bewußtseinsstörungen bis hin zum Koma
- Mögliche Komplikationen: Herzinsuffizienz, Lungenödem, Gerinnungsstörungen mit erhöhter Blutungsneigung, Oligurie, Anurie.

Therapie
- Möglichst rasche Beendigung des Eingriffs
  - O_2-Gabe 4–6 l/Min über Gesichtsmaske
- Keine Gabe von Schleifendiuretika, z.B. Lasix®, vor Ausgleich von Hyponatriämie und –kaliämie → Gefahr der Verstärkung!
- Volumensubstitution nur sehr vorsichtig und unter laufender ZVD-Kontrolle!
  - Bei Na^+-Werten < 120 mmol/l Gabe von NaCl 3–5 % über 4 h entsprechend der Formel NaCl-Bedarf [mmol/l] = 0,2 x kg KG x ($Na^+_{soll} - Na^+_{ist}$)
  - Kalium-Substitution: K+ > 3,0 mmol/l 100–200 mmol/l, K+ < 3,0 mmol/l 200–400 mmol/l (Achtung!: max. 20 mmol/l Kalium pro Std.)
  - Forcierte Diurese mit Mannitol 20 %, ggf. Einsatz von Katecholaminen
  - Bei Blutverlusten entsprechende Gabe von Erythrozytenkonzentraten
- ✓ Wichtig: frühzeitiges Erkennen der Einschwemmung durch:
  - Regelmäßige Kontrolle des neurologischen Status
  - Kontinuierliche Überwachung von EKG, ZVD, RR
  - Kontrolle von Hb, Hk, Na^+, K^+.

Ureteroskopie

Bei der Harnleiterspiegelung wird ein Endoskop transurethral zur Entfernung von Steinen oder Tumoren über die Blase in die Harnleiter eingeführt.

• Mögliche Anästhesieverfahren: Spinalanästhesie, Epiduralanästhesie, Allgemeinanästhesie

✔ Komplikationen: Harnleiterperforation. Klinische Zeichen: Gespanntes Abdomen, Oberbauchschmerzen, Übelkeit, Erbrechen.

Perkutane Nephrolitholapaxie (PNL)

Transkutane Punktion des Nierenbeckens mit Einführung eines Endoskopes in Bauchlage. Mittels Ultraschallsonde erfolgt die Steinzertrümmerung unter Sicht.

Besonderheiten

• Die PNL erfolgt in Allgemeinanästhesie

• Wegen Bauchlage → Intubation mit Woodbridge-Tubus

✔ Komplikationen: Einschwemmung von Spülflüssigkeit, Blutungsgefahr durch Verletzung renaler Gefäße.

——— Offene Prostataoperationen

Suprapubische Prostatektomie

Indikation bei benignen Prostataadenomen mit einer Größe > 80 g. Durchführung als transvesikaler (OP nach Freyer) oder retropubischer Zugang (OP nach Millin) in *Trendelenburglage:* Dabei wird die gesamte Prostata herausgelöst inkl. prostatischem Harnröhrenabschnitt.

• **Monitoring:** ggf. invasiv bei Risikopatienten

• Allgemeinanästhesie, evtl. Kombination mit Regionalanästhesie zur Verringerung des Anästhetikaverbrauchs und postoperativen Analgesie

✔ Wegen der guten Versorgung der Prostata mit Gefäßen, ihrer Nähe zu großen Gefäßen sowie dem Gehalt an Fibrinolyse-Aktivatoren besteht die Gefahr von großen Blutverlusten → 2 EK's bereithalten

✔ Einschwemmungsreaktion (☞ TUR-Syndrom).

Radikale Prostatektomie

Extraperitoneale Entfernung der Prostata bei Prostatakarzinom. Die OP erfolgt in *Trendelenburglagerung* (☞ 3.1.3).

Monitoring

Erweitertes Monitoring:

- ZVK
- Intraarterielle RR-Messung
- DK.

Besonderheiten

- Kombination von Inhalationsanästhesie und thorakaler PDA
- ✔ Durch die gute Versorgung der Prostata mit Gefäßen und ihrer Nähe zu großen Gefäßen ist mit erheblichen Blutungen zu rechnen → 4 EK's und 2 FFP's bereithalten
- ✔ Durch die lange OP-Dauer ist der Patient durch Auskühlung gefährdet
- ✔ Wegen Lagerung und Manipulation an großen Venen besteht ein erhöhtes Lungenembolie-Risiko → nach Narkoseeinleitung erhalten die Patienten 5000 IE Liquemin® s.c.

───── Operationen an der Blase

Zystektomie

Komplizierter Eingriff mit Cysto-Prostato-Vesikulektomie bei Blasenkarzinom. Dauer der OP: 4–7 h Die OP erfolgt in Rückenlagerung.

Monitoring

Erweitertes Monitoring:

- ZVK
- Arterielle RR-Messung
- DK
- Regelmäßige Kontrolle von Hb, Hk, Na^+, K^+, Quick, PTT, BGA.

Anästhesieverfahren

- Allgemeinanästhesie, evtl. kombiniert mit thorakaler Epiduralanästhesie. PDA sollte wegen hämodynamisch bedeutsamer RR-Abfälle nicht eingesetzt werden
- In den meisten Fällen werden die Patienten postoperativ nachbeatmet.

Besonderheiten

- ✔ Extreme Flüssigkeitsverluste sind zu erwarten durch lange OP-Dauer und eröffnetes Peritoneum sowie freiliegende Darmschlingen
- ✔ Lungenemboliegefahr ist erhöht → 5000 IE Liquemin®N s.c. nach Narkoseeinleitung.

Operationen an Nieren, Nierenbecken, Ureteren

Nephrektomie

Entfernung der Niere bei Funktionsausfall, z.B. Schrumpfniere, Hydronephrose oder malignem Tumor. Die OP erfolgt in Seitenlage.

Anästhesieverfahren

- Allgemeinanästhesie, evtl. Kombination mit thorakaler PDA
- PEEP +5 cmH$_2$O zur Atelektasenprophylaxe einstellen.

Besonderheiten

- ✔ Mit stärkeren Blutungen ist zu rechnen
- ✔ Gefahr der Lungenembolie erhöht → 5000 IE Liquemin®N s.c.
- ✔ Gefahr der versehentlichen Pleuraeröffnung durch OP-Technik vorhanden.

Nierenbeckenplastik

Indikation bei Abflußbehinderung am pyelo-ureteralen Übergang, häufig bei Hufeisenniere im Kindesalter zu finden. Spaltung des Ureters und Wiedervereinigung mit dem eröffneten Nierenbecken. OP-Dauer: 2–4 Std.

Allgemeinanästhesie in Kombination mit Sakralanästhesie (☞ 4.2.10).

Kleine urologische Operationen

Zirkumzision

Entfernung der Vorhaut bei Patienten mit angeborener oder erworbener Phimose. In der Regel wird eine totale Zirkumzision mit kompletter Entfernung der Vorhaut und Frenulotomie durchgeführt. OP-Dauer: 20–30 Min.

Anästhesieverfahren

- Narkoseverfahren der Wahl ist der Penis-Block (Lokalanästhesie der n. dorsalis penis), der eine ausreichende Anästhesie und eine hervorragende, über etwa 12 h anhaltende postoperative Analgesie bietet
- Bei Lokalanästhesie sind Komplikationen extrem selten, evtl. Nachblutung.
- In den seltensten Fällen, z.B. bei unkooperativen Kindern < 12–13 J., ist eine Allgemeinanästhesie erforderlich

Extrakorporale Stoßwellen-Lithotripsie (ESWL)

Zertrümmerung von Nieren- und Harnleitersteinen mit fokussierten Stoß-wellen. Zur besseren Übertragung der Stoßwellen auf das Zielgebiet erfolgt der Eingriff im Wasserbad. Häufig wird der Eingriff ambulant durchgeführt.

Anästhesieverfahren

- In den meisten Fällen ist eine Analgosedierung ohne Anästhesiebetei-ligung möglich:
  - Z.B. 10–20 mg Dipidolor® i.v., 25 mg Atosil® p.o. oder i.v. oder
  - Z.B. Rapifen® (15–30 µg/kgKG) und z.B. Dormicum® (0,01–0,05 mg/kgKG)
- In etwa 10 % der Fälle ist eine thorakale PDA erforderlich.

Besonderheiten

- Problem: erschwerte Zugangsmöglichkeit zum Patienten wegen Was-serbad
- Das Eintauchen in das warme Wasserbad hat hämodynamische Aus-wirkungen in Form von Blutdruckabfall und Tachykardie zur Folge → Besonders kardial vorerkrankte Patienten müssen langsam unter konti-nuierlicher Kontrolle von Puls und RR in das Becken eingetaucht werden
- Beim Aussteigen des Patienten aus dem Wasser besteht die Gefahr des Kreislaufkollaps durch die erweiterten Blutgefäße.

8.9 Anästhesie in der Neurochirurgie

8

8.9.1 Physiologie der Hirndurchblutung

Autoregulation der Hirndurchblutung

Die Autoregulation des zerebralen Blutflusses (CBF) sichert durch die Änderung des Arteriolendurchmessers eine konstante Durchblutung und Sauerstoffversorgung des Gehirns. Der CBF (ca. 700 ml/Min.) wird weitestgehend über den mittleren art. Blutdruck (MAP) konstant gehalten und folgt nicht den Schwankungen des art. Blutdruckes, sofern der MAP zwischen 60–140 mmHg liegt. Daher führen Blutdruckänderungen innerhalb dieser Grenzen sowie Volumenverluste bis zu 30 % der gesamten Blutmenge noch nicht zu einer Abnahme des CBF.

Intrakranieller Druck

Der zerebrale Perfusionsdruck (CPP) entsteht aus der Differenz von arteriellem Mitteldruck (MAP) und intrakraniellem Druck (ICP): Es gilt: CPP = MAP - ICP.

Der intrakranielle Druck (intracranial pressure = ICP) ist abhängig von der Gehirndurchblutung, der Gewebespannung und der Liquormenge. Der ICP wird auch beeinflußt von: RR, Atmung, Lagewechsel, Husten, Pressen, Anästhetika und anderen Medikamenten (s.u.).

- Normalwerte des ICP: 5–15 mmHg
- Schwankungen des ICP bis 30 mmHg sind möglich und physiologisch
- Ein ständiger ICP von mehr als 20 mmHg ist behandlungsbedürftig
- Länger andauernde ICP – Werte über 50 mmHg werden nur selten ohne neurologische Ausfallerscheinungen überlebt!
- ✔ Hypoxie oder Traumatisierung führen zum Verlust der Autoregulation. Folge ist die maximale Dilatation der Hirngefäße mit Anstieg des ICP.

Stoffwechselaktivität des Gehirns

- Zerebraler O_2-Verbrauch: 3–3,5 ml/100 g Gewebe/Min.
- Hirndurchblutung: 50 ml/100 g Gewebe/Min.

8.9.2   Möglige Probleme und Komplikationen

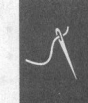

Hirndruckanstieg

Ein Hirndruckanstieg ist mit folgenden Gefahren verbunden:
- CPP ↓: Durch den Druckanstieg fällt der CPP und damit auch die Hirndurchblutung ab. Folge ist eine zerebrale Ischämie
- Die Gefahr der Einklemmung von Gehirngewebe, z.B. ins Foramen ovale, steigt.

Einflußfaktoren auf den Hirndruck

Ursache eines erhöhten Hirndrucks ist eine Volumenzunahme im Gehirn, entweder durch Raumforderungen von Gewebe (z.B. Tumore, Hämatom), Anstieg der Liquormenge (z.B. durch gestörte Zirkulation, Produktion oder Resorption von Liquor) oder durch Anstieg des Blutvolumens durch eine verstärkte zerebrale Durchblutung (ICB). Die Anästhesie kann u.a. über die Beatmung, Lagerung und Anästhetikawirkung (☞ 8.9.3) die zerebrale Durchblutung beeinflussen. Folgende Faktoren haben Einfluß auf den Hirndruck:

- P_aO_2 und p_aCO_2
- Blutdruck (MAD)
- Intrathorakaler Druck
- Venöser Abfluß der Jugularvenen
- Körpertemperatur
- Bestimmte Medikamente (☞ 8.9.3).

Hypoxie

Ein $p_aO_2 < 50$ mmHg bedingt einen starken Anstieg des CBF. Gleichzeitig bewirkt Sauerstoffmangel eine starke Anhäufung saurer Metabolite (Laktat, pH ↓), die wiederum eine Vasodilatation zur Folge haben.

→ Bereits vor der Intubation ist eine ausreichende Oxygenierung und leichte Hyperventilation anzustreben.

Hyperkapnie

Sinkt durch Hyperventilation der $p_aCO_2 < 40$ mmHg, kontrahieren sich die Hirngefäße und die Hirndurchblutung nimmt ab. Die Hyperventilation bewirkt eine Vasokonstriktion in den gesunden Hirnarterien und führt somit zu einer Verminderung des intrakraniellen Blutvolumens.

- Hypokapnie → zerebrale Vasokonstriktion → CBF ↓
- Hyperkapnie → zerebrale Vasodilatation → CBF ↑

→ Bei Hirndruckspitzen sollte durch eine kontrollierte Hyperventilation ein optimaler p_aCO_2 von 25–35 mmHg erreicht werden. Neuere Untersuchungen belegen den Wert der therapeutischen Hypokapnie nur für einen relativ geringen Zeitraum. Nach kurzer Zeit fällt die hirndrucksenkende Wirkung signifikant ab, der CBF bleibt reduziert. Daher wird die therapeutische Hypokapnie vorzugsweise zur gezielten Hirndrucksenkung unter invasiver Druckkontrolle angewandt.

8

Blutdruckänderungen

Ist der ICP erhöht, ist die Autoregulation der Hirndurchblutung meistens gestört. Bei Hypotonie besteht die Gefahr der zerebralen Ischämie durch den gesenkten CBF; bei Hypertonie besteht die Gefahr des ICP-Anstieges.

→ Blutdruckabfall und Blutdruckspitzen möglichst vermeiden

• Vor schmerzhaften OP-Phasen, z.B. Inzision der Kopfschwarte, Eröffnen von Periost und Dura mater erneute Analgetikagabe

• Zur Blutdrucksenkung nur β-Blocker, Catapresan® oder Ebrantil® verwenden

• Alle direkten Vasodilatatoren wie Nitroglingual®, nipruss®, Nepresol®, Ca^{2+}-Antagonisten, z.B. Adalat®, wegen ungünstigem ICP-Effekt vermeiden.

Anstieg des intrathorakalen Druckes

Husten, Pressen sowie ein PEEP bei der Beatmung erhöhen den intrathorakalen Druck, der wiederum den Hirndruck erhöht.

→ Gezielte Schleimhautanästhesie des Kehlkopfes und der oberen Trachea (z.B. mit Xylonest® 1 %, Xylocain® 2 %) sowie eine ausreichende Narkosetiefe bei der Intubation vermeidet Husten und Pressen des Patienten

→ Wenn möglich auf den Einsatz von PEEP verzichten.

Gestörter venöser Abfluß

Ein gestörter venöser Abfluß der Jugularvenen führt zum Druckanstieg im Gehirn. Deshalb hat die Lagerung folgenden Einfluß auf den ICP:

• Bei Flachlagerung beträgt der ICP 10–15 mmHg

• Bei Kopfhochlagerung ICP 0–5 mmHg

• Bei Kopftieflage ICP ~ 50 mmHg (niemals!)

→ Wenn MAP ≥ 70–80 mmHg Oberkörper des Patienten um ca. 30° hochlagern zur Verbesserung des venösen Abstromes

→ Kopf des Patienten in Neutralstellung lagern, um Kompression der Jugularvenen zu vermeiden.

Sonstige Einflüsse

• Fieber steigert die Hirndurchblutung und damit den ICP

• Eine Hypervolämie steigert ebenfalls den ICP

→ Zurückhaltende Infusionstherapie über exakte Flüssigkeitsbilanzierung mit negativer Bilanz (Stundenurin, ZVD-Kontrolle).

8.9.3   Anästhesieverfahren und Überwachung

Bei Eingriffen am Gehirn wirken der Operateur und der Anästhesist am gleichen Zielorgan. Von der Anästhesie wird gefordert die Gehirndurchblutung und den intrakraniellen Druck so zu steuern, daß kein Hirndruckanstieg resultiert bzw. eine Hirndrucksenkung herbeigeführt wird. Die Narkose muß ausreichend tief jedoch rasch auszuleiten sein, um postoperativ möglichst früh einen neurologischen Status erheben zu können.

Anästhesieverfahren
Die Narkoseauswahl ist abhängig von der Operation, der Lagerung, des ICP, der zerebralen Compliance, der beabsichtigten Narkosetiefe und dem gewünschten Aufwachverhalten (Narkoseausleitung, Nachbeatmung). Die Methode der Wahl ist meistens die Neuroleptanästhesie (☞ 4.1.5) oder eine TIVA mit Propofol (Disoprivan®) und Remifentanyl (Rapifen®).

Anästhetikawirkung auf die Hirngefäße

Viele volatile Inhalationsanästhetika erhöhen den ICP, die meisten intravenösen Anästhetika senken den ICP.

Medikamente, die den ICP senken
Die meisten i.v. Anästhetika reduzieren den zerebralen ICP:
- Barbiturate, z.B. Trapanal®, Brevimytal®
- Opiate, z.B. Fentanyl
- Benzodiazepine, z.B. Dormicum®
- Etomidat, z.B. Hypnomidate®
- Disoprivan®
- Dehydrobenzperidol® in Verbindung mit Opiaten gut geeignet.

Medikamente, die den ICP erhöhen
- ✔ Ketamin, z.B. Ketanest®, steigert die Hirndurchblutung. Nicht bei Hirndruck verwenden!
- Opiatantagonisten
- Vasodilatatoren, z.B. Nitropräparate.

Wirkung volatiler Anästhetika
- ✔ Volatile Anästhetika und N₂O steigern dosisabhängig den ICP
- Hoch dosierte volatile Anästhetika (2 MAC) heben die Autoregulation der Hirndurchblutung auf, unter 1 MAC wird sie beeinträchtigt. Dieser

Effekt ist bei Isofluran am geringsten. Konzentrationen bis 0,8 Vol.% sind bedingt erlaubt
- N_2O beeinflußt nicht die Autoregulation der Hirndurchblutung, hat jedoch einen direkten vasodilatierenden und damit ICP-erhöhenden Effekt
→ Beim dekompensierten Hirndruck (komatöser Patient) sind volatile Anästhetika und N_2O kontraindiziert
→ Bei Verdacht auf erhöhten ICP Beatmung mit Sauerstoff/Luft-Gemisch. Nach Kraniotomie Isofluran zufügen (zerebro-protektive Wirkung durch Senkung des zerebralen Sauerstoffverbrauchs).

Medikamentöse Hirndrucksenkung

Folgende Medikamente können gezielt zu Hirndrucksenkung verabreicht werden:
- Kortikosteroide bei Hirnabszeß oder Tumoren (bei SHT nur geringe oder keine Wirkung)
- Osmotherapie, z.B. mit hyperosmolarer Kochsalzlösung (7,5 %), 1,5–2 ml/kg KG Mannitol 20 % (z.B. Osmosteril 20%) über 15 Min. i.v. (Wirkungseintritt nach 20 Min.), entzieht allen gut durchbluteten Geweben Wasser → schnell einsetzende Hirndrucksenkung. Wichtig sind dabei die regelmäßige Elektrolytkontrollen
- I.v.-Gabe von Barbituraten, Etomidat ist umstritten: Diese senken im eigentlichen Sinn nicht den Hirndruck, sondern den Hirnstoffwechsel.

Prämedikation
- Bei der Prämedikation ist bezüglich der zentral dämpfenden Pharmaka wie Sedativa und Opioiden Vorsicht geboten → Atemdepression, Hirndrucksteigerung
- Bewußtseinsgetrübte Patienten erhalten keine Prämedikation
- Präoperativ wird immer ein neurologischer Status erhoben.

___ Monitoring und Überwachung

Das Ausmaß des Monitorings richtet sich nach der OP und der notwendigen Lagerung.

Basismonitoring
- EKG
- RR-Messung
- S_aO_2

- ETCO$_2$
- Relaxometrie.

Erweitertes Monitoring

✔ Bei langen OP's und Risikopatienten
- Arterielle RR-Messung
  - Vor Narkosebeginn in Lokalanästhesie anlegen (OP-abhängig); sonst engmaschige RR-Kontrolle und nach Narkoseeinleitung art. Zugang legen
  - Engmaschige BGA-Kontrollen (p$_a$O$_2$ und p$_a$CO$_2$) in kurzen Abständen (10–25 Min.)
- ZVK/ZVD
- Temperatursonde
- Ggf. Pulmonaliskatheter
- Ggf. Überwachung der zerebralen Funktion: EEG, evozierte Potentiale
- DK mit Stundenurin
- Bei sitzender OP → Präkordiales oder Ösophagusstethoskop und Ultraschalldopplersonde zur Früherkennung von Luftembolien (☞ 7.5).

Zubehör

✔ Je nach Lagerung Spiral-Tubus (☞ 5.1.1)
- Großlumige periphervenöse Zugänge
- Augenklappen, Augensalbe
- Ggf. Magensonde.

Einleitung und Intubation

✔ Tubus mit allen Verbindungsschläuchen gut fixieren, da der Kopf des Patienten meistens nicht mehr für den Anästhesisten zugänglich ist.

Infusionstherapie

Die intraoperative Infusionstherapie wird eher zurückhaltend gehandhabt, um die Entwicklung eines Hirnödems nicht zu begünstigen. Es genügt den Basisbedarf mit Vollelektrolytlösungen zu decken (☞ 3.2).

Narkoseausleitung

Die meisten neurochirurgischen Patienten werden intubiert und beatmet auf die Intensivstation verlegt. Daran denken, daß der Oberkörper hochgelagert sein sollte (15–30° je nach Blutdrucksituation).

🔔 Vorsicht bei Patienten mit erhöhtem Hirndruck

✔ Potente Inhalationsanästhetika wirken hirndrucksteigernd
✔ Ketanest® steigert den Hirndruck
✔ Blutdruckanstieg bedeutet Hirndruckanstieg
✔ Blutdruckabfall führt zur zerebraler Minderperfusion und Hypoxie
✔ Zerebrale Ischämie bei $pCO_2 \leq 20$ mmHg
✔ Bei Kraniotomie ist mit erheblichen Blutverlusten zu rechnen
✔ Falsche Lagerung kann venöse Abflußbehinderung zur Folge haben
✔ Gefahr der Luftembolie bei sitzender Lagerung.

8.9.4   Spezielle neurochirurgische Operationen

Akutes Schädel-Hirn-Trauma (SHT)

Verletzung der Schädelknochen oder des Gehirns durch äußere Gewalteinwirkung auf den Kopf. Gefahr von sekundären Verletzungsfolgen, z.B. intrakranielle Blutungen, Hirnödem. Meist in Kombination mit anderen Verletzungen: ca. 20 % aller SHT-Patienten sind polytraumatisiert.

	Gradeinteilung des SHT (nach Tönnis, Loew und Hermann)
I.°	Bewußtlosigkeit (nicht Amnesie) < 5 Min., vollständige Rückbildung aller Symptome innerhalb von 5 Tagen
II.°	Bewußtlosigkeit zwischen 5 und 30 Min., völlige funktionelle Rückbildung oder Endstadium mit geringen verbleibenden Störungen innerhalb von 30 Tagen
III.°	Bewußtlosigkeit > 30 Min., bleibende Defekte mit Funktionsstörungen sind obligatorisch
IV.°	Schwere neurologische Defekte machen den Patienten auf Dauer pflegeabhänglg

Narkoseeinleitung

• Falls möglich wird präoperativ eine Hirndrucksenkung mit 1,5–2 ml/kg KG Mannitol 20 % (z.B. Osmosteril® 20 %) über 15 Min. i.v. vorgenommen
• Bei Notfällen sollten folgende Laborparameter vorliegen bzw. bestimmt werden: BB, Gerinnung, Hb, Hkt, E'lyte, Osmolalität, BZ
• Ileuseinleitung (☞ 4.1.4)

- Ggf. 1–1,5 mg/kg KG Xylocain® i.v. zur Hustensupprimierung und ICP-Senkung ↓
- Bei ausreichendem Blutdruck Barbiturate, bei hämodynamischer Instabilität und Schock Hypnomidate®.

Narkoseführung
- Keine Verwendung von N_2O wegen CBF ↑ (bei Verwendung von Benzodiazepinen und Hyperventilation vertretbar)
- Volatile Inhalationsanästhetika vermeiden oder nur in sehr geringen Dosierungen. Isofluran besitzt den geringsten CBF-Anstieg
- Hyperventilation anstreben
- Zurückhaltender Volumenersatz: max. 2 ml/kg KG/Std. kristalloide oder kolloidale Volumenersatzmittel (Cave: keine Glukose)
- Hirnödemprophylaxe: 100 mg Fortecortin® i.v. (umstritten)
- Je nach operativem Eingriff werden die Patienten intubiert und beatmet auf die Intensivstation verlegt.

Trepanation
Trepanation ist jegliche Form der Eröffnung des Schädels entweder zur Entfernung einer Raumforderung, z.B. Tumor (z.B. Angiom, Meningiom), Hämatom oder zur Druckentlastung bei Hirndruck. Je nach OP erfolgt die Lagerung des Patienten in Bauch-, Rücken-, Seitenlage oder im Sitzen (z.B. bei Eingriffen in der hinteren Schädelgrube).
Als Narkose kommt eine balancierte Anästhesie (mit Isofluran und Fentanyl) oder eine TIVA mit Propofol in Frage.

Monitoring und Zubehör
- Erweitertes Monitoring:
  - EKG
  - S_aO_2, $ETCO_2$
  - Art. RR-Messung
  - ZVK
  - Kapnometrie
  - Relaxometrie
  - Temperatursonde bei langen OP's
  - DK
- Abhängig von der Lagerung:
→ Intubation mit Spiral-Tubus
→ Nicht mehr zugängliche Konnektionsstellen von Beatmungsschläuchen zusätzlich sichern
→ Ggf. Infusionsverlängerungen mit Drei-Wege-Hahn vorbereiten
→ Ggf. Tubus mit Verlängerung verwenden

→ Augen mit Salbe versehen, ggf. Augenklappen verwenden und zukleben
- Wegen Gefahr von Blutungen 2 großlumige Zugänge legen
- Bei zu erwartender langer OP Wärmematte bzw. Wärmegerät oder Isolierfolie vorbereiten
- Ösophagusstethoskop
- Magensonde
- BZ wird intraoperativ kontrolliert, um Hyperglykämien zu vermeiden.

Einleitung
- Bei Hirndrucksymptomatik wird ggf. 1,5 mg/kg KG Xylocain® i.v. verabreicht oder evtl. Lokalanästhesie des Rachens und Kehlkopfes mit Xylocain® Spray 4 % vorgenommen
- Bei Eintritt der Bewußtlosigkeit sofortige Hyperventilation über Maske ($F_iO_2 = 1,0$)
- Relaxation mit nichtdepolarisierenden Muskelrelaxantien, z.B. 0,08-0,1 mg/kg KG Norcuron® i.v.

Narkoseführung und -ausleitung
✔ Keine reine Kohlenhydratlösungen verwenden, weil die Blut-Hirn-Schranke für freies Wasser durchgängig ist
- Verwendung von Gelatine- oder Dextranpräparaten ist wegen der Thrombozytenaggregationshemmung umstritten → Blutverluste ggf. durch Plasma- oder Blutpräparate ersetzen
- Vor der Extubation Gabe von Antiemetika, z.B. 10–20 mg Paspertin® i.v. oder 2,5–5 mg Dehydrobenzperidol® i.v.
- Je nach operativem Eingriff wird der Patient extubiert oder intubiert auf die Intensivstation verlegt.

Akustikusneurinom
Histologisch gutartiger Tumor im Kleinhirnbrückenwinkel, der meist von den Schwann-Zellen des N. vestibularis ausgeht. Kleinere Tumore werden in der HNO chirurgisch entfernt. Die Operation ist von langer Dauer.
Lagerung: Rücken

Besonderheiten bei der Narkoseführung
- Erweitertes Monitoring
  - Art. RR-Messung
  - pCO_2
  - Relaxometrie
  - ZVK
  - DK
  - Temperatursonde

- 2 periphere Zugänge
- Wärmematte bzw. Wärmegerät oder Isolierfolie vorbereiten
- Ggf. wird intraoperativ die Funktion des N. facialis überprüft → keine Gabe von Muskelrelaxantien.

Transsphenoidale Hypophysektomie

Operative Entfernung eines Hypophysentumors, z.B. bei M. Cushing (Hypertonie, Hypokaliämie, Stammfettsucht). Der Zugang zur Sella turcica erfolgt entlang des Septums auf transnasal-transsphenoidalem Weg (über die Nase durch das Os sphenoidale zur Hypophyse). Die OP wird mittels Mikroskop geführt. Intra- und postoperativ kann ein Diabetes insipidus oder Syndrom der inadäquaten ADH-Sekretion auftreten.
Lagerung: Halbsitzende Position oder Rückenlage mit nach hinten geneigtem Kopf.

- ✔ Intraoperativ ist eine Rö-Kontrolle notwendig → An Rö-Schutz für Personal und Patienten denken
- Besonders auf vorbestehende Begleiterkrankung achten:
  - – Hypophysenüber- oder -unterfunktion
  - – Diabetes mellitus/insipidus
  - – NNR-Insuffizienz
  - – M. Cushing.

Einleitung und Narkoseführung

- Meist wird eine balancierte Anästhesie gewählt
- Ggf. erweitertes **Monitoring**
  - – Ggf. art. RR-Messung
  - – Bei M. Cushing ZVK
- Orale Intubation mit Spiraltubus, Fixierung nahe am Mundwinkel
- ✔ Bei Patienten mit Akromegalie mit erschwerter Intubation rechnen
- ➙ Beatmungsmaske der Größen 4 und 5 sowie langen geraden Spatel (Foregger Nr. 4/5), bereitlegen
- ➙ Evtl. fiberoptische Intubation notwendig
- Rachentamponade vorbereiten (feuchte Mullbinde), damit Blut nicht in Magen und Trachea fließt
- Magensonde legen
- Patienten mit einer Hypophysenunterfunktion benötigen meist weniger Einleitungsanästhetika, bei einer Überfunktion dagegen mehr
- Corticosteroide (z.B. Hydrocortison®) bereitlegen.

Extubation

- Eine Nachbeatmung ist selten erforderlich
- Nach Extubation den Patienten mit erhöhtem Oberkörper lagern → Aufgrund der liegenden Nasentamponade bekommen die Patienten schwer Luft
- Gefahr der Blutaspiration.

Postoperative Überwachung ☞ 9.4.8.

Eingriffe an Wirbelsäule und Rückenmark

Häufige Indikationen für OP's an Wirbelsäule und Rückenmark sind Bandscheibenvorfall, Spondylose oder Wirbelsäulentrauma. Komplikationen liegen in der Rückenmarksschädigung bis hin zur Querschnittslähmung, intraspinalen Blutungen und Denervation der Rückenmuskulatur.

✔ Bei Rö-Kontrollen das Tragen von Bleischürzen bzw. Bleiabdeckplatten für den Patienten (→ Gonadenschutz) denken

Lagerung: Die Lagerung ist abhängig von der Lokalisation des Eingriffs
- Eingriffe an der HWS: sitzende Lagerung
- Eingriffe an der BWS, LWS: Bauchlagerung.

Monitoring

Das Monitoring richtet sich nach der Lagerung des Patienten in Bauch-, Rücken-, Seitenlage oder im Sitzen.

Besonderheiten in den Narkosephasen

- Balancierte Anästhesie oder Inhalationsanästhesie ist möglich
- ✔ Bei länger als 3 Tage bestehender Querschnittssymptomatik kein Lystenon® verwenden. Depolarisierende Muskelrelaxantien führen zu einer gesteigerten Kaliumausschüttung → Hyperkaliämie → Gefahr des Kammerflimmerns!

- Bei Wirbelsäulentrauma z.B.: initial 30 mg/kg KG Urbason® forte (Methylprednisolon), dann 5,4 mg/kg KG/Std. über insgesamt 24 Std. (NASCIS-III-Studie, Bracken et. al 1997)
- Mehrere großlumige Zugänge (großer Blutverlust bei Laminektomie)
- Je nach Lagerung orale Intubation mit Spiral-Tubus
- Fortführen der Methylprednisolon-Gabe
- Die Extubation bzw. Nachbeatmung ist vom Zustand des Patienten abhängig.

Bei allen instabilen Frakturen, besonders der HWS, müssen alle Bewegungen des Kopfes und Halses, z.B. durch Lagerung und Intubation, vermieden werden

- Intubation erfolgt in Mittelstellung des Kopfes (keine Jackson-Position)
- Kopf nur sehr leicht beugen und strecken → ggf. fiberoptische Intubation.

Postoperative Überwachung ☞ 9.4.8.

Aneurysma

Symptom eines zerebralen Aneurysmas ist meistens eine Subarachnoidal-blutung, deren Mortalität relativ hoch ist. Nur ca. 55 % der Patienten überleben das Ereignis ohne neurologische Ausfälle. Innerhalb von 3 Tagen erfolgt nach der angiographisch gesicherten Diagnose das Gefäßclipping. Ab dem 3. Tag nach dem Ereignis treten meistens Gefäßspasmen auf, die zur Ischämie führen.

Einleitung

- Erweitertes Monitoring
  - ZVK
  - Art. RR-Messung
  - Relaxometrie
  - Magensonde
  - Temperatursonde
  - DK
- Wärmematte oder -gerät
- ✔ Jeder Blutdruckanstieg bedeutet erneute Blutungsgefahr mit hoher Mortalität
- → Ggf. Intubation mit Lokalanästhesie von Rachen und Trachea
- Wegen Gefahr der Blutung mind. 2 großlumige Zugänge legen.

Besonderheiten in den Narkosephasen

- ✔ Jeden Blutdruckanstieg vermeiden
- → Die Anästhesie wird gemäß einer kontrollierten Hypotension geführt
- → Nitroprussid-Natrium (Nipruss®) und/oder Nimodipin (Nimotop®) als Perfusor vorbereiten. Nimotop® mindert als Ca²⁺-Antagonist den Vasospasmus der Hirngefäße
- Prüfen, ob ausreichend EK's und FFP's bereitstehen
- ✔ In Rufnähe des Anästhesisten bleiben, falls es zur plötzlichen Blutung kommt.

Bohrloch- und Shuntoperationen

Ein Bohrloch wird meist zur Anlage einer Außenableitung zur vorübergehenden Liquorableitung und Hirndruckmessung gelegt. Ein Shunt stellt eine permanente Verbindung zwischen Liquorsystem (meistens aus dem Seitenventrikel) und dem venösen System (V.cava sup., re. Vorhof) oder dem Peritonealraum dar.

Abhängig vom Hirndruck sind die Patienten unauffällig bis komatös. Demnach wird auch die Narkose geführt.
- Basismonitoring
- Intubation mit Magilltubus
- Ein peripherer Zugang ist ausreichend.

Postoperative Überwachung ☞ 9.4.8.

8.10 Anästhesie in der Kiefer- und Gesichtschirurgie

8.10.1 Mögliche Komplikationen

Intubationsschwierigkeiten

Aufgrund von anatomischen Veränderungen oder Fehlbildungen ist bei kieferchirurgischen Patienten häufig mit Intubationsschwierigkeiten zu rechnen, die vom Anästhesisten präoperativ abgeschätzt werden müssen: Zahnstatus, Kieferbeweglichkeit, Grad der größtmöglichen Mundöffnung (☞ 2.1.1), Weichteilrigidität, Beweglichkeit der Halswirbelsäule, Verhältnis Unterkiefer/Kehlkopf. Zudem müssen sonstige Veränderungen wie z.B. Kieferanomalien oder Mundbodenschwellungen erkannt werden, um Komplikationen bei der Intubation möglichst gering zu halten.

✔ Häufig muß mit einem kleineren Tubus intubiert werden!
✔ Auf Zwischenbeatmung gefaßt sein
✔ Wegen möglicher Fehlversuche Intubation mit einem kurzwirksamen Relaxans, z.B. Lysthenon®.

Material bei Intubationsschwierigkeiten

Sind lt. Anästhesisten Intubationsschwierigkeiten zu erwarten, müssen folgende Instrumente bereitstehen. Für rasches Handeln ist es wesentlich, das Zubehör übersichtlich und griffbereit vorbereitet zu haben:

- Tuben in nächst kleinerer Größe
- Verschieden große Laryngoskopspatel
- Guedel-, Wendl-Tubus (☞ 5.1.3)
- Führungsstäbe, Magill-Zangen
- Starres Notfallbronchoskop
- Flexibles Bronchoskop
- Ggf. Larynxmaske.

Intubation

Je nach der OP wird entweder nasal oder oral intubiert:

Orale Intubation bei folgenden Eingriffen

- Frakturen von Nase, Oberkiefer, Mittelgesicht
- Tumoren der Nase, Oberkiefer, Gesicht, Orbita
- Plastische OP an Oberlippe, Gesicht, Auge
- Abszeßinzisionen
- Lippen-Gaumenplastiken
- Frontobasale Liquorfistel
- Bei nasalen Intubationshindernissen, SHT.

Nasale Intubation bei folgenden Eingriffen

- Bei Notwendigkeit einer introperativen Okklusionsprüfung
- Tumorendes Unterkiefers, des Mundbodens, der Zunge
- Rekonstruktion der Unterlippe, Mundboden, Zunge, Unterkiefer.
- Oralen Spiraltubus ggf. mit einem Faden an einem Zahn fixieren.

8

⚠ Beschädigung des Tubus

Vor allem bei OP's im Rachenbereich besteht die Gefahr, daß der Tubus versehentlich durch den Operateur beschädigt wird

→ Tubus in gleicher Größe und Intubationsbesteck griffbereit auf den Narkosewagen legen.

Fehlende Beobachtung des Kopfes

Bei OP's im Gesichtsbereich hat der Anästhesist keinen direkten Sicht-kontakt und Zugang zum Kopf des Patienten. Damit ist ihm nur eine eingeschränkte Kontrolle über die Atemwege möglich (sog. narcose-à-di-stance).

→ Die sichere Fixierung des Tubus ist eine absolute Notwendigkeit!

→ Da der Tubus häufig aus dem OP-Feld abgeleitet werden muß, wird mit Spiraltubus intubiert

→ Für die Ableitung des Tubus Schaumstoff und Pflasterstreifen zuge-schnitten bereitlegen

→ Tubus, Y-Stück und Faltenschläuche mit Pflaster zusätzlich fixieren, um Diskonnektion zu vermeiden

→ Präkordiales Stethoskop auf Brust des Patienten fixieren, um Beatmung zu überwachen

→ Augen vor den Manipulationen des Operators schützen: Augensalbe ins Auge geben, Augen mit Pflaster zukleben bzw. mit Augenklappe schützen.

8.10.2 Überwachung und Narkoseführung

Für sehr kurze, lokal begrenzte Eingriffe eignet sich eine Lokalanästhesie mit Stand-by- oder Analgosedierung. Für OP's wie Abszeßspaltungen, Funktionsprüfungen des Kiefergelenks oder Wundreinigungen, z.B. nach Augapfelentfernungen, eignet sich eine **balancierte Anästhesie** oder eine **TIVA;** für Operationen mit kurzer und mittlerer Dauer ist die **Inhala-tionsanästhesie** als Intubationsnarkose gut geeignet; für langdauernde Operationen empfiehlt sich die **Kombinationsanästhesie**.

Monitoring und Überwachung

Der Kopfbereich des Patienten ist für den Anästhesisten nur erschwert zu beobachten. Deshalb ist ein erweitertes Monitoring notwendig:

Basismonitoring

✔ Bei Stand-by-Anästhesie:
- EKG
- RR-Manschette
- Pulsoximetrie.

Erweitertes Monitoring

✔ Bei Allgemeinanästhesie:
- EKG
- RR-Manschette oder invasive Blutdruckmessung
- Pulsoximetrie
- Kapnometrie
- Präkordiales Stethoskop für die Überwachung der Beatmung

✔ Bei kontrollierter Hypotension und langen Eingriffen zusätzlich:
- Art. RR-Messung
- ZVD
- Regelmäßige BGA
- Temperatursonde
- DK.

Besonderheiten bei der Intubation

Ggf. ist eine Pharynxtamponade (v.a. bei Kieferoperationen) notwendig, die vor Aspiration von Blut, Knochen- und Zahnteilen schützt.

Besonderheiten bei der Narkoseausleitung

✔ Operateur muß während der Narkoseausleitung in der Nähe sein
- Vor der Extubation Pharynxtamponade entfernen
- Pharynx und Magen immer gründlich absaugen, um Aspiration von ggf. verschlucktem Blut zu verhindern
- Ggf. nasopharyngealen Tubus einführen, z.B. Wendl-Tubus, Rachensekret hierüber absaugen. Cave: Wendl-Tuben verkrusten sehr schnell
- Ggf. ist eine Nachbeatmung erforderlich.

Postoperative Überwachung ☞ 9.4.9.

8

8.10.3 Vorgehen bei speziellen Operationen in der Kiefer- und Gesichtschirurgie ────

Postoperative Überwachung ☞ 9.4.8.

Zahn- und Mundbehandlung

Narkosen für eine Zahn- oder Mundbehandlung sind entweder bei Kindern, geistig Behinderten oder bei sehr schmerzhaften Eingriffen notwendig.
- Nasale Intubation vorbereiten (☞ 5.2.2)
- Rachentamponade vorbereiten

- Bei Abszessen ist eine Kieferklemme möglich, die die Intubation erschwert
- Auf geistig behinderte Patienten entsprechend geduldig eingehen.

Abszeßspaltung

Für eine Abszeßspaltung eignet sich eine Barbiturat- oder Ketanest®-Narkose.

✔ Bei Abszeßinzisionen im Kieferbereich liegt häufig eine Kieferklemme vor → schwierige Intubation und ggf. auf fiberoptische Intubation gefaßt sein
- Bei ungewollter Eröffnung des Abszesses besteht die Gefahr der Eiteraspiration
- Ggf. wird der Abszeß ohne Narkose nach außen über die Haut (extraoral) eröffnet.

Tumoroperationen

☞ 8.11 Anästhesie in der HNO

Erstversorgung eines Gesichtstraumas/Kieferoperationen

Bei Traumen im Gesichts- bzw. Kopfbereich (Mittelgesichts-, Kieferfrakturen) muß auch immer an eine Gehirn- und Halswirbelsäulenbeteiligung gedacht werden → bei der Intubation und beim Lagern vorsichtig vorgehen.
- Häufig haben die Patienten Blut verschluckt → Patienten mit akuten Blutungen immer als nicht nüchtern und aspirationsgefährdet betrachten → Ileuseinleitung (☞ 4.1.4)
- Verlegungen der Atemwege durch abgebrochene Zähne, Prothesenteile möglich
- Pharynxtamponade einlegen
- Frühzeitig EK's und FFP's bestellen.

 Bei Verdacht auf Liquorfistel (z.B. bei Schädelbasisfraktur, Schädel-Hirn-Trauma und Mittelgesichtsfrakturen) nicht nasal intubieren; auch nicht nasal eine Magen- oder Temperatursonde legen.

Narkoseausleitung

- Bei intermaxillärer Fixation ist die Extubation erst bei sicherer Spontanatmung möglich
✔ Drahtschere griffbereit legen und bei Verlegung des Patienten in den Aufwachraum mitführen
- Polytraumatisierte Patienten intubiert und beatmet auf die Intensivstation verlegen.

Lippen-Kiefer-Gaumenspalte

V.A. sind Säuglinge und Kleinkinder betroffen. Als Narkose kommen entweder Barbituratnarkose oder Ketanest®-Narkose in Frage.
• Monitoring bei Kindern
  – EKG
  – S_aO_2
  – Präkordiales Stethoskop
  – Temperatursonde
• Magensonde
✔ Kinder vor Auskühlung schützen
• Spiraltubus vorbereiten.

8.11 Anästhesie in der HNO

8.11.1 Mögliche Probleme und Komplikationen

Die Bedingungen für die Überwachung der Beatmung sind ebenso schlecht wie bei Eingriffen im Gesichtsbereich (☞ 8.10). Bezüglich Tubusauswahl und -fixation ☞ 8.10.1. Aufgrund der Erkrankungen und anatomischen Veränderungen im Nasen-Rachen-Raum ist mit Intubationsschwierigkeiten zu rechnen:
→ Intubation mit Spiraltubus, meist kleinerer Größe
→ Tubus sorgfältig fixieren, da intraoperativ kein Zugang mehr möglich ist
→ Augen vor dem Abstützen durch den Operateur schützen.

Chirurgische Manipulationen

Karotissinusreflex
Operationen im Bereich des Karotissinus können extreme Bradykardien hervorrufen
→ Atropin® bereitlegen.

Larynxreflexe
Operationen am Larynx können einen Laryngospasmus oder einen Vagusreflex auslösen.

Blutverluste
Aufgrund des stark durchbluteten Operationsgebietes können erhebliche Blutverluste durch Sickerblutungen auftreten → ggf. 2. großlumige Zugänge legen.

Wirkung von Vasokonstriktoren
Damit das Operationsfeld möglichst blutarm ist, injiziert der Operateur häufig lokal einen Vaskonstriktor, z.B. Adrenalin (Suprarenin®). Nach Resorption können Blutdruckanstieg, Tachykardie oder Arrhythmien mit Zunahme des myokardialen Sauerstoffbedarfes auftreten, besonders bei Patienten mit kardialen Vorerkrankungen.
→ Dosis von Adrenalin 0,1 mg = 0,1 ml 1 : 100 000 darf nicht überschritten werden
→ Enfluran® und Isofluran® werden bevorzugt verwendet, da sie das Herz nicht gegenüber Katecholaminen sensibilisieren (im Vergleich zu Halothan).

Luftembolie
Bei versehentlicher Eröffnung von größeren Gefäßen im Halsbereich besteht die Gefahr einer Luftembolie. Zur Prophylaxe und Maßnahmen der Erkennung von Luftembolien (☞ 7.5).

🔔 Sofortmaßnahmen bei Luftembolie während der OP
✔ Sofort N$_2$O-Zufuhr stoppen, um die Vergrößerung der Luftblasen zu vermeiden
✔ Patienten sofort in die Linksseitenlage bringen
• 100 % Sauerstoffbeatmung
• Venae jugularis kurzzeitig komprimieren
• Luft über den ZVK absaugen
• Evtl. kardiopulmonale Reanimation (☞ 10.1).

8.11.2 Überwachung und Narkoseführung

Als Anästhesieverfahren eignen sich in der HNO alle Narkosetechniken: balancierte Anästhesie, Neuroleptanästhesie oder TIVA mit Disoprivan®.

Monitoring
- EKG
- RR-Manschette
- Pulsoximetrie
- Kapnometrie
- ggf. Präkordial- oder Ösophagusstethoskop bei Kindern.

Erweitertes Monitoring
- ✔ Bei längeren Eingriffen (z.B. Akustikusneurinom)
- Art. RR-Messung
- DK
- Temperatursonde.

Narkoseeinleitung
- Gabe von 0,5 mg Atropin® i.v., um den Speichelfluß zu vermindern und die Operationsbedingungen zu verbessern
- Intubation mit Spiral-Tubus, Tubus besonders gut fixieren
- Bei nasalen oder oralen Eingriffen Pharynx austamponieren, um Blutansammlung im Rachen zu vermeiden.

Narkoseausleitung
- Vor der Extubation ggf. Rachentamponade entfernen und Pharynx gründlich absaugen
- Bei der Extubation ist wegen der Blutungs- und Schwellungsgefahr größte Vorsicht geboten → Extubation nur bei vollständig zurückgekehrten Schutzreflexen
- Extubation unter Überdruck, um die Gefahr eines Laryngospasmus zu vermeiden: bei gleichzeitigem Druck auf den Beatmungsbeutel (Überdruckventil geschlossen, Druck 20 mbar)
- ✔ Extubierten Patienten auf die Seite lagern, um Aspiration von Blut zu verhindern.

Postoperative Überwachung ☞ 9.4.9.

8.11.3 Vorgehen bei speziellen Operationen in der HNO

Operationen an Nase und Nasennebenhöhlen

Pansinus-OP, Nasen-OP

Pansinus-OP: Bei rezidivierenden Infektionen der Nasennebenhöhlen (Kiefer-, Siebbein- und Stirnhöhlen) werden diese operativ ausgeräumt.

Nasen-OP: Septumplastik = Korrektur der Nasenscheidewand; Rhinoplastik = Korrektur der äußeren Nasenform.
- Rachentamponade notwendig, wobei freies Ende aus dem Mund herausragt
- Ggf. lokale Anwendung von Adrenalin
- Blutdruck wird durch Narkosetiefe hypoton gehalten, um Blutverluste zu minimieren
- Bei Siebbeinausräumung keine Augensalbe verwenden, da intraoperativ der N. oculomotorius überprüft wird.

Postoperativ
Wegen Nasentamponade kann der Patient nur über den Mund atmen → Atmung sorgfältig überwachen.

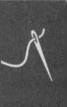

Nasenbluten
Ist Nasenbluten (Epistaxis) nicht beherrschbar, muß es operativ gestillt werden.

✔ Die Patienten gelten als nicht nüchtern, da sie meistens Blut geschluckt haben → Ileuseinleitung (☞ 4.2.4)
✔ Ggf. wird vor der Intubation ein Masing-Tubus (☞ 5.1.1) zur Kompression der Gefäße eingelegt.

Operationen am Ohr und an der Parotis

Operationen am Ohr sind z.B. Tympanoplastik (Verschluß des Trommelfells) oder Stapesplastik (operativer Ersatz des Steigbügels durch eine Teflon-Stapes-Plastik). Diese Operationen sowie eine Parotitektomie können u.U. länger dauern.

- Tubus seitlich über den Mundwinkel auf die Wange hin ableiten und fixieren
- ✔ Bei Parotistumoren wird intraoperativ der N. facialis überprüft, deshalb wird nur ein kurzwirksamen Relaxans zur Intubation verwendet.

Wegen u.U. langer OP-Dauer:
- An Wärmeschutz für den Patienten denken
- Temperatursonde
- Ggf. DK.

Wirkung von Lachgas auf das Mittelohr

Bei Operationen am Ohr, z.B. Tympanoplastik, ist die Wirkung von Lachgas auf das Mittelohr von Bedeutung. Das Mittelohr steht über die Tuba eustachii mit dem Nasopharynx in Verbindung. Damit kann Lachgas in das Mittelohr diffundieren und zum Druckanstieg führen.

→ Belüftungsfunktion der Tuba eustachii wird beeinträchtigt
→ Ggf. eingesetztes Implantat sowie das Trommelfell sind gefährdet.

Prophylaxe

- $N_2O \leq 50\ \%$
- N_2O-Zufuhr etwa 15–20 Min. vor operativen Verschluß des Mittelohres stoppen
- Vor dem operativen Verschluß des Mittelohres mit Luft „spülen", um negativen Druck durch rasche N_2O-Resorption zu vermeiden.

Parazentese, Paukenröhrchen

Bei schweren Mittelohrentzündungen wird operativ ein kleiner Trommelfellschnitt (Parazentese) vorgenommen, damit der Mittelohrerguß abfließen kann. Bei rezidivierenden Ergüssen oder Entzündungen wird ein Paukenröhrchen eingesetzt.

- Meistens sind Kinder betroffen
- Die kurzen OP's sind in Masken- oder auch Larynxmaskennarkose möglich.

Stimmband-Operationen

Bei Operationen an den Stimmbändern und der Trachea wird ggf. mit High-Frequency-Jet-Ventilation beatmet.

Tumoroperationen

Operationen bei Tumoren im Kiefer-Gesicht-Bereich bzw. im Hals-Nasen-Ohren-Bereich sind häufig langdauernde Operationen.

- Als Anästhesieverfahren wird meistens eine NLP oder eine balancierte Anästhesie gewählt
- Erweitertes Monitoring notwendig (☞ Neck-Dissektion)
- Ernährungssonde legen
- Häufig schwierige Intubation, ggf. kann eine Kieferklemme auftreten → ggf. bronchoskopische Wachintubation notwendig
- Häufig wird nasal intubiert, der Tubus über die Stirn hin abgeleitet
- Ggf. bleibt der Patient intubiert und wird auf die Intensivstation verlegt.

Neck-Dissektion

Indiziert bei Malignomen im HNO-Bereich, wobei Lymphknoten und Weichteilgewebe entfernt werden. Die Patienten sind aufgrund ihrer Grunderkrankung meist kachektisch und weisen häufig einen Nikotin- und Alkoholabusus auf. Sie können bereits tracheotomiert sein.

Besonderheiten bei der Narkoseführung

✔ Mit Intubationsschwierigkeiten ist zu rechnen
✔ Die OP dauert meistens lange
- Erweitertes Monitoring notwendig
  - Art. RR-Messung
  - ZVK
  - Temperatursonde
  - DK
- Großlumige Zugänge legen, da große Blutverluste möglich sind
- Wegen langer OP-Dauer für Wärmeschutz sorgen
- Präkordiales Stethoskop wegen Gefahr der Luftembolie (☞ 7.5)
- Prüfen, ob bestellte EK's bereit stehen, da größere Blutverluste zu erwarten sind
- Häufig Nachbeatmung erforderlich.

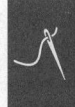

Adenotomie und Tonsillektomie

Adenotomien werden meistens bei Kleinkinder vorgenommen, Tonsillektomien bei Kindern und jüngeren Erwachsenen.

Nach oraler Intubation wird ein Boyle-Davis-Spatel eingeführt und eine spezielle Vorrichtung („Spanischer Reiter") über den Kopf des Patienten eingehängt.

Fixieren des Tubus

✔ Spiraltubus mittig über die Unterlippe hin ableiten und fixieren
✔ Durch chirurgische Manipulationen besteht die Gefahr, daß der Tubus verrutscht, abknickt oder beschädigt wird → neuen Tubus gleicher Größe und Intubationsbesteck immer griffbereit auf den Narkosewagen legen.

Extubation

Die Patienten sind v.a. durch starke Nachblutungen gefährdet
• Venöser Zugang bzw. Zugänge müssen sicher liegen
• Magensonde legen und vor der Extubation gründlich absaugen
• Vor Extubation Rachenraum gründlich absaugen
• Patienten nach Extubation auf die Seite lagern, damit Blut und Sekret besser ablaufen kann
✔ Kindern vor Übergabe in den Aufwachraum, besser noch perioperativ, Schmerzzäpfchen verabreichen (z.B. ben-u-ron® Supp.).

Nachblutung

Nicht selten treten Nachblutungen nach einer Tonsillektomie auf, die chirurgisch therapiert werden müssen.
• Großlumigen Zugang zur Volumensubstitution legen
• Kreuzblut abnehmen, ggf. EK's bestellen
• Ileuseinleitung (☞ 4.1.4), da der Patient aufgrund von verschlucktem Blut als nicht nüchtern gilt.

Tracheotomie

Geplante Tracheotomien werden bei Langzeitintubationen vorgenommen. Die Anlage und das Vorgehen entspricht im wesentlichen der Notfall-Intubation.

Fremdkörperentfernung

Fremdkörper, die bronchoskopisch entfernt werden müssen, werden am häufigsten von Säuglingen und Kleinkindern bis zu 4 J. aspiriert.

✔ Kinder beruhigen; ggf. die Mutter mit in den Einleitungsraum nehmen
- Monitoring
  - EKG
  - RR
  - ✔ S_aO_2
  - ETCO_2
- Als Anästhesieverfahren kommen eine balancierte Anästhesie oder eine TIVA in Frage
- Mehrere Tubusgrößen bereithalten
- Starres Bronchoskop vorbereiten (☞ 5.2.3)
- Ggf. Gabe von Kortison (z.B. Fortecortin®) zur Ödemprophylaxe.

Mikrolaryngoskopie

Zur Diagnostik von Tumoren oder Veränderungen im Bereich der oberen Luftwege wird die Mikrolaryngoskopie durchgeführt. Hierbei haben Operateur und Anästhesist ein gemeinsames Arbeitsfeld: Die Trachea. Der Operateur intubiert mit dem starren Bronchoskop, an dem sich seitlich ein Anschluß für die Beatmung befindet.

- TIVA oder balancierte Anästhesie mit Opioiden. Wegen Gasverlust in die Umgebung ist eine Inhalationsanästhesie nicht geeignet
- *Lagerung:* Maximale Reklination des Kopfes
- Intubation mit kleinem Tubus (24–28 Ch.)
- Zahnschutz wegen starrem Bronchoskop
- Die Narkose wird relativ tief gefahren, um Husten und Pressen zu vermeiden.

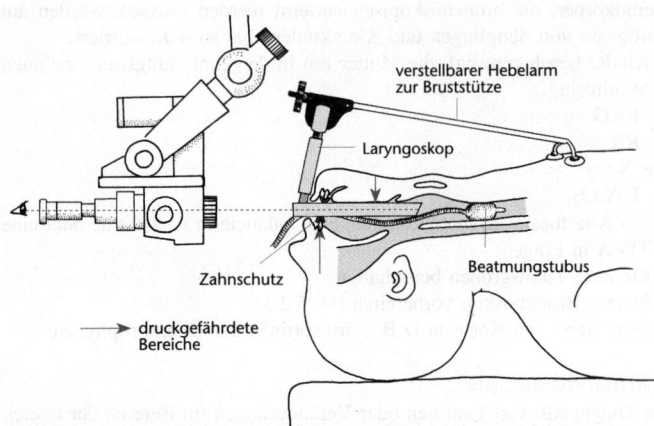

Abb. 8.2: Mikrolaryngoskopie: Stürzlaryngoskop mit eingeführtem Instrument. Gelenkiger Hebelarm auf dem Brustbein des Patienten abgestützt. Am Operationsmikroskop ist eine zusätzliche Mitbeobachteroptik angebracht. [A300]

Laserchirurgische Eingriffe

Die Laserchirurgie wird zunehmend für die kurative und palliative Tumorresektion als Alternative zu chirurgischen Verfahren eingesetzt. Vorteil ist u.a. eine gewebefreundliche, fast blutungsfreie und präzise Tumorabtragung.

✔ Inhalationsanästhetika können alveolarschädigende Pyrolyseprodukte freisetzen → intravenöse Anästhesieformen vorziehen

✔ Das Hauptproblem bei der CO_2-Laserchirurgie ist die Brandgefahr der Tuben: Tuben aus Latex, Gummi, Silikon und Kunststoff sind entflammbar

• Feuerfesten Tubus aus Aluminium-Silikon verwenden, z.B. Metalltubus Laser-Flex®. Tubus in zwei Größen (Außendurchmesser 6 und 8 mm) bereit halten.

• Cuffs werden mit physiologischer Kochsalzlösung gefüllt

• Keine entflammbaren Inhalationsanästhetika verwenden. F_iO_2 so gering wie möglich halten

• Umliegendes Gewebe mit feuchten Tüchern abdecken.

Um Hornhautschäden zu vermeiden
- Augensalbe in Augen des Patienten einbringen, Lider mit Pflaster verschließen und mit feuchten Kompressen bedecken
- Anästhesie- und OP-Personal tragen Schutzbrillen.

Operationen am Kehlkopf
Intubation mit dünnlumigen Mikrolaryngealtuben (MLT®).

8.12 Anästhesie in der Augenheilkunde

8.12.1 Mögliche Probleme und Komplikationen

Patienten in der Augenheilkunde
Häufig sind sehr alte Patienten in der Augenheilkunde mit diversen Vor- und Begleiterkrankungen anzutreffen, z.B. mit Hypertonie, Hypovolämie, eingeschränkter kardialer Funktion.
→ Hypnotika zur Einleitung langsam injizieren
Zur Diagnostik oder zu Schiel-Operationen kommen häufig Kinder. Damit kommt dem Anästhesiepflegepersonal bei der Betreuung und Zuwendung der Patienten eine besondere Bedeutung zu.

Umgang mit Sehbehinderten
Beim Umgang mit den Patienten ist zu berücksichtigen, daß gerade Patienten mit Sehstörungen oder Blindheit vor der Operation sehr aufgeregt sind und besonderer Zuwendung und Beruhigung bedürfen.
✔ Blinden Patienten **jede** Handlung genau erklären
✔ Patienten auch darüber informieren, wenn z.B. jemand den Raum betritt oder verläßt.

Anstieg des Augeninnendrucks

Um den Erfolg der OP nicht zu gefährden, muß ein Anstieg des intraokulären Druckes unbedingt vermieden werden. Der Normalwert beträgt 10–22 mmHg (beim Glaukom höher) und ist von folgenden Faktoren abhängig: venöser Rückfluß, osmotischer Druckgradient zwischen Kammerwasser und Blutplasma, Glaskörpervolumen und Kammerwasserabfluß (Schlemm-Kanal).

Bei der Narkosevorbereitung und -führung sind folgende Einflüsse auf den Augeninnendruck zu berücksichtigen:

Erhöhung des intraokulären Drucks durch

- Husten, Pressen, Würgen, Erbrechen
- Medikamente wie Lysthenon®, Ketanest®, Atropin lokal
- ZVD ↑, PEEP
- Hypoxie
- Hyperkapnie, Hypoventilation
- Plötzliche arterielle Hypertonie.
- ✔ Lysthenon® und Ketanest® sind kontraindiziert
- ✔ Narkose wird – auch zur Intubation – relativ tief gefahren (gute Relaxierung notwendig)
- → Extubation schonend vornehmen.

Erniedrigung des intraokulären Drucks durch

- Oberkörperhochlagerung (verbessert venösen Abfluß)
- Medikamente, z.B. Barbiturate, Hypnotika (bis auf Ketanest®), Narkotika, Tranquilizer
- Hoher p_aO_2
- Hypokapnie, Hyperventilation
- Arterielle Hypotonie.

Okulokardialer Reflex

Durch intraoperativen Druck auf den Augenbulbus, Zug am geraden Augenmuskel (M. rectus medialis et lateralis) oder Zug an der Iris wird der okulokardiale Reflex ausgelöst. Je nach Form hat er unterschiedliche kardiovaskuläre Wirkung:

- Vagotoner Reflex führt zur Bradykardie mit ≤ 50 Schläge/Minute bis zur Asystolie
- Sympathikotoner Reflex führt zur Tachykardie mit ≥ 180 Schläge/Minute bis zum Kammerflimmern.

8

Maßnahmen zur Reflexdämpfung
- Auslösende Manipulation unterbrechen (Operateur darauf hinweisen)
- Narkose vertiefen
- Bei vagotoner Form: 0,5–1 mg Atropin® i.v.
- Bei sympathikotoner Form: β-Blocker
- Retrobulbäre Lokalanästhesie (durch Operateur).

Operationen unter dem Mikroskop
Die Arbeit am Mikroskop erfordert äußerste Ruhe und Ruhigstellung des Patienten. Jede Erschütterung des OP-Tisches oder Bewegung des Patienten kann den Erfolg der OP gefährden.
→ Vor jeder notwendigen Manipulationen am Patienten den Operateur informieren
→ Um die Zusammenarbeit zwischen OP-Team und Anästhesie nicht zu gefährden, ruhig arbeiten, möglichst wenig sprechen
→ Patienten gut relaxieren.

Fehlender Zugang zum Kopf
Der Zugang zum Kopf – und damit auch zum Tubus – ist durch Operationstücher oder Operationsmikroskop erschwert.
→ Bei Intubationsnarkose Tubus sicher fixieren, ggf. auch Y-Stück und Beatmungsschläuche mit Pflaster vor Diskonnektion sichern.

8.12.2 Narkoseführung und Überwachung

Operationen in der Augenheilkunde werden relativ häufig in **Lokalanästhesie** und **Stand-by Verfahren** durchgeführt, v.a. bei Risikopatienten (> ASA 2). Voraussetzung dafür ist ein kooperativer Patient.

Lokalanästhesie
Die Lokalanästhesie wird durch den Operateur in Form einer Retrobulbäranästhesie vorgenommen: Durch die Haut des Unterlides wird ein Lokalanästhetikum retrobulbär injiziert. Dabei können folgende Komplikationen auftreten: okulokardialer Reflex, Blutungen in Bulbus oder Orbita, Verletzungen des N. opticus, arterielle Injektion (evtl. Krampfanfall), allergische Reaktion als Nebenwirkung des LA.

Der Anästhesist übernimmt während der OP die Überwachung des Patienten und die Dokumentation.

- Der Patient sollte über eine Nasensonde Sauerstoff erhalten, da sein Kopf mit Tüchern bedeckt ist
- Ggf. Patienten sedieren, um Kooperation zu sichern und Unruhe zu vermeiden
- Ggf. Patienten Musik über Kopfhörer anbieten.

Allgemeinanästhesie

Als Verfahren der **Allgemeinanästhesie** kommen, abhängig von der OP-Dauer und dem Zustand des Patienten, Inhalationsanästhesie oder balancierte Anästhesie in Frage. Eine Maskennarkose wird nur bei Narkoseuntersuchungen angewandt.

✔ Bei kurzen OP's ist ein kurzwirksames Opioid, z.B. 0,015–0,08 mg/kg KG Rapifen® i.v. (mittlere Wirkdauer 11–15 Min.), indiziert.

Basismonitoring

- EKG
- Pulsoxymetrie
- Kapnometrie
- Relaxometrie.

Erweitertes Monitoring

Bei länger dauernden Eingriffen bzw. bei Risikopatienten:

- Art. RR-Messung
- Temperaturmessung.

Besonderheiten bei der Narkoseführung

- Es reicht ein venöser Zugang normaler Größe
- Postoperativ leiden die Patienten häufig unter Übelkeit und Erbrechen → z.B. 10 mg Paspertin® i.v. oder 1,25 mg Dehydrobenzperidol® i.v.
- Postoperative Schmerztherapie meist nur bei Enukleation, transkonjunktivaler Kryochirurgie und Amotio-OP notwendig, z.B. 0,5–1 g ben-u-ron® Supp.

8

8.12.3 Spezielle Operationen in der Augenheilkunde

Operationen in der Augenheilkunde dauern häufig lange und sind unter dem Operationsmikroskop technisch schwierig. Es erklärt sich von selbst, daß der Operateur dafür ruhige Operationsbedingungen benötigt, für die die Anästhesie maßgeblich verantwortlich ist.

Katarakt-Operation

Bei einer Linsentrübung (Katarakt, Grauer Star) wird die Linsenkapsel eröffnet und das trübe Material entfernt (sog. extrakapsuläre Kataraktextraktion = ECCE) und eine Hinterkammerlinse (HKL) eingesetzt. Die OP dauert ca. 30–60 Min.

Die Operation erfolgt in einfachen Fällen in Lokalanästhesie, in komplizierteren in Allgemeinnarkose, z.B. balancierte Anästhesie oder TIVA:
➜ Extubation in Narkose, um OP-Erfolg nicht zu gefährden. Bei Husten und Pressen besteht die Gefahr, daß das Iris-Linsen-Diaphragma luxiert und sich der Augeninhalt verlagert → Verlust des Auges.

Netzhautablösung

Ziel der OP ist es, abgelöste Netzhautareale wieder in Kontakt mit der Aderhaut zu bringen. Mögliche OP-Techniken: Amotio, Cerclage, Plombe. OP-Dauer ca. 1–3 Std.

Der Eingriff ist technisch schwierig und erfolgt in Intubationsnarkose.
• Patienten sind häufig Diabetiker (diabetische Retinopathie)
• Eingriff tief in die Orbita mit Gefahr der Auslösung eines okulokardialen Reflexes
• Während der Operation z.T. extreme Lagerung des Patienten notwendig
  – Kopftieflage
  – Kopfhochlage
  – Steile Seitenlage beidseits.
✔ Wird ein therapeutisches Gas zur Füllung des Glaskörperraumes verwendet: Lachgaszufuhr mind. 10 Min. vor der Gasbefüllung des Glaskörperraumes beenden, sonst Anstieg des intraokulären Druckes!

Keratoplastik

Bei getrübter, fehlgebildeter oder traumatisierter Hornhaut wird ein Hornhauttransplantat eingenäht. OP-Dauer ca. 1–2 Std.

✔ Die OP benötigt unbedingt einen optimal niedrigen Augeninnendruck und absolut ruhige OP-Verhältnisse.

Vitrektomie

Entfernung des Glaskörper bei Trübung. Der Glaskörperraum wird mit hochviskösem Silikon aufgefüllt. OP-Dauer: 2–8 Std.

- Oft wird lokal von Adrenalin angewandt → bei schneller Resorption Wirkungen auf den Kreislauf, z.B. Hypertonie, Tachykardie.

Periphere Iridektomie

Beim Glaukom (Grüner Star) ist der Kammerwasserabfluß behindert. Die periphere Iridektomie schafft einen Kurzschluß für den Kammerwasserabfluß.

- Wegen erhöhtem Augeninnendruck Atropin nicht lokal applizieren. Systemisch bis zu 0,75 mg unbedenklich
- Kontraindikationen für Lysthenon®, da Langzeittherapie mit Cholinesterasehemmern ca. 4 Wo. vor OP beendet wird.

Schieloperationen (Strabismus)

Häufig sind schielende Kinder zwischen dem 5. und 8. Lj. betroffen. Operativ werden die äußeren Augenmuskeln verkürzt oder die Muskelansatzpunkte verlagert. OP-Dauer 30–120 Min.

- Häufig Auslösung eines okulokardialen Reflexes durch Manipulation an den Augenmuskeln → Atropin zur Narkoseeinleitung ist obligat
- ✔ Das Risiko der malignen Hyperthermie ist bei schielenden Kindern 10 mal höher als bei nicht-schielenden Kindern
- → Überwachung der rektalen Temperatur und Kapnometrie obligat.

8 Perforierende Augenverletzungen

- ✔ Häufig werden traumatisierte Patienten aufgrund des imposanten Verletzungsbildes ohne weiterführende Diagnostik in die Augenklinik transportiert → vor Narkoseeinleitung ist häufig noch die komplette Diagnostik notwendig, evtl. CCT.
- Operation in Intubationsnarkose
- Die Patienten gelten als nicht nüchtern → Ileuseinleitung (☞ 4.1.4)
- Unbedingt vermeiden:
  - Hypoxie, Hypoventilation, Hyperkapnie
  - Kopftieflage
  - Würgen, Pressen, Husten, Erbrechen
  - Blutdruckspitzen.

8.13 Anästhesie während der Röntgendiagnostik und Endoskopie

8.13.1 Mögliche Probleme und Komplikationen

Unruhige Patienten und Kinder

Bei Röntgenuntersuchungen hängt die Bildauflösung ganz entscheidend von der absoluten Ruhe = Konstanz des Untersuchungsfeldes ab. Vor allem bei lange dauernden Untersuchungen (harter Röntgentisch, unbequeme Lagerung), senilen Patienten und Kindern ist Ruhe nur mit Sedierung oder Narkose (Regional- oder Allgemeinanästhesie) zu gewährleisten. Dabei ist bei langer Untersuchungsdauer und/oder senilen Patienten oft eine suffiziente Sedierung ausreichend (sonst ITN). Narkosen im Bereich Röntgendiagnostik und Endoskopie finden meist unter erschwerten Bedingungen hinsichtlich der räumlichen Enge und evtl. vereinfachten apparativen Ausstattung statt. Bei Kindern und geistig behinderten Patienten ist meist eine Vollnarkose (Intubationsnarkose = ITN oder intravenöse Narkose = IVN, z.B. mit Ketanest® 0,5–1–2 mg/kg i.v.) erforderlich. Die Patienten (auch ambulante) kommen anschließend in den Aufwachraum.

 Tips & Tricks

- Vor allem Kleinkinder vor dem schnellen Auskühlen durch sorgfältiges Zudecken, evtl. unter Zuhilfenahme einer Alufolie, schützen (rektale Temperatursonde). Auf ausreichend lange Beatmungs- und Infusionsschläuche achten
- Unbemerkte Diskonnektionen durch Bewegungen des CT- oder Röntgentisches: entweder gesamte Strecke im Auge behalten oder besonders eng eingestellte Diskonnektionsgrenzen am Beatmungsdruckmonitor wählen.

Ausrüstung des Röntgenraumes

- Mobiles Narkosegerät (mit ZGV-Anschluß **und** Gasflaschen)
- Feste Konsole für Monitoring (Achtung: Kopfhöhe beachten)
- Großzügig aufgefüllter Narkosewagen, nach Gebrauch stets Nachfüllen; regelmäßig kontrollieren

- Steriles Schlauchset und ggf. Atemschläuche zur Verlängerung
- Funktionstüchtige Taschenlampe, Rö-Räume sind oftmals abgedunkelt.

Besonderheiten bei intubierten Patienten

- Bei bereits intubierten Patienten, z.B. langzeitbeatmete Patienten der Intensivstation, gelten erweiterte Voraussetzungen:
- Patienten über das Vorhaben der diagnostischen Untersuchung informieren (auch ein komatöser, langzeitbeatmeter Patient hat das Recht auf Ansprache und Information)
- Für freie und direkte Wege zur Rö/CT-Abt. sorgen, um einen zügigen Transport zu gewährleisten, z.B. Fahrstuhl sperren (gilt auch für den Rücktransport)
- Vorher telefonisch abklären, ob der Untersuchungsraum frei und im benutzbaren Zustand ist
- Zum Transport den Patienten zusätzlich sedieren, z.B. mit Disoprivan® und Tracrium®
- Patienten zusätzlich zudecken, da Krankenhausflure meistens Zugluft haben
- Wenn Fahrstühle benutzt werden müssen, diese vorher reservieren um Wartezeiten zu verhindern (Fahrstuhlschlüssel nicht vergessen !)
- Für solche „*Außeneinsätze*" niemals Personal einsetzen, welches mit den Räumlichkeiten und/oder Gegebenheiten nicht vertraut ist.

Für das Anästhesieteam lauert hier immer die Gefahr darin, diese Narkosen als solche nicht ernst genug zu nehmen, weil es eben „nur diagnostische Eingriffe sind". Es gilt auch hier die gleiche Sorgfalts- wie auch Dokumentationspflicht.

8

8.13.2 Angiographie

- Vorsicht: Angiographische Patienten haben meistens eine verminderte kardiovaskuläre Leistungsreserve, z.B. KHK, art. Hypertonus, Herzinsuffizienz
- Gefährdet sind vor allem Patienten mit Stenosen der A. carotis und der A. vertebralis sowie Patienten mit Basilaris-Thrombose, aber auch alle anderen sog. „Gefäßwracks". Bei Patienten mit V.a. Lungenembolie jederzeit mit einem akuten Herzversagen rechnen!
- Durch das KM kann es zu Hitzegefühl, Brennen und zu Gefäßspasmen kommen.

Bei der Infusionstherapie berücksichtigen, daß es sich bei den KM um hyperosmolare Lösungen handelt → Menge des verabreichten KM verdoppelt auf das Infusionsvolumen anrechnen.

Translumbale Becken-Bein-Angiographie (BBA)

Bei Patienten mit voroperierten oder okkludierten Leistengefäßen, z.B. Iliaca-TEA, Y-Prothese bei Bauchaortenaneurysma, erfolgt der Zugang zur Aorta für eine BBA translumbal, d.h. der Patient befindet sich während der Untersuchung in Bauchlage.

Das eleganteste Anästhesieverfahren für die BBA ist die Spinalanästhesie.
- Kreislauf des Patienten vor allem bei Umlagerungsmanövern engmaschig kontrollieren. Akute Volumenverschiebungen durch extreme Lagerungen werden durch die ausgeprägte Sympathikolyse schlecht toleriert, d.h. der Patient muß in diesem Fall vorher gut mit Volumen „aufgefüllt" werden. Asystolien sind bei Lagerungsmanövern, z.B. Bett → Rö-Tisch, möglich
- EKG-Monitoring
- Pulsoximetrie.

Supraaortale Gefäße (v.a. mittels DSA)

Bei der intraarteriellen Darstellung supraaortaler Gefäße kann es durch das KM zu starken retrobulbären Schmerzen und Brennen im Kopf kommen. Deswegen wird eine ITN bevorzugt, z.B. als balancierte Anästhesie mit einem volatilen Anästhetikum wie Enfluran® oder Isofluran®, oder aber als intravenöse Anästhesie mit kurzwirksamen Medikamenten wie Rapifen®, Ultiva® und Disoprivan® mit Lachgas/Sauerstoff-Gemisch.

Shunt: perkutane transluminale Angioplastie (PTA)

Bevorzugtes Verfahren zur Shunt-PTA: Plexus-axillaris-Blockade.

Embolisation

- Hier werden zur Tumorreduktion die zuführenden Tumorgefäße, z.B. mit Microspheres (Mikrokugeln), embolisiert. Akute Ischämieschmerzen → je nach Lokalisation wird ein PDK eingesetzt → der Patient kann dadurch auch nach der OP schmerzfrei gehalten werden
- Zur Hämangiom-Embolisation (v.a. im Kopfbereich bei Kindern) ITN einsetzen.

8.13.3 NMR

Problem

Keine magnetisierbaren Geräteteile in unmittelbarer Nähe verwendbar →
ein spezielles amagnetisches Equipment ist notwendig mit

- EKG
- Pulsoximeter
- CO_2-Messung
- RR-Messung invasiv oder nichtinvasiv
- Narkosegerät
- Langen Beatmungsschläuchen
- Aufhängevorrichtung für Infusionen
- Bei Bedarf geeigneten Perfusorpumpen
- Keine Spiraltuben mit Metalleinlage verwenden!

 Tips & Tricks

- Alle Monitorfunktionen müssen vom Vorraum aus steuerbar
  sein, z.B. das Auslösen einer RR-Messung
- Der Patient sollte je nach NMR-Typ gut erreichbar (Open-Typ)
  oder schnell aus der Untersuchungsröhre herauszufahren sein.

8.13.4 Ösophago-Gastroskopie und ERCP

Diese Untersuchungen werden meist in Sedierung von den Internisten oder
Chirurgen ohne Narkosearzt durchgeführt.
Bei Kindern oder bei speziellen Indikationen, z.B. nicht bewußtseinsklare
oder sonst nicht einsichtsfähige Patienten, ist eine Intubationsnarkose
indiziert.

✔ Bei ITN den Tubus besonders sorgfältig fixieren, so daß Manipulationen
  mit dem Gastroskop nicht zur Tubusdislokation führen können.

Achalasie

Bei Patienten mit Achalasie ist die Wahrscheinlichkeit von Regurgitation
und nachfolgender Aspiration besonders hoch. Der pH-Wert ist aber nicht
so niedrig wie im Magensaft, da die Stenose direkt vor dem Magen sitzt
(Kardia), d.h. kein gemeinsames pH-Milieu besteht.

✔ Daher diese Patienten in Oberkörperhochlage per Ileuseinleitung intubieren (☞ 4.1.4).

Ösophagustubus/Laserbehandlung

Um bei rasch wachsenden Tumoren Raum im stenosierten Ösophagus zu schaffen, wird der Tumor mit Laserstrahlen abgetragen (= verdampft) und anschließend ein Ösophagustubus (starre Wand, mit Metallspirale verstärkt, ähnlich einem Woodbridge-Tubus) eingelegt. Die dabei entstehenden Verbrennungsgase sicherheitshalber ständig absaugen, obwohl sie nach neueren Untersuchungen nicht kanzerogen sein sollen.

✔ Bei diesen Patienten bestehen häufig (multiple) ösophagotracheale Fisteln, über die es sehr leicht zu einer Aspiration kommen kann. Deshalb Patienten unbedingt pulsoximetrisch überwachen!

Gastrointestinale Blutung

Diese Patienten sind durch Entwicklung eines hämorrhagischen Schocks und Aspiration von Blut gefährdet. → Bei auch nur geringster Bewußtseinseinschränkung ist eine ITN das Verfahren der Wahl. (Ileuseinleitung ☞ 4.1.4).

 Keinesfalls Dopamin® zur Kreislaufunterstützung anwenden, da es über eine Dilatation der Gefäße im Splanchnikusgebiet (dopaminerge Rezeptoren) eine Durchblutungs-, d.h. Blutungssteigerung bewirkt: hier ist Somatostatin® (mit Internist bzw. Operateur absprechen) indiziert.

8.14 Ambulante Narkosen

8.14.1 Merkmale ambulanter Narkosen ─────────

Kostendruck und Budgetierungszwänge machen es erforderlich, zum allgemeinen Programm der ambulanten Eingriffe auch bislang stationär versorgte Patienten ambulant zu operieren bzw. noch am gleichen Tag aus der Klinik zu entlassen. Dieses kann durchaus Vorteile bringen, ist aber auch mit Nachteilen verbunden.

- Jeder Patient muß entsprechend vorher vom Anästhesisten untersucht und auch eingehend über die Verhaltensregeln vor und nach der Operation aufgeklärt werden.
- ✔ Für ambulante Narkosen gilt grundsätzlich die gleiche Sorgfaltspflicht wie bei stationären Eingriffen.

Vorteile
- Weniger nosokomiale Infektionen
- Weniger thromboembolische Komplikationen
- Kostenersparnis
- Stationäre Betten werden für akute Patienten freigehalten
- Evtl. psychologischer Vorteil für den Patienten (fühlt sich nicht unbedingt krank).

Nachteile
- Keine Kontrolle der Nüchternheitskarenz
- Keine Kontrolle der Prämedikationseinnahme
- Medizinische Überwachung nach Entlassung nicht mehr möglich.

8

───── Ambulant durchführbare Eingriffe

Ein Grundsatz für die Durchführung ambulanter Narkosen ist, daß die Dauer des Eingriffes unter 90 Min. liegen sollte. Wenn diese Voraussetzung erfüllt ist, können annähernd die Hälfte aller operativen oder invasiven Eingriffe ambulant durchgeführt werden.

- Bereich Chirurgie: Repositionen (Radius, Schulterluxationen etc.), Herniotomien, Bandnähte, Lipomentfernungen, Fibromentfernungen, Metallentfernungen (Spickdrähte, kleine Platten, Minifixateur etc.)
- Bereich Gynäkologie: Abrasio, elektiver Abort, Laparoskopien, Lap.-Sterilisationen
- Bereich HNO: Adenotomien, Paukenröhrchen
- Bereich Orthopädie: Arthroskopien, arthroskopische Operationen
- Bereich Urologie: Harnröhrenstrikturen, Zirkumzisionen, Zystoskopien
- Bereich Zahnmedizin: Zahnsanierungen, Weißheitszahnextraktionen.

Voraussetzungen

✔ Die Patienten sollten:
- Vom Anästhesisten über die Narkose aufgeklärt sein,
- Das prä- und postoperative Verhalten beachten,
- Gesund, ohne Infektionen der Atemwege sein,
- Über einen entsprechenden Zeitraum nach dem Eingriff noch zu Hause versorgt werden können.

Kontraindikationen für ambulante Narkosen

- Erhebliche kardiale Grunderkrankungen, z.B. Vitien, Herzinfarkt, Bypass etc.
- Neurologische Erkrankungen, z.B. Anfallsleiden
- Schwere endokrine Erkrankungen, z.B. insulinpflichtige Diabetikern
- Chronische Atemwegsinfektionen
- Drogenkonsum
- Erhebliches Übergewicht
- Säuglinge
- Alkoholisierte Patienten
- Patienten, bei denen eine adäquate häusliche Betreuung über mindestens 24 Std. nicht gewährleistet ist.

8.14.2 Geeignete Narkoseformen

Für ambulante Operationen können praktisch alle gängigen Narkoseformen angewandt werden: Allgemeinanästhesie, Infiltrationsanästhesie, Oberflächenanästhesie, Axilläre Plexusblockaden, Periphere Nervenblockaden.

Narkoseführung

- Zur Vollnarkose bietet sich die Maskennarkose, Intubationsnarkose oder die Larynxmaske an.
- Immer die gewohnten Medikamente bereitstellen
- Fentanyl möglichst nicht einsetzen wegen der Gefahr der Remorphinisierung
- Kurz wirkende Muskelrelaxantien bevorzugen, z.B. Tracrium®
- Als volatiles Gas eignet sich Sevofluran®, da es rasch an- und auch wieder abflutet; außerdem ist es geruchlos
- Ketanest® sollte wegen der Gefahr von postoperativ unangenehmen Angstträumen nicht verwendet werden
- Entscheidend ist die Art und Dauer des Eingriffes. Wünsche des Patienten sollten aber auch berücksichtigt werden
- Wenn möglich, immer die Regionalanästhesie bevorzugen
- Für Patienten mit Spinal- oder Periduralanästhesie sollte postoperativ wegen der möglichen Komplikationen ein sog. ,,*Tagesbett*" vorhanden sein.

8.14.3 Organisation ambulanter Narkosen

Vorbereitung

Patienten für ambulante Eingriffe in einem Warteraum von der Anästhesiepflegekraft in Empfang nehmen.

- Personalien überprüfen
- Untersuchungsergebnisse (Labor, Rö-Bilder, EKG etc.) des Hausarztes zum Anästhesieprotokoll hinzufügen
- Abklären, wie Heimtransport geregelt ist
- Abklären, ob häusliche postoperative Betreuung gewährleistet ist.

Ambulante Kindernarkosen

✔ Kinder sollten, wenn möglich, immer am Anfang des Tagesprogrammes stehen
✔ Im Aufwachraum sollte ein Elternteil bei Eintreffen des Kindes zugegen sein.

Aufwachraum

- Wenn irgendwie möglich, ambulante Patienten länger als alle anderen im Aufwachraum beobachten, da eine medizinische Kontrolle nach Entlassung nicht mehr möglich ist
- Ggf. für die ambulanten Patienten eine eigene Zone/Zimmer im Aufwachraum schaffen
- Patienten schrittweise mobilisieren, z.B. vorsichtig mit Hilfe Aufstehen lassen
- Vorsichtiger Beginn der oralen Flüssigkeitszufuhr.

Entlassung

Patienten werden grundsätzlich durch den Anästhesisten entlassen. Dieser muß sich mit dem Operateur absprechen. Vor der Entlassung müssen folgende Kriterien erfüllt sein:

- ✔ Patient muß zu Person, Zeit und Ort orientiert sein
- ✔ Die Kreislauf ist stabil
- ✔ Möglichst keine Übelkeit mehr
- ✔ Orale Flüssigkeitszufuhr muß vertragen werden
- ✔ Patient und Begleitperson müssen vom Anästhesisten über mögliche Komplikationen aufgeklärt werden. Hierfür kann auch zusätzlich ein Formblatt mit entsprechenden Verhaltensanweisungen erstellt werden
- ✔ Bei Patienten aus Heimen etc. rechtzeitig den Krankentransport bestellen
- ✔ Hierfür auch Pflegeverlegungsbericht anfertigen.

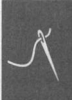

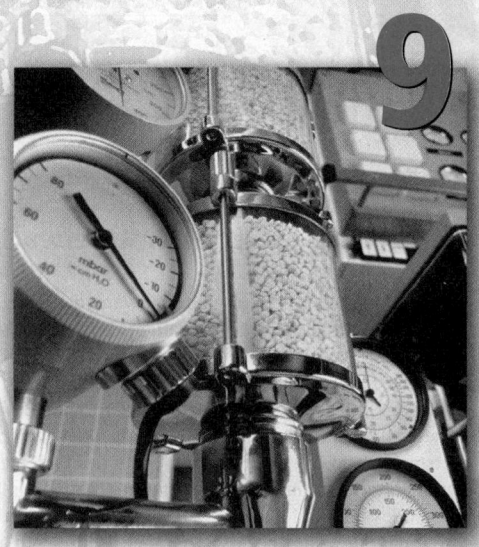

9

Postoperative Überwachung des Patienten

Uwe Töpfer, Ulrike Hartmann
unter Mitarbeit von Jörg Steinhauer, Andrea Scharnowski

9.1 Routineüberwachung des Patienten

9.1.1 Grundsätze der Überwachung

Unabhängig von Dauer und Schwere des Eingriffs oder der erfolgten Narkosetechnik sollte jeder Patient die ersten Stunden im Aufwachraum verbringen. Ausnahme sind primär intensivpflichtige Patienten, die direkt auf die Intensivstation verlegt werden.

Nur durch ständige Überwachung des Patienten können etwaige Komplikationen frühzeitig erkannt und behandelt werden. Dabei spielen in der ersten postoperativen Phase das Alter des Patienten, Vorerkrankungen und präoperativ erkannte Risikofaktoren eine wesentliche Rolle.

✔ Todesfälle in den ersten 24 Std. nach operativen Eingriffen werden fast immer der Anästhesie zugeordnet und müssen auch rechtlich verantwortet werden. Anästhesiologische Komplikationen stehen tatsächlich neben den chirurgischen in den ersten 24 Std. im Vordergrund.

→ Um Komplikationen und Zwischenfälle rechtzeitig zu erkennen, Vitalfunktionen in den ersten Stunden mind. alle 15 Min. kontrollieren und protokollieren.

Klinische Beobachtung

✔ Trotz - oder gerade auch wegen - der Monitorüberwachung sollte der Patient immer mit allen Sinnen sorgfältig und lückenlos beobachtet werden:

- Sehen:
  - Atmung des Patienten: Thoraxbewegungen
  - Hautfarbe: Zyanose? Anämie?
  - Blutungen: Redonflaschen voll? Verband durchgeblutet?
  - Bewußtsein: Blickkontakt, Reaktionen des Patienten
- Hören:
  - Atmung: Stridor? zurückgefallene Zunge? Spastik? Verschleimung der Atemwege?
  - Bewußtsein: Antwort auf Ansprache
- Tasten:
  - Puls: Herzfrequenz, Herzrhythmus, Pulsqualität
  - Hauttemperatur

9

9.1.2 Überwachungs- und Therapiemaßnahmen

Im Idealfall ist der Patient bei der Aufnahme in den Aufwachraum wach und extubiert, Atmung und Herz-Kreislauf-Funktionen sind stabil. Ausnahmen bestätigen jedoch täglich die Regel.

Kreislauf
- Puls und Blutdruck über Monitor kontinuierlich überwachen, dabei
  - Alarmgrenzen eher eng einstellen
  - Initial alle 5 Min. dokumentieren
- EKG-Kurve: Zu achten ist besonders auf eine Tachykardie, häufig als Hinweis auf Volumenmangel oder Schmerzen, und auf Extrasystolen bzw. Arrhythmien, z.B. als Hinweis auf Elektrolytstörungen
- N.A. ggf. ZVD messen.

Patienten mit bekannter koronarer Herzerkrankung sind besonders auf Zeichen einer Angina pectoris (Schmerzen, EKG-Veränderungen) zu überwachen.
✔ Bei Auffälligkeiten ist der Anästhesist zu informieren.

 Gefäßzugänge
Gefäßzugänge möglichst gut sichtbar *auf* die Bettdecke legen, um bei einer Diskonnektion Blutung aus der Kanüle sofort erkennen zu können.

Atmung
- Falls keine operative Kontraindikation besteht, Oberkörper leicht erhöht lagern
- Sauerstoffgabe über Nasensonde oder Sauerstoffbrille, i.d.R. 2–4 l/Min.
- Pulsoximetrie sowie Atemfrequenz (ggf. Atemkurve) über Monitor kontinuierlich überwachen:
  - Initial alle 5 Min.
  - Nach Stabilisierung alle 30–60 Min.
- Thoraxbewegung, Atemtiefe → Hinweis auf Schonatmung?
- Akren → Hinweis auf Zyanose?
- Stridor?
✔ Bei Hinweis auf Anästhetikarebound (☞ 10.5.1)
→ Atmung sichern
→ Antidot und Beatmung vorbereiten.

Ateminsuffizienz

Bei Hypoxie, Hyperkapnie und/oder sonstigen Zeichen der Ateminsuffizienz den Anästhesisten rufen! Zubehör zur Reintubation und Beatmung bereithalten.

Bewußtseinslage

Wachheitsgrad und Bewußtseinslage gezielt überprüfen und initial alle 15 Min. dokumentieren. Verwirrte und delirante Patienten nach Möglichkeit durch geduldiges Zureden beruhigen. Auch bei Streß hektischen und lauten Umgang vermeiden.

- *Wachzustand:* Der Patient kommt Aufforderungen korrekt nach. Er ist zu seiner Person, örtlich und zeitlich orientiert.
- *Somnolenz:* Der Patient ist schlaftrunken. Er kann leicht erweckt werden, schläft aber wieder ein, wenn man ihn in Ruhe läßt.
- *Sopor:* Nur auf lautes Zurufen versucht sich der Patient kurz zu orientieren. Auf Schmerzreize reagiert er mit gezielten Abwehrbewegungen. Er ist aber unfähig zu jeglicher spontanen Aktivität.
- *Koma:* Der Patient ist bewußtlos und auch durch Schmerzreize nicht weckbar.

Bewußtseinseintrübung

Ein Nachlassen der Ansprechbarkeit signalisiert Gefahr; bei Bewußtseinseintrübung, oft in Begleitung von Atemdepression, deshalb unverzüglich den Anästhesisten benachrichtigen!

Temperatur

Temperatur nach größeren und längeren Eingriffen alle 30 Min. kontrollieren; bei Patienten mit erhöhtem Risiko einer malignen Hyperthermie (☞ 7.3.2) erfolgt eine kontinuierliche Temperaturmessung über eine Analsonde.
Die meisten Patienten sind unterkühlt.

→ Patienten mit warmen Tüchern, Warmtouch® oder einer Heizdecke erwärmen.

✔ Bei Verwendung einer Heizdecke Temperatur des Patienten regelmäßig prüfen. Nach Erreichen der Normaltemperatur Heizdecke entfernen, um einen Wärmestau zu vermeiden.

Wasserhaushalt

- Urinausscheidung beobachten und dokumentieren (Katheter- oder Spontanurin)
  - Auf korrekte Lage und Abfluß des Katheters achten; Katheterurin je nach OP halbstündlich bis stündlich kontrollieren
- Ggf. ZVD messen
- N. A. Volumengabe über Infusionen.

Auch der Beginn der oralen Flüssigkeitszufuhr erfolgt nach ärztlicher Anordnung. Als Faustregeln kann gelten: Nach Allgemeinanästhesien darf mit dem schluckweisen Trinken von Tee oder Wasser i.d.R. nach 4-6 Std. begonnen werden, wenn der Pat. voll ansprechbar ist; bei Eingriffen am Magen-Darm-Trakt oder großen Eingriffen an Thorax, Retroperitoneum bzw. Wirbelsäule muß die Flüssigkeits- und Nahrungskarenz oft länger dauern, z.B. bis zum Wiedereinsetzen der Darmtätigkeit. Nach Regionalanästhesien muß gewartet werden, bis das Betäubungsniveau unter Bauchnabelhöhe abgesunken ist.

Wundgebiet, Drainagen und Saugungen

- Drainagen auf Lage, knickfreien Verlauf und Abfluß kontrollieren, um Nachblutungen rechtzeitig zu erkennen. Drainagen so sichern, daß sie nicht versehentlich gezogen werden können
- Verbände auf Nachblutungen kontrollieren
- Redondrainagen auf vorhandenen Sog kontrollieren
- Bei Thoraxsaugungen auf richtigen Sog und Abfluß achten.

Nachblutungen

Bei erheblichem Blutverlust über Drainagen oder bei durchgebluteten Verband Chirurgen benachrichtigen! → Ggf. Druckverband bis zu seinem Eintreffen anlegen.

Schmerzen

Schmerzen - gerade nach Oberbaucheingriffen - führen zur Schonatmung des Patienten und damit zu einer erhöhten Pneumoniegefahr.

→ Patienten nach Schmerzen fragen und n. A. Analgetika verabreichen

✔ Eine vorausschauende Gabe von Analgetika ist anzustreben, da in der Phase der Schmerzentstehung niedrigere Analgetikadosierungen zur Schmerzbekämpfung ausreichen als bei voll ausgeprägtem Schmerz (☞ 9.2)

➜ Bei Operationen an Extremitäten zur Vorbeugung von Schwellungen und Linderung von Schmerzen diese hochlagern und ggf. kühlen (Eisbeutel).

Sonstige pflegerische Maßnahmen

* Spezielle Lagerungen n.A. durchführen (☞ 9.4); vorhandene Hautschäden dokumentieren
* Hilfestellung bei Erbrechen (☞ 9.3.6); Antiemetika n. A. verabreichen
* Bei Bedarf Mundpflege, Wäschewechsel, Teilwaschungen durchführen
* Wachen, kooperativen Patienten nach Wunsch Walkman® oder Lesestoff anbieten.

9.2   Postoperative Schmerztherapie

9.2.1   Grundlagen der Schmerztherapie

Bedeutung des nozizeptiven Systems

Ursache für postoperative Schmerzen ist die Zerstörung von Gewebe und Nerven. Die Haut als äußere Schutzhülle des Organismus besitzt ein besonders hochentwickeltes nozizeptives System. Die Nozizeption ist ein Sinnessystem, das uns in die Lage versetzt, drohenden Gewebeschädigungen zu entgehen oder eingetretene Verletzungen auszuheilen.

Die Rezeptoren, die Gewebeschädigungen signalisieren, sind Teile von Nervenzellen, deren Zellkörper in den Spinalganglien oder den entsprechenden Ganglien der Hirnnerven liegen. Das Zentralnervensystem (ZNS), Hirnstamm und Thalamus sind unter anderem an der Verteilung nozizeptiver Signale an das Gehirn beteiligt.

9

Schmerzbeurteilung

Das Schmerzerlebnis ist individuell und wird vom Gehirn aktiv erzeugt. Es betrifft den ganzen Menschen und darf nicht mit dem schmerzauslösenden Reiz, z.B. Operation, gleichgesetzt werden. Daher gilt für die Schmerzbekämpfung die Selbstbeurteilung durch den Patienten; ausgenommen Säuglinge, Kleinkinder, verwirrte Menschen.

Verschiedene Schmerzskalen und Schmerzfragebögen zur Dokumentation sind in der frühen postoperativen Phase durch medizinische (Narkose) und organisatorische (Zeit) Probleme nicht anwendbar und eher für die Langzeitschmerzpatienten (Onkologie) geeignet.

Für die tägliche Praxis stehen sogenannte „Analogskalen" (Schmerzlineal, Schmerzthermometer, Smiley-Analog-Skala) zu Verfügung. Diese Hilfsmittel enthalten Begriffe, mit denen der Patient Intensität und Art des Schmerzes angeben kann.

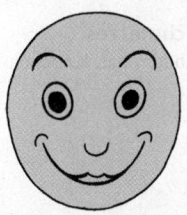
„Ich bin sehr froh, weil ich keine Schmerzen habe"

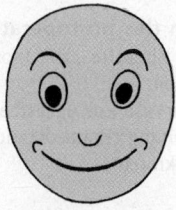
„Es tut nur ein wenig weh"

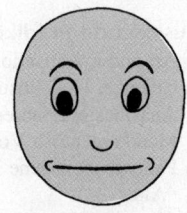
„Es tut ein bißchen mehr weh"

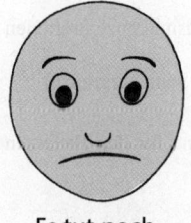
„Es tut noch mehr weh"

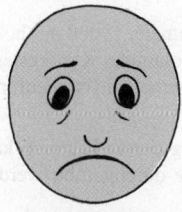
„Es tut ziemlich weh"

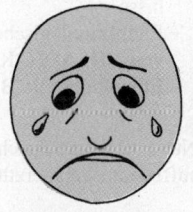
„Es tut so weh, wie ich mir nur vorstellen kann."

Abb. 9.1: Schmerzskala [A300–L190]

Voraussetzungen zur Schmerztherapie

Wenn der Patient über Schmerzen klagt, zunächst Ursache klären. *Beispiel:* Schmerzen im Unterbauch: volle Harnblase? Ist der Schmerz kausal nicht zu lindern (Wundschmerz, regelrechte Wundverhältnisse), Gabe von Analgetika.

Postoperative Schmerzen präoperativ oder in der frühen postoperativen Phase bekämpfen. Die prä- und intraoperative Abschirmung des ZNS vermindert postoperative Schmerzen und beugt dem Auftreten neurogener Schmerzen und trophischer Störungen vor. Besonders bei älteren Patienten führen Schmerzen zu Störungen von Atmung, Herz-Kreislauf-System, Operationsergebnis, Schlaf, Verdauung und erhöhen das Risiko postoperativer Begleiterkrankungen. Besonders die Schwächung der Immunabwehr durch Streßreaktionen muß vordergründig behandelt werden, um eine zügige Rekonvaleszenz, eine kürzere Krankenhausverweildauer zu ermöglichen und um die Mortalitätsrate zu senken.

Auslösende Prädiktoren des postoperativen Schmerzes

- Art und Lokalisation des Eingriffes, z.B. thorakal, abdominal, Knochen-Gelenke, CO_2-Insufflation
- Anästhesieverfahren (Narkose/Lokalanästhesie)
- Medikamentöse Vorbereitung (Prämedikation)
- Patientenbezogene Prädiktoren:
  - Alter
  - Dauermedikation, z.B. Schmerzmedikamente
  - Vorerkrankungen, z.B. AVK
  - Vorausgegangene Operationen mit unangenehmen Schmerzerlebnissen
  - Allergien
  - Persönlichkeitsfaktoren, z.B. Schmerz als Ausdruck unerfüllter Bedürfnisse
  - Endokrinologische Parameter (Streß mit hohen Plasmakonzentrationen von z.B. ADH, Katecholamine, Kortikosteroide)
  - Ethnokulturelle Besonderheiten (Nordeuropäer ↓ Schmerzgrenze)

Nur unter Berücksichtigung dieser Faktoren kann eine für den Patienten suffiziente Schmerztherapie durchgeführt werden.

Intraoperative Prophylaxe

✔ Bereits intraoperativ an die Möglichkeiten der postoperativen Schmerzbekämpfung denken:
- Gabe von **Analgetika-Supp.** (besonders bei Kindern, z.B. 20 mg/kg KG ben-u-ron® Supp.) nach Narkoseeinleitung oder bei langer OP mind. 30 Min. vor Beendigung der Narkose
- Wenn **Periduralkatheter** liegt, rechtzeitiges Aufspritzen, z.B. mind. 20 Min. vor Narkoseende Carbostesin® 0,25 % peridural
- Volumen je nach Lokalisation des postop. zu erwartenden Schmerzes (OP der unteren Extremität, des Abdomens)
- Bei thorakaler OP Einlage eines **interpleuralen Katheters** durch den Operateur:
  - Interpleurale Applikation von 30–40 ml Carbostesin® 0,25 % (Cave: hohe Plasmaspiegel) bei Schmerzen im Wundbereich.
  - Beim Wundverschluß Beträufeln der Wundränder oder Wundrandinfiltration mit Carbostesin® 0,25 % durch den Operateur.

9.2.2 Peripher wirkende Analgetika

Peripher wirkende Analgetika lassen sich in drei große Gruppen unterteilen:
- Derivate schwacher Carbonsäuren, z.B. Salicylate → Acetylsalicylsäure, nichtsteroidale Antirheumatika (NSAR)
- Pyrazolonderivate, z.B. Metamizol (Novalgin®)
- Anilinderivate, z.B. Paracetamol (ben-u-ron®).

Eigenschaften

Analgetisch, fiebersenkend, entzündungshemmend und spasmolytisch.
Peripher wirksame Analgetika haben nur ein begrenztes Einsatzgebiet bei starken Schmerzen. Sie haben einen schwachen analgetischen Maximaleffekt, der hauptsächlich durch eine Synthesegemmung der schmerzvermittelnden Prostaglandine erreicht wird. Peripher wirkende Analgetika haben nur geringe Nebenwirkungen und sind daher auch für eine mehrere Tage andauernde Schmerztherapie geeignet. Sie eignen sich gut in der Kombination mit Opioiden.

Indikationen

- Behandlung geringer bis mittelschwerer postoperativer Schmerzen
- Zum Ersatz einer Opioidtherapie
- Ambulante Schmerztherapie.

Applikationsorte

Peripher wirkende Analgetika werden hauptsächlich oral (Saft, Tabletten, Tropfen), rektal oder i.m. verabreicht.

Wechselwirkungen

Derivate der schwachen Carbonsäure und Pyrazolonderivate können sich gegenseitig in der Wirkung verstärken. Dieses gilt auch für eine Wechselwirkung mit oralen Antidiabetika, Thyroxin, Sulfonamiden und Antikoagulantien.

Nebenwirkungen

Im allgemeinen sind peripher wirksame Analgetika gut verträglich. In einigen Fällen kommt es zu relativ harmlosen Nebenwirkungen (je nach Präparat):

- Gastrointestinale Beschwerden wie Übelkeit, Durchfälle, Obstipation, Blähungen
- Gerinnungsstörungen schon bei geringen Mengen von ASS ≤ 1 g
- Hemmende Wirkung der Prostaglandinsynthese bei vorbestehender Herzinsuffizienz, Leberzirrhose mit Aszites, Hypovolämie
- Leichte Formen eines Bronchospasmus nach Gabe von Acetylsalicylsäure
- Alle Derivate schwacher Carbonsäure können Kopfschmerzen, Schwindel, Hör- und Sehstörungen hervorrufen.

Peripher wirkende Analgetika

Handelsname Präparat	Einzeldosis bei Erwachsenen (g)	Plasmaeiweißbindung (%)	Zeit bis zum Erreichen max. Plasmakonzentrationen in Std.	Plasmahalbwertzeit in Std.	Äquipotenzdosis zu 650 mg ASS	Übliche tägliche Dosis (mg)
Derivate schwacher Carbonsäure						
Acetylsalicylsäure, z.B. Aspirin®, ASS 500®, ASS-ratio®, ASS Dura®, Alka-Selzer®, Acetylin®	0,5–3,0	60–80	1,5–2	3–6	-	600–1000 4 stdl.

9

Diclofenac, z.B. Voltaren®, Diclofenac-ratio.®, Effekton®	0,1–0,2	99,7	1–2	1–2	200	50–100 4–6 stdl.
Ibuprofen, z.B. Brufen®, Novogent®, Opturem®,	0,9–1,6	99	0,5–1,5	2	200	200–400 4–6 stdl.
Flurbiprofen, z.B. Froben®	0,15–0,2	99	1–2	3–4	100	50–100 8 stdl.

Pyrazolonderivate

Metamizol, z.B. Novalgin®, Novaminsul-fonratio-pharm®	0,5–1,0	Nicht bestimmt	1–1,5	7		4000–5000 4–6 stdl.
Propyphena-zon, z.B. Arantil P®	0,5–1,0	40	1,5	2,2		

Anilinderivate

Paracetamol, z.B. Paracetamol-ratio.®, Analfon®, Enelfa®, Dolarit®, Rukebon®, Ben-u-ron®	0,5–1,0	20–50	0,5–1	2–3	650	500–1000 4–6 stdl.

In der täglichen Praxis sind peripher wirkende Analgetika zur postoperativen Behandlung leichter bis mäßiger Schmerzen ebenso sinnvoll wie beim Nachlassen stärkerer Wundschmerzen am 2.– 3. postoperativen Tag. Auch bietet sich eine Kombination mit Opioiden an, da die Nebenwirkungen peripher wirkender Analgetika gegenüber den Morphinderivaten deutlich geringer sind.

9.2.3 Zentral wirkende Analgetika

Die Wirkung der Opioide entsteht durch die Interaktion mit den Opiat-rezeptoren. Diese Rezeptoren kommen in bestimmten Regionen des ZNS und im Rückenmark vor. Eine Analgesie wird durch Blockierung dieser Rezeptoren von Agonisten erzielt.

Einteilung der Rezeptoren
Es gibt folgende Opiatrezeptoren:
- My-(μ) - Rezeptoren
- Kappa-(χ) - Rezeptoren
- Sigma-(σ) - Rezeptoren
- Delta-(δ) - Rezeptoren

Die Forschungen über Opioidrezeptoren und ihre endogenen Liganden haben zu einem Klassifizierungssystem geführt, in dem die Medikamente in 3 verschiedene Rezeptorarten unterteilt sind:

Agonisten
Opioide mit einer hohen Effektivität und unterschiedlich ausgeprägter Affinität, z.B. Morphin, Fentanyl, Sufenta®, Rapifen®, Ultiva®.

Antagonisten
Opioide mit geringer Effektivität, aber hoher Affinität: sie besetzen den Rezeptor, reagieren aber nicht mit ihm. Verdrängen den Agonisten, z.B. Fentanyl, aus der Rezeptorbindung und heben die pharmakologische Wirkung auf, z.B. Naloxon (Narcanti®).

Agonist – Antagonist
Opioide, die eine analgetische Wirkung besitzen, aber auch die Wirkung anderer Opioide antagonisieren können, z.B. Fortral®.

9

Eigenschaften zentral wirkender Analgetika
Starke Analgesie, Sedierung.

Indikation
Postoperative Schmerzzustände lassen sich am schnellsten durch die i.v.-Applikation von Opioiden beherrschen. Sie eignen sich hervorragend bei der Bekämpfung von starken bis sehr starken Schmerzen.

Applikationsorte
Zentral wirkende Analgetika werden hauptsächlich in der postoperativen Phase i.v. (AWR oder Intensivstation) oder i.m. (Station) appliziert. Ideal ist ein Medikament mit hoher therapeutischer Breite, welches sich auf verschiedene Arten applizieren lässt.

- I.v.-Applikation: 100 % der verabreichten Dosis erreichen den Blutkreislauf. Sehr schnelle Anschlagzeit des Analgetikums. Gute individuelle Steuerbarkeit nach Bedarf des Patienten
- I.m.-Applikation: weitverbreitete Applikationsform von Opioiden. Mehr als 80 % der injizierten Dosis erreichen die systemische Zirkulation innerhalb von 5–100 Min.(schnelle Resorption im M. deltoideus – langsame Resorption im fetthaltigen M. glutaeus)
- Epidural und intrathekal: sehr verbreitetes Applikationsverfahren. ☞ PCA (9.2.5)
- Transdermale Anwendung: in Form von Pflastern werden potenté fettlösliche Opioide (Fentanyl, Sufenta®) auf die Haut geklebt. Die Resorption ist abhängig von der Hautdurchblutung. Deshalb variable Resorptionseigenschaften und variabler Wirkungseintritt. Eignet sich nicht zur primären postoperativen Schmerztherapie
- Sublinguale Anwendung: die volle Bioverfügbarkeit variiert zwischen 20 % (Morphin) und 60 % (Temgesic®) und tritt erst nach ca. 2–3 Std. ein. Eignet sich nicht zur primären postoperativen Schmerztherapie
- Rektale Anwendung: die systemische Verfügbarkeit liegt bei ca. 50 %. Die optimale Wirkung entsteht erst nach 1–2 Std. Eignet sich nicht zur primären postoperativen Schmerztherapie.

Wechsel- und Nebenwirkungen
Alle systemisch hochpotent wirkenden Analgetika haben gegenüber den peripher wirkenden Analgetika deutlich schwerere Nebenwirkungen. Für die optimale postoperative Schmerztherapie von starken und stärksten Schmerzen sind zentral wirkende Analgetika jedoch die einzige Alternative.
- Atemdepression (je nach Dosis und Applikationsort)
- Rebound Effekt

- Placentagängig
- Bronchospasmus, Hustenhemmung
- Bewegungseinschränkung/Muskelrigidität
- Übelkeit/Erbrechen
- Schwitzen
- Evtl. Myokarddepressive Effekte
- Histaminfreisetzung
- Pruritus
- Harnretention
- Sedierung
- Euphorie.

Dosierung und Anwendung

Die richtige Zeit, um postoperativ eine adäquate Analgesie zu erreichen, ist so früh wie möglich. Die richtige Dosis hängt vom Schmerzempfinden des Patienten ab. Deshalb kann der Einsatz eines starren Dosierungs- oder Zeitschemas bei den meisten Patienten keine ausreichende Analgesie erzeugen. Solange ein Patient über starke Schmerzen klagt, muß suffizient therapiert werden. Der Einsatz von i.v.-applizierten Opioiden sollte weitestgehend dem AWR und der Intensivstation mit ihren vielfältigen Überwachungsmöglichkeiten überlassen werden. Zentral wirkende Analgetika nur unter engmaschiger Kontrolle der Vitalparameter i.v.-applizieren (Arzt).

- Vorsicht: atemdämpfende Wirkung. Zentral oder medikamentös bedingte Atemstörung ☞ 9.3.1
- Sauerstoffgabe obligat
- Patienten zum Durchatmen anhalten.

Dosierung und Wirkdauer von Opioidanalgetika

Substanz	Handelsname (BRD)	parenterale Einzeldosis (mg)	Mittlere Wirkdauer (Std.)	Maximalwirkung (in Min.)
Morphin	Morphin®	5–10	4–5	30
Methadon	Polamidon®	5–10	4–8	6
Piritramid	Dipidolor®	7,5–15	4–6	7
Pethidin	Dolantin®	50–100	1–4	4
Tramadol	Tramal®	50–100	1–4	6–10
Pentazocin	Fortral®	30–50	2–5	4
Hydro-morphon	Dilaudid®	1,5	3–5	
Tilidin	Valoron®N	50–100	3–5	
Nalbuphin	Nubain®	10–20	3–6	5
Bupren-orphin	Temgesic®	0,3	6–8	4–8

9.2.4 Analgetikakombinationen

Eine effektive postoperative Analgesie scheitert oft an der Organisation, der zu schwachen analgetischen Potenz der eingesetzten Medikamente, an der therapeutischen Breite oder an der Wirkungslosigkeit eines potenten Analgetikums. Durch die Kombination von Analgetika mit unterschiedlichen Wirkmechanismen läßt sich häufig eine effektive Analgesie für den Patienten erreichen. Die Nebenwirkungen der zentral wirkenden Analgetika lassen sich durch die Kombination mit peripher wirkenden Analgetika deutlich mindern. Da einige NW von Schmerzmedikamenten dosisabhängig sind ist eine kontinuierliche Verabreichung oft von Vorteil.

Kriterien für Pharmaka zur i.v.-Kombinationsanalgesie
- Intravenöse Darreichungsform
- Stabilität in Lösung für 12–24 Std.
- Bekannter Metabolismus
- Keine Beeinflussung der Blutgerinnung
- Vitale Gefährdung durch irrtümliche Schnellinfusion verhindern

- Physikalisch – chemische Kompatibilität mit der Trägerlösung
- Geringe Toxizität (Leber, Galle, Niere, Magen-Darm-Trakt, ZNS)
- Keine hohe Plasmaproteinbindung.

 Analgetikainfusionen aus Sicherheitsgründen immer über ein Reduzierventil (Dosis-Flow®) verabreichen!

Die im Aufwachraum oder in der Intensivstation begonnene Kombinationsanalgesie kann problemlos auf der Allgemeinstation fortgeführt werden.

9.2.5 On-demand-Analgesie

Der Patient bestimmt den Zeitpunkt und die Dosis seiner Analgetikatherapie selbst. Ihm stehen spezielle Infusionspumpen zur Verfügung. „patient – controlled – analgesia" = PCA

Prinzip
Elektronisch geregelte Infusionspumpe, die von Mikroprozessoren gesteuert wird. Der Patient erhält durch Knopfdruck ausgelöst sein Analgetikum. Vom Arzt festgelegt und einprogrammiert werden: Volumen, Geschwindigkeit, Refraktärzeit und Stundenmaximaldosis. Für eine gültige Anforderung (demand) muß der Druckknopf 2 mal innerhalb einer Sekunde betätigt werden. Das Gerät registriert und dokumentiert jede Anforderung.

Indikation
Patienten, bei denen postoperativ mit starken Schmerzen zu rechnen ist oder die über eine längere Zeit eine intensive suffiziente Schmerztherapie (z.B. bei Thorakotomie, Tumor- oder Geburtsschmerzen, Koliken, Ischämien) benötigen.

 Für die PCA nur Patienten auswählen, die in der Lage sind, die Pumpe selbständig zu bedienen und das Prinzip der Selbstzufuhr verstehen können.

Wechsel- und Nebenwirkungen

Die Medikamentenapplikation mittels einer on-demand-Analgesie zeigt nur wenige Nebenwirkungen. Diese beruhen meist auf technischen Problemen (dislozierter Katheter, Überdosierung durch Programmierungsfehler). Opiatbedingte Nebenwirkungen sind sehr selten.

Dosierung

Analgetikum	Demand-Dosis (µg)	Maximaldosis pro Stunde (mg/Std.)	Verbrauch (µg/kgKG/Std.)
Sufenta®	6	0,04	0,10
Fentanyl®	34	0,25	0,46
Dipidolor®	1990	15,0	30,44
Morphin	1920	14,8	29,60
Fortral®	7980	60,0	135,57
Dolantin®	9615	100,0	175,10
Tramal®	9615	100,0	203,12
Novalgin®	50000	500,0	1804,21
Nubain®	3846	28,5	117,52
Temgesic®	40	0,32	0,63

Pflegehinweise

- Reaktion des Patienten auf die Basalrate überwachen
- Anforderungsintervalle und Erreichen von Grenzwerten überwachen
- Bei Schmerzen trotz PCA-Pumpe Rücksprache mit dem Arzt halten
- Während der PCA nur nach Rücksprache mit dem Arzt andere Opioide oder Sedativhypnotika verabreichen
- Besondere Vorsicht gilt den Patienten, welche über Schmerzen klagen, aber trotzdem sehr schläfrig sind. *Cave:* Atemdepression!

9.2.6 Nervenblockaden

Nervenblockaden mit Lokalanästhetika (LA)

Klinische Klassifizierung von LA

Substanz	Wirkstärke– und dauer	Relative Potenz	Anschlagzeit	Wirkdauer (Min.)
Novocain®	schwach/kurz	1	langsam	60–90
Xylocain®	mittel/mittel	2	schnell	90–200
Scandicain®	mittel/mittel	2	schnell	120–240
Xylonest®	mittel/mittel	2	schnell	120–240
Dur-Anest®	stark/lang	6	schnell	180–600
Carboste-sin®	stark/lang	8	mittel	180–600
Pantocain®	stark/lang	8	langsam	180–600

Einsatzmöglichkeiten

Oberflächenanästhetikum, Infiltrationsanästhetikum, Blockierung motorischer und/oder sensibler Fasern.

Indikation

Grundlage ist der Wille des Patienten, das Intervall zur Operation, Art, Ausmaß und Lokalisation des operativen Eingriffes. Aus anästhesiologischen Gesichtspunkten vor allen Dingen pulmonale und kardiale Risikofaktoren.

Kontraindikation

- Ablehnung durch den Patienten
- Gerinnungsstörungen bei rückenmarksnahen Verfahren
- Infektionen der Punktionsstelle
- Anatomische Besonderheiten.

Applikationsorte

- Wundinfiltration, Oberflächeninfiltration
- Obere Extremitäten: Plexusblockaden
  - Interskalenär
  - Supraklavikulär
  - Infraklavikulär (axillär)
- Körperstamm: Interkostalblockade
  - Paravertebralblockade
  - PWA (Peniswurzelanästhesie)
  - Ilioinguinalisblockade
- Periphere Blockaden: 3-in-1-Block (N. femoralis, N. cutaneus femoralis lateralis, N. obturatorius)
  - Ischiadikusblockade
  - Blockade einzelner Nerven
- Rückenmarksnahe Blockaden:
  - Spinalanästhesie
  - Periduralanästhesie.

Nebenwirkungen

- Überempfindlichkeitsreaktionen: Hautrötung, Juckreiz.
- Intoxikation durch versehentlich intravasale Injektion, infolge zu rascher Resorption, fehlerhaft hohe Volumina oder Konzentration.

Symptome

- ZNS
  - Ruhelosigkeit
  - Zittern
  - Sehstörungen
  - Schwindel, Krämpfe
- Herz-Kreislauf
  - Arrhythmien
  - Tachykardien
    Verbreiterte QRS-Komplexe
  - AV-Blockierungen
  - Asystolie
  - Negative Inotropie
  - Direkte oder indirekte (sympathikolytische) Vasodilatation mit konsekutiver Hypotonie.

Dosierung
Dosierungsrichtlinien für L.A.

Substanz	Einzeldosis (mg) ohne/mit Adrenalin	Wirkdauer (Std.)	Grenzdosis (mg) ohne/mit Adrenalin	Erhaltungsdosis (mg/Std.) für kontinuierliche Verfahren
Xylocain®	400/600	2/3	200/500	300
Scandicain®	300/500	2,5–3,5	300/500	240
Dur-Anest®	300/400	5–8	300/400	120
Carbostesin®	150/225	4–7,5	150/150	30

Bei Einzelinjektionen ist die Größe des Verteilungsvolumens entscheidend; bei einer kontinuierlichen oder repetitiven Applikation die Clearance.

—— Nervenblockaden mit Opioiden

Opioide können spinal oder peridural injiziert werden. Die Entscheidung ob eine Einzelinjektion oder eine Katheteranlage zur repetitiven oder kontinuierlichen Blockade in Frage kommt, ist abhängig von der Art der Operation und dem Schmerzaufkommen.

Zur Erzielung einer kontinuierlichen Analgesie in der postoperativen Phase scheint nur die Katheterperiduralanalgesie geeignet zu sein. Durch Gabe von Opioiden wird eine lange Wirkungsdauer, eine bessere Analgesiequalität und vor allen Dingen die Mobilität durch fehlende Blockade von sensorischen, motorischen und sympathischen Nervenfasern erhalten. Grundsätzlich nach Wirkung dosieren, um unerwünschten Nebenwirkungen und einer Toleranzentwicklung vorzubeugen.

9

Dosierung und Wirkungszeiten peridural injizierter Opioide

Substanz	Dosis (mg)	Wirkungs-eintritt (Min.)	Volle Anal-gesie (Min.)	Wirkungs-dauer (Std.)
Morphin	5–10	24	37–60	8–20
Dolantin®	30–100	5–10	12–30	4–20
L-Polami-don®	5	13	17	7–9
Dipidolor®	7,5	a	a	3–20
Fentanyl	0,025–0,15	4–10	20	2–4
Sufenta®	0,01–0,06	5	a	2–4
Fortral®	2	3	15	4–24
Temgesic®	0,15	2–6	a	8–20

a = nicht bekannt

9.2.7 Transkutane elektrische Nervenstimulation (TENS)

Bei der transkutanen elektrischen Nervenstimulation handelt es sich um ein Verfahren, das durch die Applikation von elektrischen Strömen über Klebeelektroden zur Schmerzlinderung führt. Es ist eine primär segmentale Analgesietechnik.

Analgetische Wirkung
Der analgetische Effekt ist bei ca. 25 % der Patienten exzellent (keine zusätzliche Analgetikamedikation), bei 50 % gut (kaum Zusatzmedikation) und bei 25 % unzureichend (→ zusätzliche Analgetikamedikation).

Indikation
TENS ist eine komfortable, nicht invasive Methode. Es ist ungefährlich und relativ leicht zu handhaben. Säuglinge, Kleinkinder und sehr alte Patienten sind wegen nicht gesicherter Informationsaufnahme oder Unkooperativität ausgenommen. Gute Erfolge werden bei Ober- und Unterbaucheingriffen, in der Gynäkologie und auch in der Herz- und Thoraxchirurgie als Begleittherapie erzielt.

TENS sollte den Patienten vorbehalten bleiben, die postoperativ unter mittelstarken Schmerzen leiden, und die von einer Reduktion systemischer Analgetika profitieren, z.B. ambulante Patienten.

Nebenwirkungen von TENS

Technische Probleme spielen eine sehr geringe Rolle.
• Wechseln der Batterie
• Neuanlage der Klebeelektroden
• Gelockerte Kabelzuleitungen.

Medizinische Probleme
• In ca. 20–30 % ist ein Umsteigen auf eine andere Methode notwendig
• Steigerung der analgetischen Wirkung durch medikamentöse Analgetikatherapie
• Bei chronisch ängstlich - depressiven oder neurotischen Patienten zeigt TENS oft keine Wirkung
• Selten Allergien (Klebeelektroden).

 Absolute Kontraindikation für Patienten, die einen Demand-Schrittmacher tragen! Empfehlungen für Stimulationsparameter

Stimulationsmodus:	48 Std. kontinuierlich
Frequenz:	80–90 Hz (hochfrequent)
Pulsdauer:	mind. 150 µs
Amplitude:	variabel; bis zum Auftreten von „Kribbeln"
Bei Zweikanalgeräten:	paravertebrale Elektroden, evtl. zusätzlich akupunkturähnlich stimulieren, 2–10 Hz (niederfrequent)

9

9.3   Postoperative Störungen

Häufige postoperative Probleme sind:
- Atemstörungen, oft durch Überhang von Narkosemedikamenten
- Störungen der Herz-Kreislauf-Funktion
- Flüssigkeits- und Elektrolytentgleisungen
- Nachblutungen
- Störungen der Temperaturregulation, insbesondere Unterkühlung und Muskelzittern
- Übelkeit und Erbrechen
- Agitiertheit oder aber verzögertes Erwachen.

9.3.1   Atemstörungen

Peripher bedingte Atemstörungen

Ursachen
- Überhang von Muskelrelaxantien (s.u.)
- Verlegung der Atemwege durch Zurückfallen der Zunge oder starke Ödembildung (z.B. nach mehreren Intubationsversuchen, Nachblutung nach Strumektomie oder Karotis-OP), evtl. auch durch vergessene Zahnprothese
- Lokale operative Traumatisierung, z.B. durch OP am Hals mit Hämatombildung und/oder Nervenverletzung (☞ 9.4.2) oder bei Kieferverdrahtung (☞ 9.4.9)
- Laryngospasmus, Bronchospasmus (☞ 7.1.1), z.B. bei Asthmatikern
- Schmerzen, v.a. nach Thorakotomien und Oberbaucheingriffen
- Zu straff angelegte Verbände.

Symptome peripher bedingter Atemstörung
- Unruhe, unkoordinierte Bewegungen
- Paradoxe Atemexkursionen
- Inspiratorischer Stridor möglich; bei Bronchospasmus exspiratorisches Giemen
- Bei Relaxansüberhang Zeichen der Muskelschwäche (s.u.)

- Abfall der S_aO_2, evtl. Zyanose
- Gefahr des „silent death" durch Opioid-Rebound.

Maßnahmen

Die Maßnahmen richten sich nach der Ursache der Atemstörung. Auf jeden Fall muß bei einer postoperativen Ateminsuffizienz ein Rebound von Muskelrelaxantien ausgeschlossen werden, **bevor** Analgetika verabreicht werden.

→ Patienten ansprechen und zum Durchatmen und Abhusten auffordern, dabei Hilfestellung zum schmerzarmen Abhusten geben
→ Ursachen suchen, z.B. enge Verbände, Zahnprothese, und ggf. beseitigen; für Notfälle ggf. Drahtschneider bereithalten
→ Bei Bewußtlosigkeit Esmarch-Handgriff durchführen und Guedel- oder Wendl-Tubus einlegen; Vorsicht: Guedel-Tuben verursachen häufig Brechreiz
→ Anästhesisten informieren → Antagonisierung von Muskelrelaxantien und sonstige Medikamente n.A., bei Bedarf Nachbeatmung
→ Bei Schmerzangabe Analgetika n.A. verabreichen.

Prophylaxe

- Sauerstoffgabe
- Oberkörper hochlagern; bewußtlose Patienten auf die Seite legen (ohne Kissen, da dieses zur Atembehinderung führen könnte)
- Antagonisierung von Muskelrelaxantien erst, wenn der Patient ein gewisses Maß an Spontanatmung aufweist (sonst Nachbeatmung)
- Patienten frühzeitig nach Schmerzen fragen und Analgetika n.A. verabreichen.

Zentral bedingte Atemstörungen

9

Ursachen

- Medikamentös bedingte Atemdepression, z.B. durch Opiate oder Benzodiazepine (s.u.)
- Operativ oder traumatisch bedingte Depression des Atemzentrums
- Körpertemperatur unter 35 °C.

Symptome zentral bedingter Atemstörungen
- Lange Atempausen, sehr niedrige Atemfrequenz (2–3 pro Minute)
- Atemzugvolumen verschieden je nach Ursache der Ateminsuffizienz
- Normale Muskelkraft
- Abfall der S_aO_2, evtl. Zyanose.

Maßnahmen
→ Patienten ansprechen
→ Pupillen auf Weite und Lichtreaktion prüfen
  ✔ Enge Pupillen sind ein Hinweis auf Opiatwirkung
→ Antidot bei Opiaten und Benzodiazepinen bereithalten
→ Bei Bedarf Nachbeatmung n.A.

Prophylaxe
Wenn postoperativ sofort extubiert werden soll, empfiehlt sich ein zurückhaltender Gebrauch von zentral dämpfenden Medikamenten, besonders gegen Ende einer Operation. Andernfalls ist eine geplante Nachbeatmung und verzögerte Extubation sinnvoll.

Vergleich der Symptome von zentral und peripher bedingten Atemstörungen

Peripher bedingte Atemstörungen	Zentral bedingte Atemstörungen
Atemfrequenz ↑↑	Atemfrequenz ↓↓
Häufig inspiratorischer Stridor	Lange Atempausen
Geringe Muskelkraft bei Relaxansüberhang	Normale Muskelkraft
Paradoxe Atemexkursionen des Thorax	Oft eingeschränkte Atemexkursionen des Thorax
Abfall der S_aO_2, ggf. Zyanose	

 Sauerstoffgabe bei chronischer Lungenerkrankung

Bei Patienten mit schweren chronischen Lungenerkrankungen ist die O_2-Gabe vorsichtig zu dosieren, da diese Kranken häufig an erhöhte CO_2-Spiegel gewöhnt sind und die Hypoxämie somit ihren Hauptatemantrieb bildet. Bei solchen Patienten wirkt Sauerstoff also atemdepressiv!

_____ Atemstörungen durch Medikamentenüberhang

Volatile Anästhetika (z.B. Ethrane®, Isofluran®)

Sie haben neben dem narkotisierenden auch einen muskelrelaxierenden Effekt. In Rückenlage kann es deshalb zur Verlegung der oberen Luftwege kommen.

Symptome

Sie treten unmittelbar postoperativ auf, wenn der Patient z.B. nach einer Maskennarkose zu früh allein gelassen wird:

- Meist Tachypnoe mit kleinem Atemzugvolumen, auch Anoe möglich
- Bewußtseinszustand zwischen Somnolenz und Koma

Maßnahmen

Der Anästhesist beatmet i.d.R. über Maske mit reinem Sauerstoff nach; dies dient auch der Vermeidung einer Diffusionshypoxie (O_2-Mangel infolge einer Verdünnung der Atemluft durch das abflutende Lachgas).

Muskelrelaxantien

Bei einem noch teilrelaxierten Patienten ist die Kraft der Atemmuskulatur unzureichend; außerdem droht in Rückenlage die Zunge aufgrund des schwachen Muskeltonus nach hinten zu fallen und die oberen Luftwege zu verlegen.

Symptome

- Tachypnoe mit kleinem Atemzugvolumen, ggf. ruckartige Atembemühungen
- Unruhe, ängstlicher Blick, ungezielte Bewegungen
- Stirnrunzeln beim Versuch, die Augen zu öffnen
- Unzureichende Muskelkraft beim Befolgen von Aufforderungen wie ,,bitte Zunge herausstrecken", ,,Kopf heben", ,,Hand drücken"
- Evtl. Zucken einzelner Muskelgruppen.

Maßnahmen

→ Bei Verdacht auf Relaxansüberhang verantwortlichen Anästhesisten informieren; er entscheidet über eine medikamentöse Antagonisierung oder - bei ausgeprägter Blockade - Nachbeatmung des Patienten.

✔ Antidote der nicht-depolarisierenden Muskelrelaxantien sind Hemmstoffe der Acetylcholinesterase wie Mestinon® oder Neostigmin®: z.B. 1 Amp. $\hat{=}$ 0,5 mg langsam i.v., bei Bedarf Dosissteigerung

✔ Dazu immer Atropin® aufziehen, um die parasympathomimetischen Wirkungen der Cholinesterasehemmer (z.B. Bradykardie, Blutdruckabfall, Bronchialsekretion) zu vermindern.

Opiate/Opiatagonisten (z.B. Fentanyl, Dipidolor®)

Nach Gabe von Opiaten muß mit einer Atemdepression gerechnet werden, wenn die letzte Gabe weniger als 30 Min. zurückliegt, die letzte Fentanyldosis mehr als 0,1 mg betrug oder während der OP eine hohe Gesamtdosis an Fentanyl verabreicht wurde.

Symptome
• Geringe Atemfrequenz mit großem Atemzugvolumen
• Schläfrigkeit mit „Vergessen" der Atmung
• Enge (stecknadelkopfgroße) Pupillen
• Schmerzfreiheit (Angabe auf Nachfrage).

Maßnahmen
→ Anästhesisten informieren
→ Antagonisierung mit Naloxon (z.B. Narcanti®)
 – Gabe erfolgt nach Wirkung titriert: (1 Amp. à 1 ml $\triangleq$ 0,4 mg; erste Titrationsdosis 0,1-0,2 mg)
→ Bei starkem Überhang Nachbeatmung notwendig
✔ Auch bei erfolgreicher Antagonisierung darf der Patient nicht gleich auf die Normalstation verlegt werden, da es bei Wegfall äußerer Reize u.U. wieder zur Ateminsuffizienz kommen kann!

Benzodiazepine (z.B. Valium®, Dormicum®, Rohypnol®, Normoc®)

Sie wirken vor allem angstlösend, sedierend bis hypnotisch und atemdepressiv; außerdem verstärken sie die Effekte aller anderen zentral dämpfenden Substanzen. Die Halbwertszeiten (HWZ) sind sehr unterschiedlich (bei Valium® ≥ 24 Std.); bei der Metabolisierung entstehen z.T. sedativ wirkende Metabolite, so daß die Gefahr einer Kumulation besteht.

Symptome
• Atemdepression
• Verwaschene Sprache, Bewußtseinsstörung
• Niedriger Blutdruck
• Muskelhypotonie.

Maßnahmen

Die Antagonisierung erfolgt n.A. mit Anexate®, dessen Dosis nach Wirkung titriert wird: 10 ml $\hat{=}$ 1 mg; Beginn mit 0,2 mg, dann bei Bedarf Dosissteigerung um jeweils 0,1 mg alle 60 Sek. bis zum gewünschten Effekt, max. bis zu einer Gesamtdosis von 1 mg.

✔ Die HWZ des Antidots beträgt nur etwa 30 Min. → bei langwirkenden Benzodiazepinen danach auf einen möglichen Rebound-Effekt achten.

9.3.2 Kreislauffunktionsstörungen

Hypotonie

Die häufigsten Ursachen einer postoperativen Hypotonie sind *Volumenmangel* und *Herzinsuffizienz*. Daneben kommt eine Vielzahl weiterer Störungen in Betracht:

- Vasovagale Reaktionen
- Restwirkung von Narkosemedikamenten
- Lungenembolie (!)
- Entwicklung einer Sepsis
- Myokardinfarkt
- Allergische Reaktionen, Transfusionszwischenfälle.

Hypotonie durch Volumenmangel

Ursachen

- Ungenügende Volumensubstitution während der Operation
- Anhaltender Blutverlust (nach außen oder nach innen)
- Flüssigkeitsverlust in den extravasalen Raum durch Umverteilung in den Flüssigkeitskompartimenten.

Symptome

- Blutdruck ↓, ZVD ↓, Tachykardie
- Mangelnde Diurese: ≤ 0,5–1 ml/kg KG/Std.
- Kalte Körperperipherie
- Niedriger Hb und Hkt (erst nach einigen Stunden, nicht bei überwiegendem Verlust zellfreier Flüssigkeit)
- Ggf. Zeichen einer Blutung wie z.B. schnelles Vollaufen der Redonflasche, Umfangszunahme des operierten Körperteils.

Maßnahmen
→ Nach Blutungszeichen suchen, Arzt benachrichtigen
→ Volumenzufuhr n.A. (kristalloide Lösungen, Humanalbumin, EK, FFP) unter Kontrolle der Kreislaufparameter, besonders des ZVD
→ Trendelenburg-Lagerung, sofern keine operativen Kontraindikationen bestehen.

Hypotonie durch Herzinsuffizienz
Ursachen
Sie entwickelt sich meist auf der Grundlage einer vorbestehenden Herzerkrankung. Oft handelt es sich um die Dekompensation einer latenten Herzinsuffizienz durch die Narkose und/oder Hypervolämie.

Symptome
• Blutdruck ↓, ZVD ↑, Tachykardie
• Mangelnde Diurese
• Ggf. Dyspnoe.

Therapie
• Oberkörper hochlagern, wenn keine Kontraindikation (z.B. Zustand nach Wirbelsäulen-OP) besteht
• O_2-Gabe
• N.A. Gabe von Diuretika (z.B. Lasix®) und positiv inotropen Medikamenten (Digitalis, Katecholamine).

Hypotonie durch vasovagale Reaktionen
Ursachen
• Neurovegetative Dystonie
• Angst, Unruhe
• Schmerz
• Opiatwirkung.

Symptome
• Blutdruck ↓, Bradykardie (!)
• Schweißausbruch und Blässe
• Evtl. Erbrechen.

Therapie
✔ Mittel der „ersten Wahl" ist Atropin® 0,5–1 mg i.v.

Hypertonie

Ursachen

- Schmerzen, Kältezittern
- Volle Harnblase (häufig)
- Hypoxämie, Hyperkapnie
- Überinfusion
- Vorbestehende Hypertonie.

Maßnahmen

→ Nach Möglichkeit Ursache beseitigen.
Antihypertensiva n.A. i.v., sublingual oder oral verabreichen, z.B. Adalat®
(Kps. à 10 mg), Ebrantil® oder Catapresan®; letzteres wirkt drucksenkend
und sedierend.

Tachykardie

Ursachen

- Hypovolämie
- Schmerzen (häufig!), Aufregung
- Hypoxie, Hyperkapnie
- Lungenembolie
- Herzinsuffizienz.

Maßnahmen

Im Vordergrund steht die Suche und Bekämpfung der Ursache.

Herzrhythmusstörungen

Zum Vergleich ist immer das präoperative EKG (☞ auch 2.4.2) heranzuziehen.

Ursachen

- Elektrolytstörungen, z.B. Hypokaliämie, Hyperkaliämie
- Digitalisintoxikation
- Bestehende Herzerkrankung
- Hypoxie, Hyperkapnie
- Reizwirkung eines liegenden ZVK.

Therapie

Ursache suchen und möglichst beseitigen. Bei Bedarf erfolgt n.A. eine symptomatische Therapie mit Antiarrhythmika.

9.3.3 Flüssigkeits- und Elektrolytstörungen ──

Ursachen

Meist „prärenale" Störungen wie:

- Intravasaler Volumenmangel (Hypovolämie)
- Herzinsuffizienz (low-output-syndrome)
- Massivtransfusionen und exzessive Infusionstherapie (häufig)
- TUR-Syndrom durch Einschwemmung von Spülflüssigkeit in den Körperkreislauf bei urologischen Eingriffen (☞ 9.4.7).

Symptome

- Leitsymptom ist die Oligurie, d.h. eine Urinausscheidung von weniger als 0,5-1 ml/kg KG/Std.
- Elektrolytabweichungen (z.B. Hypokaliämie) können zu Herzrhythmusstörungen führen.

 Oligurie

Die Diagnose Oligurie kann nur bei liegendem bzw. nach Anlage eines Blasenkatheters gestellt werden. Bevor der Arzt informiert wird, muß auf alle Fälle die Durchgängigkeit des Blasenkatheters überprüft werden.

Therapie

Arzt verständigen → n.A.:

- Bei Hypovolämie je nach ZVD Flüssigkeit verabreichen
- Bei Herzinsuffizienz und/oder Hypervolämie sowie TUR-Syndrom Diuretika geben
- Kreislauf bei Bedarf mit Katecholaminen stützen
- Elektrolytstörungen nach Serum-Elektrolytwert ausgleichen.

9.3.4 Nachblutungen

Ursachen

Im Vordergrund steht natürlich die chirurgische Traumatisierung mit der Möglichkeit einer Nahtinsuffizienz oder Sickerblutung. Außerdem ist auf Gerinnungsstörungen zu achten.

Symptome

- Durchgebluteter Verband, rasche Füllung der Drainageflaschen
- Zunahme des Umfanges von Körperteilen (Extremitäten, Bauch)
- Tachykardie, Blutdruckabfall
- Absinken von Hb und Hk (erst nach einigen Std.)
- Je nach Lokalisation evtl. Schmerzen, Atembehinderung.

Komplikationen

- Gefahr des Kompartmentsyndroms bei Schmerzen unter Gips
- Bei Operationen am Kopf oder Hals, z.B. bei Strumektomie, Tonsillektomie oder Neck dissection Gefahr der Atembehinderung durch zunehmenden Druck auf die Trachea
- Bei hohem Blutverlust Gefahr der Schockentwicklung.

Maßnahmen

- Arzt verständigen
- Gerinnungsstatus bestimmen lassen
- Volumenzufuhr
- N.A. Gabe von Blut- bzw. Gerinnungspräparaten
- Ggf. chirurgische Intervention vorbereiten.

9.3.5 Störungen der Temperaturregulation

Unterkühlung, Muskelzittern

Vor allem dünne, kachektische Patienten sowie Patienten nach langen OP's sind unterkühlt und zittern.

Ursachen
- Wärmeverlust durch kühle Umgebungstemperatur im klimatisierten OP, besonders bei geringer Bekleidung und Abdeckung
- Großflächiges Desinfizieren
- Wärmeverlust über offene Körperhöhlen bei Thorax- und Bauchoperationen
- Kalte Atemgase im halboffenen Narkosesystem
- Massentransfusionen oder -infusionen.

Symptome
- Temperatur ≤ 36 °C
- Bradykardie und Hypotonie
- Verlangsamung und Schläfrigkeit
- Verminderte Atmung
- Häufig Muskelzittern („Shivering"), besonders bei Zusammentreffen von Auskühlung und Volumenmangel
- Ab ca. 30 °C Bewußtseinsverlust.

Maßnahmen
- Wegen des hohen Sauerstoffverbrauches muß **Muskelzittern** therapiert werden:
- ✔ Vor allem Herzpatienten sind dabei durch den erhöhten kardialen Sauerstoffverbrauch gefährdet.
  - − Sauerstoffzufuhr, z.B. 4 l/Min. über Nasensonde
  - − Patienten mit warmen Decken zudecken, ggf. Wärmedecke hinzuziehen
  - − N.A. Opioidgabe, wenn der Patient wach genug ist, am besten Dolantin® (12,5-25-50 mg i.v. (1 Amp. à 1 ml ≙ 50 mg)
  - − Evtl. Sedativa, z.B. Midazolam®
- Bei starker Unterkühlung ggf. nachbeatmen, bis die Temperatur wieder normal ist

  Intraoperative Wärmeverluste sollten u. Möglichkeit dort therapiert werden wo sie entstehen → Aktive Wärmesxsteme schon intraoperativ verwenden, z.B. Warmtouch® Körperabdeckungen

- Ggf. angewärmte Infusionen verwenden
- Zur aktiven Anwärmung können beispielsweise verwendet werden:
  - − Angewärmte Decken; Heizdecken
  - − Wärmestrahler
  - − Infusionswärmer
- ✔ Im Aufwachraum wegen der Gefahr von Verbrennungen keine Wärmflaschen benutzen.

Verlegung bei Unterkühlung
Der Patient darf nie mit einer Temperatur ≤ 35 °C auf die Normalstation verlegt werden.

Temperaturanstieg

Ursachen im Aufwachraum
- Verminderte Wärmeabgabe durch Zentralisation
- Einschwemmung von Pyrogenen aus Blutkonserven oder Infusionen
- Beginnende Infektion
- Überdosierung von Atropin bei Kindern
- Maligne Hyperthermie (selten, ☞ 7.3.3).

Symptome
Temperaturanstieg über 38 °C. Nach großen Operationen ist allerdings
eine Körpertemperatur bis 38,5 °C als Reaktion auf die Gewebeschädigung
physiologisch.

Maßnahmen
- ✔ Bei Rektaltemperaturen über 38,5 °C Arzt informieren
- Patienten physikalisch kühlen, z.B.
  - Decke durch Laken ersetzen
  - Kühlelemente in die Leisten legen
  - Patienten kühl abwaschen
- Gabe von Antipyretika n.A. bei Rektaltemperatur über 39 °C.

9.3.6 Übelkeit und Erbrechen

Ursachen
- Nebenwirkung von Opiaten
- Starke Schmerzen
- Direkte oder indirekte Reizwirkungen der OP, vor allem nach abdomi-
  nellen Eingriffen, gynäkologischen Operationen, Schilddrüsen-, Mittel-
  ohr-, Schieloperationen
- Magenfüllung mit Luft nach Maskenbeatmung
- Blutansammlung im Magen nach OPs im HNO-Bereich
- Blutdruckabfall
- Reisekrankheit in der Anamnese.

Therapie
- N.A. geringe Dosen von Neuroleptika, z.B. 1,25-2,5 mg Dehydrobenzperidol® i.v. (1 Amp. à 2 ml $\stackrel{\wedge}{=}$ 5 mg, 1 ml $\stackrel{\wedge}{=}$ 2,5 mg) oder Atosil®
- N. A. Antiemetika wie Vomex®, Anemet®, Paspertin® (z.B. 1 Amp. Paspertin® à 10 mg i.v., nicht bei Kindern unter 14 J.)
- Evtl. Akupunktur.

Komplikationen
Bei Patienten, deren Schutzreflexe noch nicht voll zurückgekehrt sind, besteht die Gefahr der Aspiration. Außerdem kommt es beim Erbrechen zu einem vorübergehenden Anstieg des intraabdominellen Drucks, einem Blutdruckanstieg und einer Erhöhung des Augeninnendrucks, was nach Operationen der jeweiligen Körperregionen unerwünscht ist.

Pflege
- Bei Aspirationsgefahr Patienten in Seitenlage bringen
- Hilfestellung beim Erbrechen geben, z.B. Kopf des Patienten halten
- Frische Nierenschale und Zellstoff bereithalten
- Mit der flachen Hand Gegendruck auf Wunde ausüben (lassen)
- Patienten beruhigen, zum ruhigen Durchatmen anhalten.

9.3.7 Agitiertheit

Ursachen
- Schmerzen, Angst (besonders häufig bei Kindern)
- Postoperatives Durchgangssyndrom (vor allem nach Inhalationsnarkosen)
- Harnverhalt
- Hypoxämie, Hyperkapnie
- Medikamentenentzug, Alkoholentzug.

Maßnahmen
- Nach Möglichkeit die Ursache beseitigen
- Ruhig bleiben, dem Patienten gegenüber nicht ungeduldig werden; gestellte Fragen auch wiederholt beantworten und dem Patienten mitteilen, daß die OP vorüber ist und er sich schon im Aufwachraum befindet
- Bei Bedarf Bettgitter anbringen, um einen Sturz zu verhüten
- Patienten n.A. medikamentös sedieren (strenge Indikationsstellung).

9.3.8 Verzögertes Erwachen

Ursachen

Zunächst kommt in erster Linie eine Überdosierung von Anästhetika oder Sedativa in Betracht. Daneben ist aber auch an andere Ursachen zu denken, besonders wenn die Schläfrigkeit für den Narkoseverlauf unter Berücksichtigung aller verabreichten Medikamente untypisch ist. In Frage kommen hier vor allem

- Atemstörungen, z.B. mit
  - ausgeprägter Hyperkapnie (sog. CO_2-Narkose) oder aber
  - exzessiver Hyperventilation
- Schwere Hypoglykämie
- Zerebrale Störungen, z.B. Hirnblutungen, Apoplex
- Zentrales anticholinerges Syndrom (☞ 8.6).

Symptome

Bewußtlosigkeit über 30 Min. nach Narkoseende ohne ersichtlichen Grund.

Maßnahmen

Ursache muß gesucht werden, z.B. durch Bestimmung von BGA und BZ. Der Anästhesist entscheidet über weitere Diagnose- und Therapiemaßnahmen.

9.4 Spezielle Pflege nach operativen Eingriffen

9.4.1 Bauchchirurgie

Zu Besonderheiten bei der Narkoseausleitung ☞ 8.1.2, zu speziellen abdominellen OP's ☞ 8.1.3.

Neben den üblichen postoperativen Problemen treten nach abdominellen Operationen häufig Übelkeit, Erbrechen und respiratorische Störungen (v.a. nach Oberbaucheingriffen) aufgrund von Schmerzen auf.

Übelkeit und Erbrechen

- Überprüfen, ob Magensonde durchgängig ist und Magensekret ablaufen kann
- N.A. Gabe von Antiemetika, z.B. 10 mg Paspertin® i.v.
- Fixation der Magensonde überprüfen und ggf. erneuern, um Druckstellen an Nasenflügeln zu verhindern.

Wundkontrollen

- Drainagemenge bei Aufnahme prüfen und dokumentieren
- Bei liegendem T-Drain auf Gallenfluß achten.

Respiratorische Störungen

✔ Jeder abdominelle Eingriff vermindert die Vitalkapazität der Atmung
- Je zwerchfellnaher der Eingriff, desto stärker wird die Atmung beeinträchtigt durch eine Manipulation oder Operation an der Atem(-hilfs)muskulatur oder einen postoperativen Zwerchfellhochstand → verstärkt tritt dies bei adipösen Patienten auf
- Aufgrund der schmerzbedingten Hemmung der Atemmuskulatur ist die Gefahr von Atelektasen, Sekretretention, Infektion und Pneumonie erhöht → Anstieg des p_aCO_2
→ Patienten mit erhöhtem Oberkörper lagern: verbessert Atemfunktion und verhindert Reflux von Magensaft entlang der Magensonde
→ Patienten regelmäßig zum tiefen Durchatmen auffordern und beim Abhusten Hilfestellung leisten
→ Um die Pneumoniegefahr zu minimieren, frühzeitig mit gezielten Atemübungen beginnen.

Schmerzen

- Schmerzen an der OP-Wunde durch bauchdeckenentlastende Lagerung des Patienten vermindern
- Häufig liegt ein PDK zur postoperativen Schmerztherapie
→ Bestückung n.A. vorbereiten
→ Bei Bestückung mit Opiaten auf Atemfunktion achten!

Gefahr der CO₂-Resorption mit Hyperkapnie nach Laparoskopien

- Nach Laparoskopien besteht durch die CO_2-Resorption die Gefahr einer Hyperkapnie
→ Sorgfältige Überwachung der Atmung bis zu drei Std. p.o.
→ Patienten regelmäßig zum tiefen Abatmen auffordern.

9.4.2   Schilddrüsenoperationen

Beispiele: subtotale Strumektomie, Enukleation (Herausschälen) einzelner Knoten (☞ 8.1.3).

- Patienten halbsitzend bis sitzend lagern
- Patient sollte den Hals nicht drehen, sondern dazu den ganzen Oberkörper drehen
- Bettbügel vom Patientenaufrichter entfernen, damit der Patient diesen nicht verwendet. Beim Hochziehen würde Zug auf die Naht ausgeübt werden
- Mind. 2 Std. sorgfältig überwachen.

Überwachung

- Wundverband und Redonflasche (Sog und Fördermenge)
- Hinweise auf Blutung nach innen: Zunahme des Halsumfangs, Stridor?
- Zur Stimmkontrolle den Patienten z.B. „AIDA" sagen lassen: auffällige, evtl. zunehmende Heiserkeit (durch Nachblutung oder Rekurrensparese)?
- Atemnot → Arzt benachrichtigen!
- Labor: BB und Calcium n.A.

Spezielle Komplikationen

- Nachblutungen nach außen in den Verband oder nach innen in die Wundhöhle mit der Gefahr einer Kompression der Trachea
- Rekurrensparese durch Schädigung des N. laryngeus recurrens mit Heiserkeit und Atemnot; bei doppelseitiger Lähmung Erstickungsgefahr (!)
- Nach versehentlicher Entfernung bzw. Schädigung der Nebenschilddrüsen Gefahr des Hypoparathyreoidismus mit Absinken des Calciumspiegels und nachfolgenden Muskelkrämpfen
- ✔ → Kalziumkontrolle 2 Std. nach OP-Ende.

9

9.4.3 Orthopädie und Knochenchirurgie

Nach großen orthopädischen Operationen (☞ 9.2.3) wird der Patient für mind. 24 Std. im Aufwachraum (oder auf der Intensivstation) überwacht, da mit einer Reihe von Problemen zu rechnen ist.

Hüftgelenkersatz (TEP), Kniegelenkersatz
• Patient flach lagern: Oberkörper max. 20–30° hochlagern
• Abknicken in der Hüfte vermeiden. Operiertes Bein mit Sandsäcken so stabilisieren, daß Innenrotation vermieden wird.

Intraoperativer Blutverlust und Blutungsgefahr
• Häufig besteht ein Volumenmangel durch intraoperative Blutverluste
→ Engmaschige RR-Kontrollen und rechtzeitige Gabe von Volumenersatzmittel n. A.
→ BB n.A. kontrollieren
→ Prüfen, ob noch EK's bereitstehen
• Gefahr von Nachblutungen
→ Häufige Wundverbandkontrollen
→ Redonflaschen: bei 150 ml Füllung Sog entfernen (klinikabhängig!)
✔ Bei Einsatz eines **Cell-Savers®** (☞ 3.4.7), meist bei TEP-Wechsel zu erwarten, diesen wieder an die Saugung anschließen, da die Drainagen sonst verstopfen können; seine weitere Verwendung hängt von der Fördermenge ab. Für die Normalstation werden Redonflaschen an die Drainagen gehängt.

Thrombose- und Embolierisiko
Hohe Thromboserate, insbesondere von Beckenvenenthrombosen bei Hüft- und Kniegelenkersatz (40–50 %!) sowie hohe Rate von Lungenembolien (Thrombembolien oder Fett- bzw. Knochenmarksembolien), z.B. als häufigste Todesursache nach Hüftgelenkersatz
→ Kontrolle der angelegten Antithrombosestrümpfe
→ Wachen Patienten auf Einsatz und Sinn der Muskelpumpe hinweisen
→ Gerinnungslabor unmittelbar postoperativ, danach z.B. alle 6 Std.
→ Antikoagulation n.A. verabreichen

Spezielle Komplikationen
• Durch die Verwendung von Knochenzement ist auch noch Stunden nach der OP mit allergischen Reaktionen in Form von Blutdruckabfall und Abfall der arteriellen O_2-Sättigung zu rechnen
• Operationsgebiet:

→ „DMS" der betroffenen Extremität überwachen (☞ Arm- und Hand-chirurgie).
- Starke Schmerzen
→ Regelmäßige Analgetikagabe n.A., z.B. über liegenden PDK
→ Ggf. ist die PCA (patient controlled analgesia) eingesetzt.

Arm- und Handchirurgie
- Betroffenen Arm auf großem Kissen zur Abschwellung über Herzhöhe lagern.
✔ „DMS" der betroffenen Extremität überwachen
- **D**urchblutung
→ Pulse tasten, Hauttemperatur der Extremitäten vergleichen, Hautfarbe (rosig? Zyanotisch?)
- **M**otorik
→ Patienten auffordern, z.B. die Zehen zu bewegen
- **S**ensibilität
→ Patienten Augen schließen lassen, beliebige Zehen „kneifen" und Patienten nach Lokalisation fragen.

Wirbelsäulenoperationen ☞ 9.4.8.

9.4.4 Thoraxchirurgie

Zu speziellen thoraxchirurgischen OP's ☞ 8.4.3
- Der Patient ist besonders gefährdet durch **Ateminsuffizienz**, z.B. bei Belüftungsstörungen und Ergußbildung, Pneumo-, Hämato- oder Chy-lothorax. Durch Fistelbildung zwischen Atemwegen und Mediastinum bzw. Subkutis kann sich ein **Hautemphysem** entwickeln.
→ Zur Atemerleichterung Oberkörper erhöht lagern
→ Nach **Pneumektomie** Lagerung auf operierte Seite, um gesunde Lunge besser zu belüften
→ Nach **Lobektomie** Lagerung auf gesunde Seite, um verbliebene Lun-genlappen besser zu belüften
→ Auf Hautemphysem achten: subkutane Schwellung (häufig ist dies zuerst an den Augenlidern zu beobachten), die unter sog. Schneeballknirschen verschieblich ist
→ Auf Zeichen der Ateminsuffizienz (Tachypnoe, Zyanose, Eintrübung) besonders achten
→ Patienten zum tiefen Durchatmen auffordern.

9

- Schmerztherapie über PDK oder i.v.
- ✔ Balanceakt zwischen Analgesie und suffizienter Atmung
  - Schmerzen führen zur Schonatmung → Pneumoniegefahr ↑
  - Starke Analgesie führt zur Ateminsuffizienz.

Überwachung
- Wundgebiet: Blutung?
- Thoraxdrainage auf Durchgängigkeit und korrekte Saugung überwachen → im Zweifelsfall Chirurgen benachrichtigen
- Auf kontinuierlichen Sog der Drainagen achten, bei Pneumektomie ist die Füllung der verbliebenen Pleurahöhle mit Flüssigkeit beabsichtigt (später Fibro-Thorax), daher Abklemmen am 1. Tag p.o.
- ✔ Drainage nicht abklemmen, da sonst Gefahr des Spannungspneumothorax!
- Rö-Thorax und Laborkontrollen (z.B. BGA, Gerinnung) n.A.

Komplikationen
- **Nachblutung:** Bei akuten Blutungen notfallmäßige Rethorakotomie bzw. Resternotomie zur Blutstillung bei
  - plötzlicher massiver Blutung
  - kontinuierlicher Blutung über längere Zeit, z.B. ca. 150 ml je Stunde.
- ✔ Eine Nachblutung kann durch verstopfte Drainageschläuche oder durch eine ungünstige Position des Drainageendes verschleiert werden → Gefahr eines Hämatothorax mit allen Folgen
- → Durchgängigkeit der Drainageschläuche regelmäßig kontrollieren.

▚ Bronchusstumpfinsuffizienz
Insuffizienz der Bronchusnaht nach Pneumektomie

Erkennen
- Abhusten von serösem Sekret nach Pneumektomie
- Kontinuierliches Absaugen von Luft über die Thoraxdrainage
- Gefahr der Infektion
- → Patienten sofort auf **die operierte Seite** lagern, um die gesunde Lunge vor Sekretaspiration zu schützen
- → Sekret vorsichtig endotracheal absaugen
- → Operateur sofort informieren
- → Entlastung der betroffenen Thoraxhälfte über Absaugung der Flüssigkeit über die Bülau-Drainage, ggf. Anlage einer neuen Thoraxdrainage
- → zügige Rethorakotomie mit Bronchusstumpfverschluß.

9.4.5   Gefäßchirurgie

Zur Risiken von Gefäßpatienten und zu den OP-Verfahren ☞ 8.3.1.

Überwachung nach Gefäßoperationen

Nach allen Gefäßoperationen gilt wegen Gefahr der Nahtbelastung:

✔ Blutdruck engmaschig kontrollieren: der systolische Druck soll nicht über 160 mmHg steigen

✔ Blutdruckanstiege wie -abfälle vermeiden

→ Auf ausreichende Analgesie achten (Schmerzen verursachen Hypertonie → Nahtbelastung)

✔ Regelmäßige Wundkontrollen: Blutung nach außen? Hämatombildung?

✔ N.A. Heparinperfusor weiterlaufen lassen

✔ Laborkontrollen (z.B. Gerinnung) n.A. durchführen.

Carotis-Thrombendarteriektomie

• Oberkörper 30° hoch lagern

• Blutdruck im Normbereich: Invasive Blutdruckmessung → erhöhten Druck n.A. medikamentös senken, z.B. mit Ebrantil® oder Adalat® über Perfusor

✔ Bei Nachblutung Gefahr der Kompression des Kehlkopfes, so daß Intubation sehr schwierig werden kann → nur für erfahrenen Anästhesisten und Assistenz. Bei großem Hämatom Intubation erst im OP im Beisein des Chirurgen nach Entfernen der Haut- und Fasziennähte und Entlastung des Hämatoms. Fiberoptische Intubationsausrüstung in Bereitschaft legen

✔ Engmaschige Überwachung
- Durchblutung
- Motorik
- Sensibilität

✔ Grobneurologische Überwachung, um neurologische Veränderungen sofort zu erkennen, z.B. Hemiparese/-plegie, Aphasie, Koma
- Patienten ansprechen und Bewußtseinslage überprüfen
- Hände drücken und Beine bewegen lassen: ein Nachlassen der Kraft deutet auf einen Apoplex oder eine zerebrale Minderdurchblutung.

Bypass-Operationen

✔ „DMS" der betroffenen Extremität überwachen

• **Durchblutung**

➜ Bei Übernahme des Patienten, Chrirugen fragen, ob und wo genau die Pulse tastbar sind. Ggf. entsprechend anzeichnen.

➜ Pulse tasten, Hauttemperatur der Extremitäten vergleichen, Hautfarbe (rosig? Zyanotisch?)

• **Motorik**

➜ Patienten auffordern, z.B. die Zehen zu bewegen

• **Sensibilität**

➜ Patienten Augen schließen lassen, beliebigen Zehen „kneifen" und Patienten nach Lokalisation fragen.

• Extremität eher tief als erhöht lagern

✔ Keine lokale Wärmeanwendungen!

Thrombektomien

Gefahr der Lungenembolie bei Thrombektomien an größeren Venen (durch losgerissene Gerinnsel)

➜ Sauerstoffsättigung und Atmung sorgfältig überwachen.

9.4.6　Gynäkologie

——— Abdominelle Eingriffe

Z.B. Abdominelle Hysterektomie, Wertheim-Meigs, Adnektektomien (☞ 8.6.3).

• Bettschutz ins Bett legen

• Sitz der Vorlage (Binde) der Patientin prüfen

✔ In der ersten Stunde Vorlagen engmaschig kontrollieren, um (vaginale) Nachblutungen zu erkennen

• Das rasche postoperative Absenken der Beine nach der Steinschnittlage oder Trendelenburg-Lagerung kann zur Hypotonie und Bradykardie bis zum Kreislaufkollaps führen.

➜ Beine heben und nach Stabilisierung des Kreislaufs langsam absenken

➜ Patientin dazu auffordern, ihre Beine zu bewegen, um die Muskelpumpe zu aktivieren

✔ Auf Zeichen des Volumenmangels wie kalte Extremitäten, Hypotonie und Tachykardie achten.

Besonderheiten bei einzelnen Eingriffen

* Kürettage und postpartale Nachräumung
  - Moltex® ins Bett legen, Vorlage anlegen und Stärke der Blutung beobachten
  - Bei Nachräumung Absprache mit dem Operateur über Syntocinon®-Infusion treffen
* **Eingriffe an der Portio,** z.B. Laserkoagulation einer Ektopie, Konisation
  - Vaginale Einlage mit Betaisodona®-Salbe, Scheidentamponade für 24 Std. → Blut-Durchtränkung der Tamponade kontrollieren.
* Hysteroskopie **(Spiegelung des Uteruskavums)**
  - Die Schmerzen sind normalerweise nur gering; bei starken Schmerzen an Perforation denken und Operateur informieren!

———— Eingriffe an der Brustdrüse

Mamma-PE

✔ Hauptgefahr ist die Nachblutung nach außen oder in das Mammagewebe.
* Wundverband auf Nachblutung hin beobachten
* Mini-Redon auf Sog und Sekretmenge kontrollieren
* Bei Größenzunahme der Mamma, Verhärtung des Wundgebietes und/oder sichtbarer Hämatombildung Operateur verständigen.

Mastektomie

* Nach axillärer Lymphknotenentfernung den betroffenen Arm auf ein Kissen oder Spezialkeil in Abduktionsstellung hochlagern: Hand muß über dem Niveau des Ellenbogens liegen, um den Lymphabfluß zu ermöglichen. Dieses sollte der Patientin auch erklärt werden, damit sie die Lagerung selbst überprüfen und korrigieren kann
✔ Keine RR-Messungen, Blutentnahmen oder Injektionen am operierten Arm.
* Verband (Sitz, Einblutung?) und Redondrainagen (Sog und Sekretmenge) kontrollieren
* Kreislaufparameter zunächst alle 10–15 Min. kontrollieren, dabei besonders auf Zeichen des Volumenmangels achten
* Hb, Hkt und Gerinnung n. A. kontrollieren.

9.4.7 Urologie und Nierentransplantation ───

Viele urologische Eingriffe (☞ 8.8.3) erfolgen in Regionalanästhesie (☞ 4.2) → postoperativ die Rückbildung der Anästhesieausbreitung kontrollieren (Kriterien zur Verlegung des Patienten auf Normalstation ☞ 9.5). Die meisten Operationen werden in Nierenlagerung (spezielle Seitenlage), Trendelenburg-Lagerung oder Steinschnittlage durchgeführt. Das rasche postoperative Absenken der Beine bringt die Gefahr von Kreislaufstörungen (Hypotonie, Bradykardie)

→ Beine heben und nach Stabilisierung des Kreislaufs langsam absenken
→ Patientin dazu auffordern, ihre Beine bewegen, um die Muskelpumpe zu aktivieren.
✔ Auf Zeichen des Volumenmangels wie kalte Extremitäten, Hypotonie und Tachykardie achten.

─── Transurethrale Resektionen (TUR) der Prostata und Blase

- Nach TUR der Blase oder Prostata wird in der Regel ein Dauerspülsystem zur **Blasenspülung** mit Ringerlösung installiert, um einer Koagelbildung in der Blase mit daraus resultierender Tamponade vorzubeugen. Die Spülung muß kontinuierlich überwacht werden:
→ Ein- und Ausfuhr der Spüllösung kontrollieren: auf Tropfgeschwindigkeit achten, unbehinderten Ablauf sicherstellen
→ Farbe, Beimengungen und Konsistenz der Spülflüssigkeit beobachten: Sie soll nur leicht blutig sein; bei Auffälligkeiten den Operateur informieren
- **Gefahr eines TUR-Syndroms** (☞ 8.8). Zur Früherkennung muß der Patient engmaschig überwacht werden
→ Bewußtsein und neurologischer Status
→ Blutdruck, EKG, ZVD
→ Laborwerte: Na$^+$, K$^+$, Hb, Hk.

Spezielle Komplikationen

Blasenperforation: zeigt sich mit zunehmend heftigen Schmerzen im Bauchraum (oberhalb des Regionalanästhesieniveaus), evtl. mit Schulterschmerz → Operateur benachrichtigen.

Offene Operationen an Prostata, Blase oder Nieren

- Ggf. werden die Patienten nachbeatmet
- Erythrozytenkonzentrate bereithalten.

Überwachung
Zusätzlich zum Standard-Monitoring:
- ZVD-Kontrolle
- Bei kardiopulmonalen Risikopatienten engmaschige BGA n.A.
- Exakte Flüssigkeitsbilanzierung, um prärenales Nierenversagen rechtzeitig zu erkennen
- Regelmäßige Laborkontrollen n.A., z.B. von Hb, Hk, Na^+, K^+, Kreatinin, Quick, PTT, BGA und Urinstatus.

Komplikationen
- Blutungen, z.B. durch Fibrinolyseaktivatoren im Prostatagewebe und Flüssigkeitsverluste (bei Eröffnung von Körperhöhlen)
- Lagerungsbedingte Atemstörungen
- Auskühlung durch die meist lange dauernden Eingriffe.

Nierentransplantation (NTX)
- Patienten mit leicht erhöhtem Oberkörper (zur Atemerleichterung) lagern
- Knierolle einsetzen zur bauchdeckenentlastenden Lagerung
- Magensonde wird für etwa 6 Std., Dauerkatheter und ZVK für mehrere Tage belassen
- ✔ Am Shuntarm keinen Blutdruck messen und keine Venenverweilkanülen legen.

Überwachung und Maßnahmen
- RR-Kontrollen alle 15 Min. für etwa 12 Std.: der systolische Wert soll zwischen 120 und 200 mmHg gehalten werden; zu vermeiden ist insbesondere eine Hypotonie → mangelnde Transplantatdurchblutung und Gefahr des Shuntverschlusses. Therapie n.A.:
  - RR-Abfall: meist Volumengabe oder Dopamin
  - RR-Anstieg: meist Adalat® (sublingual oder über Perfusor) oder Catapresan®
- ZVD-Kontrolle z.B. alle 30 Min.: Der Wert soll zwischen 5 und 8 cm H_2O liegen. Bei Abweichungen Arzt informieren, Volumenmangel z.B. mit NaCl 0,9 % ausgleichen

✔ Exakte Überwachung von Ausscheidung und Flüssigkeitsbilanz; n.A. Gabe von Diuretika
- Laborkontrollen n.A.
- Shunt regelmäßig, z.B. halbstündlich, palpieren
- Immunsuppression nach Anweisung des Nephrologen beginnen.

Spezielle Komplikationen
- Nachblutungen und Volumenmangel
- Mangelnde Transplantatfunktion → Oligurie, Anurie
- Hyperkaliämie (durch Niereninsuffizienz und/oder Bluttransfusionen)
- Shuntverschluß (wichtig, da viele Transplantate ihre Funktion nicht sofort aufnehmen)
- Infektionsgefahr (durch Niereninsuffizienz und später durch Immunsuppression).
- ✔ Bei Fieber, Hypertonie und Oligurie ist an eine akute Abstoßungsreaktion zu denken.

Nachblutungen bei Nierentransplantierten
- Dialysepatienten sind meist niedrige Hb-Werte gewöhnt und zeigen deshalb bei Nachblutungen erst spät Schocksymptome
- ✔ Erythrozytenkonzentrate dürfen nach Transplantationen nur über einen Leukozytenfilter gegeben werden, um eine Abstoßungsreaktion durch die körperfremden Lymphozyten zu vermeiden!

9.4.8 Neurochirurgie

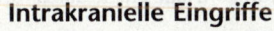

Patienten nach größeren neurochirurgischen Eingriffen wie Tumorexstirpationen oder Aneurysmaoperationen (☞ 8.9.4) werden postoperativ auf der Intensivstation überwacht.

Intrakranielle Eingriffe

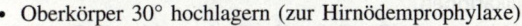

- Oberkörper 30° hochlagern (zur Hirnödemprophylaxe)
- Verband und Drainagen: Blutung? Liquorfluß? Eine Liquoransammlung kann sich als teigige Schwellung am Kopf (Liquorkissen) bemerkbar machen → Chirurgen informieren
- ✔ Bei einem notwendigen Verbandswechsel Ohren gut abpolstern

- Neurologischen Status regelmäßig prüfen:
  - Pupillen: Weite, Seitengleichheit, Lichtreaktion
  - Bewußtsein: Ansprechbarkeit, Reaktion des Patienten?
  - Beweglichkeit und Sensibilität der Körperperipherie überwachen →
    bei Veränderungen Arzt informieren
- Der Blutdruck muß streng innerhalb der angeordneten Grenzen gehalten
  werden, da RR-Schwankungen eine Hirnischämie oder -blutung begün-
  stigen.

Spezielle Komplikationen
- Hirndruckerhöhung (☞ 8.9.2)
- Intrakranielle Nachblutung
- Liquoraustritt.

Hypophysenoperationen
Erfolgt der Eingriff durch die Nase, erhält der Patient für 24 Std. eine
Nasentamponade mit Nasenschleuder zum Auffangen von nachfließendem
Wundsekret.

→ Durch die Nasentamponade ist der Patient zur Mundatmung gezwungen,
  außerdem ist der Blutgeschmack äußerst unangenehm → sorgfältige
  Mundpflege durchführen und Lippen eincremen

✔ Nasenschleuder bei Durchfeuchtung wechseln, um aufsteigende Infektionen zu vermeiden

✔ Eine Maskenbeatmung ist meist nur mit Guedel-Tubus möglich, v.a.
  bei Akromegalie.

Überwachung
- Grobneurologische Überwachung (s.o.); zusätzlich Kontrollen der Au-
  genmotorik mit dem Fingertest: dem Patienten wird aus ca. 50 cm
  Entfernung ein Finger gezeigt, und er muß angeben, wieviele Finger er
  sieht (Doppelbilder?)
- Urinausscheidung und das spez. Uringewicht stündlich messen (bei
  Diabetes insipidus ≤ 1005); n.A. ggf. Substitution von ADH (Minirin®)
- Überwachung der regelhaften Hydrokortisontherapie durch regelmäßige
  BZ-Kontrollen.

Spezielle Komplikationen
- Durch Sekret-, Liquor- oder Blutfluß in den Rachen leiden die Patienten
  häufig unter Übelkeit und Erbrechen
- Hormonstörungen:
  - Diabetes insipidus durch Störung der Produktion oder Sekretion von
    ADH

– Evtl. akuter Kortisonmangel → RR-Abfall, Tachykardie, Bewußtseinsstörung.

Eingriffe an Wirbelsäule und Rückenmark

Beispiele: Bandscheiben-Operation bei Wurzelschädigung oder Caudakompression, spinale Tumoroperation

Lagerung und Pflege

Die Lagerung erfolgt n.A. in Abhängigkeit von der Lokalisation der Operation. Meist gilt:
- OP im LWS-Bereich: Flachlagerung, anfangs auf der Seite, höchstens mit einem kleinen Kopfkissen
- OP im BWS- oder HWS-Bereich: Oberkörperhochlagerung um etwa 30°; bei HWS-Operationen evtl. Halskrause
- Bei Rückenlage: Beine mit Hilfe eines Kissens anwinkeln
- Bettruhe bis zum 1. p.o.-Tag
- ✔ Magensonde zunächst belassen, wenn bei Erbrechen keine Kopfdrehung zur Seite möglich ist.

Die postoperativen Schmerzen und sonstigen Wurzelreizsymptome sind im Vergleich zu den vorbestehenden Beschwerden zu beurteilen.

Überwachung

- Durchblutung, Motorik und Sensibilität („DMS") der Körperregionen, die von dem Operationsgebiet und den darunterliegenden Rückenmarksabschnitten versorgt werden.
- ✔ Bei neu auftretenden Parästhesien oder Paresen Operateur informieren
- ✔ Wird der DK im Aufwachraum entfernt, auf Spontanurin achten und dokumentieren.

 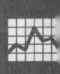

Spezielle Komplikationen

Sie richten sich nach der Art und Lokalisation der OP.
- Wurzelreizsyndrome und (nach OP spinaler Tumoren) alle Symptome einer Rückenmarksläsion wie Blasen-Darm-Störungen und Para- bzw. Tetraplegie bis zum spinalen Schock mit Zeichen der Hypovolämie durch Aufhebung der Gefäßsteuerung.

9.4.9 HNO, Kiefer- und Gesichtschirurgie ⎯⎯⎯

Zu speziellen OP's im HNO-Bereich ☞ 8.11.3, Operationen in der Kiefer-
und Gesichtschirurgie wie Lippen-Kiefer-Gaumenspalte ☞ 8.10.3.

Postoperative Probleme
- Kontinuierlich überwachen
- Stabile Seitenlage wegen Nachblutungen
- Nasengänge durch Nasentropfen, z.B. Otriven® freihalten:
  - Nicht durch kräftiges Schneuzen die Nase putzen
- ✔ Bei intermaxillärer Verdrahtung des Patienten führt eine Regurgitation
  von Mageninhalt zur akuten Lebensgefahr → Zange zur Öffnung der
  Drähte für Notfälle immer beim Patienten griffbereit halten
- Bei Übelkeit antiemetische Medikamente, z.B. 10 mg Paspertin® i.v.
  verabreichen
- Ernährung mit flüssiger Kost
- Mundpflege mit Wasserstoffsuperoxyd (H_2O_2) und Kochsalz
  - ✔ Cave: durch Blutreste schäumt H_2O_2 sehr stark
- Wenn nicht kontraindiziert, frühzeitige Physiotherapie des Kieferge-
  lenks.

Pansinus-OP, Nasen-OP
Hinweise zu den OP's ☞ 8.11.3
✔ Wegen Nasentamponade kann der Patient nur über den Mund atmen →
Atmung sorgfältig überwachen.

Tonsillektomie
Nicht selten treten Nachblutungen auf, die chirurgisch therapiert werden
müssen.
→ Puls und Blutdruck engmaschig überwachen
→ Patienten darauf hinweisen, daß er sich beim Gefühl einer stärkeren
  Blutung melden soll
→ Großlumigen Zugang legen zur Volumensubstitution
→ Kreuzblut abnehmen, ggf. Erythrozyten-Konzentrate bestellen
→ Bei notwendiger Intubation: Ileuseinleitung (☞ 4.1.4), da der Patient
  aufgrund von verschlucktem Blut als nicht nüchtern gilt.

9

9.4.10   Eingriffe am Auge

Vorgehen bei OP's ☞ 8.12.3.
- Bei den meisten Eigriffen am Auge, z.B. Netzhautablösung, Keratoplastik, Vitrektomie, Periphere Iridektomie, ist darauf zu achten, daß Blutdruckspitzen vermieden werden
  - ✔ RR engmaschig kontrollieren. Arzt bereits bei Aufnahme des Patienten fragen, was bei Blutdruckspitzen gegeben werden soll
- Das Risiko der malignen Hyperthermie ist bei schielenden Kindern 10 mal höher als bei nicht-schielenden Kindern
→ Überwachung der rektalen Temperatur und Kapnometrie auch im AWR obligat.

9.5   Verlegung des Patienten

Zeitpunkt der Verlegung
Nur der zuständige Anästhesist entscheidet über den Zeitpunkt der Verlegung des Patienten entweder auf Normal- oder Intensivstation. Die Verlegung auf Normalstation darf nur erfolgen, wenn der Patient wach, atmungs- und kreislaufstabil ist und die Schutzreflexe sicher vorhanden sind. Ein Rebound der Anästhetika muß ausgeschlossen sein.

Im einzelnen gelten folgende Faustregeln:
- Die letzte Gabe von Fentanyl® liegt mind. 2 Std. zurück, die letzte Gabe von Dipidolor® mind. 1/2–1 Std.
- Die letzte Relaxantiengabe (z.B. Pancuronium®) liegt mind. 2 Std. zurück; der Patient hat einen kräftigen Händedruck und kann den Kopf von der Unterlage abheben
- Der Patient atmet zufriedenstellend spontan
- Der Kreislauf ist stabil, eine stärkere Nachblutung besteht nicht
- Der Patient ist zeitlich und örtlich orientiert (oder mindestens im selben Bewußtseinszustand wie präoperativ)
- Das Niveau der Spinal- oder Periduralanalgesie liegt unter Th_{10}, der Block ist zumindest deutlich rückläufig
- Der Patient ist weitgehend schmerzfrei
- Die Körpertemperatur liegt im Normbereich (Rektaltemperatur zwischen 36 und 38 °C) .

Umgang mit Gefäßzugängen

✔ Kein Patient sollte mit einer **arteriellen Kanüle** auf Normalstation verlegt werden

→ N.A. Kanüle entfernen und Druckverband anlegen. Dies so planen, daß der Druckverband noch im Aufwachraum entfernt werden kann.

• **ZVK:** Liegt ein ZVK, sollte über diesen die Hauptinfusion laufen.
  – Elektrolytlösung (z.B. NaCl 0,9 %) zum Offenhalten langsam laufen lassen
  – Bei mehrlumigen Kathetern den bzw. die nicht angeschlossenen Schenkel mit Heparinlösung blocken und mit Schieber verschließen

• Liegt in der V. jugularis externa eine Kanüle (z.B. Abbo-Cath®), diese möglichst vor der Verlegung ziehen; falls der Katheter liegenbleiben muß, mit Verlängerung und Dreiwegehahn sichern.

Übergabe an Station

Damit das weiter betreuende Pflegepersonal auf Normalstation den Bettplatz des Patienten vorbereiten kann, ist eine frühzeitige telefonische Information über den Zustand des Patienten und eventuell zu richtende Maßnahmen (z.B. Sauerstoffgabe, Thorax-Saugdrainage, Saugspüldrainagen) notwendig. Eventuell muß in kleineren Häusern ohne eigene Intensivstation über die Pflegedienstleitung eine Sitzwache organisiert werden.

Die Übergabe des Patienten erfolgt ausschließlich an eine examinierte Pflegekraft der zuständigen Station mit sämtlichen Unterlagen des Patienten und folgenden Informationen:

• Art des Eingriffs, Art der Anästhesie, perioperativer und anästhesiologischer Verlauf
• Drainagen, Sonden, Katheter
• Urinausscheidung, Flüssigkeitsbilanz
• Komplikationen wie Nachbeatmung, Blutungen
• Getroffene Maßnahmen im Aufwachraum
• Letzte Analgetikagabe (Was?, Wieviel?)
• Letzte Laborwerte
• Schriftliche postoperative Verordnungen über Infusionen, Medikamente, Lagerung, weitere Überwachung und Beginn der oralen Flüssigkeits- bzw. Nahrungszufuhr
• Besonderheiten.

9

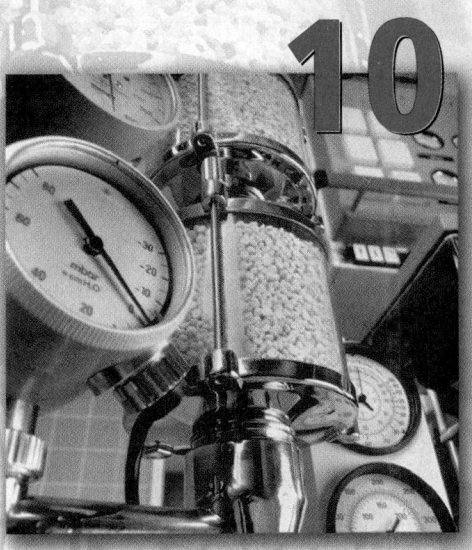

10

Notfälle
Joachim Conrad

10.1 Cardiopulmonale Reanimation (CPR)

Organisation der Reanimation
Die Leitung des Reanimationsteams liegt optimalerweise bei der Person, die über die größte Erfahrung verfügt. Diese Aufgabe kann sowohl von einem Arzt als auch von einer versierten Pflegeperson wahrgenommen werden. In der Akutsituation verschlechtern Diskussionen und Kompetenzunklarheiten im Team die Prognose des Patienten erheblich (Klärung im Vorfeld, spätestens jedoch nach dem Ereignis).
Festgelegte Therapiealgorithmen verhindern chaotische, hektische und unkoordinierte Arbeitsabläufe und gewährleisten ein konstantes Qualitätsniveau als Voraussetzung für gute Ergebnisse.
Sobald der Patient transportfähig ist (möglichst mit Minimalkreislauf), sollte er umgehend in den Intensivbereich zur weiteren Stabilisierung bzw. diagnostischen Abklärung verlegt werden.
Alle Reanimationsmaßnahmen sorgfältig dokumentieren (klinikinterne Vordrucke). Die Benachrichtigung der Angehörigen schließt die CPR ab.

10.1.1 Herz- Kreislauf-Stillstand

Die Unterscheidung in verschiedene Formen und Ursachen beim Herz-Kreislauf-Stillstand ist für die Therapie entscheidend.

Formen
- Hyperdynamer Herzstillstand: Kammerflimmern, Kammerflattern, Kammertachykardie, ,,Torsades-de-pointes-Tachykardie"
- Hypodynamer Herzstillstand: Asystolie, AV-Block III°, extreme Bradykardie
- Elektromechanische Dissoziation (syn. Hyposystolie): stark verbreiterte (>120 ms) QRS-Komplexe im EKG sichtbar, jedoch keine mechanische Pumpleistung (→ Herz-Echo).

10

Ursachen

- Primär kardial
  - Muskelinsuffizienz: Herzinfarkt, Myokardischämie (KHK), Kardiomyopathie, hypertensive Herzerkrankung, Myokarditis, Endokarditis, Vitien
  - Reizbildung, -leitung: Myokardinfarkt, Kardiomyopathie, QT-Syndrom
  - Mechanisch: Perikardtamponade, Manipulationen am Myokard (Schrittmachersonden, OP's, PA-Katheter, ZVK, usw.)
  - Traumatisch: z.B. Contusio cordis
  - Reflektorisch nach N. Vagus-Reizung: Magensonde, endotracheales Absaugen, Karotis-Sinus-Syndrom
- Elektrolytentgleisungen: K^+, Ca^{++}, Mg^{++}
- Medikamentös: z.B. Digitalis, β-Blocker, Katecholamine, Euphyllin®
- Toxisch: z.B. Alkylphosphate (z.B. E605®), Fluor-Verbindungen
- Hypothermie: bei Temperaturen < 28–30 °C rektal
- Säure-Basen-Haushalt
  - Extreme Azidosen (pH < 7,0)
  - Extreme Alkalosen (pH < 7,6)
- Hämodynamisch: alle Schockformen, Lungenarterienembolie
- Primär respiratorisch:
  - Ateminsuffizienz mit schwerer Hypoxie
  - Verlegung der Trachea oder der Hauptbronchien, Aspiration
  - Extreme Bronchospastik
  - Atemstillstand
  - Intoxikationen, z.B. Heroin
  - Arzneimittelüberdosierungen, z.B. Morphium, Dormicum®
  - Neuromuskuläre Erschöpfung, z.B. Guillain-Barré-Syndrom, ALS
- Finalstadium schwerer Erkrankungen.

Symptome

- **Bewußtlosigkeit** nach ca. 15 Sek.: keine Reaktion auf Ansprache
- **Pulslosigkeit**: A. carotis rechts **und** links sowie A. femoralis nicht tastbar
- **Apnoe** oder **Schnappatmung** nach ca. 30 Sek.: keine sichtbaren Thoraxexkursionen, fehlende Atemgeräusche, Blässe oder Zyanose
- **Weite lichtstarre Pupillen** nach ca. 2 Min.

Perioperative Symptome

Über EKG Monitor (Sicherung in min. 2 Ableitungen):

- Asystolie
- Kammerflimmern oder -flattern
- Ventrikuläre Tachykardie

- Extreme Bradykardie (Puls unter 40/Min.)
- Abfall der peripheren O_2-Sättigung (Pulsoxymetrie)
- Metabolische Azidose in der BGA.

Intraoperative Symptome
- Plötzlich auftretende Blässe oder Zyanose in Gesicht oder Akren
- Pulslosigkeit der freiliegenden Arterien
- Dunkelverfärbung des Blutes.

10.1.2 ABC - Schema

✔ Nach Notrufeingang von „peripherer Station" unverzüglich das gesamte Reanimationsteam benachrichtigen. Anrufer nach Station, Zimmernummer und Patiennamen fragen!

A = Atemwege freimachen und freihalten
- Zahnprothesen, ggf. Fremd-
  körper entfernen
- Dorsalflexion des Kopfes
  und Unterkiefer nach vorn
  und oben ziehen (Esmarch-
  Handgriff ☞ Abb. 10.1).

B = Beatmung
- Notfalls Mund-zu-Mund
  oder Mund-zu-Nase-Beat-
  mung, wenn möglich
  Ambu®-Beutel und Maske:
  - Frauen Größe 4
  - Männer Größe 5
  - Kinder Größe 00–03

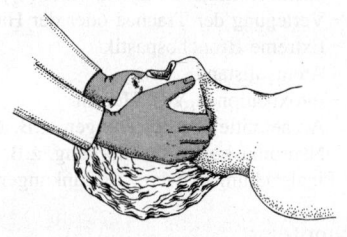

Abb. 10.1: Esmarch-Handgriff [A300-L157]

- Liegende Magensonden
  entfernen: Maske ist sonst nicht dicht!
- Guedel-Tubus einführen (☞ 5.1.3)
  - Frauen Größe 3 oder 4
  - Männer Größe 4 oder 5
- O_2-Zufuhr an Ambu®-Beutel, ca. 15 l pro Min.
- **Intubieren** und Beatmung weiterführen, nur mit Ambu®-Beutel und O_2, (kein transportables Beatmungsgerät → ist druckgesteuert!).

10

C = Circulation

- Harte Unterlage, z.B. Brett, Bett-Fußteil, unter den Oberkörper des Patienten plazieren oder Patienten auf den Boden legen
- Druckpunkt aufsuchen: 2 Querfinger oberhalb des Processus xyphoideus
- Herzdruckmassage (HDM): Kompressionstiefe ca. 5 cm, Frequenz 60–80 pro Min.
  - **Ein-Helfer-Methode:** 15 HDM - 2 Beatmungen
  - **Zwei-Helfer-Methode:** 5 HDM - 1 Beatmung.

Xiphoid aufsuchen   2 Fingerbreit   Handballen auf Druckpunkt
                            nach oben

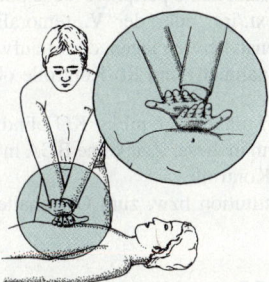
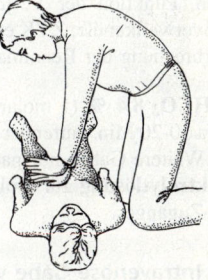

nur Handballen berühren den Körper   Arme gestreckt

Abb. 10.2: Herzdruckmassage [A300-L157]

D = Drugs

- **Adrenalin** (Suprarenin®): 1 mg Suprarenin® alle 3–5 Min. i.v.
  - 2–3 mg endotracheal, wenn kein venöser Zugang verfügbar ist: 2–3 Amp. à 1 ml = 1 : 1000 = 2–3 mg weiter verdünnen mit NaCl 0,9 % auf 10 ml. Wiederholen bei andauernder Pulslosigkeit, ohne CPR zu unterbrechen
- **Atropin®**: 0,5–1,0 mg (1–2 Amp.) i.v. bei bradykardem Rhythmus
- Xylocain®, NaHCO₃ und Katecholamine kommen erst später zum Einsatz (☞ unter „E").

E = EKG

- **Bei Kammerflimmern** oder -flattern **defibrillieren**: initial mit maximaler Energie bei Erwachsenen, bei Kindern mit ca. 3 Joules/kg KG. Bei bestehender Rhythmusstörung einmalig wiederholen, bei Erfolglosigkeit HDM und Beatmung unverzüglich fortführen!
- **Persistierendes Kammerflattern/**-flimmern → 100 mg Xylocain® i.v. und ggf. erneute Defibrillation. Bei Erfolglosigkeit CPR fortführen.
- **Asystolie**: evtl. sehr feines Kammerflimmern, daher auch hier **Defibrillation**, evtl. zuvor 1 mg Suprarenin® geben. Bei Erfolglosigkeit CPR fortführen. Liegt ein sehr feines Kammerflimmern vor (u.U. nicht von einer Null-Linie zu unterscheiden), ist eine Defibrillation nach vorheriger Adrenalin-Gabe häufig erfolgreicher.

F = Fluids

Spätestens jetzt i.v. Zugang schaffen. Kann keine periphere Vene punktiert werden, Punktion der V. jugularis ext./int. oder der V. femoralis mit Venenverweilkanüle; ZVK erst im Intensivbereich legen, da zeitaufwendig (Unterbrechung der Reanimationsmaßnahmen) und Rö-Kontrolle obligat.

- **NaHCO3 8,4 %** (1 molare Lösung) maximal 1 ml/kg KG blind, nach etwa 10-20 Min. laufender CPR, wenn in dieser Zeit keine BGA möglich ist. Weitere Gaben nur nach BGA-Kontrolle
- **Elektrolytlösung** zur Volumensubstitution bzw. zum Offenhalten des i.v.-Zuganges.

Intravenöse Gabe von NaHCO3 und Katecholaminen

NaHCO3 und Katecholamine müssen über zwei separate Lumen infundiert werden, da sie sich gegenseitig inaktivieren. Bei ausgeprägter Azidose reduzierte Katecholaminwirkung beachten (auch deshalb Pufferung mit NaHCO3).

Medikamenten-Dosierung

Zur präzisen Dosierung Infusions-Spritzenpumpen (Perfusor®, Injektomat®) bzw. Infusionspumpen verwenden.

- **NaHCO3 8,4 %**
  - Substitution nach der Formel [(neg. BE x kg KG) : 3]; Bsp.: BE - 10; 75 kg KG [(10 x 75) : 3] = 250 ml NaHCO3 8,4 %
  - BGA-Kontrolle nach Gabe von 50 % des errechneten Bedarfs.

10

- **Adrenalin**
  - 0,1 µg/kg KG/Min. initial, während CPR
  - Perfusor®: 5 mg Suprarenin® ad 50 ml NaCl 0,9 %, Bsp.: 75 kg KG
    → 4,5 ml/Std.
  - Fein-Dosierung nach RR und Hämodynamik.

Beenden der CPR

- Bei tastbarem Puls HDM sofort einstellen und stabilisierende Maßnahmen wie Beatmung, Katecholamin-Gabe usw. weiterführen
- Wenn trotz korrekter CPR über 30 Min. weder tastbare Pulse noch Pupillenreaktion, wiederkehrende Spontanatmung oder Rückgang der Zyanose auftreten, wird der Arzt in aller Regel die Reanimation abbrechen; Ausnahmen: hypotherme Patienten, Kinder.

 ## Komplikationen der CPR

- Fehlintubation mit Verletzungen von Zähnen, Kehlkopf, Trachea, Kiefer, HWS
- Rippenfrakturen durch HDM u.U. mit Pneumothorax oder Leberverletzungen
- Zerebrale Hypoxie mit neurologischen Defiziten, Koma bis hin zum u.U. irreversiblen apallischen Syndrom oder zerebrale Krampfanfälle (generalisiert, fokal)
- Multiorganversagen (ANV, ARDS, Leberversagen, DIC).

10.1.3 Defibrillation

Die Defibrillation ist eine Notfallmaßnahme bei vital bedrohlichen Herzrhythmusstörungen. Sie ist die wichtigste Sorfortmaßnahme bei gesichertem Kammerflimmern, noch **vor** Beginn der Basismaßnahmen.

Indikation (EKG-Monitor)

- Kammerflimmern
- Kammerflattern
- Ggf. auch bei Asystolie.

Defibrillator

Funktionsprinzip

Im Innern des Gerätes wird ein Kondensator elektrisch aufgeladen. Zwei großflächige Elektroden, sog. Paddels, werden auf den Thorax gehalten, über die ein Gleichstromstoß mit vorher definierter Energie (z.B. 360 Joule) appliziert wird.

Gerätetest

Die Testmöglichkeiten variieren je nach Gerätehersteller. Das genaue Studium des speziellen Handbuches ist daher unerläßlich. Ein Beispiel: nach dem Einschalten des Defibrillators wird eine Testladung von etwa 10 Joule aktiviert und an den noch in den Gerätehalterungen befindlichen Paddels ausgelöst. Eine Kontrollampe oder ein Kontrollsignal bestätigt die korrekte Funktion.

✔ Achtung!: Niemals Paddels an der freien Luft entladen! LEBENSGE-FAHR!

Durchführung

- Das Gerät mit eingebautem EKG-Monitor am Hauptschalter einschalten
- Die Elektroden mit Kontaktgel bestreichen, um die elektrische Leitfähigkeit zu verbessern und um Verbrennungen am Patienten zu vermeiden
- Eine Elektrode unterhalb des rechten Schlüsselbeins des Patienten fest andrücken, die andere oberhalb des linken Rippenbogens
- EKG beurteilen
- Gerät auf synchron oder asynchron schalten (zur Defibrillation auf asynchron und zur Kardioversion auf synchron)

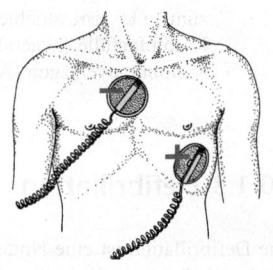

Abb. 10.3: Position der Paddels [A300-L190]

- Energie n.A. vorwählen: 3–360 Joule (beim Erwachsenen zur Defibrillation zunächst 200 Joule)
- Energie auslösen: dazu beide Schalter an den Paddels gleichzeitig drücken: die elektrische Ladung wird dann schlagartig abgegeben. Dieser

Stromstoß führt zur Depolarisation aller Herzmuskelzellen mit dem Ziel, danach wieder einen regelrechten Eigenrhythmus zu ermöglichen
- Ergebnis anhand des EKGs beurteilen und ggf. nochmals defibrillieren.

- Während der Defibrillation darf niemand mit dem Patienten oder dem Bett in Kontakt stehen wegen Eigengefährdung. Deshalb: immer Warnhinweis vom Ausführenden!
- Reichlich Kontaktgel auf Defibrillator-Elektroden geben, um Verbrennungen beim Patienten zu vermeiden
- Bei Patienten mit implantierten Schrittmacher- oder ICD-Systemen Paddels nicht über Schrittmacher- oder ICD-Loge plazieren: Verbrennungs-, Zerstörungsgefahr.

Kammerflimmern oder -flattern bei Patienten unter Monitorüberwachung

Bei monitorisierten Patienten wird der Herz-Kreislauf-Stillstand unmittelbar am Bildschirm angezeigt und innerhalb von wenigen Sekunden durch Alarmierung des Systems gemeldet; dies sind Idealvoraussetzungen für eine erfolgreiche Frühdefibrillation.

Modifikation des ABC-Schemas

1. Defibrillation zunächst mit ca. 200 Joule (Kinder: 3 J/kg KG)
2. Bei anhaltender Rhythmusstörung: Defibrillation mit 360 Joule (Kinder: 5 J/kg KG), insgesamt bis zu drei Mal
3. Danach ABC-Schema wie oben.

10.2 Schock

Der Schock ist eine akute, vital bedrohliche Minderung der Organperfusion (Mikro- und Makrozirkulation). Das Mißverhältnis zwischen O_2-Bedarf und O_2-Angebot führt über eine Störung der Zellfunktion zum Organversagen, das unbehandelt tödlich verläuft.

„Schockindex" = Puls : RR$_{syst}$
Normal.: <1
Drohender Schock bei >1!

Risikosituationen

Mit dem Auftreten eines Schocks muß in folgenden Situationen gerechnet werden:

- Narkoseeinleitung
- Allergische Reaktion auf Medikamente, z.B. auf Relaxantien, kolloidale Infusionslösungen
- Hypovolämischer Schock, z.B. durch große intraoperative Blutverluste, Polytrauma
- Einsatz der Herz-Lungen-Maschine
- Akuter Myokardinfarkt
- Intoxikation.

10.2.1 Schockformen und -ursachen

Hypovolämischer Schock

Verminderung der zirkulierenden Blut- oder Plasmamenge durch Verluste von Blut oder Plasma, Erbrechen, Durchfälle, starkes Schwitzen.

Kardiogener Schock

Myokardinfarkt, Myokarditis, Kardiomyopathien, Vitien, Perikardtamponade, Lungenarterienembolie, Herzrhythmusstörungen.

Septischer Schock

Bakterientoxine, bes. bei gramnegativen Erregern (E. coli, Klebsiella, Enterobacter, Proteus, Pseudomonas aeruginosa u.a.).

Anaphylaktischer Schock

Durch die Gabe von bestimmten Medikamenten ist besonders in der Anästhesie nicht selten mit einem anaphylaktischen Schock zu rechnen:
- Lokalanästhetika
- Blut und Blutprodukte wie z.B. Gerinnungsfaktoren
- Kolloidale Volumenersatzmittel, z.B. Dextrane, Stärke und polymere Polypeptide

10

- Antibiotika
- Jodhaltige Kontrastmittel.

Weitere Risikosubstanzen:
- Proteinhaltige Medikamente: Streptokinase, Hormone
- Nicht proteinhaltige Medikamente: nichtsteroidale Antiphlogistika bzw. Antirheumatika, H_2-Rezeptorenblocker, Eisenverbindungen
- Insekten- und Schlangengifte, Pilze und andere Pflanzen.

Symptome

Allgemeine Symptome

- Tachykardie (Puls > 100/Min.); RR-Abfall (< 100 mmHg syst.) ☞ Schockindex
- Oligurie bis Anurie (Stundendiurese < 25 ml)
- Tachypnoe (AF > 20/Min.)
- Metabolische Azidose: O_2-Mangel → anaerober Kohlenhydrateabbau → Laktat ↑↑
- Zentralisation: kaltschweißige Extremitäten, Stirn (Ausnahme: septischer Schock im Initialstadium)
- Vigilanz: zunehmende Unruhe, Angst, Verwirrtheit, Somnolenz bis Koma.

Kardiogener Schock

- ZVD ↑
- Retrosternale Schmerzen
- Zeichen der Linksherzinsuffizienz mit Atemnot, u.U. Lungenödem
- PCWP ↑ (norm. < 12 mmHg) bei liegendem Pulmonalis-Katheter.

Hypovolämischer Schock

- ZVD ↓↓
- Evtl. anamnestisch Volumenverluste feststellbar.

Anaphylaktischer Schock

- Anamnese: bekannte Allergien ?
- Hautreaktionen: Flush, Juckreiz, Ödeme
- Bronchospastik, u.U. Larynxödem mit inspiratorischem Stridor (pfeifendes Atemgeräusch während der Einatmung).

Septischer Schock

- Anamnese
- Evtl. Fieber (nicht obligat!)
- Hautreaktionen: Pusteln, Blasen, Nekrosen, kleine Einblutungen, rote warme Haut

- Pulmonalis-Katheter: initial CI ↑, peripherer Widerstand ↓, später reversibel.

Diagnostik
- RR-, EKG-Monitoring
- Periphere O_2-Sättigung
- Temperatur (rektal)
- Blutentnahme:
  - BB, Gerinnung
  - Blutgruppe, Kreuzblut
  - Elektrolyte, GOT, CK, (CK-MB)
  - Troponin-T, LDH, Kreatinin, BZ
  - BGA, evtl. Drogenscreening (inkl. C_2H_5OH)
- Sonographie (Abdomen, Nieren, evtl. Herz-Echo)
- Rö-Thorax, -Abdomen (Lungenödem? Pneumothorax? Freie Luft? Ileus?)
- Bei V.a. kardiogenen oder septischen Schock: Pulmonalis-Katheter für hämodynamische Messungen.

10.2.2 Therapie

Allgemein
- Vitalfunktionen sichern
- Atmung: O_2-Gabe, ggf. Intubation/Beatmung
- I.v.-Zugang: 2–3 großlumige Venenverweilkanülen; später ZVK
- **Volumensubstitution** (nicht bei kardiogenem Schock!):
  - Kolloidale Plasmaersatzmittel, sog. Plasmaexpander (Volumeneffekt > 100 %; intravasale Verweildauer ≥ 3 Std., im Ggs. zu E'lyt-Lösungen; diese verbleiben nur etwa 30 Min. intravasal). Präparate: Dextrane (Rheomakrodex®, Makrodex®), Gelatine (Haemaccel®), HÄS (HAES-steril®)
  - Bei Blutverlust rasche Substitution mit Ery-Konzentraten
- Azidose-, Elektrolytkorrektur
- Bei anhaltender Kreislaufdepression vorsichtig Katecholamine (Dopamin®, Dobutrex®, Arterenol®, Suprarenin®)
- Lagerung: flach, Beine hoch (Ausnahme: kardiale Dekompensation)
- Hypothermie: Patienten langsam erwärmen mit Decken, ggf. Wärmelampe.

10

Speziell (kausale Therapie)

- **Kardiogener Schock**
  - Myokardinfarkt: Reperfusionstherapie (PTCA, Fibrinolyse), Analgosedierung
  - Vitien, Perikardtamponade: evtl. OP, Drainage
  - Lungenarterienembolie: Fibrinolyse, Embolus-Fragmentation, OP
  - Herzrhythmusstörungen: Antiarrhythmika, Elektrolytkorrektur (bes. K+), ggf. Kardioversion
- **Hypovolämischer Schock:** Volumensubstitution, ggf. Blutstillung.
- **Septischer Schock:** Antibiose (initial Breitband-Antibiotika, zuvor Blutkultur), Fokussanierung, Katecholamine (möglichst PA-Katheter), evtl. Endotoxin-Antikörper
- **Anaphylaktischer Schock:** Antigenzufuhr stoppen. Suprarenin® i.v. (zunächst ca. 0,1 mg), Glukokortikoide, Antihistaminika.

10.3 Lungenembolie

Etwa 1–2 % aller Patienten erleiden während ihrer Hospitalphase eine Lungenembolie. Es handelt sich hierbei um einen akuten Verschluß einer Lungenarterie vor allem durch einen verschleppten Thrombus, seltener durch Fett, Luft oder Fremdkörper. Etwa 90 % der Thromben entstehen im Einzugsbereich der V. cava inferior, sowohl aus den unteren Extremitäten, als auch aus den Beckenvenen. Ca. 10 % der Thromben haben ihren Ursprung im Einflußgebiet der oberen Hohlvene oder im rechten Herzen.

Je nach Schweregrad kann eine Lungenembolie zum akuten Rechtsherzversagen mit Schock bis hin zum Herz-Kreislauf-Stillstand führen. Die reflektorische Druckzunahme in den Pulmonalarterien führt zum Vorwärtsversagen des linken Ventrikels, zur vermehrten Shuntperfusion in der Lunge und damit zu einem p_aO_2-Abfall mit Hypoxie. Der p_aCO_2-Wert ist durch die Hyperventilation erniedrigt.

10.3.1 Symptome und Diagnostik

Symptome
- Plötzliche Luftnot bis hin zur Orthopnoe
- Zyanose trotz O_2-Zufuhr
- Thoraxschmerzen
- Tachykardie
- Husten, u.U. blutig
- Unruhe bis Todesangst
- Schweißausbruch
- Schock
- Schwindel und u.U. Synkope
- Gestaute Halsvenen → oberere Einflußstauung, ZVD ↑, als Zeichen einer akuten Rechtsherzbelastung
- Unklares Fieber
- Evtl. lokale Veränderungen an den unteren Extremitäten: Zeichen einer Phlebothrombose.

Diagnostik
Anamnese
- Phlebothrombose oder Thrombophlebitis
- Immobilität
- Adipositas
- Schwangerschaft
- Einnahme von Ovulationshemmern
- Malignome
- Vorbestehende Operationen
- Herzinsuffizienz, Schock, Herzinfarkt
- Vorhofflimmern mit Thrombenbildung im rechten Vorhof
- Diuretika-Behandlung.

Klinik
Entsprechende Symptomatik s. oben
- EKG: Tachykardie, akute Zeichen der Rechtsbelastung
- Rö-Thorax: u.U. Zwerchfellhochstand und lokale Aufhellungen
- Labor: unspezifisch und zum Ausschluß von Herzinfarkt oder Pankreatitis
- BGA: p_aO_2 ↓, p_aCO_2 ↓
- PA-Katheter: ZVD ↑, PA-Drücke ↑↑, PCWP normal, HZV bzw. CI ↓

10

- Embolus-Nachweis direkt:
  - Herz-Echo mit Farbdoppler
  - Perfusionsszintigraphie (Diagnostikum der Wahl)
  - Pulmonalis-Angiographie
- Emboliequelle nachweisen:
  - Farbdopplersonographie der entsprechenden Gefäße
  - Phlebographie.

Schweregrade der Lungenembolie (nach Grosser)

	I°	II°	III°	IV°
Symptome	gering: leichte Dyspnoe, evtl. Thorax-schmerz	akute Dyspnoe, Husten (u.U. Blut), Tachykardie, Thoraxschmerz, Angst		zusätzlich Schock bis Herz-Kreislauf-Stillstand
RR	normal	(↓)	↓	↓↓
PA-Mittel - druck in mmHg	normal ≤ 20	(↑) ≥ 20	↑ 25–30	↑↑ ≥ 30
p$_a$O$_2$	≥ 75 mmHg	≤ 75 mmHg	≤ 70 mmHg	≤ 60 mmHg
Gefäßver-schluß	periphere Äste	Segment-arterien	ein PA-Ast oder mehrere Lappenarterien	ein PA-Ast *und* mehrere Lappenarterien

10.3.2 Therapie

Unspezifische Therapie
- Vitalfunktionen sichern
  - Atmung: Oberkörper hochlagern, O$_2$-Gabe, evtl. Intubation und Beat-mung
  - RR: ggf. Katecholamingabe
- Sedieren, zusätzliche Atemdepression der Medikamente beachten
- ZVK bzw. PA-Katheter, möglichst Multilumenkatheter verwenden: nur eine Gefäßpunktion erforderlich, wichtig bei späterer Fibrinolysethera-pie.

Spezifische Therapie

- Heparinisierung: initial Bolus 5.000 I.E. Liquemin®N i.v., dann Voll-
  heparinisierung → nur, wenn keine anschließende Fibrinolyse erfolgt
- Fibrinolyse, z.B. 100 mg Actilyse® über Perfusor®
- Rekanalisation
  - Thrombolytisch: lokale Fibrinolyse via PA-Pigtail-Katheter (Angio-
    graphie-Katheter)
  - Mechanisch: Fragmentierung des Embolus mittels PA-Pigtail-Katheter
- Operativ: bei fulminanter Lungenembolie Embolektomie nach Trende-
  lenburg mit Herz-Lungen-Maschine (☞ 8.5.4).

 Vorsicht

- Strenge Immobilisierung des Patienten → Gefahr einer weiteren
  u.U. fulminanten Lungenembolie
- Wenn lysiert wurde, keine Punktionen an schlecht komprimier-
  baren Gefäßen, keine i.m. Injektionen, größte Vorsicht bei nasaler Intubation oder beim Legen von nasalen Magensonden.

Komplikationen

- Rechtsherzversagen mit Herz-Kreislauf-Stillstand
- Lungeninfarkt mit Pneumonie
- Pleuritis mit Pleuraerguß
- Lungenabszesse
- Rezidiv-Embolien
- Blutungen unter oder nach Lyse-Therapie:
  - An Gefäß-Punktionsstellen
  - An Sonden und Drainagen
  - Aus OP-Wunden
  - Spontane Schleimhautblutungen
  - Nierenblutungen → blutiger Urin
  - Blutungen im Magen-Darm-Trakt
  - Retroperitoneale Blutungen → nur diskrete Zeichen, häufig erst unklarer
    Hb-Abfall
  - Hirnblutungen → Vigilanz und Pupillenmotorik beachten.

10

—— **Pflege**

Krankenbeobachtung
Bei einem Embolierezidiv gehen einer Veränderung der Vitalparameter wie z.B. RR, Puls oder Sauerstoffsättigung häufig eine erneute Dyspnoe oder Zyanose trotz O_2-Gabe, atemabhängige Schmerzen und zunehmende Unruhe voran.

Blutungen während Antikoagulantientherapie vermeiden und erkennen
- Möglichst keine Gefäßpunktionen und keine i.m.-Injektionen
- Mechanische Blutdruckmessung auf ein Minimum beschränken, Manschette nur kurz und nicht zu hoch aufpumpen
- Behutsam Wundverbände, Sonden und Drainagen versorgen
- Möglichst atraumatisch oral, nasal und endotracheal absaugen
- Bei Ausscheidungen und beim Absaugen auf Blutbeimengungen achten
- Bei blasser Haut an Spontan-Blutung denken, z.B. retroperitoneal → s.o.
- Vigilanz und Pupillenmotorik beobachten → Hirnblutung.

Thromboseprophylaxe
Beine des Patienten wickeln oder Antiemboliestrümpfe mit der korrekten Größe (messen!) anziehen.

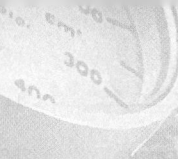

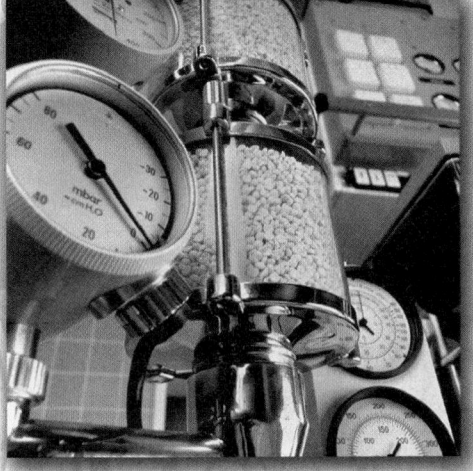

Index

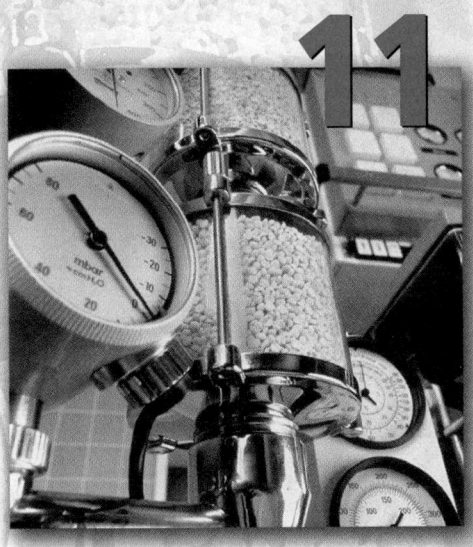

11

Laborwerte

Labor-Normalwerte (Erw.)

Blut	bisher	SI-Einheiten	Hausinterne Werte
Blutgasanalyse			
Basenüberschuß	–2 bis +2 mmol/l		
pH	7,35–7,45		
pCO_2 (art.)	32–46 mmHg	4,3–6,1 kPa	
pO_2 (art.)	71–104 mmHg	9,5–13,9 kPa	
Standard-Bicarbonat	21–26 mmol/l		
BSG	1 h: ♀: < 20 (<50 J.), < 30 (>50 J.) ♂: < 15 (<50 J.), < 20 (>50 J.)		
Differentialblutbild			
Erythrozyten	♀: 4,1–5,1 /pl ♂: 4,5–5,9 /pl		
Fibrinogen	180–350 mg%	1,8–3,5 g/l	
Gerinnungstests			
Hkt. (Hämatokrit)	♀: 36–45 % ♂: 42–50 %		
Hb (Hämoglobin)	♀: 12,3–15,3 g/dl ♂: 14–17,5 g/dl		
HbA_1 HbA_{1c}	5–8 % < 7 %	Diabetiker < 8 (–9) %	
HBE (MCH)	28–33 pg		
Leukozyten	4400–11300/mm³	4,4–11,3/nl	
MCHC	33–36 g/dl		
MCV	80–96 fl		
Prothrombinzeit (Quick)	70–120 %	Ther.: 15–25 %	
PTT	ca. 18–40 Sek.	Ther.: 1,5–2fach verl.	
Retikulozyten	♀: 0,63–2,2 % ♂: 0,9–2,71 %	35–75/nl	
Thrombozyten	136 000– 423 000/mm³	136–423/nl altersabhängig	
Thrombinzeit (TZ)	17–24 Sek.	Ther.: 2–3fach verl.	

Serum/Plasma	bisher	SI-Einheiten	Hausinterne Werte
Ammoniak	♀: 19–82 µg/dl ♂: 25–94 µg/dl	11–48 µmol/l 15–55 µmol/l	
α-Amylase	< 40–130 U/l		
Alkalische Phosphatase	60–180 U/l		
Gesamt-Bilirubin	< 1 mg/dl	< 17,1 µmol/l	
Bilirubin (direkt)	< 0,3 mg/dl	< 5,1 µmol/l	
Blutzucker (nüchtern)	55–100 mg/dl	3,05–5,6 mmol/l	
CEA	1,5–5 µg/l		
CHE	♀: 2,8–7,4 kU/l ♂: 3,5–8,5 kU/l		

Serum/Plasma	bisher	SI-Einheiten	Hausinterne Werte
Cholesterin (gesamt)	< 200 mg/dl altersabhängig	< 5,17 mmol/l	
CK	♀ : < 70 IE/l ♂: < 80 IE/l		
CK-MB	< 10 U/l /< 6 % CK		
CRP	< 5 mg/l		
Digoxin-Spiegel	0,8–2,0 µg/l	0,9–2,6 nmol/l	
Digitoxin-Spiegel Med-Spiegel	13–25 µg/l	17–33 nmol/l	
Eisen	♀ : 23–165 µg/dl ♂: 35–168 µg/dl	4–29,5 µmol/l 6,3–30,1 µmol/l	
Ferritin	♀ : 13–651 µg/l ♂: 4–665 µg/l		
GOT (ASAT)	♀ : < 15 U/l ♂: < 18 U/l		
GPT (ALAT)	♀ : < 19 U/l ♂: < 23 U/l		
γ–GT	♀ : 4–18 U/l ♂: 6–28 U/l		
Harnsäure	♀ : 2,0–5,7 mg/dl ♂: 2,0–7,0 mg/dl	119,2–339,8 µmol/l 119,2–417,3 µmol/l	
Harnstoff	10–48 mg/dl	2–8 mmo/l	
HBDH	50–140 IE/l		
Kalium	3,6–4,8 mmol/l		
Kalzium	8,8–10,6 mg/dl	2,2–2,5 mmol/l	
Kreatinin (enzymatische Bestimmung)	♀ : 0,47–0,9 mg/dl ♂: 0,55–1,10 mg/dl	42–80 µmol/l 49–97 µmol/l	
Laktat	< 5–15 mg/dl	< 1,8 mmo/l	
LDH	120–240 U/l		
Lipase	< 190 IE/l		
Magnesium	2–3 mg/dl	0,8–1,2 mmol/l	
Natrium	135–144 mmol/l		
Osmolalität	280–296 mosm/kg		
Triglyzeride	< 160 mg/dl	< 1,8 mmol/l	
T_3	0,9–1,80 µg/l	1,4–2,8 nmol/l	
fT_3	2,5–6 pg/ml	0,0–0,2 pmol/l	
T_4	45–115 µg/l	55–160 nmol/l	
fT_4	8–20 ng/l	10–26 pmol/l	
Transferrin		2,0–3,6 g/l	
TSH basal	0,3–3,5 mU/l		
Eiweiß-E'phorese	☞ 22		
Gesamteiweiß	6,6–8,3 g/dl	66–83 g/l	
Albumin	36,2–50 g/l	60,6–68,6 rel.%	
α_1-Globulin	1,3–3,9 g/l	1,4–3,4 rel.%	
α_2-Globulin	5,4–9,3 g/l	4,2–7,6 rel.%	
β-Globulin	5,9–11,4 g/l	7,0–10,4 rel.%	
γ-Globulin	5,8–15,2 g/l	12,1–17,7 rel.%	

Das neue Standardwerk
der Anästhesie und Intensivpflege

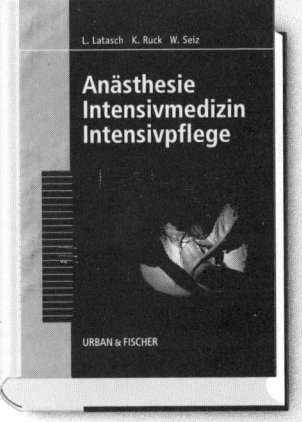

**Latasch/Ruck/Seiz,
Anästhesie Intensivmedizin Intensivpflege.**

1999. 910 S., 270 farbige Abb., geb.
Einführungspreis: DM 64,– / ÖS 467,– / SFr 58,–
ISBN 3-437-25716-1

Irrtum und Preisänderungen vorbehalten.

Dieses Buch erfindet zwar die Anästhesie und Intensivmedizin nicht neu,
das Besondere aber daran ist die Mitarbeit vieler erfahrener Anästhesie-
und Intensivpflegefachkräfte. Sie haben sich vor allem für die Berücksichtigung aktueller pflegerelevanter Bedürfnisse der Fachpflegenden
eingesetzt. Weiterhin eignet sich dieses Buch auch als Nachschlagewerk,
da Themen wie Chemie, Physik oder Pharmakologie in sich geschlossen
abhandelt werden. Ein mühsames Zusammensuchen verschiedener Inhalte
zu einem Thema entfällt.

Viele farbige Fotos und Abbildungen veranschaulichen die komplexe
Thematik. Die übersichtliche Gestaltung erleichtert das Lernen und Lesen.
Überzeugen Sie sich selbst!

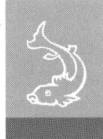

URBAN & FISCHER

Checkliste zur Inbetriebnahme

Was	Wie	Soll
Vapor®	Nullstellung Füllung Zeit seit letzter Inspektion	Arretiert Ausreichend ≤ 6 Mon.
Sicherheitsfüll-vorrichtung	Verschlußschieber	Eingeschoben u. festgezogen
Stecksystem	Anschluß Verriegelung	Adapter liegt gleich-mäßig auf Verriegelt
Narkosegasfortleitung	Schlauch auf Abgastülle stecken, Steckkupplung einstecken	Schauzeichen grün
Atemsystem	Schläuche, Handbeatmungsbeutel, Absorber, Anfeuchter, Meßanschlüsse und Frischgasschlauch, Ventilteller (inspiratorisch u. exspiratorisch)	Fester Sitz und vollständig Vollständig
Atemkalk	Zustand der Füllung	Kalk erneuert, kein Farbumschlag
Notbeatmungsbeutel	Vollständigkeit prüfen Zustand und Funktion prüfen	Vollständig zusammengesteckt, Funktion gewährleistet
Reservegasflaschen	Flaschenventile öffnen Flaschenventile schließen	Druck: O_2, N_2O, Air > 50 bar
Narkosegasabsaugung	Steckkupplungen einstecken	Schauzeichen weiß
Gasversorgung	Gashauptschalter „EIN". N_2O/Air – Umschalter auf Air Feindosierventile öffnen: erst O_2 dann Air ≥ 9 l/Min. N_2O/Air – Umschalter auf N_2O Feindosierventil für N_2O öffnen ≥ 9 l/Min.	Flow vorhanden Flow vorhanden